外感病辨治纲要
——寒温合一论

主　　审：路志正　张学文

主　　编：刘绪银

副 主 编：张宏伟　刘李玟韬　雷　霆

编　　委（以姓氏笔画为序）：

马　洋　王若馨　古诗琴　刘兆丰　许松勤

李云耀　李远清　杨云松　杨张琪　肖　扬

肖克勤　张天垚　陈志远　周光远　段伦惠

夏永莉　夏依婷　路昭仪　路喜善

主编助理：王若馨（兼）　张天垚（兼）

人民卫生出版社
·北　京·

图书在版编目（CIP）数据

外感病辨治纲要：寒温合一论 / 刘绪银主编. —
北京：人民卫生出版社，2023.7
ISBN 978-7-117-35034-1

Ⅰ. ①外… Ⅱ. ①刘… Ⅲ. ①外感病－辨证论治
Ⅳ. ①R254

中国国家版本馆 CIP 数据核字（2023）第 135919 号

人卫智网	www.ipmph.com	医学教育、学术、考试、健康，
		购书智慧智能综合服务平台
人卫官网	www.pmph.com	人卫官方资讯发布平台

外感病辨治纲要——寒温合一论
Waiganbing Bianzhi Gangyao——Hanwen Heyilun

主　　编：刘绪银
出版发行：人民卫生出版社（中继线 010-59780011）
地　　址：北京市朝阳区潘家园南里 19 号
邮　　编：100021
E - mail：pmph @ pmph.com
购书热线：010-59787592　010-59787584　010-65264830
印　　刷：北京汇林印务有限公司
经　　销：新华书店
开　　本：710×1000　1/16　印张：29　插页：4
字　　数：521 千字
版　　次：2023 年 7 月第 1 版
印　　次：2023 年 8 月第 1 次印刷
标准书号：ISBN 978-7-117-35034-1
定　　价：98.00 元
打击盗版举报电话：010-59787491　E-mail：WQ @ pmph.com
质量问题联系电话：010-59787234　E-mail：zhiliang @ pmph.com
数字融合服务电话：4001118166　E-mail：zengzhi @ pmph.com

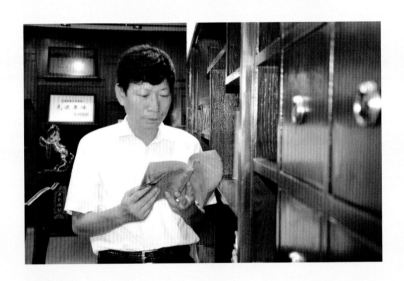

刘绪银，二级主任医师，全国优秀中医临床人才，首届国医大师张学文教授、路志正教授和第二届国医大师李今庸教授入室弟子。七岁起挖采中草药，1981年考入湖南中医学院（现湖南中医药大学）学习中医，并得到李聪甫、谭日强、刘炳凡、欧阳锜、夏度衡等五老指导。国家级非物质文化遗产项目"龙山药王医药文化"代表性传承人、湖南中医药大学硕士研究生导师、正大邵阳骨伤科医院（新邵县中医医院）科研科主任及内科与治未病学科带头人、中国非物质文化遗产保护协会中医药委员会常务委员、中华中医药学会脑病分会常务委员、中国老年学和老年医学学会湿病医学分会副主任委员、中华中医学会首批科普专家。曾任《湖南中医药导报》（现《中医药导报》）编辑部主任，协助路志正国医大师创办《世界中西医结合杂志》，应邀到北京、河北、广东、广西、山西、山东、重庆、福建、江西、甘肃等地讲座。主持开发7种医院特色中药制剂，发表论文150余篇，出版《国医大师张学文临床经验传承集》《中医教您防治中风》《〈肘后救卒方〉新解》等著作16部，协助国家最高科技奖获得者、中国科学院院士吴孟超教授编著《原发性肝癌中西医结合治疗学》，获省、市科技进步奖8项，省自然科学优秀论文奖3项。

任何学科的发展离不开继承与发扬。善继承者方能发扬，否则便是无源之水、无本之木。知发扬者才能创新，否则是抱残守缺、墨守成规。历代凡成就卓越之医家无一不是重经典而皇古义，博诸家而融新知，勤临床而善总结的守正创新者。

中医外感病学源远流长，上溯先秦，下逮近代，群贤辈出，著述充栋，积累了丰富的经验，创造了辉煌的学术成就。新中国成立以来，开展了外感病的大量理论、临床研究，取得了许多成果，丰富了外感病学学术内容，创新发展了中医外感病学理论体系。

学生绪银历经二十余寒暑，数易其稿，带领团队编著的《外感病辨治纲要》终于面世了，可喜可贺。是书着眼于临床，融古治今，广征博采，芟除芜杂，条分缕析，系统地总结了古今中医防治外感病的学术成就与经验，既保持发扬了中医特色与优势，又体现了时代气息，切合实际，值得一读，可为外感病临床、教学、科研提供有益参考，为发展中医外感病学做出了积极贡献。

与时俱进，守正创新，开创中医药事业新局面，是广大中医药工作者和全球关心中医药事业者的共同愿景。中医药工作已进入全面发展的新时代，《外感病辨治纲要》的出版是一个良好的开端，体现了团结一致、踔厉奋发、实干兴业的精神。我衷心希望广大中医药工作者心往一处想、劲往一处使，脚踏实地多做一些有益于中医药事业发展的工作，不断推进中医药事业发展。同时，希望广大读者本着对中医药事业和学科发展的爱护精神，积极地提出批评与建议，以利于本书修订完善，使之成为一部有生命力的中医外感病专著。

广州医学 路志正

张学文序

外感病学由来久矣。周代置四医，疾医职司外感。战国秦汉时期，疫病虐人，先贤撰《黄帝内经》《神农本草经》《伤寒杂病论》，立言以垂德。金元诸说峰峙，刘河间阐火热，张从正主攻邪，李东垣辨外感内伤，朱丹溪倡养阴。明清瘟疫流行，吴又可论彰疫疠，叶天士倡卫气营血辨证，吴鞠通条辨三焦温病，薛一瓢阐扬湿热，雷少逸纵论时病，丰富了外感病学理论体系。但诸家各执一面，致伤寒、温病之争成门派之攻，影响了学术发展，清代张琦疾呼"凡艺或可殊途，惟医必归于一致"。

四十多年前，我发表《伤寒与温病关系的探讨》等，主张熔《伤寒论》三阳三阴辨证和温病卫气营血辨证、三焦辨证为一炉，构建外感病辨治模式，惜因临床、教学、科研繁忙，计划搁置。二十年前，身处基层的绪银求学于我，并结合临床实践，以外感病、急症、疑难病为主攻方向，编撰《外感病辨治纲要》很有意义。

是书着眼临床，立足经典，系统地整理历代医家经验，兼容现代医学，详述外感病发病途径、病因病机、辨治模式及常见外感病诊疗，将六淫、庚（疠）气、杂气统一为毒邪，辨治分诊察、辨证、论治三步，辨证分辨病位、辨病邪、辨病性、辨病情、辨病期、辨兼夹、辨病机病理、辨病势、定病证九步，论治分立则、立法、遣方，对外感病常见证治条分缕析，详述证候原文、治法、方药等。本书注重临证思路启发，融理论、实践于一体，阐发新意，故乐为序。

诊疗模式和新学科的建立，非几朝几夕之事，非几人之力可成，需几代人的共同努力方能臻善。希望读者包容不足之处，积极提出批评与建议，以利修订完善。

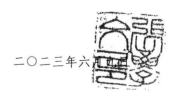

二〇二三年六月

前　言

　　我出生在湖南偏远山区农村，自幼见证农村医师以中草药治疗麻疹、感冒、黄疸的疗效，父亲的尿道结石以打鼓藤治愈，激起了我学中医的兴趣。七岁起，在任赤脚医生和卫生院工作的叔叔的指导下挖采中草药，读《湖南农村常用中草药手册》。1986 年，大学毕业分配到新邵县中医院工作，目睹了外感病与急症得不到及时有效治疗的悲剧，故以外感病及急症为主攻方向，曾报考研究生，因学业不精和外语差未果。2002 年冒昧致信首届国医大师、中医急症大家张学文教授，恳请招生考试以医古文代替外语，张师赐复愿授学于我，自此得以师从。张师认为中医的优势在外感病、危重急症和疑难病，长期致力中医急症、温病、脑病研究，守正创新，总结出了一套切实可行的诊疗模式。张师待我如子，常携我参加中医名家讲习班学习和求教于路志正、任继学、何任、邓铁涛、朱良春、唐由之、李今庸等中医大家，亲荐我为路志正大师、李今庸大师的入室弟子。

　　中医外感病学历史悠久，主要有伤寒、温病两大学派，但两派争执不断。外感病发病急速、变化快，张老、路老长期呼吁加强外感病学科、急症学科建设。张老多次撰著宏论，呼吁寒温统一，建立统一的规范的外感病理论体系与诊疗模式。恩师们告诫我要博学兼容，与时俱进，认真学习古籍和古今名家经验，对现代感染性疾病要遵循中医思维模式，结合发病特征，融《伤寒杂病论》和温病学家经验于一炉，探讨中医病因病机和证治规律。在恩师们教诲下，我诊治外感病的水平得以提升。二十多年寒暑，稍有临证体会、学习心得则记录在案，以勒《外感病辨治纲要》，期以建立外感病辨治新模式。

　　本书在师门诸贤和弟子及出版社的鼎助下，即将付梓。但令我痛心的是恩师路老、李老已驾鹤仙去。路老生前多次听取编写工作汇报，审阅书稿，提出修改意见,恩师的教诲是我奋发的力量源泉,我将无我为中医事业发展尽自己的绵薄之力。

　　书稿草成后,承蒙恩师张学文教授再为序言,北京中医药大学肖相如教授作跋,在此表示衷心感谢。

刘绪银

二〇二三年六月

目　录

中篇　辨治纲要

下篇 常见外感病辨治

上 篇

基 础 篇

　　外感病是感受自然界邪毒引起的疾病，具有发病急，变化快，演变有一定规津的特点。中医药学在东汉时期建立了三阳三阴辨证论治体系，明清时期建立了卫气营血辨证论治体系、三焦辨证论治体系，这三种辨证论治体系的内涵基本一致，应统一于脏腑、经络、气血、阴阳、表里、寒热、虚实辨证体系中。外感病治疗必须以整体恒动辨证观为指导，防治结合，以透邪解毒为主。

第一章

绪　论

外感病是感触自然界邪毒引起的疾病，古人在长期的医疗实践中建立了以伤寒学说和温病学说为核心的外感病学体系。

第一节　外感病学术简史

外感病学是以伤寒学说、温病学说为主线发展的，分六个阶段。

一、先秦时期

中国对外感病认识较早，殷墟出土的甲骨文有"疫""疠""祸风""疾年""雨疾""疾疫""祸风有病"等记载。外感病以具有传染性的疫病最严重，致死率高。春秋战国时期多次发生疫病，《左传》载僖公十六年冬，齐国征民夫筑鄌城时发生了"役人病"。

《周礼》载周代设立以治四时外感病为主的"疾医"。古人认为外感病是气候异常所致，医和认为"天有六气……淫生六疾。六气曰阴、阳、风、雨、晦、明也，分为四时，序为五节，过则为灾"（《左传·昭公元年》）。《吕氏春秋》曰："大寒、大热、大燥、大湿、大风、大霖、大雾，七者动精则生害矣。"古称与时令气候变化相关的疾病为"时行病""时令病""时气病""天行病"。在古代，下层劳苦民众生存环境恶劣，食不饱腹，衣不遮体，对自然界邪毒的抵抗力特别低，常在气候异常时感邪发病。《管子》云："飘风暴雨为民害，涸旱为民患，年谷不熟，岁饥，籴贷贵，民疾疫。"古代社会是门阀等级社会，贵族将寒冷背景下发生的以发热为主的初起恶寒的疾病称为"伤寒"。《素问·热论》云："今夫热病者，皆伤寒之类也。"葛洪《肘后备急方》云："伤寒、时行、温疫，三名同一种耳，而源本小异……诊候相似，又贵胜雅言，总名伤寒。世俗因号为时行，道术符刻言五温，亦复殊，大归终止，是共途也。"《小品方》："云伤寒，是雅士之辞；云天行、温疫，是田舍间号耳。"

二、秦汉时期

秦汉时期设太医丞掌管全国医药，对医学发展起到促进作用。汉代，自然灾害频发，气候变化"阴阳失位，寒暑错时"（曹植《说疫气》），"六月，寒风如冬时"（《后汉书·五行志》），加之长期战乱，导致多次瘟疫流行，死亡无数。《汉书·纪·平帝纪》载元始二年："民疾疫者，舍空邸第，为置医药。"《资治通鉴》《后汉书·皇甫规传》载东汉桓帝延熹五年（162 年）三月，皇甫规陇右伐羌时，军中大疫，死者十有三四。汉末瘟疫流行，中原地区出现"出门无所见，白骨蔽平原"（王粲《七哀诗》）的悲惨局面。《三国志·魏志·武帝纪》载建安十三年（208 年）十二月，大疫，魏军吏士多死。据《三国志》《宋书》《三国会要》《晋书》等记载，汉末瘟疫持续至西晋咸宁元年（275 年），使整个社会恐慌，迫使医家思考外感病病因病机，寻找有效治疗方法。长沙马王堆汉墓出土的《足臂十一脉灸经》《阴阳十一脉灸经》《五十二病方》和湖北江陵张家山汉墓出土的《脉书》等载有外感病及治法。古代医家在哲学思想指导下，总结实践经验，编撰《黄帝内经》（以下简称《内经》，分《素问》《灵枢》各九卷）、《难经》、《神农本草经》、《伤寒杂病论》（后世分割整理为《伤寒论》《金匮要略》）。《汉书·艺文志》载当时流传的医药学著作有《黄帝内经》、《外经》（《黄帝外经》）、《扁鹊内经》、《外经》（《扁鹊外经》）、《白氏内经》、《外经》（《白氏外经》）、《旁篇》（《白氏旁篇》）医经七家，《五藏六府痹十二病方》《五藏六府疝十六病方》《五藏六府瘅十二病方》《风寒热十六病方》《泰始黄帝扁鹊俞拊方》《五藏伤中十一病方》《客疾五藏狂颠病方》《金创疭瘈方》《妇人婴儿方》《汤液经法》《神农黄帝食禁》经方十一家，及与养生保健相关的导引、按摩、养生、房中等八家和神仙十家，这些为外感病学的形成奠定了基础。

《内经》对汉以前的医疗经验进行系统总结，将阴阳学说、五行学说、道家学说、精气学说、天文学、气候学、物候学等移植于医学，构建了中医药学理论体系。《内经》认为木火土金水五运和风寒暑湿燥火六气太过与不及是外感病的致病因素，介绍了风寒暑湿燥火等邪气的致病特点和临床表现及温病、伤寒、疫病等。《内经》认为外感病以正虚为内因，正不胜邪则邪气从皮毛而入致病。《素问·热论》认为外感热病"皆伤寒之类也"，分感而即发、两感为病、过时而发，即发按巨阳、阳明、少阳、太阴、少阴、厥阴演变，以汗法、泄法治疗。《素问·刺法论》认为疫病是五运太过和不及所致，分水疫、木疫、火疫、土疫、金疫，"五疫之至，皆相染易，无问大小，病状相似"。

《难经》继承《内经》之说，将外感病统归于伤寒，认为"伤寒有五，有中风，有伤寒，有湿温，有热病，有温病，其所苦各不同……各随其经所在而取之"，体现了外感病的多样性和"审因论治""辨病论治"思想。

《神农本草经》载药 365 种，阐述了药物性味、功效与主治、产地及用药原则、方法等，对指导外感病用药有极大意义。

《伤寒论》将"伤寒"的演变概括为太阳病、阳明病、少阳病、太阴病、少阴病、厥阴病，阐述了各自证治方药，建立了三阳三阴辨证论治体系。

三、晋唐时期

晋朝太医令王叔和整理《伤寒论》，撰《伤寒例》，分外感病为"四时病""时行病"。时行病分伤寒、温病、暑病、冬温、寒疫、温疟、风温、温毒、温疫，提出"伏寒成温""重感异气为病"和温病、伤寒治法各异的观点。

晋朝葛洪著《玉函方》（《金匮玉函方》），采其要约为《救卒方》（《肘后备急方》），阐述了伤寒、时气、温病、虏黄病、虏疮、疟疾、痢疾等外感病的治疗，提出"疠气兼挟鬼毒相注"的病因说，载葱豉汤、三拗汤、麻黄解肌汤、葛根解肌汤、黄连解毒汤等治疗外感病的常用方剂。

隋朝"太医署"巢元方奉诏编纂病因证候学专著《诸病源候论》，系统阐述了风、寒、湿、燥、暑、毒、疠气、瘴气等邪毒致病的证候。

唐朝孙思邈著《备急千金要方》《千金翼方》，《备急千金要方》设伤寒、温病，《千金翼方》将散失的《伤寒论》整理成九、十两卷，对传承《伤寒论》和发展外感病学起到了促进作用，所载犀角地黄汤、紫雪散等至今仍是治疗外感热病常用方剂。

唐朝王焘任职弘文馆 20 年，系统阅读馆藏医书，摘编成《外台秘要》，收载了伤寒、天行、温病、疟疾、霍乱等外感病的文献及医方。

四、宋金元时期

宋金元时期气候变暖，以发热为主的瘟疫大规模流行，医家发现《伤寒论》三阳三阴辨证论治体系不能有效指导临床，反思温病病因病机及证治。庞安时著《伤寒总病论》，称温病为天行温病，不独是伤寒所致，按四时分五类论治，认为"温病若作伤寒行汗下必死……天下枉死者过半"。

韩祗和撰《伤寒微旨论》，认为伤寒"其始阳气内郁结，而后成热病矣"，主张用柴胡、薄荷、葛根、防风、前胡、桔梗、石膏等辛凉药治疗，制调脉汤、葛根柴胡汤、人参桔梗汤等。

朱肱撰《南阳活人书》，注重伤寒与温病的辨别，对热病、中暑、温病、温疟、风温、温疫、湿温、温毒等进行了阐述。

郭雍撰《仲景伤寒补亡论》，认为温病不限于冬伤于寒，"春自感风寒温气而病者，亦谓之温"。

宋代设太医局，元丰年间，太医局将有效医方制成定型药剂销售。崇宁年间设掌管药材和药剂经营的和剂局，和剂局拟定的方药及制剂称"和剂局方"，陈承等人撰《太平惠民和剂局方》，介绍了大量外感病方药。

宋末金元间，刘完素著《素问玄机原病式》，阐发《素问•至真要大论》病机十九条，认为风、寒、暑、湿、燥皆化火，玄府郁闭、阳气怫郁则发热，伤寒六经传变皆热证，"不可峻用辛温大热之药""一切怫热郁结者，不必止以辛甘热药能开发也，如石膏、滑石、甘草、葱、豉之类寒药，皆能开发郁结"，创制许多辛凉方，后世尊为"寒凉派"宗师和温病学派奠基人，形成了"热病用河间"的局面。

元代朱震亨著《丹溪心法》《局方发挥》《格致余论》等。《格致余论》承刘完素之说，参以"太极"之理，提出"相火论""阳有余阴不足论""湿热相火为病"。《局方发挥》斥《太平惠民和剂局方》及信奉者滥用温热辛香燥药和"一方通治诸病"的危害。《丹溪心法》主张虚火和实火分别对待，实火可泻，用黄连解毒汤或大黄、芒硝、冰水之类；火盛而体虚者，不可骤用凉药，应从治或反佐，兼用生姜之类温散；虚火宜滋阴降火，用四物汤加黄柏、知母之类，创制大补阴丸；火邪内郁则发散，用李杲补脾胃泻阴火升阳汤、升阳散火汤、火郁汤等。朱氏被后世尊为滋阴派代表，温病"养阴清热"的治则导源于此。

张元素重视脏腑辨证，创"脏腑标本寒热虚实用药式"。王好古秉元素之学，以寒热为纲，阐发三焦寒热和气分血分寒热用药大例。上焦热用清神散、连翘防风汤、凉膈散等，中焦热用小承气汤、调胃承气汤、洗心散等，下焦热用大承气汤、五苓散、八正散等。气分热用柴胡饮子、白虎汤，血分热用清凉饮子、桃核承气汤，通治大热用三黄丸、黄连解毒汤。上焦寒用桂附丸、铁刷汤、胡椒理中丸，中焦寒用二气丸、附子理中丸、大建中汤，下焦寒用还少丹、八味丸、大真丹，气分寒用桂枝加附子汤、桂枝加芍药生姜人参新加汤，血分寒用巴戟丸、神珠丹，通治大寒用大已寒丸、四逆汤。

王履师从朱丹溪，著《医经溯洄集》，认为"温病不得混称为伤寒"，伤寒、温病、暑病各"有病因，有病名，有病形，辨其因，正其名，察其形，三者俱当，始可以言治矣"。伤寒发于天气寒冷之际，寒邪在表，闭其腠理，卫阳被遏，治用辛温之剂，否则不能散其寒邪。温病、热病发于天气暄热之时，怫热自内而达于外，郁于腠理，外无寒邪束表，治用辛凉苦寒之剂，否则不能解其热。王氏将温病从伤寒体系中分离出来，促进了温病学的发展，诚如吴鞠通《温病条辨》云："至王安道，始能脱却伤寒，辨证温病。"

五、明清时期

明代，万历戊子（1588 年）夏季暑病盛行，张鹤腾搜集历代名医治暑证著述，1623 年撰成《伤暑全书》，阐发暑厥、暑风、暑瘵、绞肠痧、寒疫、时疫的病因、脉理、证治、方药。周扬俊引而著《温热暑疫全书》，叶霖增为《增订伤暑全书》。

张介宾从卫气营血出发阐释温病。《景岳全书》云："营属阴而主里，卫属阳而主表""卫主气而在外，营主血而在内"。外邪"必先舍于皮毛……然后内连五脏，散于肠胃""初必发热，憎寒无汗，以邪闭皮毛，病在卫也。渐至筋脉拘急，头背骨节疼痛，以邪入经络，病在营也"。"寒邪在卫，肺脾气虚""寒邪在营，肝脾血少"。"凡血分之病，有蓄血者，以血因热结而留蓄不行也；有热入血室者，以邪入血分而血乱不调也"。"凡伤寒瘟疫表证初感，速宜取汗，不可迟也"，"热多者，忌温燥之属"而宜"柴胡、干葛、薄荷凉散"，"时热火盛而表不解者，宜以辛甘凉剂散之；时气皆平而表不解者，宜以辛甘平剂散之"，"宜平散者，以其但有外证，内无寒热，而且元气无亏也"，制柴胡饮、正柴胡饮治外感热病初起。张氏认为邪"在表未散，外虽炽热，而内无热证者，正以火不在里，最忌寒凉""里热者，宜于清降""大热之气，必寒以除之，宜抽薪饮、白虎汤、太清饮、黄连解毒汤、玉泉散、三补丸之类主之"。邪热初入营，斑疹隐现，烦躁难宁，治以透邪煎，使营分热向外透发而解。热累及血分，"血气燔灼，大热之候……为烦渴，为狂躁，为斑疹"，治须气血两清，用玉女煎；"吐衄斑黄，及血热血燥，不能作汗，而邪不解者"是"热入血室"宜局方犀角地黄汤。若热邪闭结血分，大便不通，而邪不能解者，宜拔萃犀角地黄汤"。

缪希雍撰《先醒斋医学广笔记》，认为温疫邪毒"必从口鼻"入，痧疹是热郁肺胃的"时气瘟疫"，当清凉发散解邪热。

吴有性穷医源，究病理，著《温疫论》，提出"戾气（异气、杂气）"病因说，认为《伤寒论》为外感风寒而设，温疫乃感天地之异气所致。温疫邪自口鼻入，先伏于膜原，后传于表里。感之深者中而即发；感之浅者未能顿发，治宜疏利膜原、表里分消。

戴天章著《广瘟疫论》，详述温疫辨气、辨色、辨舌、辨神、辨脉等法，强调温疫汗不厌迟、下不厌早，清法贯穿始终，补法善后，表里寒热虚实并见或余热未尽用和法。

清代叶桂著《温热论》，认为温病"辨营卫气血虽与伤寒同，若论治法则与伤寒大异也"，发展卫气营血辨证论治体系。

薛雪著《湿热病篇》，补叶天士等详于温热略于湿热之不足，详述湿热病病因病机、发病特点、辨治规律。薛氏认为湿热病多"太阴内伤，湿饮停聚，客邪再至，内外相引""不独与伤寒不同，且与温病大异""多阳明太阴受病"。湿在上焦以轻清之品开宣阳气，湿在中焦当芳香理气燥湿，湿滞下焦则分利之。

余霖著《疫疹一得》，认为乾隆时期的瘟疫乃运气之淫热入胃，敷布于十二经脉所致，治以石膏重剂泻诸经表里之热。

吴瑭著《温病条辨》，分温病为风温、温热、温疫、温毒、暑温、湿温、秋燥、冬温、温疟，以三焦统六经和卫气营血，认为"凡病温者，始于上焦，在手太阴"。"温病由口鼻而入，鼻气通于肺，口气通于胃，肺病逆传则为心包。上焦病不治则传中焦，胃与脾也。中焦病不治，即传下焦，肝与肾也。始上焦，终下焦。温病以手经为主，未始不关足经也，但初受之时，断不可以辛温发其阳耳。盖伤寒伤人身之阳，故喜辛温甘温苦热，以救其阳；温病伤人身之阴，故喜辛凉甘寒甘咸，以救其阴"。"治外感如将（兵贵神速，机圆法活，去邪务尽，善后务细，盖早平一日则人少受一日之害）……治上焦如羽（非轻不举），治中焦如衡（非平不安），治下焦如权（非重不沉）"。

王士雄著《温热经纬》，阐发暑邪、伏气温病、顺传、逆传和霍乱及暑、湿、火三气辨证，补前人所未及。

清末雷丰著《时病论》，以《素问·阴阳应象大论》的"冬伤于寒，春必温病；春伤于风，夏生飧泄；夏伤于暑，秋必痎疟；秋伤于湿，冬生咳嗽"为纲，详述风热、伤暑、冒暑、中暑、暑温、疰夏、热病、湿热、湿温、秋燥、冬温、春温、风温、温毒、伏暑的辨治规律。

柳宝诒撰《温热逢源》，详论伏气温病，强调伏邪为病颇多，致病较重，治以清泄里热为主，兼顾温肾育阴、疏解新邪。

总之，明清时期，随着温病（瘟疫）学说、卫气营血辨证体系、三焦辨证体系和《时病论》的问世，外感病学体系渐臻完善。1840 年鸦片战争以后，中国逐步成为半殖民地半封建社会，洋务运动兴起，西医传入中国并逐渐占据主导地位，迫使医家迎合西医，产生了以唐宗海、张锡纯、朱沛文、恽铁樵等为代表的中西医汇通学派，以西医印证中医，对外感病多从中西医汇通角度阐述。1915 年，何廉臣在《绍兴医药学报》发表《公编医学讲义之商榷》，强调仿照欧美治学之法，对中医药学按生理、卫生、病理、诊断、疗法、辨药、制方等进行整理。自此，中西医汇通成为潮流，人才培养和教材编写仿西医模式，虽然对传承国粹起到了作用，但导致中医渐脱离自身思维模式，影响了发展。

六、现代发展

中华人民共和国成立以来，中医药积极介入重大传染性疾病防治，取得巨大成就。20世纪50年代，河北石家庄地区因洪涝灾害、蚊虫滋生，导致乙型脑炎流行，以郭可明为主的中医专家组采用银翘散、白虎汤、清瘟败毒饮、针灸等治疗，提高了疗效，经恩师路志正国医大师等调查核实后在全国推广。1956年，北京地区乙型脑炎流行，郭可明和中国中医研究院蒲辅周等中医专家积极参与治疗，取得治愈率90%以上的疗效。郭可明受到毛泽东、周恩来等党和国家领导人接见，石家庄中医治疗乙型脑炎的成果获得卫生部第一个部级科技进步甲等奖。陕西省汉中地区曾流行流行性出血热，在温病学说指导下，中医采用清热解毒、活血凉血等法治疗，疗效显著，经验后经恩师张学文国医大师整理推广。江苏部分地区出现流行性出血热疫情，周仲瑛国医大师带领的团队也取得了显著的疗效，彰显了中医药的特色和优势。

二十世纪六七十年代，我国开展对中医药治疗疟疾的方药研究。中国中医研究院屠呦呦根据《肘后备急方》以青蒿治疟疾的经验，1972年从青蒿中成功提取青蒿素，后开发出抗疟药青蒿素和双氢青蒿素，挽救了全球数百万人生命。屠呦呦2015年10月获得诺贝尔生理学或医学奖。

2003年，我国流行感染冠状病毒的严重呼吸综合征，在国医大师邓铁涛、路志正等推动下，中医以温病学说为指导，采用轻清宣化、表里双解、清气凉营、辛温复辛凉、开达膜原、通阳利湿等治法，提高了疗效，并得到国际认可。2020年开始全球严重流行新型冠状病毒肺炎，在我国，中医药全程干预，中西医协作，取得全球瞩目的疗效，中国经验在全球得到推广。这些向世界宣告，中医药是防治现代急性病和应对重大疫情及突发公共卫生事件不可缺少的生力军和中坚力量，发展中医药及开展中医外感病学研究具有重大现实意义。

当代外感病学的发展体现在五个方面：一是开展文献研究，整理出版了许多古今医家的外感病著作，发表了数以万计的论文，促进了学术交流与发展。二是《伤寒论》《温病学》列入中医教育必修课程，建立了人才培养体系，培养了大批人才。三是采用现代技术方法对伤寒学说、温病学说及治法、方药进行研究，初步阐明了作用机制，创新了中药剂型（注射剂），开发出许多中成药。四是在继承基础上进行理论创新。著名中医学家姜春华创立"截断扭转"学说，提倡先证而治、药先于证，"在卫应兼清气，在气须顾凉血，以杜传变"。国医大师张学文提出"温病毒瘀交加"学说，认为毒瘀贯穿温病全过程，治以解毒活血凉血为主。五是以伤寒学说、温病学说为指导，开展中医药防治多种感染性疾病研究,取得许多重大成就,制定了中医诊疗规范。诚然,外感病学发展仍存在不足,研究工作主要围绕具体病种,辨治方法没有一致性认识,剂型不能适应临床需要,亟需创新,以期取得理论上突破。

七、寒温学说之争

《素问》《难经》将外感热病统归于伤寒,《伤寒论》有温病、风温之论,导致了后世寒温学说之争。温病学家认为《伤寒论》专为伤寒而设,创温病卫气营血和三焦辨证论治体系。伤寒学家认为伤寒是外感病总称,包括温病。宋·朱肱《类证活人书》认为"伤寒"包括伤寒、伤风、热病、中暑、温病、温疟、风温、中湿、湿温、痉病、温毒等。

柯琴著《伤寒论翼》,认为"原夫仲景之六经为百病立法,不专为伤寒一科,伤寒杂病,治无二理,咸归六经之节制",将伤寒化热之证归于温病,"仲景治伤寒,只有温散、温补二法。其清火、凉解、吐下等法,正为温暑时疫而设"。

俞肇源《通俗伤寒论》认为《伤寒论》是四时感证全书,"伤寒"是外感百病总称,但不同类型的外感病的病因病机及治法应区别对待,伤于寒邪者是伤寒本证,其他为伤寒兼证。

吴贞著《伤寒指掌》,认为"凡感四时六淫之邪而病身热者,今人悉以伤寒名之,是伤寒者,热病之总名也"。但各种外感热病"所因各异,不可概以伤寒法治之……苟不辨明,未免有毫厘千里之差"。

王士雄博采叶薛诸家,著《温热经纬》,认为"守真论温,风逵论暑,又可论疫,立言虽似创辟,皆在仲景范围内也"。王氏分温病为"伏气温热""仲景伏气温病""仲景伏气热病""仲景外感热病""仲景湿温""仲景疫病"。

陆懋修推崇柯琴,力斥《温热论》《温病条辨》《温热经纬》,认为温病是五种伤寒之一,"温病即在伤寒中,治温病法不出伤寒外""凡温热之治,即当求诸伤寒之论""温热之病为阳明证,证在《伤寒论》中,方亦不在《伤寒论》外……《伤寒论》中自有温热、湿热也"。但又谓"伤寒自是伤寒,温热自是温热,正有不可不辨者",强调"伤寒起自太阳,惟辛温始可散邪,不得早用辛凉;温热起自阳明,惟辛凉始可达邪,不得仍用辛温。寒与温皆称汗病,病之初皆当汗解。而辛温之与辛凉则有一定之分际,而不可混者"。

民国时期,恽树珏早期著作《温病明理》批判叶天士、吴鞠通,认为"春之热病伤于风,夏之热病伤于热,秋之热病伤于燥,长夏之热病伤于湿,无有是处"。以《内经》"今夫热病者,皆伤寒之类也"和外感病"皆始于皮毛"及"口通于脾"等为依据,认为"病属空气与血之关系,谓为从口鼻入则根本错误。谓为温邪犯肺,逆传心包,亦去题万里""三焦辨证"之"三焦"与《内经》所言之三焦"丝毫无相通之处""用药亦无有是处,清宫、增液、一甲、二甲、大小定风珠,一派滋腻之药,无非痴人说梦。"恽氏忽视了以寒统温导致"不死于病而死于医"的客观事实,孤立片面地理解《内经》原文。

祝味菊《伤寒质难》(陈苏生笔录)认为《伤寒论》是外感热病专著,"伤寒可以包括温热","寒温皆非致病之原"。他借鉴现代医学,认为"今夫外感者,客邪之外侵也。《伤寒论》者,治客邪之专书也……邪有无机有机之别。无机之邪,六淫之偏胜也,风寒暑湿燥火,及乎疫疠尸腐不正之气,凡不利于人而有利于邪机之蕃殖者,皆是也;有机之邪,一切细菌原虫,有定形,具生机,可以检验而取证于人者,皆是也……伤寒之成,有形之有机邪为主因,无形之无机邪为诱因"。"所谓温热,都是一种想象之邪……邪病之用温药而愈者,遂名之曰寒邪,邪病之用凉药而愈者,遂名之曰温邪……邪机之推测,乃从药效反溯而得之"。

谢诵穆著《温病论衡》,认为历代所谓温病本义不同,是导致温病学术混乱的根源,叶氏"温邪上受,首先犯肺"之温病为"肺系温病",陆九芝"温热之病为阳明证"之温病为胃系温病,"叶吴之温病,不过温病学说之一部分,尚不足为全部温病学说之代表"。

疾病发生发展及临床表现和发病时令、地域、体质相关,同种或同类疾病因时令、地域、体质的不同,必然表现出差异,伤寒、温病不能相互否定,故有医家提出寒温统一。清·杨璿潜心伤寒和温病研究,著《伤寒瘟疫条辨》(简称《寒温条辨》),认为伤寒与温病始异终同,"寒证有六经之传变,温证亦有六经之传变,其阴阳脏腑顺逆无二也"。

章巨膺师从恽铁樵,早年反对叶吴温病学说,《温热辨惑》自序云:"余弱冠时雅好方术,初读《伤寒论》,无所得,废然而返。后得天士、鞠通之书,喜其清浅入时,以为道在是。越十年,从恽师铁樵氏受业,乃知误入歧途。"但随着实践和认识的深入,认为《伤寒论》为温病学奠定了基础,温病学说是《伤寒论》的发展,伤寒与温病的基本内容都是当时最多见的热性疾病,辨证论治的思想方法、精神实质是一致的,主张将二者统一起来,在《上海中医杂志》1959年3期发表《统一伤寒温病学说的认识》。

万友生著《寒温纵横论》《寒温统一论》《热病学》等,认为伤寒和温病两说各有缺陷,主张伤寒和温病的辨证论治纲领可在阴阳、表里、寒热、虚实八纲的基础上统一起来,并对流行性出血热、急性支气管炎、急性肺炎、急性菌痢、急性肠炎等设计了寒温统一方案。裘沛然力主"伤寒温病一体论",认为"六经与三焦不可分割""六经本自包括三焦"。肖德馨倡用"六经系统"概念做理论框架,统一伤寒六经辨证和温病三焦、卫气营血辨证，形成统一的新的"六经系统辨证"体系。恩师张学文国医大师发表《伤寒与温病关系的探讨》《寒温关系纵横谈》，主张融六经辨证、三焦辨证、卫气营血辨证为一炉，创造一个新的辨证方法。邓铁涛认为温病学说是仲景学说的发展，两者结合才成为比较完整的外感热病学说，外感热病包括伤寒三阳病证和温病卫气营血各阶段，应统一寒温辨证，先结合发病季节辨风寒、风温、湿温、暑温、秋燥、冬温、温毒等，然后鉴别其发热之表、里、半表半里及营及血。

我们认为，在科技落后和交流不便的古代，中医对疾病命名主要是依据病因、症状。病因认识主要是以气候变化为依据进行思辨推演，受医家所处环境及个人认识的限制，必然导致同种或同类疾病出现多个病名。汉代瘟疫发生于寒冷之时而名"伤寒"，明清瘟疫发生于"天令暄热之时"而名"温病""瘟疫"。伤寒学派是将广义伤寒作为一级病名，将狭义伤寒、中风、湿温、热病、温病等作为二级病名。温病学家是将温病作为一级病名，将《伤寒论》之伤寒限定为狭义伤寒，与风温、湿温、暑温、秋燥共同作为二级病名。

中医外感病即现代医学的感染性疾病，受社会环境影响，当代外感病研究基本上是从具体疾病出发，研究证候规律和辨治模型。同时，为诊疗标准化、规范化，常简单地将每种疾病分为几个证候，采用西医辨病加中医辨证、西药加中药的诊疗模式，致使中医特色被丢弃。中医治病是审证求因、辨证论治。"证"是证据、证候，"因"指发病与症、征产生的原因，应在天人合一的整体恒动观指导下，从病因病机及演变规律出发，将寒温辨证论治体系合二为一，构建较完善的具有普适性意义的外感病辨证论治模式体系，以更好地指导现代中医外感病临床实践。

第二节 外感病分类和命名

中医与西医对疾病的命名及分类模式不同，探讨中医外感病分类和命名对指导临床有积极意义。

一、外感病分类

中医疾病分类必须遵循中医思维模式。

1. 外感时病 外感时病指发病与时令气候变化相关的外感病，分时令病和时行疫病。时令病指气候变化时因个体行为失当，如淋雨涉水、迎风冒寒、汗出当风、居处失宜等引发的外感邪毒所致的疾病，如伤风感冒。时行疫病是在外感气候反常条件下产生的疫疠毒邪所致的群体聚集性疾病，《医学纲目》云："凡时行者，春时应暖而反大寒，夏时应热而反大凉……此非其时而有其气，是以一岁之中，长幼之病多相似者，此则时行之气也。"

2. 外感杂病 外感杂病的发病与气候变化无明显关联，分外感普通杂病和疫性杂病。外感普通杂病指因个体调摄失当而外感邪气引起的疾病，如风湿病。疫性杂病指发病与时令气候变化关系不大的疫病，如尸疰、蛊病。

二、疾病命名

疾病命名是以已知医学知识对疾病内涵外延的简要的总体概括。传统中医病名主要以病因、病机、病位、病性、症征为依据进行抽象概括，虽然反映了中医思维模式，但随着社会发展和民众素质提高，不仅难为民众接受，而且不利于采取最佳防治措施和判断转归预后。尤其是以中医病因或症状命名者不能反映疾病本质特征，易产生歧义，导致误诊误治。如中医伤寒，除初起恶寒外，基本上包括以发热为主的多种外感病，若拘泥于寒，一概以辛温之品治疗则势必误治。中医"黄疸"包括以黄疸为主要表现的现代医学的病毒性肝炎、中毒性肝炎、肝硬化、肝癌等，各自治疗原则与方法及预后不同，误诊则误治。因此，中医要与时俱进，借鉴现代研究成果，遵循中医思维模式，对病名进行规范，对缺乏指导意义的传统病名进行修改，对传统医学没有涉及或现代的新发疾病提出中医病名。

《灵枢·顺气一日分为四时》云："夫百病之所始生者，必起于燥湿寒暑风雨……气合而有形，得藏而有名。"形指形体、形象、形态及表现，藏即藏于内的组织器官。中医病名应坚持中医思维、长期适用、排他性、警示性等原则。长期适用性指不含时间因素，便于长期使用。排他性即专一性，病名应包含病位、病理、临床特征等方面的某一项或几项。警示性指危害性，如传染性，以提醒对该病的重视。

第二章

病因与发病

第一节 病 因

中医与西医的病因概念不同，西医感染性疾病的病因是可检测到的细菌、病毒、寄生虫等实体性生物。中医外感病病因是在天人合一观指导下，对气候异常变化及生态失常产生的致病因素的取类比象的抽象性概括。

一、时令淫邪

《素问·六微旨大论》云："天枢之上，天气主之；天枢之下，地气主之；气交之分，人气从之，万物由之。"包括人在内的各种生物是自然变化的产物，天文气象、地形土壤、水文、生物等组成的自然环境是人类生存的基本条件。各种生物适应环境变化的机制与能力是有限的，自然环境变化超过生物适应限度时，一方面生物的形态结构与功能被破坏，另一方面使生物的形态结构与功能为适应自然环境变化而变化，所谓"适者生存，不适者被淘汰"。外感病是自然环境变化超出人适应能力导致体内生态环境失衡的结果，是外界邪毒对人体形态结构与功能的破坏。中医将自然环境超出人适应性能力而导致疾病的气象变化称为淫邪，《三因极一病证方论》云："六淫者，寒暑燥湿风热……六淫，天之常气，冒之则先自经络流入，内合于脏腑，为外所因。"

1. 六淫统于寒热 暑本为热，火热互生。寒热代表地表与大气温度，燥湿反应地表与大气中水蒸气等液态物的含量。"风"是大气的流动，风速风量取决于大气温度与液态物含量，故风寓于寒热燥湿中而分热风、寒风（冷风）。燥湿取决于地表的水的蒸发程度，蒸发取决于温度，故湿分寒湿、热湿，燥分温燥、凉燥。可见，气象变化是寒热燥湿之变，燥湿又取决于寒热，故六淫之象主要是寒与热。

2. 淫邪生毒 《素问·调经论》云："邪之生也，或生于阴，或生于阳。其生于阳者，得之风雨寒暑。"风雨寒暑（热）是地表生物生存变化的基本条件，气候异常导致地表生物变异为致病因素，中医称毒邪，王冰注《素问·五常政大论》云："夫毒者，皆五行标盛暴烈之气所为也。"不同条件下产生的毒邪的特性不同，不同时空环境下的致病微生物种类分布及活动不同，故淫邪所生之毒致病呈季节性、地域性特征。古人虽然不能认识到致病微生物与环境相关的机制，但依气候聚类比象概括为风毒、寒毒、燥毒、湿毒、火毒。

3. 诱生内邪 中医取象比类提出"内生五淫（风寒燥湿火）"，绝大多数人认为内生五淫是脏腑阴阳气血失调所产生的五种病理变化。我们认为内生五淫不能简单地理解为病理变化，而是有客观的物质基础。人与自然以气沟通，自然界的大量微生物随气及气聚所成之有形物进入人体，遵循"适者生存，不适者被淘汰"的规律，生存下来的微生物与气血津液构成体内生态环境。内生态环境既要保持自身和谐的稳态，又要与自然环境保持和谐的稳状。气候急剧变化一方面通过气的潜通破坏体内生态平衡，使某些微生物异常活跃或变异为致病因素；另一方面影响机体气化，导致浊湿、痰湿、瘀血，浊气、瘀血蕴久则酿毒。研究表明，人体内存在的微生物（细菌、病毒）按照一定规律组合存活在体内，在质和量上形成动态平衡，但有些是有害菌毒和条件致病菌毒，当条件发生改变则内生态平衡被破坏，有害和条件致病菌及病毒异常活跃或增殖则导致疾病，这是感染性疾病加重和并发内源性感染的重要原因。

4. 邪毒致病特点 邪毒从皮毛肌腠官窍而入，或循膜府与经脉内传脏腑，或直中脏腑，或诱生内毒致病。单纯时令气候异常所致疾病常病情较轻，但绝大多数是淫邪与内外毒共同致病，所谓"万病唯一毒""六淫之邪无毒不犯人"（《医医琐言》）。淫气夹毒则发病凶猛险恶，变化多端，传变迅速，病情较重，并发症多。毒邪胶着蕴结化火，则表现为发热、烦渴、烦躁、肌肤斑疹红肿等。

毒常在污秽、湿浊、肮脏、腐败的环境中产生，又败坏形体气血而生秽浊内毒，故又称秽毒，《温病条辨》云："温毒者，诸温夹毒，秽浊太甚也。"毒浊胶结则病情险恶难解，疾病缠绵，顽固难愈。

毒致病易损膜络。膜府系统分布于诸器官组织，既是沟通上下内外、输布气血津液的通道，又是机体最重要的排毒通道。腠理（玄府）是膜络的终端部分，膜络是邪毒侵涉与转输之所，毒窜膜络则滞气浊血，伤络动血，导致血液妄行，表现为斑疹、吐血、衄血、尿血、便血等。

同类通气，淫毒之邪致病有一定的亲合性，不同淫毒之邪侵犯的主要器官组织和症状体征不同。中医在天人合一观指导下，将外界致病物的亲合性特征概括为"东风生于春，病在肝，俞在颈项；南风生于夏，病在心，俞在胸胁；西风生于秋，病在肺，俞在肩背；北风生于冬，病在肾，俞在腰股；中央为土，病在脾，俞在脊。故春气者病在头,夏气者病在脏,秋气者病在肩背,冬气者病在四肢。故春善病鼽衄,仲夏善病胸胁,长夏善病洞泄寒中,秋善病风疟,冬善病痹厥"(《素问·金匮真言论》)。

诚然,从发生学角度看,外毒是在气候急剧变化的条件下产生的,毒邪传播又受气候影响,故不能脱离寒热燥湿及有形物空谈毒邪。

二、杂气疠气

"疠"在医学中指暴病恶病,导致暴病恶病的病因称疠气。"疠"又通"疬",指疫病,《墨子》云:"疾灾疠疫。"《诸病源候论·时气令不相染易候》云:"夫时气病者,此皆因岁时不和,温凉失节,人感乖疠之气而生病者,多相染易。""杂"本指"五彩相会",在医学中指表现多样或混合错乱或多种邪毒共同所致的疾病。吴又可《温疫论》将杂气、疠气作为温疫病因,认为"夫温疫之为病,非风、非寒、非暑、非湿,乃天地间别有一种异气所感""疠气者,非寒、非暑、非暖、非凉,亦非四时交错之气,乃天地别有一种疠气,多见于兵荒之岁,间岁亦有之"。

杂疠之气致病有五个特征:一是专一性,对机体部位具有一定亲合性和选择性,不同杂疠之气侵犯的脏腑经络不同,"一气自成一病"。二是同一杂疠之气致病的临床表现基本相同。《温疫论》云:"适有某气专入某脏腑经络,专发为某病,故众人之病相同。"三是对种属有选择性,《温疫论》云:"至于无形之气……人病而禽兽不病,究其所伤不同,因其气各异也。"四是杂气本质上是毒邪,《温疫论》云:"天地之杂气,种种不一……万物各有善恶不等,是知杂气之毒亦然。"致病具有发病急骤、来势凶猛、病情险恶、变化多端、传变快、伤津、扰神、动血、生风等特点。五是通过多种途径传播,致病具有传染性和流行性,既可散发,也可大面积流行。

杂疠病因说虽然突破了"六淫"病因模式,猜测到致病物质的客观存在,但没有认识到杂疠之气是如何产生的及进一步具体化。既然杂疠之气的属性是非风、非寒、非暑、非湿,那么又如何致病?该如何辨证论治?吴又可不仅没有提出模式和寻找到"一病只有一药之到病已,不烦君臣佐使品味加减之劳矣"的药物,反而立足六淫阐述发病机理和确定治疗法则,受到后世质疑。《温病条辨》云:"细察其法,亦不免支离驳杂,大抵功过两不相掩,盖用心良苦,而学术未精也。"推崇吴又可之说的戴天章、杨栗山、余师愚等将"杂疠之气"复归于"六淫"中,认为疠气是"火"邪的一种类型,余霖认为"疫既曰毒,其为火也明矣""温疫乃运气之淫热,内入于胃,敷布于十二经所致"。杂疠之气在特定自然环境条件下产生,与太阳照射、气温、空气流动与湿度及微生物、动植物乃至矿物分布等生态环境相关，故仍属淫邪所生的毒邪范畴，当按淫毒辨治。

第二节 发 病

外感病发生取决于邪毒与正气两个方面，是机体内外生态平衡状态的破坏。

一、发病条件

中医对外感病，尤其是疫病的发病条件有较完善的认识。

（一）传播途径

外界邪毒依附于风、水、食物、动物、病人物品等传播。

1. 随风传播 邪毒弥散于空气则随风传播，携带邪毒的空气称"恶气"。《汉书·食货志下》云："古者天降灾戾。"颜师古注："戾，恶气也。"《伤寒翼·商瘟疫非六淫之邪》云："盖六淫之邪、不正之气，必触冒之而始病。至于疠气之来，从天而降，杂于雾气之中。"

2. 寄附动物 中国早于西方认识到动物是传播疾病的主要途径之一。《山海经》云复州之山"有鸟焉，其状如鸮，而一足彘尾，其名曰跂踵，见则其国大疫"（《中山经》）。自然界的毒邪随空气进入动物体内，气候异常变化又诱发动物体内生态失衡而导致毒邪内生，从而使动物携带许多毒邪。若为携带毒邪的动物所伤或生食携带毒邪的动物食品则生病，《温疫汇编》云："忆昔年入夏，瘟疫大行，有红头青蝇千百为群，凡入人家，必有患瘟而死者。"

3. 依附器物 《走马急疳真方》云："外染者，衣服不洁，传染而得。"外界致病物质可附着于食物、水、服饰、器具等传播疾病，接触则发病。

（二）侵淫途径

外界邪毒主要从皮肤肌腠、官窍侵淫机体。

1. 腠理玄府 腠理（玄府）是体内外气态与液态物质交换的重要场所。腠理疏松，汗出当风，淋雨涉水，露宿受风，或被携带邪毒的蚊虫叮咬，或接触病人生活用品与病人的痰涎粪尿等，则邪毒由腠理入而致病。《素问·生气通天论》云："风者，百病之始也，清静则肉腠闭拒，虽有大风苛毒，弗之能害。"《温病正宗》曰："鼠疫，亦有由皮肤刺伤，或死鼠之蚤咬伤而传者，则皮肤既伤，乃疫毒与伤处血液相接之故。"《杂病广要》云："气虚腹馁，最不可入劳瘵者之门吊丧问疾，衣服器用中皆能乘虚而染触。"肺主气、主宣发肃降、合皮毛，咽喉为其系，邪毒从皮毛肌腠入多犯肺系，导致肺失宣肃、咽喉不利，表现为恶寒发热、咽喉痛痒、咳嗽咯痰等。蚊虫动物叮咬常直接破坏肌肤腠理、络脉，导致腠理、络脉开合失常和营卫失和,常见恶寒或不恶寒、发热、皮疹、溃疡等。

2. 口鼻　口鼻与肺相通,弥散空气中的邪毒和病人排出的浊气、痰涎、粪尿等秽浊物经口鼻吸入致病。《解围元薮》云:"遇恶疾之人,闻其污气,或对语言,而病患口内之毒气,冲于无病患之口鼻,直入五内则发为病。又如恶疾人登厕之后,而虚弱人或空腹人随相继而圊,则病患泄下秽毒之气未散冲上,从无病人口鼻直入于脏腑。"咽喉下连肺胃,邪毒从口鼻入导致肺胃气机不利,表现为鼻塞流涕、咽喉痒痛、咳嗽咯痰、恶心呕吐、纳呆食少、脘腹不适、腹泻等。

食物食器被毒邪污染则毒邪随食物从口入致病,古称食注。《诸病源候论》云:"人有因吉凶坐席饮啖,而有外邪恶毒之气,随食饮入五脏……以其因食得之,故谓之食注。"哺乳期婴儿,母病而乳汁携带邪毒,或乳房被邪毒污染,则因喂养导致毒邪内侵致病。饮食携带邪毒从口入导致肝胆脾胃气化失常,表现为胁腹胀满疼痛、纳呆食少、恶心呕吐、腹胀疼痛、腹泻、下痢等。

3. 二阴　前后二阴是与外界接触的重要官窍,久居湿地或裤服污染不洁,或厕所毒气弥漫,或男女交媾不洁,则邪毒从二阴入致病。《圣济总录》云:"凡伤寒大病之后,气血未复,若房事太早,不特令病患劳复,因尔染易,男病传女,女病传男,犹转易然,故名曰阴阳易。"阴阳易实际上是性传播。肾合膀胱,开窍于二阴,从二阴入常循尿道上犯于肾和膀胱、女子胞、精室,导致肾、膀胱、胞宫、精室产生疾病,表现为尿热黄赤、尿血、尿浑浊,二阴瘙痒、红肿溃烂,女子带下黄赤,男子精浊、精血、茎痛。

(三)流注途径

《诸病源候论·流注候》云:"人体虚受邪气,邪气随血而行,或淫奕皮肤,去来击痛,游走无有常所。"中医称邪毒从外侵淫体内组织器官为流窜、转注、流注。流注以由腠理(玄府)-络脉-三焦-膜原组成的膜府系统为通道,外邪由肌肤、官窍经膜府系统流窜脏腑。《灵枢·百病始生》云:"虚邪之中人也,始于皮肤,皮肤缓则腠理开,开则邪从毛发入……留而不去则传舍于络脉……留而不去,传舍于肠胃之外、募原之间。"《重订通俗伤寒论》云:"在外之邪必由膜原入内,在内之邪必由膜原达外。"

(四)正气虚弱

正气指人体适应与耐受自然环境变化及抗御外界邪毒的能力。正气虚弱是发病的内在依据。劳累过度或饥饿无度,或房事耗散淫失,或情志内伤,则适应性、耐受性和抵抗力低下,邪毒乘虚而入致病。《灵枢·百病始生》云:"风雨寒热不得虚,邪不能独伤人。卒然逢疾风暴雨而不病者,盖无虚,故邪不能独伤人。"正气强盛则邪毒可被御遏,可不发病或过时而发,或病情较轻。

（五）体质因素

体质是指个体形态结构和功能所固有的相对稳定的特性，受先天禀赋、年龄、性别等因素影响。禀赋不足或年幼正气未充，或年老体衰，则对生态环境变化的适应性、耐受力及抗御邪毒的能力下降，易感邪毒。体质不同则对某些邪毒的易感性和疾病发展的倾向性不同。《灵枢·论勇》云："其皮薄而肉不坚……长夏至而有虚风者，病矣。其皮厚而肌肉坚者，长夏至而有虚风，不病矣。"

二、发病形式

外感病有即发和伏发两种发病形式。

1. 即发 即发指感染邪毒后立即发病，多因邪盛（邪毒兼夹、致病力强）所致，初起正邪交争明显，表现出典型临床症状。

2. 伏发 伏发指过时而发，又称伏邪发病，指感染邪毒后经过一段时间才发病，病先由邪毒所伏之处而发，然后流注体表及其他脏腑组织。王叔和《伤寒例》提出"寒毒藏于肌肤，至春变为温病，至夏变为暑病"的伏邪温病说。此后，伏邪温病说在很长时期内是温病主流学说。但有医家对伏邪温病持否定意见，刘松峰《松峰说疫》认为"晚发之说，更属不经。夫冬月寒疠之气，感之即病，那容藏于肌肤半年无恙，至来岁春夏而始发者乎？此必无之理也。"王玉生在《辽宁中医杂志》1995年3期上发表了《"冬伤于寒，春必温病"非伏气论》，李致重2002年7月在《国医论坛》发表《温病新感与伏邪说探源》，认为伏邪说属于思辨性东西，容易造成认识上的混乱，应从教材中删除。我们认为伏发与即发从不同层面揭示了外感病发病规律，邪毒微（邪毒单一、致病力弱）或正气能抑制邪毒时则邪毒内伏膜府系统，感染之初正邪交争不明显，不立即产生典型病理反应和表现出典型症状。但邪毒内伏仍损伤机体，这种状态称为隐潜证、潜在证、微观证，遇到起居失宜、气候异常或饮食、劳倦、情志内伤，或邪毒损伤正气到一定程度后则产生典型病理反应和表现出典型症状体征。有些感染性疾病具有数天至数年甚至数十年的潜伏期，故将有潜伏期的感染性疾病归于伏邪发病，可更好地发挥中医药优势，提高诊疗水平。

三、人群特征

外感病有单发与染易两种人群特征。

1. 单发 单发指仅发生于单个个体的取决于个体体质及行为的外感病，在同一环境下，只有体质虚弱或调摄失当者发病，与之接触不会发病。单发包括反应性疾病和感染性疾病。反应性疾病与体质相关，主要是对自然环境变化的适应性、耐受性差，因气候变化导致生理功能异常，相当于西医过敏性疾病、气象性疾病。单发感染性疾病主要由正虚不耐邪毒所致，相当于西医普通感染性疾病。

2. 染易 《内经》称疾病传播扩散为"染易"，以群体聚集性发病、症状相似为特征。《素问·刺法论》云："五疫之至，皆相染易，无问大小，病状相似。"莫枚士《研经言》："时气病有易也……染于人曰易病。"染易常在气候极端异常条件下发生，多因极端气候导致自然环境中的微生物变异为毒所致。《素问·刺法论》云："天地迭移，三年化疫""天运失序，后三年变疫"。染易呈季节性、地域性，故称"时行""天行"。"染易"又称"注"，必须有接触史，《诸病源候论·死注候》云："人有病注死者，人至其家，染病与死者相似，遂至于死，复易傍人，故谓之死注。"

第三节 病机病理

病机指疾病发生发展及症征产生的机制，病理指机体对邪毒产生的反应状态。

一、基本病机

不同外感病病机病理不同，但总体上是正邪交争、脏腑经络气血阴阳失调。

1. 正邪交争 正邪交争指正气奋起抗御邪毒，是最基本的病机病理。正旺邪弱则病理反应不典型，正弱邪盛则病理反应显著。邪毒单一或致病力弱则病理反应单一，多种邪毒夹杂或致病力大则病理反应严重。疾病过程是正邪交争过程，随着正邪力量变化产生实与虚的病理反应，"邪气盛则实，精气夺则虚"。实指以邪毒壅盛为主而正气未明显衰弱的病理变化，多见于疾病初中期。虚指以抗病能力与脏腑功能减弱为主的病理变化，多见于疾病后期及迁延期。正虚不耐邪，邪能损正，疾病过程中常虚实夹杂。邪毒损正则由实转虚。脏腑功能低下则气血津液输布障碍而生瘀血、痰饮、水湿等，或再感邪毒，是因虚致实。

2. 阴阳失调 阴阳失调指阴阳消长的动态平衡被破坏，是病机病理的总体性抽象概括。邪毒分为阳邪、阴邪，各有亲合性及选择性，导致阴阳动态平衡被破坏，产生阴阳偏盛偏衰的寒热病理反应。《素问·阴阳应象大论》云："阴胜则阳病，阳胜则阴病。阳胜则热，阴胜则寒。"

外感病初起因邪毒性质不同而表现不同。阴寒毒邪外束则卫阳被遏，正邪交争，初起恶寒发热或不发热。阳热毒邪侵淫卫分，阳热蒸腾外达，正邪交争，初起发热、不恶寒、反恶热。中期邪毒蕴结，郁遏气机，阳怫化热，多产生阳热亢盛、阴津耗伤的病理反应，表现发热壮热、口渴、尿黄。后期邪毒伤正，阴阳耗伤，常见"阳虚则寒"或"阴虚则热"的病理反应。阴阳互根，疾病过程中常阴损及阳、阳损及阴，产生阴阳两虚的病理变化。阴阳偏盛偏衰至极则产生阴阳不相维系的阴阳格拒的厥逆病理变化，阴阳严重受损可出现亡阴或亡阳的"阴阳离决，精气乃绝"的脱绝的病理变化，危及生命。

3. 气血失调 气血是维持生命活动的最基本物质和内环境的基本构成要素，邪毒侵犯则导致气血失调，产生气血生成、输布、运行及质量改变的病理变化。

气失调分气虚、气陷、气滞、气逆、气闭、气脱。气滞指气升降出入受阻的病理变化，主要表现为胀满、疼痛、发热等。气逆指气应降而反上逆的病理变化，表现咳喘气促、呕恶等。气闭指气机闭塞的病理反应，表现二便不利、呼吸困难、神志不清等。气虚、气陷、气脱主要指邪毒损伤正气而导致功能衰退的病理变化，以气虚为基本病理变化，表现神疲乏力、息微难续、汗出、形寒、脉细等；气陷指气应升而反降的病理变化，表现二便滑利、腹胀下坠、肢体沉重等；气脱指正气衰竭的病理反应，表现大汗淋漓、四肢厥冷、呼吸喘促、脉微欲绝等。

血失调分血浊、血瘀、出血和血虚。血浊又称恶血、污血、败血，是邪毒、痰湿、秽浊入血导致血液组成与质色等改变的病理变化，表现为血色紫暗、脓液等。出血是血溢脉外的病理反应，表现为肌肤斑疹瘀点、青紫、鼻衄、齿衄、咯血、吐血、尿血、便血等。血虚是因邪毒耗伤津血、出血过多所致的血液量不足的以机体失养为主的病理变化，表现为神疲乏力、面色苍白、舌淡、脉细弱等。大量失血可致气随血脱，甚则发生阴阳离决而死亡。血瘀指血液运行不利的病理反应，表现为肿胀、疼痛、麻木、脉络曲张、肌肤青紫等。血瘀分脉外血瘀与脉内血瘀，脉外血瘀指血从脉络外溢而滞留组织的病理反应，脉内血瘀是血行不畅、滞留血脉内的病理反应，血瘀又可分凝血、蓄血、死血。凝血又称血泣、血涩，指血液运行无力和血失濡润导致血液黏滞的病理变化，相当西医血液流变学改变、黏度增高，多表现为疼痛肿胀、肌肤紫暗、脉迟涩或结代。蓄血又称积血，是血液不畅和血液分布异常而积于某些器官组织的病理变化，相当西医的充血，表现为肿胀、脉络曲张粗胀。死血又称干血，是血液凝聚成团的病理变化，脉内死血相当于西医血栓，常导致周围的某些组织器官缺血和某些组织器官充血。

4. 津液失常 津液失常指津液生成、分布和输泄异常的病理反应，分津液不足和水液停聚。津液不足又称内燥，是津液亏少导致机体失于濡润滋养的病理变化。外感病津液不足由邪热耗散或汗出、吐泻、多尿、失血，或过用汗、吐、下法等导致，表现为肌肤干燥、口渴、大便干结、尿短少、舌干少津等。水湿停聚称为内湿，是津液输泄障碍而停聚的病理变化，多因外感湿邪和邪毒损伤脏腑气化功能所致，表现为胸闷痰多、小便不利、肌肤水肿、肠鸣腹泻、膀胱胀满等。

5. 脏腑损伤 脏腑损伤指脏腑功能和形态结构异常改变的病理变化。功能失调指脏腑阴阳气血动态平衡和脏腑之间的生克制化关系被破坏的病理变化，实验室检查常见组织器官功能指标异常。形态损伤指脏腑失其正常结构的病理变化，主要表现为脏腑胀大或萎缩，并有功能异常改变，影像检查常见组织器官形态结构及清晰度等改变，实验室检查常见器官功能指标异常。

6. 经络失调 经脉既是气血运行和全身功能调节系统，又是邪毒流窜通道，经络失调指经络行气血、营阴阳的功能异常。外邪从外而入则循经脉内传，早期邪毒壅滞则主要产生经脉郁滞的病理变化，表现为经脉循行部位胀满、疼痛拒按，肌肤脉络粗胀、肌肤青紫等。后期气血耗伤、脏腑功能损伤则主要产生经络功能衰退的病理变化，表现为经脉循行部位麻木、疼痛喜按、肤色苍白等。

7. 从化机转 "从"即跟随、顺应，"化"即变化、转变，机转指病机病理演变。从化机转又称"从类而化"，指疾病演变过程中各种因素对病理变化的影响，主要有五种类型：一是从天地之气化，同一邪毒在不同自然环境下的致病的病机病理变化有所差异，所谓"各从其气化"。《素问·至真要大论》云："气有从本者，有从标本者，有不从标本者也……是故百病之起，有生于本者，有生于标者，有生于中气者。"一般说来，同一邪毒致病，环境炎热则从热化，环境寒冷则从寒化，环境潮湿则从湿化。二是从体质而化。同一邪毒致病因人的体质不同则病机病理有差异，所谓"一时遇风，同时得病，其病各异"（《灵枢·五变》）。一般而言，素体阴虚阳亢则易化热，阳虚阴盛则易生寒，津血亏虚则易生燥，气虚寒湿偏盛则多湿。三是从脏腑经络特性而化。不同脏腑经脉的阴阳气血状态不同，故同一邪毒致病则病机病理有所差异。一般而言，脏腑属阳者多从阳化热化燥，属阴者多从阴化寒化湿。如心为火脏而主君火，邪毒入心则易从阳化火而致神昏谵语、心烦躁动等；少阴肾属水而为水火之宅，邪毒入少阴则有寒化、热化两变。四是从行为而化。行为包括饮食、情志及治疗行为等。食物与药物之性有寒凉温热之别，证候有寒热之分，治寒以热，治热以寒，若饮食、药物寒凉温热违逆或过度则从化。寒病而温热过度则化热生燥，热病而寒凉过度则生寒生湿。陈修园《伤寒论浅注》云："寒热二气，盛则从化。何谓误药而变？凡汗下失宜，过之则伤正而虚其阳，不及则热炽而伤其阴。虚其阳则从少阴阴化之证多，伤其阴则从阳明阳化之证多。所谓寒化、热化，由误治而变者也。"五是从内毒而化。外界邪毒破坏机体内环境而诱生内邪,内邪进一步损害机体则使病机病理发生改变。邪毒侵犯人体,由于从化机转,导致邪毒所致疾病的表现出始同终异,或始异终同,或始同中异,或中同终异。

二、演变规律

中医称疾病演变为传变,分循经传变、三焦传变、卫气营血传变、脏腑传变。

1. 循经传变　中医在天人感应观指导下,认为卫气肥腠理、充肌肤、护卫机体、抵御外邪,卫气之行始于太阳,故外邪侵淫首犯卫气,卫气奋起御邪。失治则由外内传,按阴阳气循行规律先三阳后三阴传变或单传其合。《素问•热论》云:"伤寒一日,巨阳受之,故头项痛,腰脊强……六日厥阴受之,厥阴脉循阴器而络于肝,故烦满而囊缩。三阴三阳、五脏六腑皆受病,荣卫不行,五脏不通则死矣。"《伤寒论》据此演绎发挥,创立三阳三阴辨证体系。单传其合指由外循某一经脉内传属络的脏腑。《素问•痹论》云:"五脏皆有合,病久而不去者,内舍于其合也。"诚然,受各种因素影响,可出现越传、表里传、合病、并病等。越传指不按三阳三阴次序传变,如太阳传太阴。表里传指表里相传,如太阴传阳明。合病指表里阴阳同时发病,如太阳阳明合病。并病指先病未罢又出现另一病理变化。

2. 卫气营血传变　中医认为经脉行气血而营阴阳,决生死而处百病。卫气行脉外,肥腠理,充肌肤,护卫机体,抵御外邪。营气行脉内,泌其津液化以为血,营养机体。古人基于卫气营血的分布规律及作用,将温病变化规律概括为卫气营血传变,并分顺传和逆传,顺传是疾病由浅入深,"卫之后方言气,营之后方言血"(《温热论》),由轻而重、由实致虚的病理演变。卫分证病位在肺与皮毛,病轻浅;气分证病位在肺、胸膈、胆、三焦、胃、肠等,病较重;营分病位在心与包络,血分是邪热耗血动血、耗阴生风,病情危重。逆传指邪毒入卫分后不经气分而直接深入营血和心包,实际上是"顺传"的特殊类型,病情急剧重笃。诚然,可卫气同病、卫营同病、气血两燔等。伏气温病是自内发病,没有卫分证,直接由气及营血。

3. 三焦传变　《灵枢•营卫生会》云:"上焦出于胃上口,并咽以上,贯膈而布胸中…上至舌,下足阳明……中焦亦并胃中,出上焦之后……下焦者,别回肠,注于膀胱。"古人据此认为温病是首犯上焦,从上焦依次下传中焦、下焦。《温病条辨》云:"温病由口鼻而入,鼻气通于肺,口气通于胃,肺病逆传,则为心包。上焦病不治,则传中焦,胃与脾也。中焦病不治,即传下焦,肝与肾也。始上焦,终下焦。"但邪毒气壅盛则可两焦同病,某些外感病可始于下而上传。

4. 脏腑传变 脏腑传变主要有两种：一是传其相合，如肺与大肠病相互传。二是按五行生克制化规律传变，"气有余则制己所胜而侮所不胜，其不及则己所不胜侮而乘之，己所胜轻而侮之"（《素问·五运行大论》），传其所胜为顺，反侮为逆，顺则易治，逆则难救。《素问·玉机真脏论》云："五脏受气于其所生，传之于其所胜，气舍于其所生，死于其所不胜。病之且死，必先传行，至其所不胜，病乃死。此言气之逆行也，故死。"

三、预后转归

"预"是对疾病演变趋势的预测，"转"指变化趋势，"后"与"归"指疾病结局。预后分好转、痊愈、缠绵、并发、后遗、复发、死亡。痊愈是正胜邪退，形态与功能恢复正常，症征消失和理化指标恢复正常。好转是病理变化减轻，形态及功能有所恢复，症征减轻和理化指标接近正常。恶化又称坏病，是邪胜正衰，损害日趋严重，症征加重和理化指标进一步偏离正常。死亡是恶化导致阴阳离决、形神相失，所谓"人身与志不相有曰死"（《素问·逆调论》），生理性死亡是享尽天年的自然衰老结果，病理性死亡是因病导致气血竭绝所致。缠绵指病理变化持续存在，正虚邪恋的慢性迁延性状态。并发指疾病过程中产生新的疾病。后遗又称后遗症，指邪毒去而形态结构与功能没有恢复的状态。复发又称复病、再发，指同种疾病再次发生。

第四节 外感病特征

外感病种类虽多，但发病有许多共同特征。

一、触邪史

外感病必须有邪毒接触史，如冒受风寒暑湿燥热，或饮食不洁，或接触病人和邪毒污染物，多数在触邪后数小时至七日内发病，少数数月甚至数年后发病。

二、时空性

时空指时令和空间。时令即时令节气，包括年份与季节，主要指季节。空间指地理环境。不同年份的运气不同，一年之中四时气候不同，受其影响产生的致病因素不同，使外感病具有时令规律。《素问》云"春病者恶风""夏病者多汗"（《疟论》），"春善病鼽衄，仲夏善病胸胁，长夏善病洞泄寒中，秋善病风疟，冬善病痹厥"（《金匮真言论》）。

地理环境因地势高低、经纬不同则日照角度、时间、强度及河川湖泊分布不同,导致气候与物候不同,故产生的致病因素不同和受其影响的人们的生活习惯与体质类型不同,导致疾病有差异。《外感温病篇》曰:"东南地卑水湿,湿热之伤人独甚。"一般说来,西北多燥病,东北多寒病,江南多湿热病。

外感病的时空特征在疫病中表现明显,某些疫病在某些年份和季节及地域易发生流行甚至暴发,其他年份和季节及地域则不易发生或呈散发性、局域性。《温疫论》云:"其年疫气盛行,所患者重,最能传染……其年疫气衰少,里闾所患者不过几人,且不能传染……疫气不行之年,微疫转有。"时空环境影响疾病转归,古人在天人合一观指导下,认为"夫邪气之客于身也,以胜相加,至其所生而愈,至其所不胜而甚,至于所生而持,自得其位而起"(《素问·脏气法时论》)。

三、病程阶段性

外感病过程是正邪交争过程,随着正邪消长变化有明显阶段性。初起正气奋起御邪,病情较轻。继而入里,由轻转重,证候由实转虚,最后功能衰竭,阴阳离决而死亡。三阳三阴传变、卫气营血传变、三焦传变都包含了病理变化的阶段性。太阳病和卫分证是外感病初期,病位浅,病情轻。少阳病、中焦病是由浅入深、由轻转重的转折阶段。阳明病、三阴病和气分病、营血病则病位深,尤其有神志改变、厥逆和出血倾向,是病至极期的危重阶段。少阴病和下焦病属疾病恢复期。诚然,若邪毒轻微、体质强壮、调治得当则邪退正复,疾病止于某一阶段。否则,病情进一步发展,或越期演变,或重叠穿插,出现合病、同病、并病。

四、流传性

自然界邪毒众多,有些可弥散传播,导致疾病流行。《伤寒总病论》云:"天行之病,大则流毒天下,次则一方,次则一乡,次则偏着一家。"疾病流行必须具备传染源、传播途径、易感人群三个条件,并受自然和社会环境的影响。环境条件好,防治措施有力,传播途径被切断和易感人群少,不会发生大的流行传播,多呈散发性、局域性。反之则大流行,甚至暴发。

五、急速险恶

外感病大多起病急骤,变化快,绝大多数在触邪后一日至数日内发病,甚至在数小时内发病。诚然,因邪毒性质、体质等影响,有些发病较慢甚至邪毒内伏,可数月或数年后发病。

外感病若治不及时或失治误治则极易发生传变。许多外感病在恶寒发热、鼻塞流涕等症状出现后1～7日发生传变，尤其是疫病传变快，常在1～2日内发生传变。若邪毒轻微，体质壮实，正气旺盛，治疗及时得当，则传变较慢或不传变。

外感病既因感染邪毒所致，又因外邪诱生内毒，脏腑气血津液耗伤，气化受损而生痰浊瘀血，导致毒痰（瘀）交加、痰（瘀）热交加、毒（热）浊交加、气血衰竭、气机闭阻、清窍被蒙，则演变成危证，甚至阴阳离决而致死亡。

六、并发症与后遗症多

外感病多兼邪致病，邪毒蕴结则化热生毒，损害广泛，病势险恶，故并发症和后遗症较多。一般说来，邪毒从肌腠皮毛入，可壅滞经脉和流窜关节，并发痹病、痿病、疮疡痈疽，所谓"三阳为病发寒热，下为痈肿，及为痿厥"（《素问·阴阳别论》）。邪毒流窜脏腑则并发脏腑疾病，如肺痈、肠痈、中风、水肿、黄疸。《金匮要略》云："风伤皮毛，热伤血脉。风舍于肺，其人则咳，口干喘满，咽燥不渴，时唾浊沫，时时振寒。热之所过，血为之凝滞，蓄结痈脓。"邪毒留恋，脏腑受损，气血不复，损伤严重则有并发症和后遗症。

第三章

辨 证 论 治

辨证论治是在整体观指导下,通过对望闻问切等收集到的信息进行综合分析,明确病证,采用适宜技术方法治疗,包括诊察、辨证、论治三个环节。

第一节 诊 察

诊察是以望、闻、问、切、技检等收集病人的各种信息,是辨证论治的第一步。

一、症征

症征古称症候,指临床表现,是诊断辨证的依据。中国最早文字有"癥"无"症",《说文》:"徵,召也。从微省,壬为徵,行于微而文达者即徵之。"《玉篇》:"癥,腹结病也。"主要是体内信息。"症"通"證","證"简化为"证",《说文》:"證,告也。从言,登声。""证"表示病人告知的自觉的痛苦。"证"后演变成治疗的对象。疾病表现又称"候"。《灵枢·水胀》云:"腹胀身皆大,大与肤胀等也,色苍黄,腹筋起,此其候也。""候"从人从矦,《说文》:"候,伺望也。"指守望、征兆、观测、窥视,表示诊察行为,如候脉。中医文献中症、征、证、候常混用,现代进行了规范,使用症状、症候、证候等术语。我们认为"证"指自觉痛苦(症状),"候"指检查获得的疾病信息(体征),但教材及诊疗标准很少列出"征",影响中医学术发展,故应以"症征"代"症状"。

二、询问病情

询问病情是了解邪毒、临床表现和变化情况的关键所在,应遵循问诊规范,充分听取病人自述。主要询问发生原因、发病方式、特点、症征轻重程度、进展演变、诊疗情况等,既要重视病人此次发病原因和症征,又要注意其他可能导致疾病的因素及对诊断有特殊意义的既往史。如以恶寒发热、鼻塞流涕就诊,若只注意受凉冒风等,忽视蚊虫叮咬就易误判病因,因蚊虫叮咬可能是感染邪毒的关键原因,受凉只是诱发因素。个人生活史对判断病人体质和接触史、邪毒内伏有重要意义,家族史对判断病因(相互感染及遗传)、伏邪(经母亲血液、哺乳而来)及聚集性发病有重要意义。

三、客观检察

客观检查是通过技术方法对病人进行全面检查,以了解机体形态结构与功能状态和获得疾病信息。中医的客观检查主要是望诊、闻诊、切诊,这与现代医学相通。中医与西医的研究对象和目的一致,中医临床应积极将以物理、化学、生物等方面研究成果转化而来的现代医学检查技术方法作为望诊、闻诊、切诊的延伸,以提高诊察水平。

《难经》云:"望而知之谓之神,闻而知之谓之圣,问而知之谓之工,切脉而知之谓之巧。"中医临床必须遵循中医思维模式,望、闻、问、切合参。但对于危重急症,因病人神、形、色、声音、气味改变明显,故应首重望诊,配合闻、切及技检,通过望神、形、色,闻声音、气味和切肤、摸脉、触体及理化检查,迅速判断病情轻重、寒热虚实,及时采取措施救治。生命脱离危险或病人可言语的情况下再问病由、病状等,更好地实现精准诊断辨证和精准治疗。

第二节 辨 证

辨证是以中医理论为指导,对疾病信息进行综合分析,探求疾病和症征产生的内在机制及病理变化,是辨证论治的第二步。

一、外感病传统辨证模式

外感病传统辨证模式有三阳三阴辨证、卫气营血辨证、三焦辨证。

(一)三阳三阴辨证

三阳三阴辨证是将外感病概括为太阳病、阳明病、少阳病、太阴病、厥阴病、少阴病,后世称为六经辨证。对于三阳三阴的本质,王叔和、韩祗和、成无己认为是经脉,李时珍、高学山认为三阳三阴脏腑不是经络对应的脏腑。柯韵伯认为"六经是经界之经,而非经络之经""腰以上为三阳地面,三阳主外而本乎里""腰以下是三阴地面,三阴主里而不及外"。喻嘉言《通俗伤寒论》认为太阳主皮毛,阳明主肌肉,少阳主腠理,太阴主四肢,少阴主血脉,厥阴主筋膜。刘河间、张子和、张志聪认为三阳三阴指标、本、中六气之三阳三阴。当代祝味菊、陆渊雷认为是病变的六个阶段,柯雪帆、时振声认为是阴阳消长胜复的动态变化，郭子光认为是按阴阳量的大小划分的六个病理层次，赵锡武、李克绍、张志民、刘绍武等认为是六病，黄文东、金寿山、吕敦厚等认为是六个症候群。

《礼记•祭义》云："日出于东，月生于西，阴阳长短，终始相巡。"古人取象比类，根据日月运转之象，建立三阳三阴开阖枢理论。日为太阳，白昼始于太阳从云中出，故太阳为开。日从东方初出则黑夜开始转白昼，此时称为少阳，故少阳为枢。日高悬则天空及大地一片光明，此时称为阳明，自此开始日逐渐没入云中，故阳明为阖。月为太阴，黑夜始于月从出云中，故太阴为开。月从西方初出则白昼开始转黑夜，此时称少阴，故少阴为枢。月亮高悬则天空及大地一片静寂为太阴。此后月亮开始逐渐没入云中，此时称厥阴，故厥阴为阖。外感寒邪致病的本质是以脏腑经络气血为核心的气化异常，病理演变犹如天地之阴阳变化，故古人在天人合一论指导下，取类比象，以三阳三阴对外感病的病理变化进行系统性聚类概括。

1. 太阳病证候　人体太阳系统包括手足太阳经脉、膀胱、小肠、肺、督脉。风为百病之长，风性轻扬，伤于风者，"风气循风府而上"（《素问•风论》）。《素问•热论》认为"伤寒一日巨阳受之"，巨阳之脉连风府，巨阳是督脉，督脉总督一身阳气而犹如太阳，风府为督脉腧穴。肺主宣发而外合皮毛，开窍于鼻，咽喉为其系，肺布散卫气以温分肉、充皮肤、肥腠理、司开阖，犹如太阳敷布阳气而应天，《素问•三部九候论》云："天以候肺。"《黄帝内经太素》云："喉主天气，咽主地气。肺为天也，喉出肺中之气呼吸，故主天。"邪毒从皮毛入则先犯肺系，《素问•咳论》云："皮毛者，肺之合也。皮毛先受邪气，邪气以从其合也。"太阳为天，太阳病实质上是以肺系、督脉病变为主的病变。《素问•刺热》云："肺热病者，先淅然厥起毫毛，恶风寒，舌上黄，身热。热争则喘咳，痛走胸膺背，不得大息，头痛不堪，汗出而寒。"《灵枢•经脉》云："督脉之别，名曰长强。挟脊上项，散头上，下当肩胛左右，别走太阳。"膀胱下连二阴，督脉之别走足太阳，邪毒从皮毛或从下而入均犯及足太阳膀胱、肺、督脉，故将伤寒初起的病理状态称为太阳病，辨证以恶寒发热或不恶寒而发热、汗出或无汗、头身痛为要点。《伤寒论》云："太阳之为病，脉浮，头项强痛而恶寒。太阳病，发热，汗出，恶风，脉缓者，名为中风。太阳病，或已发热，或未发热，必恶寒，体痛，呕逆，脉阴阳俱紧者，名曰伤寒。"

2. 少阳病证候　人体少阳系统包括手足少阳经脉、胆、三焦，三焦外连肌腠而内裹脏腑，胆附于膈下厥阴肝而连阳明胃肠，邪毒从腠理之表内入可经少阳系统入阳明，太阳主表，阳明主里，故称少阳病为半表半里病。肝胆相合属木，共主疏泄，性喜条达而恶抑郁，内寄相火。三焦司气化，为水液代谢和相火游行之通道，故少阳病常出现相火内郁上炎、气机失常及水液代谢障碍等病理变化。少阳连胃肠，少阳病常波及脾胃，表现为口苦、咽干、目眩、往来寒热、胸胁苦满、嘿嘿不欲饮食、心烦喜呕。《伤寒论》云："少阳之为病，口苦、咽干、目眩也……少阳中风，两耳无所闻，目赤，胸中满而烦者，不可吐下，吐下则悸而惊。"

3. 阳明病证候 人体阳明系统包括手足阳明经脉、大肠、胃，大肠与胃居腹内，故阳明病属里证。肺合大肠，太阴肺经循胃口，肺病不愈则传阳明，《素问·热论》《伤寒论》将阳明病列于太阳病之后。少阳胆属木内寄相火，阳明胃属土；手少阳属相火，阳明大肠属金，少阳病不愈则传所胜之阳明。胃为阳脏属燥土，邪毒蕴结从燥化则发热，故阳明病多热证。阳明多气多血，邪毒入阳明则正邪交争激烈，表现为高热。热蒸血腾则脉洪大，迫津外泄则汗出，热灼汗出则伤津而口渴。胃主降浊，肠传导化物，以通降为顺，喜润恶燥，故阳明病常腑气不通，表现为腹痛、大便干结。《伤寒论》云："阳明之为病，胃家实是也……胃中干燥，因转属阳明。"阳明为阖，阳明之时从阳引阴，毒热壅滞则气机闭阻而阴阳不相交接，产生热厥。

4. 太阴病证候 人体太阴系统包括足太阴经脉、脾、肺。肺合大肠，脾合胃，胃肠相连，阳明病传其合则太阴为病。脾属湿土，主运化升清。邪毒蕴里从阴化则寒，故太阴病多寒湿证候。脾主运化而为气血生化之源，太阴病则生化不足，故多虚证。太阴病以腹满而吐、下利、食不下、腹痛为辨证要点，《伤寒论》云："太阴之为病，腹满而吐，食不下，自利益甚，时腹自痛。"

5. 少阴病证候 人体少阴系统包括手足少阴经脉、心、肾。脾土克肾水，肺以脉与心相连，太阴脾病传其所胜则肾病，肺病循脉则横传于心。心主血脉，藏神。肾属水，藏精，真阴真阳寄寓其中。心肾为人身阴阳水火之本，故少阴病有寒化和热化之分。寒化则形成心肾虚衰、阴寒内盛证候，以脉微、手足逆冷、欲寐为辨证要点。热化则形成阴虚阳亢、水火不济、虚火内炎证候，以心烦、口渴、咽痛为辨证要点。《伤寒论》云："少阴之为病，脉微细，但欲寐也……少阴病，欲吐不吐，心烦，但欲寐，五六日，自利而渴者，属少阴也，虚故引水自救。若小便色白者，少阴病形悉具。小便白者，以下焦虚有寒，不能制水，故令色白也。"

6. 厥阴病证候 人体厥阴系统包括手足厥阴经脉、心包、肝。肾属水，肝属木，水生木。心包裹心，护卫心脏，代心受邪，心包属火，木生火，水克火。肾病不愈，母病及子则厥阴肝为病。肝病及子则心包为病，心病不愈累及心包。

厥阴者阴盛极于此也,阴盛则寒。但肝内寄相火,心包属火,邪毒蕴里可从阳化热或引动相火,故厥阴病多寒热错杂。木不疏土或肝气横伐中土则饥不欲食、食则呕吐。《伤寒论》云:"厥阴之为病,消渴,气上撞心,心中疼热,饥而不欲食,食则吐蛔,下之利不止。"厥阴之时是从阴引阳、阴尽阳生,邪毒壅滞则气机闭阻而阴阳不相交接,产生厥逆。《伤寒论》云:"凡厥者,阴阳气不相顺接,便为厥。厥者,手足逆冷是也。"

(二)卫气营血辨证

卫气营血辨证是将温热病理变化抽象地概括为卫、气、营、血四个阶段及类型,叶天士《温热论》云"温邪上受,首先犯肺,逆传心包""卫之后方言气,营之后方言血"。

1. 卫分证与气分证 《温热论》云:"肺主气,属卫……温邪则化热最速,未传心包,邪尚在肺。肺主气,其合皮毛,故云在表。"我们认为叶天士基于肺合皮毛,将温热毒邪首犯肺归属表不妥。《素问·痹论》云:"卫者,水谷之悍气也。其气慓疾滑利,不能入于脉也。故循皮肤之中,分肉之间,熏于肓膜,散于胸腹。"卫气是源于脾胃而由肺布散的具有温煦护卫作用之气,出表入里,故卫分证不是表证,卫分证与气分证只是轻重程度不同而已。卫分证是病位浅的以咽喉、鼻窍病变为主的病证,辨证以发热、咽喉痛、舌尖红、脉浮数为要点。气分证是病位深的以肺脏病变为主的病证,辨证以壮热、汗出而热不解、咳嗽、舌红苔黄、脉洪数为要点。

2. 营分证与血分证 叶天士《温热论》云:"营之后方言血……入营犹可透热转气……入血则恐耗血动血,直须凉血散血。"后世据此确立营分证与血分证辨证论治标准。《素问·痹论》云:"荣者,水谷之精气也,和调于五脏,洒陈于六腑,乃能入于脉也。故循脉上下,贯五脏,络六腑也。"《灵枢·邪客》曰:"营气者,泌其津液,注之于脉,化以为血,以荣四末,内注五脏六腑。"营气泌津液以生血,故营气寓于血中,营与血常同时受邪为病,营分证与血分证只是轻重不同而已。津液阴柔流动而滑利血脉,邪热耗伤营津则血液黏滞而瘀,营分证以营津损伤、血液瘀滞为主,辨证以身热夜甚、口干、心烦不寐、肌肤斑疹隐隐、舌红绛为要点。血分证以邪热损伤脉络、迫血妄行为主,辨证以吐血、衄血、便血、尿血、斑疹密布成片、舌深绛为要点。

心主血脉而藏神,肝藏血而藏魂,故营血证常见心神被扰、肝风内动的病理变化,表现为昏谵或昏愦不语、舌謇、肢体拘急抽搐、颈项强直、角弓反张。

气属阳,血属阴,气为血之帅,血为气之母,营血行脉中,卫气行脉外。故外感温热病可气血同病,表现为高热壮热、汗出、烦躁、口渴、尿短赤、肌肤斑疹隐隐、尿血、咯血、鼻血、舌红或绛、脉数。血瘀则气滞，血失则气亡，故营血证可产生阴阳不相交接的厥逆和气血耗尽的虚脱的病理变化。

（三）三焦辨证

三焦辨证是在三焦理论指导下，对温热病的病理变化进行分类。《温病条辨》云："温病由口鼻而入，鼻气通于肺，口气通于胃。肺病逆传则为心包，上焦病不治则传中焦，胃与脾也；中焦病不治，即传下焦，肝与肾也。"

1. 上焦病证候　《灵枢·营卫生会》云："上焦出于胃上口，并咽以上，贯膈而布胸中，走腋，循太阴之分而行……上焦如雾。"上焦在膈以上，连通咽喉和腠理，肺为太阴，故上焦病主要是肺系病变。《温病条辨》云："凡病温者，始于上焦，在手太阴。"温热毒邪犯肺卫，以发热、头痛、口渴、咳嗽、咽喉痛为辨证要点。湿热犯上焦肺卫，以发热或恶寒发热、身热不扬、头重如裹、肢体困重、胸闷为辨证要点。邪毒蕴结以肺热为主，以身热汗出、口渴、咳嗽气喘等为辨证要点。肺输布失职则津液停滞，热炼津为痰，痰热胶结则发热、咳嗽气喘、痰多、喉间痰鸣。

心肺同居胸中而以脉相连，毒热横逆从肺传心则营血受损、气血两燔、心神被扰，辨证以高热壮热、咯血、口渴、舌红绛、神昏谵语或昏愦不语、舌謇、肌肤斑疹、舌红绛等为要点。

2. 中焦病证候　手太阴肺脉起于中焦循胃口，手阳明大肠脉络肺，足阳明胃脉循喉咙，足太阴脾脉挟咽散舌下而支者注心中，手太阳小肠之脉络心循咽，中焦在脐上膈下，胃上接肺系咽喉，下连肠道，故上焦病不愈则下传中焦。

《素问·五脏别论》云："夫胃、大肠、小肠、三焦、膀胱，此五者天气之所生也，其气象天，故泻而不藏……六腑者，传化物而不藏，故实而不能满也。所以然者，水谷入口则胃实而肠虚，食下则肠实而胃虚。"脾与胃以膜相连，胃与小肠相连，大肠上接小肠，肠道传化物赖脾胃升降之助，故中焦以脾胃为核心，《温病条辨》称中焦病为阳明温病和足太阴病。

阳明主燥，邪毒蕴结阳明则从燥化产生里热燥实的病理变化。热伤津液，熏蒸于外则发热恶热、面目红赤、汗出口渴、气粗、脉浮洪等，腑气不通则大便秘结、小便不畅。《温病条辨》云："面目俱赤，语声重浊，呼吸俱粗，大便闭，小便涩，舌苔老黄，甚则黑有芒刺，但恶热，不恶寒，日晡益甚者，传至中焦，阳明温病也。"

外感湿邪，湿蕴化热或湿热毒邪犯及中焦则中焦湿热壅盛，表现为身热、有汗不解、午后热盛、胸脘痞闷、恶心欲吐、身重肢倦、苔腻、脉濡等。太阴主湿，邪毒蕴结太阴从湿化或寒湿毒邪犯中焦则湿盛。湿困中焦则脾胃运化升降失常，表现为腹胀满、胸脘痞闷、恶心欲吐、便溏或腹泻、头身困重、肌肤浮肿。《温病条辨》云："足太阴寒湿，腹胀，小便不利，大便溏而不爽。"

胆附于胁下之肝，肝之余气溢于胆而为胆汁，胆汁泄于胃肠以资水谷腐熟运化。邪毒从中焦脾胃窜肝胆则致肝胆病变，表现寒热往来如疟、目黄、口苦，《伤寒论》将目黄归于太阴阳明病，《温病条辨》将寒热往来为主的疟列为中焦病。

脾胃肠道受损，升降失常，清浊不分，气血失和，则产生痰饮、下痢、霍乱诸证。气机郁闭，阴阳不相交接则产生厥证。

3. 下焦病证候 《灵枢·营卫生会》云："下焦者，别回肠，注于膀胱，而渗入焉；故水谷者，常并居于胃中，成糟粕，而俱下于大肠而成下焦，渗而俱下。济泌别汁，循下焦而渗入膀胱焉……下焦如渎。"下焦在脐下腹部，肾为少阴而合膀胱，故《温病条辨》称下焦温病为少阴温病。

肾为水脏，主藏精，为元阴元阳之本，内寄相火。心为少阴而属火，主血脉。水为阴，火为阳，水火互济则上下阴阳匀平，故下焦病以阴阳失调为主。邪热久羁则肾阴耗损，导致心肾不交，虚火炎上，表现为身热颧红、口燥咽干等。寒湿久羁则损伤阳气，表现为神倦肢厥。严重者阴阳离决而发生厥脱。

肝为风木之脏，赖肾水以滋养。肾阴被耗则水不涵木而虚风内动，表现为手足蠕动或痉挛等。从三焦部位而言，肝不居下焦，但肝肾阴虚、虚风内动多见于温病末期，故《温病条辨》将其列入下焦病。

心肾均属少阴，同类通气，同气相求。肾藏精，心主血，精血同源互济。《素问·五脏生成论》云："心之合脉也，其荣色也，其主肾也。"《温热经纬》云："脉者源于肾而主于心。"下焦肾病常累及心，表现为心烦心悸、脉涩或结代、心中震震、舌强神昏。

膀胱为州都之官，贮藏水液。邪毒入膀胱而与水合，气化失职则表现为小便不利、渴不多饮，小腹硬满、苔腻。

我们认为三种辨证模式都是在《内经》理论指导下构建的。按阴阳分类法，外为阳，内为阴；上为阳，下为阴；表为阳，里为阴；脏为阴，腑为阳；皮毛、肌表、口鼻属阳，脏腑属阴；气为阳，营血津液为阴；上焦心肺属阳，中焦脾胃、下焦肝肾属阴；风雨寒暑燥热为阳邪，饮食居处、阴阳喜怒（房劳、情志）为阴邪。外邪之中风暑火（热）燥为阳邪，寒湿（清湿）为阴邪。阳邪致病先伤阳位，阴邪致病先犯阴位，《灵枢·百病始生》云："夫百病之始生也，皆于风雨寒暑，清湿喜怒，喜怒不节则伤脏，风雨则伤上，清湿则伤下，三部之气所伤异类。"外邪从皮毛和口鼻官窍入则首犯阳位及肺，犯肺则咳喘，故《伤寒论》以"恶风无汗而喘"的太阳病为病之始，叶天士以"首先犯肺"为温病之始，《温病条辨》以上焦手太阴病为温病之始。

《素问》云"皮者，脉之部也。邪客于皮则腠理开，开则邪入客于络脉，络脉满则注于经脉，经脉满则入舍于腑脏也"（《皮部》），"病久而不去者，内舍于其合也"（《痹论》）。内舍其合是指内舍与皮毛肌腠、口鼻、骨骼肢节对应的脏腑，因受损脏腑不同则表现各异。《伤寒论》以太阳、少阳、阳明、太阴、少阴、厥阴概括，温病家以卫气营血、三焦概括，皆是对脏腑阴阳气血病变的抽象性系统概括，故《伤寒论》有"热结膀胱""热在下焦""热入血室""胃家实""胃中燥""脾约""胃中冷""胃中虚冷""蓄血""属上焦""脏有寒""胃气弱""脾家实""下焦虚有寒""热在膀胱"等论述。《温热论》云："肺主气属卫，心主血属营""气病有不传血分，而邪留三焦，犹之伤寒中少阳病也""三焦不得从外解，必致成里结……在阳明胃与肠也"，并有"胃燥气伤""肺液伤""脾湿盛""脾胃湿热""肾气竭""心胃火燔""湿热伤肺"等。《温病条辨》云"四时温病，多似伤寒……《伤寒论》中分营分卫，言阴言阳，以外感初起，必由卫而营，由阳而阴。足太阳如人家大门，由外以统内，主营卫阴阳；手太阴为华盖，三才之天，由上以统下，亦由外以包内，亦主营卫阴阳，故大略相同也""上焦之血，责之肺气，或心气；中焦之血，责之胃气，或脾气；下焦之血，责之肝气、肾气、八脉之气"。三焦辨证是以三焦与三阴三阳定病位和卫气营血定深浅层次的辨证体系，称中焦病是阳明温病、足太阴病，下焦病是少阴病，故《温病条辨》云："《伤寒论》六经由表入里，由浅及深，须横看。本论论三焦由上及下，亦由浅入深，须竖看……学者诚能合二书而细心体察，自无难识之证。"三种辨证模式虽形式不同，但都以脏腑经络、表里、阴阳、气血、寒热、虚实为核心，应统一于以脏腑经络气血为核心的八纲辨证模式。

二、辨证诊断步骤

诊断辨证是对病理特征及疾病过程中的功能状态的抽象概括，分为辨病位、辨病邪、辨病性、辨病情、辨病期、辨兼夹、辨病机病理、辨病势、定病证九个环节。

1. 辨病位 辨病位，《素问·疏五过论》称"审于分部"。中医病位与西医病位既有相同点，又有不同点，相同点指藏于内的藏象的本体性结构病位，不同点在于中医病位是以藏象气化为核心的聚类抽象概括。辨病位是藏象经络辨证、八纲中的阴阳表里辨证、三阳三阴辨证、三焦辨证的具体应用。如以咳嗽气喘、鼻塞流涕、咽痛为主的病位是上焦肺。中医病位分基础病位与动态病位，基础病位是最基本的病位，动态病位指病理演变涉及的病位，如以咳嗽为主的疾病的基础病位为肺，以咳嗽为主而尿少、水肿的动态病位为肾。

2. 辨病邪 辨病邪又称辨病因、病因辨识、审症（征）求因，所谓"先其所因"（《素问•至真要大论》）。西医模式是生物医学模式，病因与疾病有一一对应的"耦合"关系。中医病邪是聚类抽象概念，既包括受凉、淋雨、饮食、情志、劳累、外邪等，又包括六淫诱生的内毒和气血津液失调产生的痰湿、瘀血等病理产物。辨病邪不是单纯对初始病因辨识，而是对疾病演变及症征产生的原因的辨识，常比象聚类概括为风、寒、暑、湿、燥、热（火）、痰、浊、瘀、毒等。中医初始病因与病理变化不一定有一一对应的"耦合"关系，不同阶段的病理变化及症征产生的内在原因不同，某个阶段的病理产物（痰饮、瘀血、内毒）是另一病理变化的原因。外感病初起辨病邪以发病气候、诱因为依据，如受凉后恶寒、头身痛则初始病邪为风寒，继而不恶寒而高热、便秘、口渴、汗出，则动态病邪为邪热。

3. 辨病性 辨病性是辨阴阳寒热、气血津液虚实之性，是对疾病状态下的生理病理变化进行功能与物质层面上的抽象性概括。如高热、口渴喜饮、大便秘结、舌红苔黄、脉洪数有力则病性为实热（阳热盛实），自觉低热盗汗、口干、大便秘结、舌干少苔、脉细数则病性为虚热（邪热未尽，阴虚阳亢），恶寒、无汗、头身痛、脉紧有力则病性为实寒，怕冷、汗出、脉沉细无力则病性为虚寒。

4. 辨病情 辨病情，《素问•玉版论要》称"揆度"，指辨疾病的深浅、轻重、缓急、顺逆。外感病多属急症，初起邪在卫表则位浅病轻，入里则位深病重，传其所胜、循经传、循卫气营血传、循上中下焦传为顺，反之则为逆，逆则病重。

中医认为形与神是以气血为基础的核心生命要素，内外之气通过窍相互交换，形与神俱则生，形与神失则死，窍开合有序则生命活动正常，故揆度以形、神、窍的改变为依据。

神有广义和狭义之分，广义之神包括精神、意志、知觉、运动、言语等在内的整个生命活动及外在表现，狭义之神指精神意识活动。人的功能活动以五脏为核心，五脏外合形体，神藏于五脏，窍为脏腑所主，故揆度以广义之神为核心。有神则病轻，少神则病重，失神则病危，假神则亡。有神又称得神，表明脏腑精气未伤，病浅病轻，预后良好，表现为精神良好、神志清楚、反应灵敏、言语清晰、呼吸自如、动作自如、二便正常等。少神即神气不旺，是脏腑功能与精气轻度损伤所致，表现为神疲、两目乏神、面色少华、肌肉松软、倦怠乏力、少气懒言、动作迟缓、二便异常等。失神又称无神，是病危表现，分正虚失神和邪盛失神。正虚失神由脏腑精气衰败所致，表现为精神萎靡、反应迟钝、目无光彩、眼球呆滞、动作艰难、言语不清或郑声等。邪盛失神是邪气扰乱或浊邪蒙蔽神明所致，表现为神昏谵语、躁扰不宁、呼吸气粗、鼻翼煽动、双手握固、牙关紧闭、二便异常等。假神又称回光返照，指在久病重病时本已脏腑精气衰竭而突然出现某些症状暂时"好转"的现象，是死亡之先兆。

5. 辨病期　辨病期指判断疾病的变化阶段，三阳三阴辨证、卫气营血辨证、三焦辨证都包含辨病期，但模糊粗糙，不能应对疾病过程中的"变数"。按外感病变化规律，伤寒太阳病和温病卫分病属初期，伤寒阳明病、少阳病和温病气分病属发热期，伤寒厥阴病和温病营分病、血分病属极期和危重期，伤寒太阴病、少阴病和温病下焦病多属恢复期。当代为适应中医现代化、标准化、规范化和促进中西医结合，对外感病分期进行了探究。一是借鉴现代医学对感染性疾病的认识进行分期，或直接套用西医感染性疾病分期，忽视中医思维。二是综合应用三阳三阴辨证、卫气营血辨证、三焦辨证、八纲辨证等模式分期。恩师吴银根教授将外感热病分发热前期、发热期、热盛期、邪盛正损期和虚衰期。黄梅林分表寒期（寒化阶段，以太阳病为主证）、中期（热化阶段，分为化热期、壮热期、热极期，化热期以卫分证或少阳病为主，壮热期以气分证为主，热极期以营血分证为主）、后期（正虚期，以太阴病、少阴病及温病下焦病为主）。南京中医药大学等的"中医外感热病辨证方法学研究"分表证期、气分期、营血期、正衰期、恢复期。我们认为疾病分期作为一种规范，应具备逻辑自洽的约定性和符合客观规律的真理性，即发外感病的自然过程可分为卫表期、半表半里期、里证期、恢复期、后遗期，伏发外感病没有卫表期，半表半里期也不是所有外感病演变的必然阶段。

6. 辨兼夹　疾病发生演变受个体因素（包括体质、性别、年龄、生活习惯、劳逸、情志、宿疾）、时令气候、地域环境等多方面影响，不同个体感染同种邪毒的临床表现不一，疾病演变过程中可产生毒、痰湿、瘀血、浊气等，故必须辨体质、宿疾、夹杂邪毒、病理产物等，以提高诊断辨证的精准性。

7. 辨病机病理　病机是指疾病发生与演变及症征产生的机制，病理指致病因素作用下的形态与功能的改变。病机病理分基础病机病理与动态病机病理，基础病机病理贯穿疾病全过程，动态病机病理指疾病过程中某阶段的病机病理，基础病机病理是本，动态病机病理是标。临证应辨基础病机病理与辨动态病机病理相结合，如以咳喘、咯痰为主要特征的肺系外感病，基础病机病理是肺失宣肃、津液聚为痰，继而发热、咳嗽气喘、痰多色黄、舌苔黄腻、脉滑数的动态病机病理是邪蕴阳怫化热、痰热搏结。

8. 辨病势　辨病势即预测转归，是根据体质、脏腑与体表相合关系、经脉属络关系、脏腑之间的生克规律、气血关系等预测疾病演变趋势和预后。《金匮要略》云："见肝之病，知肝传脾。"新感疾病的演变趋势是由表入里、由浅入深、由轻至重,入里多先传其合,然后按脏腑生克乘侮规律传变,顺传易治可救,逆传难治而预后不佳。

9. 定病证 定病证指对疾病做出诊断,确定病名与证候类型。病名是对疾病特征的总体性抽象概括,辨病是根据发病特点和症征从总体上判断致病因素作用下的功能和形态方面的变化特征,并命名。中医与西医病名有相同者,如感冒、痢疾、疟疾,但绝大多数病名不同。中医病名体现中医思维,但因古代医家所处社会环境及个人认识等方面的差异,中医病名比较混乱。近年来,为适应科研、教学和学术交流及现代化、规范化、标准化,对中医病名进行统一,并将中医疾病与西医疾病相对应,普遍采用中西医两种病名,强调西医辨病、中医辨证,这虽然对提高诊断水平和观察疗效有指导意义,但也存在不足。如流行性乙型脑炎,多发于夏季,也可发于冬春季,按传统中医思维模式则既可称暑温,又可称冬温、春温,如此则一个现代感染性疾病出现多个中医病名,不符合规范化、标准化的要求,不利于科研、教学和学术交流。因此,病名合理者应当继承,不合理者应按中医思维模式重新规范,对新发现的疾病按中医思维模式命名。

在古代,"证"与"候"是相互联系又有区别的两个概念,汉语把意义相同或相近的字合成一个新词,赋予新的意义。《肘后备急方》第一次把"证"与"候"合称为"证候"。"候"包括事物随时间变化而变化的现象,如把气象每五天发生一次变化称为"一候",把植物随时间变化而变化的现象称为"物候"。疾病外在表现是随疾病演变不断变化的,如伤寒初起是"恶寒、发热、头身痛、咳嗽",随着病情发展则"身大热、汗大出、口渴、心烦躁热、气粗、面赤"。

20世纪50年代,在"团结中西医"政策指引下,对中医学基本特点进行研究后提出"辨证论治",认为两者最根本的区别在于中医是治"本",辨证论治是中医治"本"之道。因古文"证"与"症"相通,"证候"又称"症候"。由于古今对"证"的理解不同,在对"证"进行定义时,将"证"理解为疾病本质的同时,又将"证"与"症"或"证候"等同。如秦伯未在《中医"辨证论治"概说》中指出:"'辨'是分辨、鉴别,'证'是证据、现象。"朱颜认为"证"是整个外观病象的总和,相当于综合征和证候群。统编第二、五版教材《中医诊断学》认为证或证候既包括四诊所得,又包括内外致病因素,全面而具体地反映了疾病的特征、性质和在这个阶段的主要环节。统编第四版教材《中医基础理论》认为证是对疾病处于一定阶段的病因、病位、病变性质及邪正双方力量对比等情况的病理概括。我们认为,现象与本质不能混淆,将"证"作为疾病表现,就不能将"证"定义为疾病本质,必须将"证"与"症"或"候"进行区分,"证"指疾病在某一阶段的内在病理变化,"候"指疾病的症征,用"证候"来概括疾病变化的内外特征比单纯用"证"概括更严谨。

辨证是根据临床表现推求疾病内在的本质性的病理变化。但疾病变化有量变与质变过程,变化达到一定程度才出现典型的症状体征,古人将未出现典型症状体征的病理过程称为邪气内伏。沈自尹等研究中医"肾"及肾虚本质时提出"隐潜性变化"和"隐性肾阳虚",受此启迪,学术界提出"隐潜证"和宏观整体辨证与微观辨证,宏观整体辨证以症征为依据,微观辨证以理化检查结果为依据。现代为建立微观辨证标准,开展了大量研究,但至今没有取得实质性突破,反而受其影响误导辨证论治。如以体温高低辨寒热,有炎症选用实验发现有抗炎作用的苦寒清热解毒药,发热用柴胡、黄连,病毒感染用板蓝根等,这无异于取消辨证论治,既影响疗效,又犯寒热虚实之戒,这是中医药发生不良事件的重要原因。

证型是以病位、病邪、病机、病性为核心的对疾病状态下的生理病理状态的整体性抽象概括,如痰热壅肺证。同一疾病在不同阶段的生理病理有差异,当代为适应教学、科研、学术交流和中医现代化、标准化、规范化,提出病证结合和证候分型,将一个病分若干证型。我们认为任何疾病有自身演变规律,病理变化及表现因体质及时空不同而有差异,不同证候既可相互转化,也可同时出现。病证分型虽简单明了,便于教学与科研,但机械地固定几个证型与临床有较大差距,是刻舟求剑、削足适履,严重影响中医药学术发展和诊疗灵活性,临床必须坚持整体恒动观,综合分析,实现精准辨证。

第三节　论　　治

论治是根据病证确立治疗原则和采用具体的技术方法对疾病进行干预。

一、论治步骤

论指确定治疗原则与方案,治是实施具体技术方法,论治有立则、立法、遣方三个环节。

(一)立则

立则指确定治疗具体疾病必须遵循的总体性基本原则。中医经几千年发展,确立了扶正祛邪、标本先后、三因(因人、因时、因地)制宜、杂合以治、适事为度、以平为期等普适性治则,必须将这些贯穿于具体的外感病治疗的全过程。

外感病是由邪毒侵淫所致,必须祛邪。邪毒盛实则祛邪泻实,邪盛正伤则祛邪扶正并举，邪去正伤则扶正补虚。外感病早中期以祛邪为主，恢复期以扶正为主。邪毒侵淫导致阴阳失调，阳胜则热，阴胜则寒，治当热者寒之、寒者热之以调和阴阳。兼夹宿疾或产生并发症当辨标本先后、主次、轻重、缓急，"急则治标，缓则治本"，以扭转病情。外感病转归受气候变化、地理环境、体质差异等影响，必须因时、因地、因人制宜，使治疗更精准。

《素问》云"上工救其萌牙（芽）"（《八正神明论》），"邪风之至，疾如风雨，故善治者治皮毛，其次治肌肤，其次治筋脉，其次治六腑，其次治五脏。治五脏者，半死半生也"（《阴阳应象大论》）。《温病条辨》云："治外感如将。"医者治病犹如将军率兵御敌，当刚猛果断、迅速。外邪侵犯人体犹如敌军入侵，发病急骤、变化迅速，务必重视早期治疗，在正气未伤、邪气未传内之际用药刚猛果断和实施预见性治疗以切断病势，阻止恶化。

邪毒侵淫途径多种，不同邪毒侵淫部位不同，应根据邪毒性质、病位、病势及正气抗邪趋势、脏腑气化特性等助势引导，以祛除邪毒。《素问·阴阳应象大论》云："其高者，因而越之；其下者，引而竭之；中满者，泻之于内，其有邪者，渍形以为汗；其在皮者，汗而发之。"《读医随笔》云："凡风寒湿热散漫于周身之腠理者，无聚歼之术也，则因其散而发之；痰血水食结积于胃与二肠、膀胱之内者，已属有形，势难消散，则因其聚而泄之渗之；邪在上脘，愠愠欲吐，是欲升不遂也，则因而吐之；邪在大肠，里急后重，是欲下不畅也，则因而利之，此顺乎病之势而利导之之治也。"

中医治病技术方法有药物、针刺、导引、按跷、灸疗、食疗等，不同技术方法的作用方式及机制不同，应综合运用，所谓"杂合以治，各得其所宜"。在当代，众术共成应破除门户偏见，重视中西医协同。中西医虽然模式不同，但研究对象及目的相同，可以协同互助。外感病主要是西医感染性疾病，中医虽然优势明显，但在病因治疗、危证救治、控制传播等方面存在不足，应积极开展中西医协同，以迅速控制病情和阻止传播。

《素问》云"谨察阴阳所在而调之，以平为期"（《至真要大论》），"大毒治病，十去其六；常毒治病，十去其七；小毒治病，十去其八；无毒治病，十去其九。谷肉果菜，食养尽之，无使过之，伤其正也"（《五常政大论》）。中医治病是以药物的性（寒热温凉）、味（酸甘辛苦咸）、势（升降浮沉）、用（发散、涌泄、渗泄、收敛、缓急、润燥、软坚及特殊作用）及针灸推拿等祛除邪毒，纠正阴阳失调、脏腑经络气血失和，恢复内环境动态平衡和正常生理活动，必须坚持"以平为期"和"适事为度"的原则。否则就会产生不良后果，所谓"久而增气，物化之常也，气增而久，夭之由也"（《素问·至真要大论》）。

对于具体疾病应根据基础性病机病理确定基本治则，如外感咳嗽，基础性病机病理是邪毒犯肺、肺失宣肃、津停为痰，故治则是祛邪解毒、宣肺肃肺、化痰止咳。

（二）立法

立法是治则的具体应用，是根据疾病证候确立治疗方法。中医自古重视病、证、症结合论治，《内经》以病立论，如热论、咳论、痹论，即是辨病论治。《伤寒论》"辨……病脉证并治法"，属病证结合论治。徐灵胎《兰台轨范》云："欲治病者，必先识病之名，能识病名而后求其病之所由生，知其所由生又当辨其生之因各不同，而病状所由异。然后考其治之之法。"任何疾病都有最基本的病机病理，证候是疾病在不同阶段的动态表现，有病始有证，证附于病，论治必须病证症（征）结合。辨病立法是针对基础性病机病理确立基本原则，辨证立法是根据证候特征将治则深化，辨症（征）立法是针对主要症（征）或特殊症（征）确定治法。如外感咳喘，基础性病机病理是邪毒犯肺、肺失宣肃，基本治则是祛邪泻实、宣肃肺气、止咳平喘，寒邪犯肺则深化为辛温散寒、宣肃肺气、止咳平喘，热毒犯肺则深化为清热解毒、宣肃肺气、止咳平喘，寒凝津停为痰则深化为宣肃肺气、温肺化痰、止咳平喘，痰蕴化热则深化为宣肃肺气、清热化痰、止咳平喘。

（三）遣方

中医最早以单味药或单一非药物技术治病，战国时开始以药物或技术搭配成方治病，至汉代则以方治病成主流。《伤寒杂病论》《肘后备急方》等记载了许多医方，后世在此基础上创制许多医方。

医方有广义和狭义之分，广义医方指由两种及以上药物或技术组成，狭义医方指药物方剂。药方是基于药物的性、味、势、用，在"单行、相须、相使、相畏、相杀、相恶、相反"和"君、臣、佐、使"等配伍理论指导下，根据治法选择适宜的两味及以上药物配伍而成，使诸药"各居其方，皆得安其所"，所谓"排比而整齐谓之齐，参差而无杂谓之齐"。药物配伍应根据最主要的基础性病机病理确定君药，根据次要的基础病机病理和主要的动态病机病理选择"相须"药（臣药），根据次要动态病机病理和为提高药物协调作用选择"相使"药（佐药、使药），为减少副作用选择"相畏"药（不是"十九畏"）、"相杀"药（反佐药），禁用或慎用"相恶"药（十九畏）、"相反"（十八反）药。如外感风寒初起恶寒、咳嗽气喘、身痛、脉紧，病机病理是寒邪侵淫、肺失宣肃，治以辛温解表、宣肃肺气、止咳平喘为法，故选有此功效的麻黄为君，辛温解表、温经止痛的桂枝为臣，宣降肺气、止咳平喘之杏仁为佐，祛痰止咳、缓急止痛、调和诸药之甘草为使。寒蕴入里化热，壅闭肺气，肺失宣肃，表现高热、咳喘、脉数，治以开闭宣肺、泄热清肺、止咳平喘为法，故以开闭宣肺、止咳平喘之麻黄为君，辛寒泄热之石膏为臣，宣降肺气、止咳平喘之杏仁为佐，祛痰止咳、缓急和药之甘草为使。

遣方指根据治法选择具体医方，施术现专指实施非药物技术（针灸、按摩、手术）。不同医方实施途径、作用形式、功能主治、适应证不同，应根据病证症及治法选择最佳医方。当今临床常用古代医方，方与病证症（征）相应则病愈，方与病证症（症）不符则无效或误治。但因环境变迁和人类进化，古方不一定完全适合现代病证，临证应进行化裁。

化裁分主方化裁和随证择方化裁。主方化裁是辨病论治为主，针对基础性病机病理确定基本医方（专病专方），所谓"一病必有主方，一方必有主药"（《兰台轨范•序》），然后随证候加减。随证择方化裁是根据证候选择医方，依症（征）加减，所谓"观其脉证，知犯何逆，随证治之"（《伤寒论》）。自辨证论治作为中医"治病之本"和区别于西医的特色以来，对辨证论治产生了片面理解，诊疗规范常忽视辨病论治，随证择方成主流，或强调"同病异治"式的"随证治之"，或强调"异病同治""方证对应"而对号入座选方。我们认为证与病的关系是标本关系，病是本，证是标，应病证症（征）结合遣方。

医方化裁本质上是在基本方的基础上增减药物或重新组方，如太阳伤寒以麻黄汤为主方，太阳中风以桂枝汤为主方，太阳伤寒兼湿以麻黄汤加术而为麻黄加术汤，太阳中风兼项背强几几以桂枝汤加葛根而为桂枝加葛根汤。药方至少由两味药组成，方中符合"相须、相使、相畏、相杀"配伍原则的两药称药对，药对是药方最基本的组成单位，我们称为方根。一个方根构成的方称对方，由含一味相同药物的两个及以上对方组成的三味药方称角（三角）方，由含两味相同药物的两个及以上的对方组成的四味药方称隅（四隅）方，五味及以上药方包含多个对方（方根）、角方、隅方。不要求改变主要功能与主治则不能变更君臣药，改变功能与主治则应变更君臣药。笔者认为，药物加减不可超过原方味数的20%，而且必须符合"相须、相使、相畏、相杀"等配伍原则，增加的药味应与原方中的某味药构成对方，减去药味则减少相应方根。否则就是滥用药物，不仅可改变原方基本功能，而且会产生副作用。如麻黄、桂枝是发汗解表、温经止痛药对，麻黄、杏仁是散寒降逆、止咳平喘药对，麻黄、甘草是宣肺化痰、止咳平喘药对，桂枝、甘草是温阳益气、缓急止痛药对，麻黄、石膏是宣肺泄热药对，麻黄、薏苡仁是宣肺渗湿药对，杏仁、石膏是清泄肺热、肃肺平喘药对。如轻微风寒咳喘可单用麻黄杏仁汤或麻黄甘草汤治之，合用即三拗汤。《肘后备急方》云："治卒上气，鸣息便欲绝方……麻黄二两、杏仁一两（熬令黄）……又方：麻黄三两（先煎，去沫）、甘草二两，以水三升，煮取一升半，分三服。瘥后，欲令不发者,取此二物,并熬杏仁五十枚,蜜丸服。"麻黄汤、麻杏石甘汤、麻杏苡甘汤均是以含麻黄为主的三个方根和一个角方。

完整药方包括组成、数量、药物炮制方法、使用方法等。《伤寒论》《金匮要略》《肘后备急方》等载的许多方剂均载明剂量、加工炮制、煎服方法,目的在于警示医者正确使用。中药科属品种众多,即使同种药物因用药部位、配伍、剂量不同而作用不同,有宜汤、宜丸、宜散、宜酒之别,有药同名而物异或古今不同。因此,必须熟悉药之科属、性、药、势、用,否则必然误用。如《伤寒论》治"伤寒瘀热在里,身必黄"的麻黄连轺赤小豆汤中的梓白皮,李培生《伤寒论讲稿》认为"惟梓白皮药肆不备,可代以桑白皮"。梓树广泛分布于长江流域,梓白皮味苦、性寒,归胆、胃经,清热利湿退黄、降逆止吐、杀虫止痒,是古代常用药物,《神农本草经》《肘后备急方》《名医别录》《备急千金要方》《外台秘要》《本草纲目》均有记载。桑白皮入肺、脾经而不入胆经,泻肺平喘、利水消肿,故"药肆不备"不是使用替代品的依据。又如五味子有南北之分,北五味子为木兰科植物五味子 *Schisandra chinensis*(Turcz.)Baill. 的干燥成熟果实,南五味子为华中五味子 *Schisandra sphenanthera* Rehd. et Wils. 的干燥成熟果实,都治咳逆上气,但北五味子收敛固涩、敛肺养阴,南五味子偏于宣肺止咳,《本草蒙筌》云:"风寒咳嗽,南五味为奇;虚损劳伤,北五味最妙。"故外感风寒咳嗽用南五味子,阴虚咳嗽用北五味子,否则就药不应证。

清代医家张叡《修事指南》指出:"煅者去坚性,煨者取燥性,炒者取芳香之性,泡者去辛辣之性,蒸者取味足。"药物加工炮制后性、味、势、用可发生改变,或作用增强,或功能主治改变,或毒性减弱,或便于煎煮吸收。如生大黄清热泻下作用强而主治热盛大便秘结,酒大黄善清上焦血分热毒而主治目赤咽肿、齿龈肿痛,大黄炭凉血化瘀止血而主治血热有瘀出血证。药物用量不同则作用亦有所不同,如大黄量少则止泻,量大则泻下。川芎量少则祛头风止痛,量大则活血散瘀止痛。中医主张适事为度,不可用量过度、用药过久、煎煮过度。

古代医家创制了许多疗效卓著的医方,应用古方必须研读医家原著,领悟组方遣药的思维模式、规律、法则、用法,准确掌握适应证,精准选方遣药。古代医家所用药物以自采和收购为主,通常是原药材,使用时依病证症临时适当炮制,许多古方中的某些药味用量虽然较大,但注明去皮、去节、去尖、去心、汤洗、去瓤、去核等加工炮制使用方法,实际用量少于原药材用量。同时,古代药物度量衡器与古今普通度量衡器有差异,故使用古方不可拘泥于古方之量。

二、外感病治法

外感病治以祛邪为先，邪去则正安。外感病治法分透泄、除毒、扶正三类。

（一）透泄法

透指宣透，泄指排除、释放、发泄。《素问·至真要大论》云："从外之内者治其外。"外感病是外感邪毒所致，治当使邪毒透泄于外。《素问·热论》云："其未满三日者，可汗而已；其满三日者，可泄而已。""可汗而已"指邪毒在肌表，当开泄肌腠玄府以发汗，使邪毒随汗透达外出，《素问·阴阳应象大论》云："其有邪者，渍形以为汗；其在皮者，汗而发之。"王冰曰："发谓汗之，令其疏散也。""可泄而已"指邪毒入里当使从里排泄于外，《素问·阴阳应象大论》云："中满者，泻之于内。"

《素问·六元正纪大论》云："木郁达之，火郁发之，土郁夺之，金郁泄之，水郁折之，然调其气，过者折之，以其畏也，所谓泻之。""郁"指邪毒蕴结和气血郁滞，治当发散开泄，所谓"结者散之"。《类经》云："发，发越也……故当因势而解之，散之，升之，扬之，如开其窗，如揭其被，皆谓之发。"透泄祛邪主要是给邪以出路，通过开泄腠理、宣畅气机、疏通孔窍，使邪毒排出体外。

1. 药宜辛苦芳香质轻气薄 《素问·至真要大论》云："辛甘发散为阳，酸苦涌泄为阴，咸味涌泄为阴，淡味渗泄为阳"。中药治病是以药的性、味、势、用纠偏，透泄邪毒药宜辛苦，以辛发散、开腠理、行气血、散郁滞、通络脉、行津液，以苦降气、泄热泻火、泄浊通腑、渗泄利湿。辛苦相合则疏达气机，开腠理玄府以透邪，通络脉以渗灌津血、布散营卫，宣畅三焦以利清升浊降，使气机升降有序，津血渗灌不休，营卫和，阴阳复归动态平衡。

《素问·阴阳应象大论》云"因其轻而扬之""味厚则泄，薄则通，气薄则发泄"。药味轻灵活则扬散郁滞、疏畅气血，令正气宣布，邪气自消，所谓"轻可去实"。《温热经纬》云："轻药竟可以愈重病，所谓轻可去实也……盖气贵流通，而邪气挠之，则周行窒滞，失其清虚灵动之机，反觉实矣。惟剂以轻清，则正气宣布，邪气潜消，而窒滞者自通。"轻灵活泼宜用藤枝药、芳香药、虫类药。藤枝类善走膜络，《本草便读》云："凡藤蔓之属，皆可通络宣风……又能宣发者乎。"芳香药性走窜，走肌表而开腠理玄府，通络脉以散瘀滞，香气四溢而疏气机，通毛窍以开闭结，辟秽浊。虫类善动走窜，通经脉，开闭结，散瘀滞。

2. 发热当透散 《素问》云"体若燔炭，汗出而散""火郁发之"。发热是外感病的主要特征性表现，热性蒸腾外达，外达则热散，故发热以透散为要。《温热论》重视以发散法透散邪热，"火郁内伏，大用清凉透发"。热在卫分辛凉解肌、泄卫透热，所谓"在卫汗之可也"。"初用辛凉轻剂，挟风加薄荷、牛蒡之属，挟湿加芦根、滑石之流，或透风于热外，或渗湿于热下，不与热相抟，势必孤矣"。邪流连气分，以战汗透邪，"令邪与汗并，热达腠开，邪从汗出"。热入营血则透热转气，令热不与营血相搏。

恩师张学文国医大师认为外感病高热、汗出、口渴，是邪热郁于卫阳或郁于气分，不可过于寒凉和妄用冷敷。寒凉过甚和冷敷既易使汗孔闭塞和闭门留寇，导致发热更甚，又遏伤阳气而使邪毒内陷。临证常在辨证施治的基础上佐以解肌泄卫、开通汗孔、透邪外出，喜用薄荷、荆芥煎水擦洗皮肤，以宣发透邪，冀汗出热解。张师认为外感热病邪郁气机，热伤津液和煎熬血液，必然产生瘀热、毒瘀交加的病理变化。血遇寒则凝，故不能独重寒凉，以防寒凉伤阳而使瘀更甚，当佐以辛散，加丹参、牡丹皮、青蒿之类，以疏通气血、解散瘀热、透热外出。

恩师路志正国医大师认为外感病发热主要是气机郁遏、阳气内郁所致，务必注意发散。邪毒外束，肌表闭塞则阳郁发热，当发表散火。外感寒邪或初起恶寒明显，宜辛温发散透热，方用参苏饮、川芎茶调散。外感温热之邪，邪在卫分，宜辛凉发散，方用升降散、葱豉桔梗汤。素体脾虚而火郁发热，当升阳散火，升发清阳、托邪外出，方用东垣升阳散火汤、火郁汤。邪气郁遏气机，气血失和，枢机不行所致发热，当疏郁散火、解除郁滞、运转枢机，使郁火发泄于外，方用逍遥散、小柴胡汤。邪热亢极，闭塞气机，阳气郁陷，腠理固密所致发热，当清热散火、疏通闭塞、畅达表里，使郁火发越于外，方用火郁汤、白虎汤、凉膈散。邪毒损伤脏腑经络，痰浊瘀血内生，郁闭气机所致发热，当通闭散火、畅达气血，使郁火发泄于外，方用栀子豉汤、越鞠丸、承气汤等。湿热郁遏发热，当辛开苦降、化湿透热，方用三仁汤、薏苡竹叶散、半夏泻心汤等。

3. 依病位权变 透泄邪毒应因势利导，根据病变部位用药。上焦如雾，上焦病以胸阳不宣、肺失宣肃、血脉不利、津液停滞成痰饮为基础性病机。治宜辛开苦泄、轻扬透散为主，常用麻黄、桂枝、荆芥、防风、枳壳、金银花、连翘、薄荷、淡豆豉、荷叶、香薷、芦根、桑叶、苏叶、瓜蒌、薤白、杏仁、桔梗、牛蒡子、川芎等。以辛开达膜络、开宣肺气，以苦泄热燥湿、肃降肺气，轻扬则引药从胃上达上焦、外达腠理，扬散邪气，又不过病所，所谓"治上焦如羽"。

中焦如沤，中焦病基础性病机是脾胃气机升降失常，运化腐熟失职，清气不升，浊气不降。治宜辛开苦降，药如柴胡、半夏、生姜、竹茹、厚朴、大黄、草果、枳实、石菖蒲、槟榔、茵陈、青蒿、薄荷、苏梗、藿梗、山楂、神曲、莱菔子。以辛开宣畅气机、升发清阳，透邪从腠理玄府出；以苦降涌泄消滞，使浊气从下泄出。冀邪郁速开，滞结溃散，使气机畅通，升降有序，动中求衡，正安而邪却，复归于平，所谓"治中焦如权"。

下焦如渎，主渗泄糟粕湿浊，关联肾膀胱，涉及肝。下焦病肝肾阴血精液不足、虚风内动；而且邪毒郁遏气机，导致水湿内停、浊气不降，邪与血、水搏结，胶结难解。治当开达下焦、滋肝肾、培阴血，药宜辛甘辛咸淡渗，如鳖甲、青蒿、竹叶、茯苓、泽泻、通草、滑石。以辛甘发散而行气血、升发元气、行津液，咸入血脉而散结，辛咸相合以发散血中之邪，宣通气机，搜剔膜络之浊邪外透；淡渗能渗湿利尿，咸味涌泄，咸淡相合以利下焦，使浊邪从下而外泄，所谓"治下焦如沉"。

4. 配合护正 正气能抗御邪毒，拒邪毒于外，透邪依赖于正气。正气旺盛则祛邪有力，邪易透出。正气弱则祛邪无力，邪毒易入里内陷，故透邪须配合顾护正气。

阴精津血不足配合滋阴生津，药用玉竹、沙参、麦冬、芦根、梨皮、西瓜皮、甘蔗汁、生地黄等甘寒甘淡之品，以养阴生津、清热透邪。《温热论》云舌苔"若薄白而干者，肺液伤也，加麦冬、花露、芦根汁等轻清之品……初病舌即干，神不昏者，宜急养正，微加透邪之药"。汗为津液，津血互生，津能润燥润肠。大汗大泄则伤津耗液，故使用汗法透邪和通腑泻下法透邪时，佐以生津之品，既助汗源和润肠通腑，促进透邪，又可防伤津耗气之弊。

素体阳虚配合温阳化气，以鼓舞正气，助气外出。里阳已虚则用附子、人参、桂枝之类，以温阳化气、鼓舞正气，助透邪外出。《温病条辨》云"足太阴寒湿，舌白滑，甚则灰，脉迟，不食，不寐，大便窒塞，浊阴凝聚，阳伤腹痛，痛甚则肢逆，椒附白通汤主之""寒湿伤脾胃两阳，寒热，不饥，吞酸，形寒，或脘中痞闷，或酒客湿聚，苓姜术桂汤主之""暑湿风寒杂感，寒热迭作，表证正盛，里证复急，腹不和而滞下者，活人败毒散主之"。

邪毒郁遏气机配合理气活血，如柴胡、桔梗、厚朴、杏仁、丹参、枳实、瓜蒌、川芎等，以调理气机，畅通气血，消除瘀滞，促进透邪。

温病不可辛温发汗，但阳虚外感温热之邪，或气化异常寒冷时外感疫疠毒邪，初起恶寒明显当辛凉辛温并用，用荆芥、豆豉、薄荷之类，以促进透邪。邪毒在肌表，郁闭严重，辛凉泄卫透邪而热不解者，切不可苦寒折之，以防邪毒冰伏，当佐辛温以增强开泄肌腠毛孔之力，促进透邪，所谓"火郁发之"。

（二）除毒法

外感病尤其是疫病是毒邪为患，治当时刻注意祛除毒邪。

1. 泄毒 泄毒又称排毒，指外泄毒邪。《温疫论》云："诸窍乃人身之户牖也，邪自窍而入，未有不由窍而出。"《温病条辨》云："逐邪者，随其性而宣泄之，就其近而引导之。"泄毒是顺应毒邪张扬之性和气机升降之势，使毒从窍排泄于外。

邪毒在卫表或虽入里而有外泄之机，当辛散轻扬宣透，用荆芥、薄荷、牛蒡子、射干、金银花、菊花、苏叶、柴胡、升麻、野菊花、防风、防风草等解肌透邪、开泄腠理，使毒随汗透于外。

邪毒停滞胸膈胃脘用瓜蒂、常山、藜芦、食盐等催吐排毒。吐法作用峻猛，当得吐即止，但体弱气虚、孕妇、产后及各种血证、气喘、肝阳上亢、脾胃虚弱、阴液不足等慎用。药后不吐用压舌板探吐或多饮温水以助吐，药后呕吐不止以生姜汁、苏叶等止吐。呕吐后要调养胃气，用稀粥自养，忌食不易消化食物。

邪毒深入脏腑则气机郁滞，升降失职，津液输布障碍，导致浊气、水饮、痰湿、瘀血内积，当泄下排毒。秽浊、瘀血内积用大黄、芒硝、番泻叶、桃仁、巴豆等泻下通腑，使毒随大便出。大黄等对全身炎症反应和多器官功能障碍综合征的胃肠蠕动减弱或消失，肠道内细菌和毒素排泄障碍，胃肠道黏膜糜烂水肿，屏障功能破坏，肠道细菌和毒素入血导致的肠源性内毒素血症有防治作用。水饮内停用甘遂、葶苈子、大戟、芫花、茯苓、猪苓、泽泻、车前子、木通、竹叶、白茅根、大腹皮、槟榔皮等逐水利尿，使毒随尿出。

毒窜经脉可放血排毒，通过点刺血络穴位放血或刮痧或配合拔罐，以疏通血脉，使毒素随血外溢而排出体外。放血排毒用三棱针、粗毫针或小尖刀刺破穴位所在浅表脉络，放出少量血液，具有消肿止痛、祛风止痒、开窍泄热、镇吐止泻、通经活络之功效，适应于实证，体弱者禁用。

2. 化毒　化毒是针对毒邪火热、秽浊之特性用寒凉和芳香药物抑制或抵消邪毒的致病作用的治法，又称"消毒"或"败毒"。何廉臣《重印全国名医验案类编》云："热非清凉不解，毒非芳香不发。"

邪毒蕴结化热，毒热交加则高热烦躁、口燥咽干、便秘尿黄，或吐衄发斑，或红肿热痛，舌红苔黄，脉数有力等。治当清热解毒，用黄连、黄芩、黄柏、石膏、金银花、板蓝根、大青叶、连翘、贯众、蒲公英等。恩师张学文国医大师认为发热是正气抗毒的一种防御反应，不能见热即用，要准确辨证，掌握时机，在毒热炽盛时用，早用或过用大寒之品则邪毒冰伏不解。《松峰说疫》云："未有驱邪之能，而先受寒凉之祸，受寒则表里凝滞，欲求其邪之解也难矣。"

毒邪与血搏结则血败生毒，毒为瘀阻，毒瘀交结，宣透难以解结，通利药不能达病所，清化无济于事。治当化瘀解毒，用活血化瘀药和解毒药配伍，如白花蛇舌草、红藤、败酱草等。活血化瘀不仅使血瘀得化，而且可阻断内毒化生，利于解毒药物直达病所和邪毒向外排泄。清热活血解毒法能改善病变部位微循环，使抗感染药物容易渗透到感染病灶，调节机体反应，增强免疫能力，加强抑菌和减毒作用。邪毒损伤肌表血络，初起肌肤斑疹则应宣透佐化瘀，何廉臣认为痘疹初期"宜宣气活血解肌透毒为先"。毒热煎熬营血致血行瘀阻，血瘀则邪毒积聚不散，应解毒散瘀，用清热凉血活血药和清热解毒药配伍，如郁金、赤芍、牡丹皮、黄连、生地黄、玄参、大黄、山慈菇等。瘀血久积不散，毒瘀交结，宜活血解毒、通络散结，用活血散结兼具解毒作用的药物。毒瘀互结，淤塞心窍，当化瘀解毒通窍，方如犀珀至宝丹、犀地清络饮。外感病出血证多为热毒损络所致，必有瘀滞，治宜清热凉血止血与化瘀解毒并举，方能扭转毒瘀交结、迫血外溢之势。

毒邪易损脏腑导致气化失常，则津停为痰湿、浊气不降，痰湿浊内蕴则酿毒，痰湿浊与毒搏结则交结难解。治当芳香辟秽、化浊解毒，常用麝香、藿香、草果、薄荷、石菖蒲、厚朴、郁金、白芷、杏仁、白豆蔻、茵陈、青蒿、射干、茯苓、泽泻、猪苓、薏苡仁、苍术等。

3. 抗毒 抗毒是扶助正气，提高自身解毒能力，以抵御邪毒对人的损伤。气虚则抗病能力低下，病情缠绵，宜益气解毒，用益气药和解毒药配伍，如黄芪、人参、白术、党参、半枝莲、白花蛇舌草、连翘、大青叶、板蓝根、半边莲。阴精是机体抗毒的物质基础，气阴亏损则抵抗邪毒之力减弱，对解毒药物的适应性降低，故养阴则可抗御邪毒，用甘凉、甘润、甘寒养阴生津之品与解毒药配伍，如生地黄、沙参、鳖甲、龟板、石斛、天花粉、知母、地骨皮、半枝莲、白花蛇舌草、黄芩、黄连等。毒性火热，必伤气阴，故温热毒病以保津液、救阴精为要，所谓"存一分阴津，保一分生机"。阳气护卫机体、防御外邪，阳气虚则邪毒难以外祛，温壮阳气可抗御邪毒，用辛温散寒或温阳益气药与解毒药配伍，如附子、干姜、细辛、桂枝、半枝莲、半边莲、白花蛇舌草、连翘、射干、贯众、荆芥、薄荷。

4. 克毒 毒陷邪深非攻不克，当以毒攻毒，常用全蝎、蜈蚣、土鳖虫等，但须在保证用药安全的前提下使用，适可而止。《素问·五常政大论》云："大毒治病，十去其六……无使过之，伤其正也。"

（三）扶正法

邪盛则伤正，外感病常有正虚的病理变化，正虚轻微通过饮食调理可恢复，所谓"谷肉果菜，食养尽之"。正虚重当以药扶正，气属阳，血属阴，气血津液同源，阴阳互根，扶正当阴中求阳、阳中求阴，以平补、调补、清补、甘温为主。平补法适用于体质虚弱及病后气血虚损者，药宜甘淡平和、不热不燥、补而不滞、滋而不腻，方如四君子汤、补中益气汤、四物汤、八珍汤。清补法即"清滋法"，适用于阴虚而邪热未尽，药当清而不凉以免阴阳俱伤，滋而不腻以免妨碍脾胃腐熟运化，常用西洋参、沙参、麦冬、生地黄、白芍、百合、玉竹、太子参、莲子、怀山药等。甘温法适用于阳虚，常用附子、干姜、肉桂、杜仲、胡桃肉、羊肉等。温补法要辨脏腑，脾阳不足用理中汤，肾阳不足用金匮肾气丸、右归丸（汤）。老年人和久病常脾胃虚弱，虚不受补，宜调补，不宜滋腻、壅滞、苦寒、破利、大辛大热，常用西洋参、人参、党参、茯苓、白术、甘草、扁豆、薏苡仁、怀山药、芡实、莲子肉等补脾健脾，以陈皮、山楂、神曲、砂仁、白豆蔻仁、藿香等理气醒脾、开胃助消化，防滋腻碍胃。邪毒损伤导致极度虚衰则需峻补，阳气虚衰用独参汤、参附汤，阴津亏竭用生脉散加味。

第四节　预　　防

预防属治未病范畴，外感病发生及流行有调摄失当、感染邪毒、传播三个环节，要针对这些环节采取综合防控措施，防止发生和流行。

一、养生强体

正气充足，体质壮实则邪毒难以侵犯，即使发病也病情轻，易于治愈康复。

1. 炼形强体　《素问•生气通天论》云："清静则肉腠闭拒，虽有大风苛毒，弗之能害。"气血旺盛流畅则形体得养而筋骨强壮，腠理致密，邪毒难侵。古人创造的五禽戏、太极拳、八段锦、气功、保健按摩及武术等强身健体的方法，可辨证选择。

2. 顺时调摄　《素问•四气调神大论》云："夫四时阴阳者，万物之根本也。所以圣人春夏养阳，秋冬养阴，以从其根，故与万物沉浮于生长之门，逆其根则伐其本，坏其真矣。"应根据季节气候变化，调整生活行为。如天寒应晚起，减少户外活动，注意保暖。天热应避免高温作业和汗出过多，不能贪凉饮冷过度。

3. 保精护阳　阴精阳气对抵御邪毒侵袭具有重要作用。精足气旺则腠理致密，御邪有力，邪毒难侵；精亏气虚则腠理疏松，御邪无力，邪毒乘虚而入。阴精不足是温病发生的内因，保护阴精对预防温病有重要意义。《素问•金匮真言论》云："夫精者，身之本也，故藏于精者，春不病温。"《温病条辨》云："不藏精三字须活看，不专主房劳说，一切人事之能摇动其精者皆是。"保精护阳方法主要是调摄情志、怡养精神、劳逸结合、饮食有节、起居有常、节欲内保、减少损伤等。

二、规避邪毒

1. 讲究卫生　首先，环境要空气新鲜、阳光充足、温度适宜，没有污染。其次，要养成良好的个人卫生习惯，饭前、便后要洗手，不饮生水，不食用腐败变质食物，勤洗浴与换衣着。三是灭除环境中传播疾病的蝇、蚊、鼠、虱、蚤、臭虫，切断传播途径。

2. 隔离避邪　将病人或邪毒携带者与其他人群分开，以切断传播途径，防止传染。如《肘后备急方》主张"以绳度所住户中壁，屈绳结之"，使他人不能进入病人住所，起隔离作用。《说疫全书》载清代规定："瘟疫盛行，递相传染之际……毋近病人床榻，染其污秽。"

3. 消毒驱邪　古人为防止疫病传染，发明消毒技术。消毒主要是药物熏蒸或用燃烧产生的气进行空气消毒。如《肘后备急方》提出大疫暴发时用以硫黄等组方的太乙流金散、避瘟杀鬼丸、虎头杀鬼丸等于庭院中烧熏，以艾灸于病人床四角熏灸，以防传染。

三、预施药物

药物预防是指在疾病发生和流行前施以药物，以防止感染和流行。《肘后备急方》最早提出药物预防，认为"众药并成剂药，自常和合，贮此之备，最先于衣食耳"。"备药剂"是为在疾病突发时能立即以药预防感染或控制流行，有内服法、涂抹法、佩挂法、滴喷法。

内服法指口服药物，《肘后备急方》强调瘟疫流行时，举家服辟瘟疫药干散、老君神明散、度瘴散、辟温病散方、屠苏酒。服药物预防应立足扶正祛邪，以益气养阴、祛邪解毒为主。涂抹法是将药物涂于肌肤官窍等邪毒易侵淫的部位，《肘后备急方》防瘟疫以五毒神膏涂人身中，雄黄散（雄黄、朱砂、菖蒲、鬼臼）涂五心、额上、鼻人中及耳门。佩挂法是利用佩挂芳香解毒类制剂持续释放气味防御邪毒侵袭，佩挂部位一般是胸前、臂上及居所，《肘后备急方》载，将三角绛袋盛太乙流金散戴心前和挂门户上，以辟温气。滴喷法是将药物制成液体、散剂滴入鼻孔内或喷入咽喉。

四、接种预防

中国古代虽科技落后，但认识到接种预防是预防某些疾病的有效方法。《肘后备急方》最早提出"杀所咬犬，取脑敷之"的方法以预防猘犬病（狂犬病）。《医宗金鉴》介绍了痘疮接种法，与当今的免疫接种相似。中医开人类免疫疗法先河。当代中医临床应充分利用现代疫苗接种及预防技术手段，防止传染病（疫病）流行。

五、保护环境

《素问·五常政大论》云："一州之气，生化寿夭不同，其故何也……高下之理,地势使然也。崇高则阴气治之,污下则阳气治之,阳胜者先天,阴胜者后天,此地理之常,生化之道也。"环境是人类生存的基础条件,自然环境变化影响人生理病理。自然灾害、战乱及人类破坏导致自然环境生态失衡,则自然环境中的某些微生物发生结构形态与性能的变异而成为致病因素。保护自然环境,维护生态平衡,是预防疾病的重要环节。

中 篇

辨 治 纲 要

外感病病理演变有一定规律,不同阶段的病理变化及症证不同,临床应根据病机病理变化规律,以八纲辨证为核心,分期辨治。即发外感病的完整自然过程可概括为卫表期、半表半里期、里实证期(里热与里寒、危证)、恢复期(里虚期)等阶段。卫表期以解表透邪为主,半表半里期以疏达膜原、畅达气机、分消走泄为主,里实热证以辛凉苦寒、泄热解毒、凉血散血、辟秽化浊为主,里寒证以温里散寒为主,恢复期以扶正透邪、益气养阴、滋阴温阳为主。危证主要是营血证、动风证、厥脱证,分别治以清热解毒、凉血散血、息风止痉、益气固脱、回阳救逆。

第四章

卫 表 证 治

卫表期是即发外感病初期，主要是伤寒太阳病和温病上焦卫分阶段，相当于西医感染性疾病前驱期和初期，主要表现为恶寒或不恶寒，发热或不发热，鼻塞流涕、头身痛、咽喉痛、咳嗽。辨证以病因辨证、经络辨证和寒热辨证为主。外邪虽分六淫，但属性不外乎寒热。体质有阴阳之偏，外邪侵淫可从阳化热、从阴化为寒，故不能以恶寒发热的轻重程度为辨寒热的依据。

卫表期的病机病理主要是邪毒犯卫、肺宣肃失常，以解表（解肌）透邪、宣肃肺气为主。肺为娇脏，不耐寒热，喜润恶燥，故不可辛散和寒凉太过。药宜味辛质轻气薄轻扬，辛能发散、行气血，质轻气薄则浮而走表，质重沉降则影响宣透，所谓"气薄则发泄""治上焦如羽（非轻不举）"。解表（解肌）透邪药不可煎煮过久，久煎可使药性耗散或改变，导致功效减弱。宜温服或药后增衣被以助汗出透邪，应禁食生冷、油腻之品，避风寒以防在腠理开的情况下风寒内侵。

第一节　卫表寒证治

外感寒凉邪毒卫表期即《伤寒论》太阳病期，病机病理主要是寒凉邪毒从皮毛肌腠官窍而入，郁遏卫阳，凝敛经脉，肺失宣肃，表现以恶寒发热、汗出或无汗、头身疼痛、咳嗽为主。

汗为津液，在正常情况下，卫阳旺盛则腠理固密而无汗或少汗，卫阳虚弱则腠理失固而汗出或多汗，受此影响，医家将伤寒表证分表实证和表虚证，无汗为表实，有汗为表虚。诚然素体津亏则汗无化源而无汗或少汗，素体卫阳不固则汗出或多汗，素体阴虚内热则汗出或多汗。

卫表寒证治当遵《素问》所言"其有邪者，渍形以为汗；其在皮者，汗而发之""寒淫于内，治以甘热，佐以苦辛，以咸泻之，以辛润之，以苦坚之"之训，以辛温解表、发汗透邪、宣肃肺气、调和营卫为主，常用麻黄、桂枝、杏仁、羌活、荆芥、防风、芍药、桔梗、生姜、甘草，代表方主要是麻黄汤、桂枝汤。

一、伤寒表虚证

伤寒表虚证即《伤寒论》太阳病中风证，是腠理不固而外感寒凉毒邪的轻证。治以辛温解肌、发汗透邪、调和营卫为法，代表方是桂枝汤。

（一）提纲

【证候原文】太阳病，发热、汗出、恶风、脉缓者，名为中风。（2）[1]

太阳病，头痛、发热、汗出、恶风，桂枝汤主之。（13）

【治法】解肌透邪，调和营卫。

【方药】桂枝汤：桂枝三两（去皮，味辛热）、芍药（味苦酸，微寒）、生姜（切，味辛温）各三两，甘草（炙，味甘平）二两，大枣（擘，味甘温）十二枚。以水七升，微火煮取三升，去滓，适寒温，服一升。服已须臾，啜热稀粥一升余，以助药力，温覆令一时许，遍身漐漐，微似有汗者益佳，不可令如水流漓。

【阐述】"中"指外邪侵淫如矢中人，"风"泛指外邪。风性开泄，风邪侵淫则汗出，故取象称为"中风"。病机病理是"荣弱卫强""阳浮阴弱"，《伤寒论》云"太阳中风，阳浮而阴弱。阳浮者，热自发；阴弱者，汗自出。啬啬恶寒、淅淅恶风、翕翕发热、鼻鸣干呕者"（12），"太阳病，发热汗出者，此为荣弱卫强，故使汗出"（95）。"啬啬恶寒"指畏缩怕冷、不敢出门之貌。"淅淅恶风"形容如寒风冷雨侵入肌肤之貌，即恶风寒。"翕翕发热"指发热如羽毛一张一合地阵发性轻微发热。"鼻鸣"是鼻塞气息不畅的声音。

对于"阳浮阴弱"，医家认识不一。成无己认为"阳以候卫，阴以候荣"，方有执认为"关前阳""关后阴"。程应旄认为"阴阳以浮沉言，非以尺寸言"。《医宗金鉴》既认为"阴阳指营卫而言，非指尺寸浮沈也"，又自相矛盾地认为"阳浮，即越人曰：三菽之浮，肺之浮也。肺主皮毛，取之而得者，即卫分之浮也。六菽之浮，心之浮也。心主血脉，取之而得者，即荣分之浮也。荣分之浮较之卫分之浮则无力而弱，故曰阳浮而阴弱"。五版教材《伤寒论讲义》认为"阴阳指切脉的指力……但从后句解释热自发，汗自出，可知又有论述病理之意。"我们认为"弱"指缺乏力量，"强"含勉强之义，指能力不够而勉强为之，如《素问·生气通天论》云："因而强力，肾气乃伤。"津液入脉化为营血，荣者阴也，卫者阳也，营行于脉中，卫行于脉外，营滋卫而卫气不浮，卫护营而营阴不泄。"荣弱卫强"是外感风寒的一种病理变化，卫气勉强抗邪则正邪交争不激烈，故发热是翕翕发热。《素问·气穴论》云："孙络三百六十五穴会……以通荣卫。"《类经》曰："表里之气，由

络以通，故以通营卫。"张志聪云："脉外之卫、脉内之荣相交通于孙络皮肤之间，是孙脉外通于皮肤，内连于经脉，以通荣卫者。"络脉贯通营卫、渗灌津液，寒凉邪毒凝滞络脉则营卫贯通不利，卫失营滋阴涵则浮，营津失卫固则津液外泄为汗，汗出又阴耗津液则"营弱"。汗出、脉缓等类似虚证，故称表虚证。

本证多因腠理疏松，汗出当风受凉，外感寒凉毒邪所致。卫弱而被寒遏，外温无力则啬啬恶寒，正邪交争不激烈则翕翕发热。腠理（玄府）失卫固而被邪扰则开泄而汗出，风易吹入而恶风。汗出肌疏则脉缓。肺气上逆冲鼻则鼻鸣。干呕是肺失肃降引动胃气上逆的表现，但不是必备症。风寒从风府而入，上扰头面则头痛、头项强、流涕、流泪等上部症状和汗出明显，且遇风寒加重。《素问·风论》云："风气藏于皮肤之间，内不得通，外不得泄。风者，善行而数变，腠理开则洒然寒，闭则热而闷……风气循风府而上则为脑风……外在腠理则为泄风……首风之状，头面多汗恶风，当先风一日则病甚，头痛不可以出内……漏风之状，或多汗，常不可单衣，食则汗出，甚则身汗，喘息恶风，衣常濡，口干善渴，不能劳事。泄风之状，多汗，汗出泄衣上，口中干，上渍，其风不能劳事，身体尽痛则寒。"

本证以恶风寒、汗出、脉缓为辨证要点。治遵《素问》所言"其在皮者，汗而发之""风淫所胜，平以辛凉，佐以苦甘，以甘缓之，以酸泻之"及"寒淫于内，治以甘热，佐以苦辛"，以解肌透邪、调和营卫为法，药宜辛温甘酸配伍，以辛温散寒、解肌透邪，甘温助阳以鼓舞卫气，酸甘益气生津以资卫气、助汗源，常用桂枝、芍药、大枣、甘草之类，基本方为桂枝汤。

对于桂枝，当今多用柳桂的干燥嫩枝，不妥。考文献所载，柳桂是后世所用之品，《重广补注神农本草图经》云："今又有一种柳桂，乃桂树幼嫩枝条。"唐以前多言桂，桂枝、桂心、肉桂为同物。桂枝"去皮"，陶弘景云："所谓去皮者，乃是去皮上虚软甲错处。"《新修本草》云"桂，味甘、辛，大热，有毒……利肝肺气，心腹寒热""虚而多冷加桂心、吴茱萸、附子、乌头"。故桂枝宜用樟科肉桂嫩枝，味辛甘，性温热，解肌发表以散风寒，甘温以鼓舞卫气。

《神农本草经》云："芍药，味苦、酸，平、微寒，有小毒。主邪气腹痛，除血痹，破坚积、寒热、疝瘕，止痛，利小便，益气。"《图经本草》始分赤白，《雷公炮制论》以不同炮制方法分赤白。气血津液生成于脾胃，通过膜府经脉系统输布全身，以发挥"营阴阳，濡筋骨，利关节""内溉脏腑，外濡腠理"的作用。《素问·痹论》云："荣者，水谷之精气也，和调于五脏，洒陈于六腑，乃能入于脉也，故循脉上下，贯五脏，络六腑也。卫者水谷之悍气也，其气慓疾滑利，不能入于脉也，故循皮肤之中、分肉之间，熏于肓膜，散于胸腹。"营（荣）卫二气通过膜络交换，互资互用。寒邪束敛络脉则营卫交换不利，治当通络脉以恢复营卫正常交换，故芍药用赤芍。赤芍微寒味苦，涌泄邪气，散瘀通脉，坚阴制热；桂枝兼以温经活血通脉，两者配伍则促进络脉内外之卫营交换，以达调和营卫目的，是相须为用之解肌透邪、调和营卫的基本药对。生姜辛温，助桂枝解肌，暖胃开胃而鼓舞卫气，兼以止呕。大枣甘平，补中益气，滋脾生津养营。姜枣相合是健脾开胃以资营卫化源，升腾脾胃之气的基本药对，为佐。甘草益气和中、解毒缓急、化痰、和药，合芍药即芍药甘草汤，是养血和营、缓急止痛药对；甘草合桂枝即桂枝甘草汤，是温振阳气药对；甘草合生姜是和胃开胃、化痰止呕药对，为佐使。

汗本为水谷化生的津液所生，本已出汗，故只宜微汗，不可汗如水流漓，并需资汗源。桂枝汤发汗力不强，需借他力发汗和资汗源，故服药后要温覆（加衣盖被）和啜热稀粥。张锡纯加黄芪、知母、防风以代粥，名加味桂枝代粥汤。

（二）权变

1. 表虚风寒犯督证

【证候原文】太阳病，项背强几几，反汗出恶风者，桂枝加葛根汤主之。（14）

【治法】解肌透邪，调和营卫，柔润筋脉。

【方药】桂枝加葛根汤：葛根四两，桂枝（去皮）二两，芍药、甘草（炙）各二两，生姜三两，大枣十二枚。以水一斗，先煮葛根，减二升，去上沫，内诸药，煮取三升，去滓，温服一升，复取微似汗，不须啜粥，余如桂枝法。（《伤寒论》有麻黄三两去节用）

【阐述】"强"通"彊"。"几几"，既往教材音读为"shūshū"是错误的，应是方言'几几'粑粑"之"几几"，义同"紧紧"，指紧固拘束而不柔和，强急不舒，俯仰不能自如，酸胀不适。

对于桂枝加葛根汤，林亿校勘《伤寒论》云："太阳中风自汗用桂枝，伤寒无汗用麻黄，今证云汗出恶风，而方中有麻黄，恐非本意也。第三卷有葛根汤证云无汗恶风，正与此方同，是合用麻黄也。此云桂枝加葛根汤，恐是桂枝中但加葛根耳。"《伤寒论》云："伤寒头痛，翕翕发热，形象中风，常微汗出自呕者，下之益烦，心懊侬如饥。发汗则致痉，身强，难以屈伸。"这说明太阳中风证不可峻汗，而麻黄汤是峻汗之药，《伤寒论》经文中某方加减的文法多为"某某去某某汤""某某加某某汤"，名桂枝加葛根汤，当从林亿之说，无麻黄。

《灵枢·经脉》云："督脉之别名曰长强，挟脊上项，散头上，下当肩胛左右，别走太阳，入贯膂。实则脊强。"《素问·骨空论》云："督脉为病，脊强反折。"督脉与太阳经交会于督脉腧穴风府，《素问·疟论》云："邪气客于风府，循膂而下，卫气一日一夜大会于风府，其明日日下一节，故其作也晏。此先客于脊背也，每至于风府则腠理开，腠理开则邪气入，邪气入则病作。"风寒束卫表，正邪交争，营卫失和，故表现为恶寒发热、汗出恶风。太阳和督脉经气不利则项背强几几。故治以桂枝汤解肌透邪、调和营卫，加葛根解肌舒筋，葛根合桂枝是辛温解肌、柔筋止痛药对，葛根合芍药是通络缓急止痛药对，葛根合甘草是甘凉生津药对。恶寒甚加荆芥、防风解表散寒，拘束甚加威灵仙、秦艽通络舒筋，头痛加羌活、藁本、川芎祛寒止痛。

2. 风寒表虚兼肺逆证

【证候原文】喘家作，桂枝汤加厚朴杏子，佳。（18）

太阳病，下之微喘者，表未解故也，桂枝加厚朴杏子汤主之。（43）

【治法】解肌透邪，宣肺降气。

【方药】桂枝加厚朴杏仁汤：桂枝、芍药、生姜各三两，厚朴、甘草（炙）各二两，大枣十二枚，杏仁五十枚。

【阐述】喘家，既可理解为素有喘病，亦可理解为外感风寒所致之喘。本证属《素问》肺风证，《素问·风论》云："肺风之状，多汗恶风，色皏然白，时咳短气，昼日则瘥，暮则甚，诊在眉上，其色白。"

风寒外束卫表，正邪交争，营卫失和，则恶寒发热、汗出恶风。内舍其合则肺失宣肃而气逆作喘。素有咳喘而外感风寒则咳喘加重。太阳病因误治导致气机紊乱，或素有里饮而为外邪引动导致肺气上逆，亦可致喘。故治以桂枝汤解肌透邪、调和营卫，加厚朴行气降逆；杏仁（苦杏仁）润肺降气、止咳平喘，兼以解肌。《本草求真》云："杏仁，既有发散风寒之能，复有下气除喘之力，缘辛则散邪，苦则下气，润则通秘，温则宣滞行痰。杏仁气味俱备，故凡肺经感受风寒，而见喘嗽咳逆、胸满便秘、烦热头痛。"杏仁合甘草是肃肺化痰、止咳平喘药对，厚朴合桂枝是散寒行气药对，厚朴合生姜是散郁滞、理脾胃、化痰湿药对。无脘腹痞满气逆可去厚朴，饮重痰多加茯苓、半夏、薏苡仁化痰饮、渗水湿。

3. 风寒表虚兼津伤证

【证候原文】太阳病，其证备，身体强，几几然，脉反沉迟，此为痉，栝蒌桂枝汤主之。（《金匮要略》）

【治法】解肌透邪，生津润筋。

【方药】栝蒌桂枝汤：栝蒌根、甘草（炙）各二两，桂枝、芍药、生姜各三两，大枣十二枚。以水九升，煮取三升，分温三服，取微汗。汗不出，食顷，啜热粥发之。

【阐述】"痉"指筋脉拘急不舒。"身体强，几几然"指筋脉拘急不舒而身强几几,俯仰不能自如。"太阳病,其证备"指具有太阳病恶寒发热、项强身痛等候。腠理疏松,外感风寒则汗出、恶风寒。寒束敛经脉则经脉拘急不舒,汗出津耗则筋脉失濡养,故身强几几。汗出伤津耗气则脉络失充,故"脉反沉"。故以桂枝汤解肌透邪、调和营卫,加天花粉生津濡筋,天花粉合芍药是生津养血和营、濡筋缓急药对。《医门法律》云:"不当从风寒之表法起见,故不用葛根之发汗解肌,改用瓜蒌根味苦入阴,擅生津撤热之长者为君,合之桂枝汤,和荣卫,养筋脉,而治其痉,乃变表法为和法也。"

4. 风寒表虚兼营虚证

【证候原文】发汗后,身疼痛,脉沉迟者,桂枝加芍药生姜各一两人参三两新加汤主之。(62)

【治法】解肌透邪,养血和营。

【方药】桂枝新加汤:桂枝汤加芍药、生姜各一两,人参三两,以水一斗二升,煮取三升,去滓,温服一升。

【阐述】本证归于太阳病,以桂枝汤为主治之,当有伤寒太阳病之恶寒发热。伤寒表证当汗解,营血不足则脉失充盛而沉;因虚而瘀,加之寒邪收敛凝滞经脉,故脉沉迟。脉络因虚而滞,又寒凝经脉而经脉不利,故身疼痛。

原文是发汗后的变证,但临床常见年老体虚和妇女经期产后外感风寒而身痛、脉沉迟者。本证病因病机有三:一是本为太阳中风表虚证,只宜桂枝汤,但误用麻黄汤类峻汗,导致津液耗伤而不济营血;二是太阳伤寒表实证发汗太过导致津液耗伤而不济营血;三是素体营血不足,筋脉失养,单纯解表发汗而损伤营血。故治以桂枝汤解肌透邪、调和营卫,重用芍药养血、和营卫、通脉止痛;重用生姜既辛温使药力达表,又开胃助运以资化源;加人参益气生津以资营血、汗源,合姜枣是健脾开胃、益气、和营卫之角药,合桂枝是温阳益气药对,合芍药是益气坚阴药对。《医宗金鉴》云:"是方即桂枝汤倍芍药、生姜,加人参也。汗后身疼痛,是荣卫虚而不和也,故以桂枝汤调和其荣卫。倍生姜者,以脉沉迟荣中寒也;倍芍药者,以荣不足血少故也;加人参者,补诸虚也。桂枝得人参,大气周流,气血足而百骸理;人参得桂枝,通内联外,补荣阴而益卫阳,表虚身疼未有不愈者也。"本方补益营血力弱,可加当归、干地黄、鸡血藤或合用四物汤养血和营,合用四物汤即《素问病机气宜保命集》桂枝四物汤。

5. 风寒表虚兼中虚证

【证候原文】太阳病,外证未除而数下之,遂协热而利,利下不止,心下痞鞭,表里不解者,桂枝人参汤主之。(163)

【治法】解肌透邪,温里益气。

【方药】桂枝人参汤：桂枝、甘草（炙）各四两，白术、人参、干姜各三两。以水九升，先煮四味，取五升，内桂更煮，取三升，温服一升，日再，夜一服。

【阐述】"太阳病，外证未除"指表证未解，仍有太阳伤寒表证之象。"利下"包括下痢、腹泻；"心下"俗称心窝，即剑突下胃脘部；"痞鞕"即痞硬。

本证即《素问》脾胃风病，《素问》云"清气在下则生飧泄，浊气在上则生䐜胀"（《阴阳应象大论》），"脾风之状，多汗恶风，身体怠堕，四肢不欲动，色薄微黄，不嗜食，诊在鼻上，其色黄……胃风之状，颈多汗，恶风，食饮不下，膈塞不通，腹善满，失衣则䐜胀，食寒则泄，诊形瘦而腹大"（《风论》）。原文称"太阳病，外证未除而数下之"与"表里不解者"，说明原有类似阳明病之痞满，但医者未识此痞硬是中焦脾胃虚弱，浊气不降所致，误下损伤中阳，导致清阳不升，故下利不止。

原文是太阳误下所致的变证，但稽之临床，素体脾胃虚弱或年老体弱而外感寒邪多见此证。脾为太阴，主肌肉、主四肢，脾胃虚弱而外感风寒则"身体怠堕，四肢不欲动"。《伤寒论》云："太阴中风，四肢烦疼，阳微阴涩而长者，为欲愈。"脾胃虚弱则清阳不升、浊气不降，故泄泻、心下痞。风性轻扬，太阴中风则脉浮，脾虚寒束则脉短涩。脉阳微阴涩而长即脉轻取由浮转微则外邪去，沉取由涩而转长则胃气复，邪去胃气复则病好转。

本证以恶风寒发热、汗出、身疼、脘腹胀满、泄泻、脉浮涩为辨证要点。里证轻而表证重，先以桂枝汤解肌透邪、疏通经脉。表里俱重当表里同治，解肌透邪、温中益气。桂枝人参汤含桂枝甘草汤、甘草干姜汤、人参汤（人参、炙甘草、白术、干姜各三两，《伤寒论》名理中丸，《备急千金要方》名治中汤，《鸡峰普济方》名理中煎，《校注妇人良方》名人参理中汤，《中国医学大辞典》名干姜理中汤）之意。方名桂枝人参汤则是人参汤合桂枝汤化裁而成，以桂枝汤解肌发表，且桂枝汤温中，桂枝后下是保全辛香之气，以解肌透邪和醒脾开胃。因中阳已虚，脾胃虚弱，故以人参汤温中益气。脾胃虚弱，运化腐熟无力，升降失司则湿滞满胀痞，故减易生滞满之炙甘草用量。方妙用干姜，既温脾胃而散里寒，又解表发汗散表寒，"温中，止血，出汗，逐风湿痹，肠澼下利，生者尤良"（《神农本草经》），合桂枝是辛温散寒药对。人参补益脾胃之气，白术健脾益气、燥湿止利，两者配伍是健脾益气化湿药对。人参合桂枝是温中益气药对，桂枝合甘草是温振阳气药对。诸药配伍，解肌透邪、温里益气、调和营卫。湿满重加枳实、厚朴、茯苓理气燥湿。《伤寒论条辨》曰："以表未除也，故用桂枝以解之；以里下虚也，故用理中以和之。干姜兼能散痞鞕之功；甘草亦有和协热之用，是故方则从理中，加桂枝而易名，义则取表里，期两解之必效。"

6. 风寒表虚兼郁热证

【证候原文】太阳病，发热恶寒，热多寒少，脉微弱者，此无阳也，不可发汗，宜桂枝二越婢一汤。（27）

【治法】解肌透热，调和营卫。

【方药】桂枝二越婢一汤：桂枝、芍药、麻黄、甘草各十八铢，石膏二十四铢，大枣四枚，生姜一两二铢。以水五升煮麻黄一二沸，去上沫，内诸药，煮取二升，去滓，温服一升。

【阐述】林亿校《伤寒论》认为是"桂枝汤取四分之一""越婢汤取八分之一"。"越婢"，《外台秘要》作"越脾"，越婢汤方见《金匮要略》（麻黄六两、石膏半斤、生姜三两、大枣十五枚、甘草二两，以水六升，先煮麻黄，去上沫，内诸药，煮取三升，分温三服）。成无己《注解伤寒论》云："胃为十二经之主，脾治水谷为卑脏，若婢。《内经》曰：脾主为胃行其津液。是汤所以谓之越婢者，以发越脾气，通行津液。《外台方》，一名越脾汤，即此义也。"桂林本《伤寒论》中不可发汗下有"脉浮大者"，"脉微弱"之"微"作稍、略解，如《素问》云"诸有水气者，微肿先见于目下也"（《评热病论》），"色微苍……色薄微黄"（《风论》）。"去上沫"是去杂质，以防影响疗效和产生不良反应。

康平本中"此无阳也"系小字旁注，对于"无阳"，医家认识不一，或认为是阳气虚衰，或认为是无阳邪。《伤寒寻源》云："按无阳何以用石膏，因此诸家诠释，不得其解。或谓无阳乃无津液之义，与亡阳有别，并与阳虚不同。谓阳邪来乘，正阳为其所夺，至柯韵伯谓此条必有错简。愚按无阳二字，乃谓无阳邪也，发热恶寒，热多寒少，疑属阳邪为患。但脉见微弱，知邪不在阳分也。既无阳邪，不当更汗，文义便明白易晓。"《素问·调经论》云："夫邪之生也，或生于阴，或生于阳，其生于阳者，得之风雨寒暑，其生于阴者，得之饮食居处，阴阳喜怒。"阳邪指从外而来之风雨寒暑燥热（火）等邪，若无阳邪则自然不可解表发汗，但桂枝汤、越婢汤均解肌发汗，故"无阳"不是指无阳邪。我们认为，对于"无阳"应结合前后方证理解。此条上承服桂枝汤后转属阳明气分的"大烦渴不解、脉洪大"的"白虎加人参汤"证，下接服桂枝汤或下后的"头项强痛、翕翕发热、无汗、心下满微痛、小便不利"的水遏太阳的桂枝去桂加茯苓白术汤证。桂枝汤是太阳中风主方，越婢汤主治"恶风、一身悉肿、脉浮不渴、续自汗出、无大热"的风水证。越婢汤是桂枝汤合麻黄汤化裁而成，主治邪入里化热，肺失宣肃而津液输布所致之水饮证，故去辛温解肌发表之桂枝，无咳喘而去杏仁，加石膏清泄肺热，以麻黄宣肺利水，以芍药苦泄水气、活血利水，生姜发散水气，生姜、甘草合大枣调和营卫。本证既曰"太阳病"，又两方合用，且桂枝二越婢一，说明本证仍有太阳病伤寒表虚的病理变化，但已开始邪郁化热，故热多寒少，"无阳"指"无阳明证"。热多原因有二：一是素体阳盛内热；二是正邪交争，寒蕴阳郁化热。寒邪收敛凝滞血脉，加之正虚和汗出耗津、水遏太阳，导致津不充血脉，故脉稍弱。汗为津化，本已正虚，汗出易伤津耗阳，故不可发汗，以桂枝汤二份调和营卫、解肌透邪，以越婢汤一份发越脾气以资营卫、升清阳以散郁阳、清郁热。此方从药味组成分析，是桂枝汤加麻黄，以合麻黄汤之意，发越郁阳而解肌热，所谓"火郁发之""体若燔炭，汗出而散"；加辛寒之石膏泄热，合麻黄是宣肺泄热药对。对于本方，有医家认为桂枝麻黄各半汤化裁，或大青龙汤化裁，或麻黄汤与桂枝汤合方化裁，《伤寒论条辨》云："是汤也，名虽越婢之辅桂枝，实则桂枝麻黄之合济，乃大青龙以芍药易杏仁之变制耳。去杏仁者，恶其从阳而主气也。用芍药者，以其走阴而酸收也。以此易彼而曰桂枝二，即主之以不发汗可知。而越婢一者，乃麻黄石膏之二物，则是寓微发于不发之中亦可识也。寓微发者，寒少也。主之以不发者，风多而宿疾在少阴也。"许宏《金镜内台方议》曰："今此一证，亦与前证大同，为脉微弱，此无阳，不可发汗，宜桂枝越婢汤。且此汤亦即桂枝麻黄各半汤中减杏仁加石膏也，杏仁能发汗，故去之；石膏能去虚热，故加之。"我们认为大青龙汤麻黄用六两乃发汗重剂，本证是表虚兼郁热证，不可更汗伤阳，故不是大青龙汤变法，麻黄用量轻贵在辛散透邪、发越郁阳。

7. 风寒表虚兼阳虚证

【证候原文】太阳病，发汗，遂漏不止，其人恶风，小便难，四肢微急，难以屈伸者，桂枝加附子汤主之。（20）

【治法】解肌透邪，温经散寒。

【方药】桂枝加附子汤：桂枝、芍药、生姜各三两，甘草三两，大枣十二枚，附子一枚（炮）。

【阐述】"遂漏不止"指汗出如漏水、点滴不止，"急"指拘急痉挛。本证属《素问》泄风病，《素问·风论》云："泄风之状，多汗，汗出泄衣上，口中干，上渍其风，不能劳事，身体尽痛则寒。"原文虽言是太阳病发汗后的变证，但稽之临床，常见素体阳虚外感风寒而汗出不止、恶风寒、四支微急或屈伸不利。发汗后汗出不止是发汗太过，耗伤阳气，导致阳虚而肌腠不固；或素体阳气虚弱而肌表不固，本已汗出而误大汗。卫阳被遏，肌腠失温则恶寒。卫阳不固，腠理（玄府）洞开则汗出不止。寒滞经脉则经气不利，加之汗出伤津而筋脉失于润养，故四支微急而难以屈伸，身体疼烦而不能转侧。小便难主要是阳虚气化不利，或汗出耗伤津液导致化源不足而量少不利。

本证以恶寒发热、汗出不止、手足不温、脉缓或沉细无力、舌淡苔薄，或伴四肢微急、小便难、神疲乏力、面色苍白少华为辨证要点。治以桂枝汤解肌透邪、调和营卫，兼以温经止痛，加附子温阳实卫、散寒止痛，附子合桂枝是温阳实卫、温经止痛药对。柯韵伯曰："是方以附子加入桂枝汤中，大补表阳也。表阳密则漏汗自止，恶风自罢矣。汗止津回，则小便自利，四肢自柔矣。"兼湿加白术运化湿气，即桂枝术附汤。久病体虚，加黄芪或合玉屏风散。痛甚加当归、红花养血和营、活血止痛，下肢痛加独活、木瓜、牛膝通络活血止痛。

二、伤寒表实证

伤寒表实证即《伤寒论》太阳伤寒证，病机病理是寒邪外束、肺失宣肃。临床表现以恶寒发热、无汗、头身痛、脉紧为特征，治以辛温解表、发汗透邪为主，基本方为麻黄汤。

（一）提纲

【证候原文】太阳病，或已发热，或未发热，必恶寒，体痛，呕逆，脉阴阳俱紧者，名曰伤寒。（3）

太阳病，头痛发热，身疼，腰痛，骨节疼痛，恶风，无汗而喘者，麻黄汤主之。（35）

【治法】辛温解表，宣肃肺气。

【方药】麻黄汤：麻黄三两（去节，味甘温），桂枝二两（去皮，味辛热），甘草一两（炙，味甘平），杏仁七十个（去皮尖，味辛温）。以水九升，先煮麻黄，减二升，去上沫，内诸药，煮取二升半，去滓，温服八合，复取微似汗，不须啜粥，余如桂枝法将息。

【阐述】对于"脉阴阳俱紧"，多数医家及教材认为是寸尺部或寸关尺三部脉俱紧。脉应内外脏腑气血，外（表）病应阳脉，里病应阴脉，《伤寒论·辨脉法第一》"凡脉大、浮、数、动、滑，此名阳也。脉沉、涩、弱、弦、微，此名阴也。凡阴病见阳脉者生，阳病见阴脉者死""问曰：病有洒淅恶寒而复发热者何？答曰：阴脉不足，阳往从之，阳脉不足，阴往乘之。曰：何谓阳不足？答曰：假令寸口脉微名曰阳不足，阴气上入阳中则洒淅恶寒也。曰：何谓阴不足？答曰：尺脉弱名曰阴不足，阳气下陷入阴中则发热也。阳脉微阴脉弱者则血虚，血虚则筋急""阳脉浮大而濡，阴脉浮大而濡，阴脉与阳脉同等者，名曰缓也"。据此，我们认为"脉阴阳"是指表里浮沉深浅，表浅、浮为阳，深沉、里为阴。脉诊依力度深浅有举按寻，举之即得之脉为阳脉，按之寻之得之脉为阴脉，脉阴阳俱紧指脉举按寻均紧。

伤寒表实证见于素体壮实而腠理固密者。寒邪外束则卫阳被遏，皮毛肌腠失于温煦，故"必恶寒"。寒凝滞经脉则经气不利，故身疼痛。寒束肌表则腠理玄府郁闭而无汗。寒凝敛收引经脉则脉阴阳俱紧。寒束窍道则气息不利，肺失宣肃，故咳嗽气喘，或伴鼻塞、喷嚏、流涕、咽痒。上焦起于胃上口而布散卫气，肺失肃降而引动胃气上逆则呕逆，但此非必备之症。

外感寒邪，发热有迟早，并非不发热。邪气较轻，卫阳能舒展抗邪则起病时即发热。寒重则卫阳郁闭较甚，不能及时舒展则初起可暂不发热，但卫阳郁闭到一定程度因阳气怫郁则发热，故曰"或已发热，或未发热"。《注解伤寒论》云："此太阳伤寒也，寒则伤荣，头痛，身疼，腰痛，以至牵连骨节疼痛者，太阳经荣血不利也。"《伤寒论条辨》曰："寒为阴，阴不热。以其着人而客于人之阳经，郁而与阳争，争则蒸而为热。已发热者，时之所至，郁争而蒸也。未发热者，始初之时，郁而未争也。必，定然之词。恶寒见上篇。然此以寒邪郁荣，故荣病而分见恶寒。曰必者，言发热早晚不一，而恶寒则必定即见也。体痛者，寒主坚凝而伤荣，则荣实而强，卫虚而弱矣。荣强则血涩，卫弱则气滞，故痛也。呕，吐也。逆，俗谓恶心是也，胃口畏寒而寒涌也。"

本证以恶寒、无汗、身痛、脉紧为辨证要点。治当辛温解表，发汗透邪，宣肃肺气。组方遵《素问·至真要大论》所言"寒淫所胜，平以辛热，佐以甘苦，以咸泻之"，用麻黄、桂枝、细辛、杏仁、生姜、甘草等，基本方为麻黄汤。

麻黄汤以性温味苦、辛之麻黄为君，开腠发汗以祛表寒，开肺郁以宣肺平喘。风寒表实，卫郁营滞，肺失宣肃，单用麻黄只能宣散肺卫之闭郁，故臣以桂枝，佐以杏仁。桂枝解肌发表、透营达卫、温通经脉，既助麻黄解表祛寒，又畅行营阴而止痛，麻黄桂枝配伍是辛温解表、发汗透邪药对。苦杏仁降利肺气，与麻黄相伍，一宣一降，以恢复肺气之宣肃，加强宣肺平喘之功，是散寒宣肺、肃肺平喘药对。甘草化痰止咳平喘，配麻黄即甘草麻黄汤，是宣肺化痰、止咳平喘药对；配杏仁是肃肺化痰、止咳平喘药对；甘草又缓急止痛，合桂枝是温阳益气、缓急止痛药对。麻黄合杏仁、甘草即《金匮要略》还魂汤，散寒宣肺、肃肺化痰、利气平喘，《医宗金鉴》云："中恶客忤，便闭里实者，仲景用备急丸，可知无汗表实者，不当用备急丸通里，当用还魂汤以通表也。通里者，抑诸阴气也；通表者，扶诸阳气也。昧者不知，以麻黄为入太阳发汗之药，抑知不温覆取汗，则为入太阴通阳之药也，阳气通动，魂可还矣。"甘草又益脾胃以资汗源，且协调诸药，是佐使之用。温服有助于发汗。麻黄的有效成分是麻黄碱，有兴奋中枢神经和心脏的作用，过量易引起精神兴奋、失眠、不安、神经过敏、震颤、心律失常，先煎和去上沫可减少麻黄副作用及杂质。麻黄汤发汗作用强烈，体质较弱者当慎用。汗为津液，故不可过度。否则，汗多则耗伤阴津阳气，产生变证和坏病。

风寒表实轻证可不用桂枝，即是三拗汤。"拗"，违逆不顺之谓也，"三拗"指所用三药皆违常法，即麻黄不去根节、杏仁不去皮尖、甘草不炙，生甘草善化痰止咳。麻黄不去根节为发中有收，使不过于汗；杏仁不去皮尖为散中有涩，使不过于宣；甘草不炙，乃取其解毒化痰、润肺止咳，协同麻黄、杏仁利气祛痰。《证治准绳》以三拗汤加荆芥（不去梗）、蜜炒桔梗，名五拗汤，治外感风寒之形寒肢冷、咳嗽痰声连绵。《博济方》治风寒咳喘以三拗汤加紫苏子、陈皮、桑白皮、赤茯苓，诸药各一两，为散，煮服，名华盖散（《太平惠民和剂局方》用量不同）。

【附方】《肘后备急方》葱豉汤：葱白一虎口，豉一升。以水三升，煮取一升，顿服取汗。不汗复更作，加葛根二两、升麻三两，五升水，煎取二升，分再服，必得汗。若不汗，更加麻黄二两，又用葱汤研米二合，水一升，煮之。少时下盐豉，后纳葱白四物，令火煎取三升，分服取汗也。《类证活人书》以本方加葛根、麻黄亦称葱豉汤，但药味用量有差异。

《千金翼方》金沸草散：金沸草、前胡、甘草（炙）各一钱，麻黄（去节）、芍药各一钱半，荆芥穗、半夏各二钱。水二钟，生姜三片，红枣一枚，煎至一钟，不拘时服。《博济方》金沸草散药味用量有差异。

《摄生众妙方》荆防败毒散：羌活、独活、柴胡、前胡、枳壳、茯苓、防风、荆芥、桔梗、川芎、甘草。

（二）权变

1. 风寒表实兼营卫虚证

【证候原文】太阳病，得之八九日，如疟状，发热恶寒，热多寒少，其人不呕，圊便欲自可，一日二三度发。脉微缓者，为欲愈也。脉微而恶寒者，此阴阳俱虚，不可更发汗、更下、更吐也。面色反有热色者，未欲解也，以其不能得小汗出，身必痒，宜桂枝麻黄各半汤。（23）

（太阳病）若形似疟，一日再发者，汗出必解，宜桂枝二麻黄一汤。（25）

【治法】发汗解表，调和营卫。

【方药】桂枝麻黄各半汤：桂枝一两十六铢，芍药、生姜、甘草（炙）、麻黄（去节）各一两，杏仁（去皮尖）二十四枚，大枣四枚。以水五升，先煮麻黄一二沸，去上沫，内诸药，煮取一升八合，温服六合，日再服。

桂枝二麻黄一汤：桂枝一两十七铢（去皮），芍药、生姜各一两六铢，麻黄十六铢（去节），杏仁（去皮尖）十六个，甘草（炙）一两二铢，大枣五枚。以水五升，先煮麻黄一二沸，去上沫，内诸药，煮取二升，温服一升，日再服。

【阐述】"圊"指厕所，"自可"即自觉可以而如平时正常一样，"圊便欲自可"指大小便正常。"热色"即赤色，指面红。"再发""二三度发"指阵发，"如疟状"

指如疟疾寒热往来,即阵发性发热与恶寒交替。邪郁肌表而未传于里,故不呕、大小便正常。

寒郁肌表,卫阳被遏则恶寒。阳气怫郁,正邪交争则发热。汗出可使发热减轻,但邪气仍在,汗出后玄府复闭,卫阳仍被遏,故寒热往来似疟。正邪交争剧烈则热多寒少。寒敛面络则面红。邪郁肌肤则身痒,但不是必见症。营卫虚则脉微细。邪在表当汗解,但营卫俱虚,故以桂枝汤合麻黄汤化裁。无汗为表实重,故取桂枝汤、麻黄汤各半量,以小汗解表透邪、调和营卫。有汗为表虚重,故取桂枝汤二份、麻黄汤一份,以解肌透邪、调和营卫为主。

2. 风寒表实邪郁督脉证

【证候原文】太阳病,项背强"几几",无汗,恶风,葛根汤主之。(31)

太阳病,无汗而小便反少,气上冲胸,口噤不得语,欲作刚痉,葛根汤主之。(《金匮要略》)

【治法】解肌透邪,舒筋缓急。

【方药】葛根汤:葛根四两,麻黄(去节)、生姜各三两,桂枝(去皮)、芍药、甘草(炙)各二两,大枣十二枚。以水一斗,先煮麻黄、葛根,减二升,去白沫,内诸药,煮取三升,去滓,温服一升,覆取微似汗。

【阐述】"刚痉"属"脊强"的一个类型,脊强指脊背僵硬。《素问·骨空论》云:"督脉为病,脊强反折……此生病,从少腹上冲心而痛,不得前后,为冲疝。"太阳经和督脉会于项背,故本证是太阳督脉同病证。

寒邪束表,玄府郁闭则无汗。经气不利,营阴郁滞,筋脉拘急则强几几或口噤不语、角弓反张。寒束肺而津液不布,故胸闷、小便少。

本证多见于感冒、脑炎、脑膜炎等,辨证以恶寒发热、项强、舌苔白、脉紧为要点,治用葛根汤解肌透邪、舒筋缓急。对于葛根汤,多数医家认为是桂枝汤减桂、芍用量加麻黄、葛根。桂枝汤是伤寒表虚基本方,伤寒表实基本方是麻黄汤,故葛根汤是麻黄汤合桂枝汤去杏仁加葛根,故麻、桂用量与麻黄汤同。以麻黄汤发汗解表,以桂枝汤解肌透邪、调和营卫、温经止痛,因无喘则去杏仁,脊强加葛根解肌缓急、活血通脉、生津濡筋。葛、芍配伍是治项强药对,芍药合甘草即酸甘养阴、缓急止痛之芍药甘草汤。诸药合用,解肌透邪、升津舒筋,临证可加钩藤、地龙息风止痉。

3. 风寒表实邪壅阳络证

【证候原文】太阳病,脉浮紧,无汗,发热,身疼痛,八九日不解,表证仍在,此当发其汗。服药已,微除,其人发烦目瞑。剧者必衄,衄乃解,所以然者,阳气重故也,麻黄汤主之。(46)

伤寒脉浮紧,不发汗,因致衄者,麻黄汤主之。(55)

【治法】解表透邪,安络宁血。

【方药】麻黄汤加减。

【阐述】"发烦目瞑"指睁不开眼、烦闷不安,是药物产生作用的表现。《尚书·说命》云:"若药不瞑眩,厥疾弗瘳。"《孟子》:"若药之攻人,人服之不以瞑眩愦乱,则其疾以不愈也。"孔颖达疏:"瞑眩者,令人愤闷之意也。"

寒郁腠理玄府,凝滞经脉,卫阳被遏,正邪交争,故恶寒发热、无汗、身疼痛。《灵枢·百病始生》云:"阳络伤则血外溢,血外溢则衄血。"阳络指分布于人体上部和浅表之络脉,寒盛凝滞阳络则细小脉络产生犹如严寒冰霜冷冻而地裂的病理变化,故衄;卫阳郁遏化热损阳络亦衄;或素有里热,又外感风寒而阳遏化热,即"阳气重故",蓄积日久化热上冲阳络,细小脉络受损而衄。衄又是邪气外泄的表现,犹如刺络放血疗法一样,《伤寒论》云:"太阳病,脉浮紧,发热身无汗,自衄者,愈。"临证不可见血止血,当谨守病机,伏其所主,以麻黄汤发汗解表透邪为先,邪去则络安而血自止。但不可发散太过,可酌加白茅根、鸡冠花、三七之类安络宁血,兼里热加石膏清泄里热。

4. 伤寒表实兼阳虚证

【证候原文】少阴病,始得之,反发热,脉沉者,麻黄细辛附子汤主之。(301)

少阴病,得之二三日,麻黄附子甘草汤,微发汗。以二三日无证,故微发汗也。(302)

【治法】温阳解表。

【方药】麻黄细辛附子汤:麻黄(去节)、细辛各二两,附子一枚(炮,去皮)。以水一斗,先煮麻黄,减二升,去上沫,内药,煮取三升,去滓,温服一升,日三服。

麻黄附子甘草汤:麻黄(去节)、甘草(炙)各二两,附子一枚(炮,去皮)。以水七升,先煮麻黄一两沸,去上沫,内诸药,煮取三升,去滓,温服一升,日三服。

【阐述】"少阴病"指少阴伤寒,"二三日"指病程大概数。"无证"指无阳明、少阳里热证及少阴病吐利厥逆证,表示邪气未内传。

本证即《伤寒论》太阳少阴两感证,为本虚标实证。少阴在藏为心肾,心属火为阳,肾藏元阳。"卫出下焦",心肾阳虚则卫阳不固,易受寒为患。"始得之"指伤寒初起,故当恶寒。阳虚则寒,但寒邪外束,腠理郁闭,卫阳郁遏,正邪交争,故"反发热"。阳虚鼓动无力,寒邪束敛血脉,故脉反沉。治当温阳解表。阳加于阴为汗,本已阳虚,故只宜微发汗,多汗过汗则伤津耗阳,甚至阳随汗脱。方用麻黄附子甘草汤、麻黄附子细辛汤,均君以麻黄辛温解表、发汗透邪,臣以附子温肾助阳,麻黄合附子是助阳解表药对。

肺通调水道而输布津液，为水之上源。肾主水与膀胱相合，为水之下源。寒邪束肺则输布不利，肾阳弱则气化不利，故小便不利，如此则津液停滞为水。故兼小便不利则用麻黄附子甘草汤。以麻黄附子配伍助阳解表、温通血脉。麻黄既解表散寒，又宣肃肺气以调水道；甘草益气和中、化痰饮、利湿气；麻黄合甘草汤即《金匮要略》治里水夹风寒证之甘草麻黄汤，附子合甘草含《金匮要略》甘草附子汤之意，甘草附子汤治风湿相搏而小便不利，是温中益气、化痰利湿药对，且甘草调和诸药、解附子毒。

身痛为主用麻黄附子细辛汤。麻黄配附子助阳解表、温经止痛；细辛芳香气浓，通彻表里，既祛风散寒以助麻黄解表，又鼓动肾中真阳之气以助附子温里止痛，为佐。麻黄合细辛是解表散寒止痛药对，附子合细辛是温经止痛药对。

若恶寒甚、无汗、鼻塞流涕，加荆芥、防风以助解表透邪。鼻塞加辛夷、苍耳子通窍，头痛加川芎、白芷通络止痛，项强背寒加葛根、川芎、白芍、赤芍疏利经气、柔筋缓急，咽喉痛加薄荷、桔梗解毒利咽。本证可用参附再造汤加减。

【附方】参附再造汤（《重订通俗伤寒论》）：高丽参一钱至钱半，淡附片五分，川桂枝一钱，羌活、清炙草、防风各八分，绵芪皮（酒洗）钱半，北细辛三分。

5. 风寒表实兼饮证

【证候原文】伤寒表不解，心下有水气，干呕，发热而咳，或渴，或利，或噎，或小便不利，少腹满，或喘者，小青龙汤主之。（40）

【治法】辛温解表，温肺化饮。

【方药】小青龙汤：麻黄（去节）、芍药（去皮）、桂枝、干姜、甘草（炙）、细辛各三两，五味子半升，半夏（汤洗）半升。以水一斗，先煮麻黄，减二升，去上沫，内诸药，煮取三升，去滓，温服一升。

【阐述】"青龙"为水神，方名青龙则提示主治水饮证。对于本证，多数人认为是外寒兼宿饮。我们认为饮既可是宿饮，也可是外感寒邪后的病理产物。太阳包括足太阳膀胱和手太阳小肠，膀胱为州都之官而津液出焉，小肠为受盛之官而转输清浊。肺输布津液，为水之上源。外感寒邪，卫阳被遏，肺失宣肃，故恶寒、发热、咳喘有痰。寒束气机，津液输布排泄障碍则小便不利、少腹满、痰涎清稀量多。津液停滞而不上润则口渴，咽喉失润则噎。津液内停而下流肠道则泄利。痰饮随气逆，上冲于喉则喉间痰鸣。

寒者热之，病痰饮者以温药和之，故治宜辛温解表、发汗透邪、温散痰饮，方用小青龙汤。小青龙汤是麻黄汤去杏仁加芍药、五味子、半夏、干姜，含对方甘草干姜汤、芍药甘草汤、甘草麻黄汤、小半夏汤、桂枝甘草汤和角方半夏散。方中麻黄桂枝相须为用，辛温解表、发汗祛邪，且麻黄宣肺平喘、利水，桂枝温阳化气行水。臣以干姜、细辛，既温肺化饮，又助麻桂解表祛邪。脾主运化津液，胃主降浊，脾胃为升降之枢，枢机不畅则津液停聚为痰，故佐以半夏燥湿化痰、和胃降逆，使以甘草解毒化痰止咳、益气和中、调和诸药。干姜、甘草、半夏相伍，温脾运脾和胃，调畅气机，增强祛寒化痰饮之力。本方可不去杏仁，因杏仁宣肺肃肺、化痰止咳平喘，并治水气病。

对于芍药和五味子，多数医家及教材认为脾肺本虚，纯用辛温发散，恐耗伤肺气，故佐五味子敛肺止咳、芍药和养营血。我们认为，防辛散太过可通过调整辛散药物及用量实现，药方之酸涩不是取决于某味药物性味之酸涩，用五味子是取其敛降上逆之肺气以止咳平喘，但宜用南五味子。《神农本草经》云五味子"主益气，咳逆上气。"《本草蒙筌》云："风寒咳嗽，南五味为奇。"《鸡峰普济方》云："治肺经感寒，咳嗽不已。"芍药，《神农本草经》云："味苦，平。主邪气腹痛，除血痹，破坚积、寒热、疝瘕，止痛，利小便，益气。"寒束经脉不利则气血不畅，又肺朝百脉，肺气失宣肃则气血郁滞，治当疏通气血，故芍药用赤芍，赤芍是味苦涌泄之品，通脉络和除寒热、少腹满。痰多气喘、喉中痰鸣加桔梗、射干、苏子、款冬花、葶苈子泻肺降气、化痰平喘，鼻塞清涕多加辛夷、苍耳子宣通鼻窍，咽喉痛加升麻、薄荷、桔梗解毒利咽，水肿加茯苓、猪苓利水消肿。痰饮化热加黄芩、石膏、桑白皮之类泄热化痰。

6. 风寒表实兼郁热证

【证候原文】太阳中风，脉浮紧，发热恶寒，身疼痛，不汗出而烦躁者，大青龙汤主之。若脉微弱，汗出恶风者，不可服之，服之则厥逆，筋惕肉𥆧，此为逆也。（38）

【治法】发汗透邪，清泄郁热。

【方药】大青龙汤：麻黄（去节）六两，桂枝、甘草（炙）各二两，杏仁（去皮尖）四十个，生姜三两，大枣十枚，石膏如鸡子大（碎）。以水九升，先煮麻黄，减二升，去上沫，内诸药，煮取三升，去滓，温服一升，取微似汗，汗出多者，温粉粉之。一服汗者，停后服。汗多亡阳，遂虚，恶风烦躁，不得眠也。

【阐述】风为百病之长，此"太阳中风"即外感风寒。寒束肌腠，经气不舒，卫闭营郁，故恶寒发热、身疼痛、无汗、脉紧。寒蕴阳怫则化热，热扰神明则烦躁，寒闭阳郁重或素体阳亢则高热。热则伤津，又寒邪束肺而津液失布，故口渴。

本证以恶寒发热、头身疼痛、无汗、烦躁、口渴、脉浮紧为辨证要点。治宜以辛温解肌、发汗透邪，以辛寒清泄郁热，方用大青龙汤。本方含对方甘草麻黄汤、桂枝甘草汤和角方三拗汤及隔方麻黄汤、麻杏石甘汤等，以麻黄汤解表发汗透邪，因不以喘证为主，故减杏仁量。里有郁热，故加辛甘寒之石膏清泄里热，与麻黄配伍既透达郁热，又制辛温太过之弊，含麻杏石甘汤之义。无津不能作汗，故以甘草、生姜、大枣补脾胃以资汗源。本方寒热并用，表里同治，发中寓补，汗出有源，侧重于"在表者，汗而发之"，祛邪不伤正。大青龙汤倍用麻黄加生姜，比麻黄汤更峻猛，故"脉微弱，汗出恶风者，不可服"，应汗出即止，不可过汗，所谓"取微似汗"。否则，汗多则耗津损阳，产生变证和坏病。高热口渴重用石膏加天花粉清热生津。咽喉肿痛加金银花、连翘、牛蒡子、升麻解毒利咽。内有痰饮，痰饮蕴结化热，证见胸满咳嗽气喘、喉间痰鸣，加厚朴、半夏、五味子理气宽胸、化痰止咳，或用《金匮要略》小青龙加石膏汤、越婢加半夏汤、厚朴麻黄汤或《肘后备急方》麻黄解肌汤加减。

【附方】小青龙加石膏汤：麻黄、芍药、桂枝、细辛、甘草、干姜各三两，五味子、半夏各半升，石膏二两。以水一斗，先煮麻黄，去上沫，内诸药，煮取三升。强人服一升，赢者减之，日三服，小儿服四合。

麻黄解肌汤：麻黄、甘草、升麻、芍药、石膏各一两，杏仁二十枚，贝齿三枚。

7. 风寒表实兼气虚证

【证候原文】人参败毒散治伤寒时气，头痛项强，壮热恶寒，身体烦疼，及寒壅咳嗽，鼻塞声重，呕哕寒热，并皆治之。（《太平惠民和剂局方》）

【治法】益气解表，发汗透邪。

【方药】人参败毒散：柴胡、甘草、桔梗、人参（去芦）、芎䓖、茯苓、枳壳、前胡、羌活、独活各三十两，为粗末。每服二钱，水一盏，加生姜、薄荷各少许，同煎七分，去滓，不拘时服，寒多则热服，热多则温服。

【阐述】外感寒邪，腠理玄府郁闭，卫阳被遏，正邪交争，故憎寒壮热、无汗。寒束敛经脉则经气不利，故头项强痛、肢体酸痛。寒束气机，肺气不宣则鼻塞声重、咳嗽有痰。素体气虚则运化失常，痰湿内生，故胸脘满闷、呕逆恶心。气虚鼓动无力，故倦怠无力、气短懒言、脉细，气虚寒束则脉细紧。

本证以神疲乏力、憎寒壮热、头项强痛、肢体酸痛、无汗、鼻塞声重、咳嗽、脉细紧为辨证要点。虚则补之，在表者汗之，故治以人参败毒散（《圣济总录》名羌活汤、十味汤，《鸡峰普济方》名人参前胡散）。从方药组成分析，本方是小柴胡汤（柴胡、半夏、人参、甘草、黄芩、生姜、大枣）、桔梗汤（桔梗、甘草）及逍遥散（甘草、当归、白茯苓、白芍药、白术、柴胡、烧生姜、薄荷）合方化裁而成。《伤寒论》云："血弱气尽，腠理开，邪气因入，与正气相抟，结于胁下，正邪分争，往来寒热，休作有时，嘿嘿不欲饮食。脏腑相连，其痛必下，邪高痛下，故使呕也。小柴胡汤主之。"《太平惠民和剂局方》曰："逍遥散治血虚劳倦，五心烦热，肢体疼痛，头目昏重，心悸颊赤，口燥咽干，发热盗汗，减食嗜卧及血热相抟，月水不调，脐腹胀痛，寒热如疟。又疗室女血弱阴虚，荣卫不和，痰嗽潮热，肌体羸瘦，渐成骨蒸。"本证是气虚而感寒凉之邪，非血虚感寒凉，故去当归、白芍、大枣；因不是邪入少阳化热，故去黄芩；因无胃气郁逆之痞满呕吐，故去半夏；寒凉之邪郁肌腠，故加辛温散寒、解表透邪之品。方以人参益气生津，合生姜、甘草、茯苓健脾开胃益气，以资化源，鼓舞气血，托邪御邪于外；加辛温散寒祛湿之羌活祛上部寒湿，独活祛下部寒湿，合用是治一身风寒湿药对。枳壳合桔梗一升一降，是宣肃肺气、畅通气机、宽胸利膈药对；枳壳合柴胡、川芎理气宽胸、行气活血，柴胡合川芎解肌透邪、行气散郁、活血止痛；肺失宣肃则津液失布而生痰湿，故以桔梗汤加前胡合茯苓，以宣肃肺气、化痰湿。薄荷芳香走窜，轻扬通窍，透邪散滞，既助解表，又解毒利咽；甘草兼以止咳化痰、解毒利咽、协调诸药，合桔梗即《伤寒论》桔梗汤，善利咽喉。全方解表不伤正，补而不腻邪。《寓意草》云："伤寒病有宜用人参入药者，其辨不可不明。盖人受外感之邪，必先发汗以驱之。其发汗时，惟元气大旺者，外邪始乘药势而出；若元气素弱之人，药虽外行，气从中馁，轻者半出不出，留连为困，重者随元气缩入，发热无休。所以虚弱之体，必用人参三五七分，入表药中，少助元气，以为驱邪之主，使邪气得药，一涌而去，全非补养虚弱之意也。"《医宗金鉴·删补名医方论》载赵羽皇语："人之伤寒，悉由元气不固，肤腠之不密也。昔人常言伤寒为汗病，则汗法其首重矣。然汗之发也，其出自阳，其源自阴。故阳气虚则营卫不和而汗不能作；阴气弱则津液枯涸而汗不能滋。但攻其外，不固其内可乎？表汗无如败毒散、羌活汤。其药如二活、二胡、芎、苍、辛、芷，群队辛温，非不发散，若无人参、生地之大力者居乎其中，则形气素虚者，必至亡阳；血虚挟热者，必至亡阴，而成痼疾矣。是败毒散之人参，与冲和汤之生地，人谓其补益之法，我知其托里之法。盖补中兼发，邪气不至于流连；发中带补，真元不至于耗散，施之于东南地卑气暖之乡，最为相宜，此古人制方之义。然形气俱实，或内热炽盛，则更当以河间法为是也。"表寒重加荆芥、防风解表散寒；头痛甚加白芷、藁本解表止痛。若咳喘痰多、胸脘痞闷、呕逆，加陈皮、半夏理气化痰。后世以本方化裁制定主治卫表风寒湿证的荆防败毒散，又以荆防败毒散化裁制定同名方数十首。本证可用麻黄汤、桂枝汤加黄芪、党参，或用参苏饮、九味仓廪汤、麻黄人参芍药汤加减。

【附方】麻黄人参芍药汤（《脾胃论》）：人参、麦冬各三分，桂枝、当归各五分，麻黄、炙甘草、白芍、黄芪各一钱，五味子二个。以水三盏，煮麻黄一味，令沸，去沫，至二盏，入余药同煎至一盏，去滓，临卧热服。

九味仓廪汤（《重订通俗伤寒论》）：潞党参、薄荷、防风、前胡、苦桔梗各一钱至钱半,羌活八分至一钱,茯苓二钱至三钱,清炙草六分至八分,陈仓米三钱至四钱,水煎服。

参苏饮(《太平惠民和剂局方》):人参、紫苏叶、木香、干葛、半夏(姜汁制,炒)、前胡各半两。为散,每服四钱,水一盏半,姜七片,枣一个,煎六分,去滓,微热服。

8. 风寒表实兼阴虚证

【证候原文】葳蕤汤治冬温及春月中风,伤寒则发热头眩痛,喉咽干,舌强胸内疼,心胸痞满,腰背强。(《小品方》)

【治法】滋阴解表,清泄里热。

【方药】葳蕤汤(《备急千金要方》):葳蕤、白薇、麻黄、独活、杏仁、川芎、甘草、青木香各二两,石膏三两。以水八升煮取三升,去滓,分三服,取汗。若一寒一热,加朴硝一分及大黄三两下之。

【阐述】当今中医教材基本上不言阴虚感寒,与实际情况不符。临床上常见气候寒冷时,素体阴虚者亦感寒发病。外感寒邪,腠理郁闭,卫阳郁遏,正邪交争,经脉不舒,则恶寒发热、项背强痛、无汗。阴虚生内热,故身热而午后明显,脉数。阴虚失润养则口咽干燥、脉细。

本证以恶寒发热、头痛、肌肉酸痛、鼻流清涕、咳嗽、口干、唇红咽痛、舌有裂纹、舌苔白或黄、脉细数为辨证要点。治当微汗透邪、滋阴泄热,不可辛温发汗太过,以防伤津耗阴损阳。葳蕤汤含甘草麻黄汤、三拗汤、麻杏石甘汤,以麻杏石甘汤宣肺泄热、化痰平喘,加葳蕤(玉竹)滋阴生津和助汗源,合麻黄共为君,以滋阴发汗;加独活合麻黄发汗解表祛湿,葳蕤合白薇润肺止咳,白薇合石膏透邪泄热;寒束气机则经气不利,肺胃气滞,故加川芎、青木香舒经活络、理气行血,以止胸腹身痛。冉雪峰《八法效方举隅》云:"葳蕤汤一方……乃麻杏石甘汤之变相,加白薇以清上,独活以清下,皆所以助麻黄解表;玉竹合石膏能清能润,川芎伍青木香则疏而能清……芳香则化浊,柔润则益阴。故寒温夹杂、热壅气郁、热中伏寒、寒中包火,悉可治之。"恶寒轻可去麻黄合葱豉汤微汗解表透邪,头项痛加葛根解肌缓筋,便秘加瓜蒌仁、郁李仁通腑。

9. 风寒表实兼血虚证

【证候原文】此病(天行病)复发,不但起动劳役,或因饮食稍多,或因言语过分,或缘视听不节,或为动转不常,皆成此复。若复甚者,乃至不救,剧于初得病时,不可以复发而云轻易,劳复状一如伤寒初有。如此者,宜合葱白等七味饮,服之渐覆取汗方。(《外台秘要》)

【治法】养血解表。

【方药】葱白七味饮：葱白连须一升，干葛、生麦门冬（去心）、干地黄各六合，新豉一合，生姜二合。劳水八升，煎之三分减二，去滓，分温三服。如觉欲汗，渐渐覆之。兼主伤寒。

【阐述】天行病包括伤寒，故方"兼主伤寒"。外感寒邪，腠理郁闭，卫阳被遏，营阴郁滞，正邪交争，故恶寒发热、无汗、头身疼痛。素体阴血亏虚则生内热，加之阳怫化热，热伤血络则血溢脉外，故可伴衄血，如鼻衄，但不是必见症。寒性收敛凝滞，又阴血亏虚则血脉失充而瘀，故脉细迟。

本证以恶寒、无汗、头身疼痛、脉细或迟为辨证要点。汗血同源，汗出耗津，辛温发汗太过则有亡津亡血之变，故不可单纯辛温解表。《伤寒论》云："脉浮紧者，法当身疼痛，宜以汗解之，假令尺中迟者，不可发汗，何以知然？以荣气不足，血少故也。"但邪在卫表，非汗解不可，故治当养血解表，方用葱白七味饮。本方系《肘后备急方》葱豉汤加味，《外台秘要》称方出自许仁则，《太平圣惠方》名葛根汤，《类证活人书》引作七味葱白汤。方以葱豉汤发汗解表，地黄合麦冬养血滋阴津，葛根解肌发表、生津，葛根合地黄、麦冬养血滋汗，生姜辛散表邪、开胃和中以资生化。"劳水"又称"甘澜水"，澜同灡，淘米水，味甘性平而滋养脾胃，劳水煎药以增强养血功效。本方发汗而不耗血，养血而不腻滞，不仅适宜血虚表寒证，也适宜血虚表热证。何秀山按《通俗伤寒论》云："葱白香豉汤，药味虽轻，治伤寒寒疫，三日以内，头痛如破，及温病初起烦热，其功最著。配以地、麦、葛根，养血解肌，百劳水轻宣流利，即治虚人风热，伏气发温，及产后感冒，靡不随手获效。真血虚发汗之良剂，凡夺血液枯者，用纯表药全然无汗，得此阴气外溢则汗出。"本证可用桂枝四物汤、麻黄四物汤、荆防四物汤、除邪清肺汤加减。

【附方】桂枝四物汤（《素问病机气宜保命集》）：当归、熟地黄、川芎各二钱，炒白芍、桂枝各三钱，炙甘草一钱，姜枣为引，水煎服。

麻黄四物汤（《医宗金鉴》）：当归、熟地黄、白芍、川芎各二钱，麻黄、桂枝、甘草各一钱，杏仁二十粒。

荆防四物汤（《医宗金鉴》）：荆芥、防风、当归、生地黄、白芍、川芎。

除邪清肺汤（《罗氏会约医镜》）：当归二钱，酒炒白芍一钱半，前胡一钱半，半夏、陈皮、杏仁、茯苓、甘草各一钱，荆芥穗八分，麻黄（留节）四五分，加生姜大枣为引，热服。有汗去麻黄加桂枝八分。

附刘绪银医案：孙某，女，35岁，2020年9月5日初诊。受凉后恶寒怕冷，无发热，胸闷咳嗽气促、痰白，咽喉黏滞感，背酸胀隐痛，神疲肢冷，面色白，月经量少、先暗后淡，舌淡苔白，脉细紧。诊断为感冒，辨证为血虚感寒，治以养血和营、解表散寒。麻黄四物汤加减：麻黄绒 5g，桂枝 8g，当归 10g，熟地黄 20g，白芍、川芎、赤芍、杏仁各 10g，甘草 5g，生姜 3 片，大枣 3 枚，3 剂。日 1 剂，水煎 2 次，取汁混匀，分 2 次服，药渣煎水泡足 10 分钟。服 1 剂后，恶寒肢冷显著减轻，咳嗽减轻；服 3 剂后稍咳嗽咯白痰，咽喉黏滞，予以原方去桂枝加浙贝母 10g、桔梗 10g、法半夏 8g，服 3 剂而愈。

10. 寒客咽喉证

【证候原文】少阴病，咽中痛，半夏散及汤主之。(313)

【治法】散寒开痹，利咽止痛。

【方药】半夏散：半夏（洗）、桂枝（去皮）、甘草（炙）各等分，各别捣筛已，合治之，白饮和服方寸匕，日三服。若不能散服者，以水一升，煎七沸，内散两方寸匕，更煎三沸，下火令小冷，少少咽之。

【阐述】"白饮"指米汁。陶潜《搜神后记》云："又有草屋，中有二人对坐围棋。局下有一杯白饮。坠者告以饥渴，棋者曰：'可饮此。'遂饮之，气力十倍。"明·高启《朝鲜儿歌》云："黄金掷买倾装得，白饮分餐趁舶归。"明·徐渭《无题》诗曰："半生不复作鲸吞，白饮无红搅不浑。"《伤寒论》有酒水之分和"白饮"与水出现在同一条文中，《伤寒论》第 71 条："右五味，捣为散，以白饮和服方寸匕，日三服。多饮暖水，汗出愈。如法将息。"故此白饮当是米汁，是煮米饭时舀出的米汤。

咽喉外连口鼻而为肺之系，足少阴肾经循咽喉，足少阴肾与足太阳膀胱相合，肺外合皮毛，太阳主表，故原文虽曰少阴病，但实是卫分病。寒邪客咽喉则咽喉不利，表现为咽喉肿痛、咽痒、声音嘶哑、吞咽不适，可伴恶寒、发热、头痛、舌苔白、脉紧等。

本证多见于感冒、急性扁桃体炎、急性咽喉炎等病，辨证以咽喉肿痛、声音嘶哑、恶寒身冷、舌苔白、脉紧为要点。治宜散寒开痹、利咽止痛，方用半夏散。半夏散含桂枝甘草汤，以半夏散寒开痹、利咽散结，桂枝散寒通阳、温通经脉。甘草解毒化痰、利咽止痛、解半夏毒。《伤寒论》云："少阴病，二三日，咽痛者，可与甘草汤。"甘草合半夏解毒化痰、利咽止痛，又甘草解半夏之毒。白饮护胃益胃、益气保津而防半夏、桂枝辛燥劫阴伤胃。临证可加桔梗合甘草增强利咽之力，咽喉红肿加浙贝母、赤芍活血散结消肿，恶寒身冷加荆芥、羌活祛风散寒，咳嗽加麻黄、杏仁宣肺止咳。本证可用六味汤加减。

【附方】六味汤（《喉科指掌》）：荆芥穗、薄荷各三钱，炒僵蚕、桔梗、生粉草、防风各二钱。为末，煎数滚去渣，温服，连连漱下，泡之亦可。

三、卫分寒湿证

卫分寒湿即《金匮要略》太阳风湿、《温病条辨》上焦湿温病卫分证，多因淋雨涉水、居处阴冷潮湿、冒受雾露等所致。临床表现为恶寒发热、身热不扬、头身酸楚困重疼痛，治以解表透邪、芳香宣化为主。

（一）提纲

【证候原文】风湿相搏，一身尽疼痛，法当汗出而解，值天阴雨不止，医云此可发汗，汗之病不愈者，何也？盖发其汗，汗大出者，但风气去，湿气在，是故不愈也。若治风湿者发其汗，但微微似欲出汗者，风湿俱去也。（《金匮要略》）

头痛恶寒，身重疼痛，舌白不渴，脉弦细而濡，面色淡黄，胸闷不饥，午后身热，状若阴虚，病难速已，名曰湿温。（《温病条辨》）

【阐述】淋雨涉水、居处潮湿、冒受雾露则湿淫肌表。湿性黏腻、重着，寒湿壅滞肌表，经脉不利，卫阳被遏，正邪交争则恶寒、发热而身热不扬、头重身困。湿遏阳气，午后阳入阴分，故身热状若阴虚。湿滞关节则四肢关节酸楚沉重、疼痛、活动不利；湿阻气机，升降失常则胸脘痞闷、大便溏泄；湿性趋下，故小便混浊。辨证以恶寒发热、身热不扬、头身酸楚困重、舌淡苔腻、脉濡为要点。治当汗解，贵在辛散芳宣、微汗透邪，组方当遵《素问·至真要大论》"湿淫所胜，平以苦热，佐以酸辛，以苦燥之，以淡泄之。湿上甚而热，治以苦温，佐以甘辛，以汗为故而止"的原则，常用羌活、藿香、防风、佩兰、杏仁、薏苡仁、香薷、竹叶、苍术、白术等。

（二）常见证治

1. 寒湿表实证

【证候原文】病者一身尽疼，发热，日晡所剧者，名风湿。此病伤于汗出当风，或久伤取冷所致也，可与麻黄杏仁薏苡甘草汤。（《金匮要略》）

湿家身烦疼，可与麻黄加术汤，发其汗为宜，慎不可以火攻之。（《金匮要略》）

【治法】辛温解表，发汗透湿。

【方药】麻杏苡甘汤：麻黄半两（去节，汤泡），甘草一两（炙），薏苡仁半两，杏仁十个（去皮尖）。锉麻豆大，每服四钱匕，水盏半，煮八分，去滓，温服，有微汗。

麻黄加术汤方：麻黄（去节）三两，桂枝二两（去皮），甘草（炙）一两，杏仁（去皮尖）七十个，白术四两。以水九升，先煮麻黄，减二升，去上沫，内诸药，煮取二升半，去滓，温取八合，覆取微似汗。

【阐述】本证因寒冷季节时冒雨淋湿所致。寒与湿合，郁于肌表，腠理郁闭，卫阳被遏，正邪交争，故恶寒发热。寒湿束经脉则经气不利，故一身疼痛。

本证多见于感冒、流行性感冒、风湿热、急性肾炎等病，以恶寒发热、一身尽疼、舌苔白腻、脉紧或濡为辨证要点。治当辛温解表、发汗透湿。湿重寒轻用麻杏苡甘汤，本方是麻黄汤去桂枝加薏苡仁，但含治水气病的甘草麻黄汤、三拗汤等方。湿胜则阳微，发汗太过则易致阳随汗伤，故只能微汗，不可火攻，故去桂枝；加甘淡性凉之薏苡仁淡渗利湿、通痹止痛，治肌腠筋骨之湿。《神农本草经》云薏苡仁"主筋急拘挛，不可屈伸，风湿痹，下气"。四药配伍，轻清宣化，解表祛湿，在表之风湿得微汗而解。肌肤水肿加生姜皮、茯苓皮、白茅根、泽泻利水消肿，关节痛加秦艽、忍冬藤祛湿通痹，咽痛咳嗽加桔梗、半夏宣肺利咽、化痰止咳，腹泻加厚朴、佩兰、草豆蔻燥湿化湿。

寒重湿轻用麻黄加术汤，以麻黄汤解表发汗，开腠理以透湿外出。方中之术，多数医家认为是白术，不妥。汉代无白术之名，《神农本草经》、马王堆汉墓医籍、居延汉简、东汉医简《治百病方》等有"术"而无"白术"，术分苍、白始于晋后。林亿校《备急千金要方》云："古书惟只言术，近代医家或以术为苍术，今则加以白字，庶乎临用无惑矣。"《本草衍义》云："古方及《本经》只言术，未见分其苍、白二种也，只缘陶隐居言术有两种。"《本草经疏》云："术，《本经》无分别，陶弘景有赤、白二种，近世乃有苍、白之分，其用较殊。"《本草正义》云："《本草经》及《别录》皆称术而无苍、白之分，陶氏弘景及宋之苏颂皆言术以茅山为胜，似今之所谓茅山苍术，亦即古之所谓术也。"苍术味辛苦、性温，气温芳香，善发散肌腠之湿，且芳香醒脾化湿，《本草纲目》称其"散风除湿解郁……治一切风湿筋骨痛"，《本草从新》谓其"燥胃强脾，发汗除湿，能升发胃中阳气"。白术味苦甘、性温，健脾益气、燥湿利水，善治脾虚内湿。故本方当用苍术。脾虚内湿用白术或苍术、白术同用，本证可用麻附五皮饮加减。

【附方】麻附五皮饮（《重订通俗伤寒论》喻氏方）：麻黄、生姜皮各一钱，淡附片八分，浙苓皮三钱，大腹皮二钱，细辛五分，新会皮钱半，五加皮三钱。

附刘绪银医案：朱某，男，45岁，2018年9月10日初诊。有痛风病史。2日前涉水受凉后恶寒发热，双膝、踝关节肿痛，一身酸楚困重，鼻塞流涕，服小柴胡颗粒冲剂，唯发热止，余症未减，反咳嗽。刻诊：恶寒，双膝、踝关节肿胀、压痛，大便稍溏，舌淡红苔白腻，脉缓。辨证为寒湿郁表，壅滞筋骨。麻杏苡甘汤加减：麻黄8g，羌活、独活、杏仁、苍术、石菖蒲各10g，薏苡仁30g，川牛膝12g，甘草5g。3剂，日1剂，水煎2次，取汁混匀，分2次温服，药渣煎水泡足15分钟，并以药渣温敷膝踝关节20分钟。用1剂身微汗出而恶寒止，膝、踝关节汗出而疼痛减轻。3剂后膝、踝关节肿痛基本控制，咳嗽止。

2. 阴湿遏卫证

【证候原文】恶寒无汗，身重头痛，湿在表分。宜藿香、香薷、羌活、苍术皮、薄荷、牛蒡子等味。头不痛者，去羌活。身重恶寒，湿遏卫阳之表证。头痛必挟风邪，故加羌活，不独胜湿，且以祛风。此条乃阴湿伤表之候。（《湿热病篇》）

【治法】芳香化湿，宣透卫分。

【方药】藿薷汤（新定名）：藿香、香薷、羌活、苍术皮、薄荷、牛蒡子。

【阐述】湿未化热称"阴湿"，章虚谷云："以其恶寒而不发热，故为阴湿。"本证见于长夏之季，长夏雨水较多，气候闷热，湿蒸热郁，冒雨涉湿则湿郁卫表，腠理郁闭，卫阳被遏，故恶寒无汗。正邪交争则发热，但发热不是必备症。湿郁气机，经气不利，升降失常，故头身困重疼痛、胸闷脘痞、泄泻。

本证以恶寒或伴发热、胸闷脘痞、体倦身重、脘腹不适、舌苔白腻、脉濡缓为辨证要点。本证与寒湿犯表相似，均恶寒、无汗、头重身痛等，但寒湿犯表是寒与湿合，多见于冬春季节，治以发汗解表祛湿为主，方用麻黄加术汤、麻杏苡甘汤。阴湿是夏季感湿邪，治以芳化宣透为主，以辛散芳香之藿香、苍术皮、香薷宣透化湿，佐羌活祛风胜湿，薄荷、牛蒡子透邪解毒。咳喘加杏仁、桔梗、厚朴宣肺理气、燥湿化痰，湿盛加茯苓、猪苓、泽泻、薏苡仁淡渗利湿。本证可用藿朴夏苓汤加减。

【附方】藿朴夏苓汤（《感证辑要》引《医原》）：藿香二钱，川朴、白蔻仁、通草各一钱，姜半夏、泽泻各一钱半，赤苓、杏仁、猪苓、淡香豉各三钱，生苡仁四钱。

附刘绪银医案：张某，男，45岁，2013年7月15日初诊。昨天涉水，夜间开空调而未盖被受凉，恶寒发热，头困重疼痛，一身酸痛，咽喉疼痛，胸闷，稍咳嗽、痰白量少，脘痞纳呆，大便溏，舌淡红苔白稍腻，脉紧。辨证为阴湿遏卫，治以解表透邪、芳香化湿为法。藿香10g、香薷8g、羌活10g、苍术9g、薄荷15g、牛蒡子8g、桔梗10g、甘草5g，2剂，日1剂，水煎2次，沸后10分钟即服，药渣煎水泡足10分钟。服1次即稍出汗，汗后觉轻快，服完1剂并药渣煎水泡足后，即大汗出而症状显著减轻，一身爽快，用完2剂后胃脘稍痞满、口稍干，予以藿香梗、苏梗、薄荷各10g，2剂，日1剂，水煎当茶饮。

3. 寒湿郁经证

【证候原文】诸肢节疼痛，身体魁羸，脚肿如脱，头眩短气，温温欲吐，桂枝芍药知母汤主之。（《金匮要略》）

如肩背痛，不可回顾，此手太阳气郁而不行，以风药散之。如背痛项强，腰似折，项似拔，上冲头痛者，乃足太阳经之不行也，以羌活胜湿汤主之。（《脾胃论》）

【治法】祛风胜湿，通络止痛。

【方药】桂枝芍药知母汤：桂枝、知母、防风各四两，芍药三两，甘草、麻黄各二两，生姜、术各五两，附子二枚（炮）。水七升，煮取二升，温服七合，日三服。

羌活胜湿汤：羌活、独活各一钱，甘草、藁本、防风各五分，蔓荆子三分，川芎二分。水二盏，煎至一盏，去滓，食后温服。

【阐述】"魁羸"形容关节肿大。"脚肿如脱"形容脚肿胀，麻木不仁犹如和身体脱离一样。"温温"与"愠愠"通，指郁闷不舒，《素问·玉机真脏论》云："太过则令人逆气而背痛，愠愠然。"《备急千金要方》云"有寒心下愠愠欲呕，胸膈满，不欲食""绕脐恻恻，随上下按之挑手，心中愠愠，如有虫状"。

冒雨淋水或久居湿地，湿郁肌表则经气不畅，故头痛身重，或腰脊疼痛，难以转侧。湿胜则关节肿胀。本证多见于风湿性关节炎、类风湿关节炎、强直性脊柱炎、风湿热等，辨证以头身重痛或腰脊痛、骨节冷痛肿胀、苔白腻、脉紧为要点，治以辛温发散、宣透经络为法，方用桂枝芍药知母汤、羌活胜湿汤。

对于桂枝芍药知母汤，药味组成可看作是麻黄汤合桂枝汤去杏仁、大枣，合甘草附子汤加防风、术、知母；亦可看作是麻黄汤合桂枝加附子汤去杏仁、大枣，加防风、术、知母，或看作麻黄附子甘草汤合桂枝汤去杏仁加防风、术、知母。方中术用苍术，芍药用赤芍。以麻黄、桂枝发散寒湿，合附子温通经脉、散寒止痛；苍术、防风祛风除湿；经脉郁闭则化热伤阴，故以味苦之知母、芍药涌泄水气、利关节、坚阴。《神农本草经》云知母"主消渴热中，除邪气肢体浮肿，下水，补不足，益气"，芍药"除血痹，破坚积寒热，疝瘕，止痛，利小便，益气"。且知母制辛温发散太过之弊，芍药活血通痹，生姜解表化湿、散寒止痛、和胃止呕，甘草利湿气、和胃缓急、调和诸药，芍药合甘草即芍药甘草汤而缓急止痛。全方发表透邪、微汗通阳、调和营卫、散寒除湿、温经止痛，适宜于关节肿痛甚、局部红肿者。

羌活胜湿汤以辛苦温燥之羌活祛上部之湿、独活祛下部之湿，两药相合以散一身上下之寒湿，通利关节而止痹痛，是发散寒湿药对，共为君。臣以防风、藁本祛风胜湿、止头痛，二药配伍是祛头部之湿药对。佐以川芎活血行气、通络止痛，蔓荆子祛风止痛，使以甘草利湿气、和诸药。全方辛苦温散，解表宣透，使肌表之寒湿随汗而解，适宜于四肢关节游走性疼痛较甚者。张璐《张氏医通》云："此治头项之湿，故用羌、防、芎、藁一派风药，以祛上盛之邪。然热虽上浮，湿本下著，所以复用独活透达少阴之经。其妙用尤在缓取微似之汗，故剂中加用甘草，以缓诸药辛散之性，则湿著之邪亦得从中缓去，无藉大开汗孔，急驱风邪之法，使肌腠餧弱无力，湿邪因之内缩，但风去而湿不去也。"

本证应与寒湿伤表、阴湿遏卫相鉴别。寒湿伤表是寒湿郁肌表，以恶寒发热、无汗、头身困重、脉紧为主，治疗贵在发汗解表透湿，故用麻黄汤之类；阴湿遏卫见于湿温初起，以恶寒发热、身热不扬、胸闷脘痞、体倦身重、脘腹不适为主，治疗贵在宣透，故用藿香、豆豉、厚朴之类；寒湿郁经是寒湿郁滞经脉，以头身重痛或腰脊痛为主，治以宣透祛湿、通络止痛为主，用羌活、独活、藁本、川芎。

【附方】羌活胜湿汤（《奇效良方》）：羌活、独活各二钱，藁本、防风、蔓荆子、川芎各一钱，甘草（炙）半钱，生姜五片。作一服，水二钟，煎至一钟，食后温服。如身重腰沉沉然，乃经中有湿热也，加黄柏一钱、附子半钱、苍术二钱。

蠲痹汤（《医学心悟》）：羌活、独活各一钱，桂心五分，秦艽一钱，当归三钱，川芎七分，甘草（炙）五分，海风藤二钱，桑枝三钱，乳香、木香各八分。

附刘绪银医案：李某，女，38岁，2016年9月10日诊。患颈椎病3年，劳累受凉后则颈部僵硬。5天前淋雨后颈部僵硬疼痛、活动受限，经治未见明显改善。刻诊：颈部僵硬疼痛，活动受限，伴头重如裹，腰腿疼痛，舌苔淡红，苔白腻，脉浮。证属风寒湿痹阻经脉，治宜祛风除湿、通脉止痛。羌活胜湿汤加味：羌活10g、独活10g、川芎10g、蔓荆子10g、藁本9g、防风10g、葛根10g、片姜黄10g、薏苡仁15g、白芍10、甘草6g，日1剂，水煎2次，混匀，分2次服，药渣热敷颈部。用药3剂，症状平伏。

4. 风湿表虚证

【证候原文】风湿，脉浮、身重、汗出恶风者，防己黄芪汤主之。（《金匮要略》）

【治法】益气解表，透邪逐湿。

【方药】防己黄芪汤：防己一两，甘草（炒）半两，白术七钱半，黄芪（去芦）一两一分。锉麻豆大，每抄五钱匕，生姜四片，大枣一枚，水盏半，煎八分，去滓温服，良久再服。喘者加麻黄半两；胃中不和者加芍药三分；气上冲者加桂枝三分；下有陈寒者加细辛三分。服后当如虫行皮中，从腰下如冰，后坐被上，又以一被绕腰以下，温令微汗，差（《太平惠民和剂局方》用量不同）。

【阐述】素体虚弱，肌表不固，腠理疏松，淋雨涉水，冒触寒湿则邪郁肌表，故汗出、恶风、脉浮。湿性重着，故身重。湿胜则阳微，寒湿表虚也可因风湿之邪久郁肌表，损伤卫阳所致。湿胜则肿，湿胜则泻，故可面目浮肿、大便溏泄。

本证辨证以头身困重、汗出、恶风寒、舌淡苔白、脉浮为要点。邪在表者汗之，伤寒表虚基本方是桂枝汤，本证是体虚而肌表不固，外感风湿，湿病不可大汗与火攻，故以益气解表、透邪逐湿为法，方用防己黄芪汤。

防己黄芪汤是桂枝汤去桂枝、芍药加防己、黄芪，去桂枝是防发汗太过伤阴损阳，去芍药是因其性凉而不利于温阳化湿。方中防己味辛发散，味苦涌泄，以透湿邪、通经络、利水消肿，善祛肌腠经络之湿。《名医别录》云：防己主治"伤寒寒热邪气，中风手脚挛急……通腠理，利九窍"。黄芪味甘性温，气薄味浓，益气固表达邪，兼利水祛湿。防己、黄芪配伍是固表透湿药对，共为君。臣以白术健脾益气以助黄芪固表，燥湿以助防己逐湿。甘草味甘，健脾和中化湿，炒用则性温燥湿，兼调和诸药。生姜味辛性温，解表散寒、温化水湿、鼓舞卫气；大枣补中益气养血，姜枣相伍调和营卫。全方以健脾胃药为主，脾主运化、脾主卫，卫气出上焦，上焦出于胃，脾胃得健则卫气旺，水湿得运化。诸药配伍严谨，使卫阳振奋而运行周身，风湿外达，故服药后可出现"如虫行皮中"之感。药后有"腰下如冰"之感是湿欲下行而卫阳不振，故当"坐被上，又以一被绕腰以下"，以温暖助阳，使津液蒸腾发越以微汗透湿。喘加麻黄宣肺平喘，脘腹痛加芍药合甘草、生姜温中散滞、缓急止痛。下焦阳虚，冲气上逆，加桂枝温阳化气、平冲降逆。腰腹以下素有寒湿痹着，加细辛温散寒湿。肌肤浮肿加茯苓、五加皮、薏苡仁渗湿利水消肿。

5. 寒湿郁表兼阳虚证

【证候原文】伤寒八九日，风湿相抟，身体疼烦，不能自转侧，不呕不渴，脉浮虚而涩者，桂枝附子汤主之；若其人大便鞕，小便自利者，去桂加白术汤主之。（174）

风湿相抟，骨节疼烦，掣痛不得伸屈，近之则痛剧，汗出短气，小便不利，恶风不欲去衣，或身微肿者，甘草附子汤主之。（175）

寒湿伤阳，形寒脉缓，舌淡，或白滑不渴，经络拘束，桂枝姜附汤主之。（《温病条辨》）

【治法】温阳解表，散寒祛湿。

【方药】桂枝附子汤：桂枝四两（去皮），生姜三两，附子（炮，去皮，破）三枚，甘草（炙）二两，大枣（擘）十二枚。以水六升，煮取二升，去滓，分温三服。《奇效良方》无大枣，药味用量不同。

白术附子汤（《金匮要略》）：白术二两，附子一枚半（炮），甘草一两（炙），生姜一两半，大枣六枚。以水三升，煮取一升，去滓，分温三服。一服觉身痹，半日许再服，三服都尽，其人如冒状，勿怪，即是术、附并走皮中，逐水气，未得除故耳。《伤寒论》《张氏医通》用量不同。

甘草附子汤：甘草（炙）、白术各二两，附子（炮，去皮）二枚，桂枝（去皮）四两。以水六升，煮取三升，去滓。温服一升，日三服，初服得微汗则解。能食，汗出复烦者，服五合。恐一升多者，取六七合为妙。《张氏医通》药味用量不同。

《全生指迷方》甘草附子汤无桂枝、白术，甘草、附子用量不同。

桂枝姜附汤：桂枝六钱，干姜、白术(生)、熟附子各三钱。水五杯，煮取二杯，渣再煮一杯服。

【阐述】寒邪伤阳，湿胜则阳微，风寒湿表证未解而阳气已损，则形成阳虚表湿的病理变化。素体阳气虚弱，外感寒湿，也可产生阳虚表湿的病理变化。寒湿郁于肌表，痹阻经络，经脉拘急则身疼烦、不能自转侧、脉涩。邪在表则脉浮。阳虚鼓动无力则脉虚。寒湿为患则舌淡苔白滑，表虚则汗出恶风。风湿抟结，泛淫肌肤则肌肤浮肿。邪在肌表经脉，卫阳郁遏，正邪交争则恶寒发热。寒湿郁滞经脉，深入骨骱则骨节掣痛拒按，触之痛甚，屈伸活动受限，拘急疼痛。寒湿郁遏气机，气化不利则小便不利。不呕不渴则表明邪未入里化热。

本证多见于风湿病和感染性疾病并发关节损害者，辨证以身痛、关节疼痛、汗出、舌淡苔白腻、脉弱为要点，治宜温阳解表、散寒祛湿，方用桂枝附子汤、白术附子汤、甘草附子汤。桂枝附子汤是桂枝汤去芍药，重用桂枝加附子；因芍药性凉而不利于温阳，故去之。桂枝汤解肌发汗、调和营卫，重用桂枝增强解肌透邪、祛风胜湿、走窜通经之力，合附子增强温经散寒止痛之力。

大便坚、小便自利则寒湿较轻，方用白术附子汤。本方是桂枝附子汤去桂枝，加白术健脾益气化湿，白术、苍术同用则疗效更好。若里虚阳不化气，则辛温发汗太过则阴阳两伤，补腻则留邪，故去生姜、大枣，减附子用量，加桂枝微汗透邪、温阳化气、温经止痛，是为甘草附子汤。便溏腹泻加薏苡仁、草豆蔻渗湿燥湿，四肢疼痛拘急加秦艽、羌活、独活、川芎祛湿通经止痛，肌肤水肿加茯苓皮、猪苓皮、大腹皮、白茅根淡渗利湿消肿。

桂枝姜附汤源于叶天士经验，含《伤寒论》桂枝附子汤、干姜附子汤之义，以干姜、附子温阳散寒、温经止痛，桂枝辛温解表、温经通络，白术除湿。四药配伍，解表透邪、散寒除湿、温经止痛，适用于寒甚夹湿者。拘急疼痛加鸡血藤、路路通通经活络，日久加桃仁、红花活血化瘀。

【附方】附子散(《张氏医通》)：白术、附子各一两，桂心、川芎、独活各半两，为散，每服三四钱，姜、枣汤煎服。

6. 暑月伤寒证

【证候原文】暑月乘凉饮冷，阳气为阴寒所遏，皮肤蒸热，凛凛畏寒，头痛头重，自汗烦渴，或腹痛吐泻者，宜香薷、厚朴、扁豆等味。(《湿热病篇》)

风暑寒湿，杂感混淆，气不主宣，咳嗽头胀，不饥舌白，肢体若废，杏仁薏苡汤主之。(《温病条辨》)

【治法】解表散寒，宣化湿邪。

【**方药**】香薷散(《太平惠民和剂局方》):香薷一斤,浓朴(姜制)、白扁豆(微炒)各半斤。粗末,每三钱,水一盏,入酒一分,煎七分,去滓,水中沉冷,连吃二服。

杏仁薏苡汤:杏仁、薏苡各三钱,桂枝五分,生姜七分,浓朴一钱,半夏、防己各一钱五分,白蒺藜二钱。水五杯,煮三杯,渣再煮一杯,分温三服。

【**阐述**】夏季暑气主令,暑多夹湿,故气候闷热。暑月闷热之时汗出后贪凉饮冷或夜宿露风则寒湿之邪趁机侵淫肌表腠理,腠理郁闭,卫阳被遏,经气不利,故恶寒发热、头身困重疼痛、四肢倦怠、脉紧。湿困遏气机,脾胃升降失职则胸闷泛恶或腹痛吐泻,腠理疏松则汗出、脉缓。

本证多见于夏季感冒、急性胃肠炎等,辨证以恶寒发热、头痛身重、胸脘痞闷为要点。治当解表散寒、宣化湿邪,方用香薷散。方君以辛温芳香之香薷解表散寒、祛暑化湿,香薷是夏月解表要药,李时珍称为"犹冬月之麻黄";臣以苦辛、温之厚朴燥泄湿气、行气散滞;佐使甘平之扁豆消暑和中、健脾化湿;加酒以增强发散之力。本证应与阴湿遏卫证、暑温卫分证鉴别,本证是暑季感寒为主,阴湿遏卫是夏季感湿为主而湿未化热之证,暑温卫分证是外感暑热毒邪。《湿热病篇》云:"此由避暑而感受寒湿之邪,虽病于暑月而实非暑病。昔人不曰暑月伤寒湿而曰阴暑,以致后人淆惑,贻误匪轻,今特正之。其用香薷之辛温,以散阴邪而发越阳气,厚朴之苦温,除湿邪而通行滞气,扁豆甘淡,行水和中。倘无恶寒、头痛之表证,即无取香薷之辛香走窜矣。无腹痛、吐利之里证,亦无取厚朴、扁豆之疏滞和中矣。"恶心欲呕、口渴加生姜汁和胃止呕,加乌梅生津止渴,即《普济方》香薷饮。腹胀疼痛腹泻加茯苓、甘草利湿和中,即《冯氏锦囊秘录》五物香薷饮。表虚汗多、四肢倦怠、转筋拘急疼痛,加人参、黄芪、白术、橘皮、木瓜益气固表、健脾燥湿,即《是斋百一选方》十味香薷饮。

寒湿郁于肺卫,肺失宣肃,头困涨、咳嗽则用杏仁薏苡汤。杏仁薏苡汤源于叶天士经验,含《金匮要略》小半夏汤,以桂枝、生姜解表散寒,桂枝通经止痛,白蒺藜散风寒、止头痛,杏仁、薏苡仁、防己宣肺渗湿、清热利湿,杏仁合薏苡仁是宣肺利湿药对,薏苡仁合防己是渗利水湿药对,厚朴行气燥湿、行气调中,半夏化痰止咳、燥湿和中。半夏合生姜即小半夏汤,是燥湿化痰、降逆止咳药对;厚朴合生姜、半夏是燥湿化痰角药。诸药配伍,解肌透邪、宣肺利湿。寒闭甚加荆芥、防风、薄荷或用麻黄汤、桂枝汤,以解表透邪。

四、卫分凉燥证

【**证候原文**】燥伤本脏,头微痛,恶寒,咳嗽稀痰,鼻塞,嗌塞,脉弦,无汗,

杏苏散主之。（《温病条辨》）

【治法】辛开透邪，宣肺润燥。

【方药】杏苏散：杏仁、苏叶、半夏、茯苓、前胡、苦桔梗、枳壳、甘草、生姜、大枣（去核）、橘皮。无汗，脉弦甚或紧，加羌活，微透汗。汗后咳不止，去苏叶、羌活，加苏梗。兼泄泻腹满者，加苍术、浓朴（厚朴）。头痛兼眉棱骨痛者，加白芷。热甚加黄芩，泄泻腹满者不用。

【阐述】《重订通俗伤寒论》云："深秋既凉，则燥而凉。"凉燥侵淫肌腠，卫阳被遏，故恶寒、无汗、头微痛。凉燥伤肺则肺失宣降，燥伤津液，故干咳少痰，或咳嗽、痰少而稀。凉燥束肺，肺系不利则鼻塞咽干。《重订通俗伤寒论》云："凉燥犯肺者，初起头痛身热、恶寒无汗、鼻鸣而塞，状类风寒，惟唇燥嗌干，干咳连声，胸满气逆，两胁串疼，皮肤干痛，舌苔白薄而干，扪之戟手。"

本证辨证以恶寒无汗、咽干、干咳、舌苔少津、脉弦为要点。治遵《素问•至真要大论》"燥淫于内，治以苦温，佐以甘辛"之旨，以辛开透邪、轻宣润燥为主，辅以化痰止咳，方用杏苏散。杏苏散源于叶天士经验，《临证指南医案》云："秋深初凉，稚年发热咳嗽，证似春月风温症，但温乃渐热之称，凉即渐冷之意。春月为病，犹冬藏固密之余。秋令感伤，恰值夏热发泄之后。其体质之虚实不同，但温自上受，燥自上伤，理亦相等，均是肺气受病。世人误认暴感风寒，混投三阳发散，津劫燥甚，喘急告危。若果暴凉外束，身热痰嗽，只宜葱豉汤，或苏梗前胡杏仁枳桔之属，仅一二剂亦可。更有粗工，亦知热病，与泻白散加芩连之属，不知愈苦助燥，必增他变。当以辛凉甘润之方，气燥自平而愈。慎勿用苦燥，劫烁胃汁。"方中苏叶辛温不燥，发表散邪、宣发肺气，使邪从外散；杏仁苦温而润，降利肺气、润燥止咳；二药配伍，共为君药，是宣肺润肺止咳药对。前胡宣肺降气化痰，助苏叶轻宣达表，助杏仁降气化痰；桔梗、枳壳一升一降，助杏仁、苏叶理肺化痰，桔梗合枳壳是宣肃肺气药对，共为臣药。半夏、橘皮燥湿化痰、理气行滞，二药配伍是行气燥湿化痰药对；茯苓健脾渗湿以杜痰源；姜枣调和营卫以利解表，滋脾行津以润燥，为佐药。甘草化痰止咳、和中调药，为佐使。甘草合桔梗即桔梗汤，肃肺化痰利咽。半夏、生姜配伍即小半夏汤，再合茯苓即小半夏加茯苓汤；半夏、陈皮、茯苓、甘草配伍即二陈汤之义。恶寒明显、脉紧加羌活解表发汗，汗后咳不止去苏叶、羌活加苏梗降肺气，泄泻腹满加苍术、厚朴燥湿除满，头眉棱骨痛加白芷祛风止痛。《温病条辨》云："燥伤皮毛，故头微痛恶寒也，微痛者，不似伤寒之痛甚也。阳明之脉，上行头角，故头亦痛也。咳嗽稀痰者，肺恶寒，古人谓燥为小寒也；肺为燥气所搏，不能通调水道，故寒饮停而咳也。鼻塞者，鼻为肺窍；嗌塞者，嗌为肺系也。脉弦者，寒兼饮也。无汗者,凉搏皮毛也。按杏苏散,减小青龙汤一等……若伤凉燥之咳,治以苦温,佐以甘辛,正为合拍。若受重寒夹饮之咳,则有青龙……此苦温甘辛法也。外感燥凉,故以苏叶、前胡辛温之轻者达表;无汗脉紧,故加羌活辛温之重者,微发其汗。甘、桔从上开,枳、杏、前、苓从下降,则嗌塞鼻塞宣通而咳可止。橘、半、茯苓,逐饮而补肺胃之阳。以白芷易原方之白术者,白术中焦脾药也,白芷肺胃本经之药也,且能温肌肉而达皮毛。姜、枣为调和营卫之用。若表凉退而里邪未除,咳不止者,则去走表之苏叶,加降里之苏梗。泄泻腹满,金气太实之里证也,故去黄芩之苦寒,加术、朴之苦辛温也。"寒偏重而表虚恶寒汗出可用桂枝汤,寒甚有饮可用小青龙汤。《温病条辨》云:"伤燥,如伤寒太阳证,有汗,不咳,不呕,不痛者,桂枝汤小和之。如伤寒太阳证者,指头痛、身痛、恶风寒而言也。有汗不得再发其汗,亦如伤寒例,但燥较寒为轻,故少与桂枝小和之也。"兼血虚合四物汤养血润燥,兼阴虚加玉竹、玄参、麦冬、石斛养阴润燥。

【附方】加减香苏葱豉汤(《重订通俗伤寒论》,名新定):新会皮钱半至二钱,鲜葱白二枚至三枚,紫苏钱半至三钱,淡香豉三钱至四钱,光杏仁、紫菀各三钱,炙百部、白前各二钱,清炙草六分至八分。

温润辛金汤(《时病论》):紫菀(蜜水炒)、百部(蒸)、陈广皮(蜜水炒)各一钱,松子仁三钱,款冬花一钱五分,杏仁(去皮尖)二钱,加冰糖五钱为引。

附刘绪银医案:肖某,女,52岁,2020年9月15日初诊。每到秋冬季节则咽干、痒、咳嗽,请余治疗而缓解。近来气温降低,下雨,又咽干、痒,胸闷咳嗽、痰白量少,怕冷,手足稍凉,舌淡红苔白,脉弦紧。辨证为凉燥伤卫,治以解表透邪、润燥止咳。杏仁、苏叶(后下)、薄荷(后下)、茯苓、前胡、桔梗各10g,百部15g,半夏、枳壳、陈皮各8g,甘草5g,生姜3片,大枣3枚,3剂,日1剂,水煎混匀,分2次服,药渣煎水泡足10分钟。用1剂后症状减轻,3剂后唯咽干、口稍干,嘱每1小时适当饮水50ml。

第二节 卫分热证治

卫分热证是温热病初起证候,表现以发热、汗出、口渴、鼻干、咽痛为主,治宜辛凉清解、清肺泄热,代表方为银翘散、桑菊饮。

一、卫分风热证

风热为阳邪,外感风热,上先受之,蒸腾腠理,迫津外出,故表现为发热、不恶寒、口渴、咽喉肿痛、出汗、舌尖红、苔薄黄、脉浮数,治当辛凉透邪。

（一）提纲

【证候原文】风温为病，脉阴阳俱浮，自汗出，身重，多眠睡，鼻息必鼾，语言难出。若被下者，小便不利，直视，失溲；若被火者，微发黄色，剧则如惊痫，时瘈疭；若火熏之，一逆尚引日，再逆促命期。（6）

太阴之为病，脉不缓不紧而动数，或两寸独大，尺肤热，头痛，微恶风寒，身热自汗，口渴，或不渴而咳，午后热甚者，名曰温病。（《温病条辨》）

太阴风温、温热、温疫、冬温，初起恶风寒者，桂枝汤主之；但热不恶寒而渴者，辛凉平剂银翘散主之。（《温病条辨》）

太阴风温，但咳，身不甚热，微渴者，辛凉轻剂桑菊饮主之。（《温病条辨》）

【治法】辛凉泄卫，清热透邪。

【方药】银翘散：连翘、金银花各一两，苦桔梗、薄荷、牛蒡子各六钱，竹叶、芥穗各四钱，生甘草、淡豆豉各五钱。杵为散，每服六钱，鲜苇根汤煎，香气大出，即取服，勿过煎。病重者，约二时一服，日三服，夜一服；轻者三时一服，日二服；夜一服；病不解者，作再服。

桑菊饮：杏仁、苦梗、桑叶、苇根各二钱，连翘一钱五分，薄荷八分，菊花一钱，甘草八分。水二杯，煮取一杯，日二服。

【阐述】"脉阴阳俱浮"指寸关尺三部脉皆浮，"语言难出"指咽喉不适、声音嘶哑。对于温热病卫分证，医家多认为是风热表证，表现为恶寒轻、发热重，此说不妥。热性蒸腾，开泄腠理，不可能郁遏卫阳，故必发热、肌肤热、汗出、不恶寒。肺失宣肃则咳嗽。温邪上受，从口鼻而入必犯咽则咽喉痛、鼻燥。热性蒸腾，故头痛、目赤流泪、舌尖红、苔薄黄、脉浮数。热伤津液则口渴、咽干、尿短黄赤，炼津成痰则痰黄。

本证多见于感染性疾病，如感冒、流行性感冒、病毒性肺炎、大叶性肺炎、急性扁桃体炎、麻疹、乙型脑膜炎、流行性脑膜炎、腮腺炎、流行性结膜炎、流行性角膜炎等。辨证以发热、汗出、头痛、咽痛、口渴欲饮、咳吐黄痰、舌尖红、苔薄黄、脉浮数为要点。《六因条辨》云："春温初起，头痛身疼，无汗恶寒，发热目赤，口渴舌白，脉浮数，此温邪袭卫。"

《素问》云"体若燔炭，汗出而散""火郁发之"。对于温热病卫分证的治疗，《温热论》认为"在卫汗之可也"，《温病条辨》认为"温病亦喜汗解"。"汗之"和"喜汗解"当活看，不可望文生义，妄行辛温发汗。玄府为汗孔，为肺所合。肺宣布卫气以达肌腠玄府，输布津液以达肌腠，阳加于阴谓之汗，肺宣布有序则卫阳外达，津液外布而汗出。故汗解指宣畅气机以散郁滞，肺气宣、玄府畅、卫阳和、津液布，则自然汗出，使热从汗透解。《温病条辨》："温病亦喜汗解，最忌发汗，只许辛凉解肌，辛温又不可用，妙在导邪外出，俾营卫气血调和，自然得汗，不必强责其汗也。"

《素问》云"味厚则泄，薄则通。气薄则发泄，厚则发热……辛甘发散为阳，酸苦涌泄为阴"(《阴阳应象大论》)，"风淫于内，治以辛凉，佐以苦……热淫于内，治以咸寒，佐以甘苦"(《至真要大论》)。卫分风热用药以辛凉、质轻、气薄、芳香为主，佐以酸甘，以辛行气开腠理以透邪，以凉制热，以酸苦泄热，以酸甘养阴生津。质轻气薄则轻扬浮散，芳香则走窜而上行外达，透彻内外，宣畅气机，开肌腠玄府，透邪外出，常用薄荷、葛根、桑叶、青蒿、菊花、牛蒡子、芦根、金银花、连翘。《六因条辨》云："温毒初起，烦热恶寒，口渴舌赤，鼻干气燥，咽痛脉数。此邪袭气分，宜用薄荷、连翘、羚角、桑叶、大力、鲜石斛、沙参、杏仁、桔梗、甘草等味，辛凉透泄也。"章虚谷云："温邪为阳，则宜轻散，倘重剂大汗而伤津液，反化燥火，则难治矣。始初解表用辛，不宜太凉，恐遏其邪，反从内走也。"代表方为桑菊饮、银翘散，两方均是吴鞠通总结叶天士治温热、风温病证用药特色和自己经验制定。

银翘散君以金银花、连翘，既辛凉清解，又芳香轻宣透邪，是清热解毒、轻清透邪的基本药对。金银花始见于李时珍《本草纲目》"忍冬"项，现作为正名收入《中华人民共和国药典》。"忍冬"始载于《名医别录》。最早使用金银花的是南方医家，所用金银花即今之山银花，为忍冬科华南忍冬的干燥花蕾或初开的花，辛散力强于北方金银花。忍冬藤清热解毒作用强于花，在明以前是全草入药，故金银花当全草入药或花藤同用。薄荷、牛蒡子辛凉，宣散邪热、清热解毒、清利头目；"火郁发之"，故以辛而微温之豆豉、荆芥发散郁热、透邪外出，两药虽辛温，但辛而不烈，温而不燥，配伍在辛凉药中增强宣透之力，共为臣。苦桔梗宣肺降气、化痰利咽；竹叶用苦竹叶，清上焦热和清心除烦；芦根清热生津，同为佐药。甘草解毒化痰、调和诸药，为使，合桔梗即桔梗汤，清肃肺气、化痰利咽。

桑菊饮以甘凉轻清之桑叶、菊花宣散上焦卫分热，且桑叶走肺络、清泻肺热，共为君，是宣肺透热药对。臣以薄荷助桑、菊宣散上焦卫分热，杏仁、桔梗宣肺化痰止咳，且杏仁润肺化痰，两者配伍是宣降肺气药对；桑叶伍杏仁是宣肃润肺、化痰止咳药对；连翘清热上焦之热，共为臣。佐甘寒之芦根清热生津止渴。甘草解毒利咽、化痰止咳、和药，为使，合桔梗即化痰利咽之桔梗汤。胸膈闷加藿香、郁金理气宽胸，渴加天花粉生津止渴，咽喉肿痛加马勃、玄参清利咽喉。

桑菊饮与银翘散均辛凉清解透邪，是温病卫分证常用方剂，均用连翘、桔梗、甘草、薄荷、芦根。但桑菊饮以桑菊为君，配杏仁以辛凉轻宣为主，宣肃止咳力强，适用于卫分证发热轻而咳嗽重者，故为"辛凉轻剂"。银翘散以金银花、连翘为君，配伍荆芥、豆豉、牛蒡子、竹叶，以辛凉解肌清热为主，清解力强，适用于卫分证发热较重者，故为辛凉平剂。两方合用则增强疗效，缩短疗程。

（二）权变

1. 卫热兼阴虚证

【证候原文】加减葳蕤汤，滋阴发汗法……为阴之虚体感冒风温，及冬温咳嗽、咽干痰结之良剂。（《重订通俗伤寒论》）

【治法】辛凉清解，滋阴透邪。

【方药】加减葳蕤汤：生葳蕤（玉竹）二钱至三钱，生葱白二枚至三枚，桔梗一钱至钱半，东白薇五分至一钱，淡豆豉三钱至四钱，苏薄荷一钱至钱半，炙甘草五分，大枣两枚。

银翘汤（《温病条辨》）：银花五钱，连翘三钱，竹叶二钱，生甘草一钱，麦冬四钱，细生地四钱。

【阐述】素体阴虚则内热，复感温热毒邪，两热相合，正邪交争，故身热、手足心热。阴津虚则汗源不足而无汗或微汗，阴虚津伤则口渴、舌红、脉细数。肺阴不足则干咳少痰。火热扰心则心烦，热扰清窍则头痛头晕。

本证辨证以身热、无汗或微汗、心烦口渴、手足心热、干咳少痰、舌红、脉细数为要点。治宜辛凉清解、滋阴透邪，方用加减葳蕤汤。方虽是葳蕤汤化裁而来，但实际上是葱豉汤合桔梗汤加葳蕤、白薇、薄荷、大枣，以葳蕤滋养阴液、生津润燥，薄荷辛凉透邪、宣泄风热，共为君。葱豉汤解肌宣散，助薄荷透邪，为臣。白薇清虚热而不伤阴，桔梗宣肺祛痰止咳，大枣甘润养血以助玉竹滋阴，均为佐。甘草清热解毒、化痰止咳、和药，为佐使。全方辛凉清解而不伤阴，滋阴而不留邪。热重加葛根、栀子清解泄热，咯痰不爽加桑叶、牛蒡子、瓜蒌壳化痰利气，烦渴加麦冬、天花粉、苦竹叶清热生津除烦。

若热甚用银翘汤，本方原是主治阳明温病"下后无汗脉浮"之证，下后无汗脉浮的本质是阴虚邪在卫分，《温病条辨》云："此下后邪气还表之证也。温病之邪，上行极而下，下行极而上，下后里气得通，欲作汗而未能，以脉浮验之，知不在里而在表，逐邪者随其性而宣泄之，就其近而引导之，故主以银翘汤，增液为作汗之具，仍以银花、连翘解毒而轻宣表气，盖亦辛凉合甘寒轻剂法也。"君以辛凉芳香之金银花、连翘解毒透热；臣以麦冬、生地黄清热养阴生津，且生地黄活血以散瘀热；佐轻扬之竹叶清上焦热以透邪除烦，生津以养阴，利尿以导热从下而出；甘草清热解毒、化痰止咳、和中调药，为佐使。诸药配伍，辛凉清解、滋阴透邪。

附刘绪银医案：刘某，男，3岁，2019年6月27日初诊。夜卧开空调，反复咳嗽1周，咳黄黏痰，鼻流黄涕，怕冷，口咽干，大便稍干结，尿黄，舌尖边红、苔淡黄，脉浮数。经服止咳药、抗生素等治疗，效果不明显。辨证为阴虚复感外邪，肺气不宣。治宜滋阴解表、宣肺化痰。玉竹、淡豆豉、葱白各6g，白薇、桔梗各5g，大枣1枚，甘草3g，薄荷、百部各8g，2剂，日1剂，水煎2次，混匀，分2次服；药渣加荆芥、石菖蒲各20g，煎水洗澡或泡足15分钟，1剂后咳嗽减轻，夜间微咳，2剂获愈。

2. 风热伤阳络证

【证候原文】太阴温病，不可发汗，发汗而汗不出者，必发斑疹……发疹者，银翘散去豆豉，加细生地、牡丹皮、大青叶，倍元参主之。（《温病条辨》）

【治法】辛凉透邪，清热凉血。

【方药】银翘凉血散（名新定）：连翘、金银花、玄参各一两，苦桔梗、薄荷、牛蒡子各六钱，竹叶、荆芥穗、细生地各四钱，生甘草五钱，大青叶、丹皮各三钱。

【阐述】温热毒邪壅滞肺卫，肺失宣肃，阳络受损则咳嗽而痰带血丝、鼻衄、皮肤斑疹、红点。本证多见于流行性感冒、流行性结膜炎、流行性角膜炎、流行性出血热、斑疹伤寒等，辨证以发热、肌肤红肿或斑疹、咯血、鼻衄、齿衄、面红、目赤、舌红苔黄、脉浮数为要点。治以银翘散辛凉清解、透邪泄热；因豆豉辛温动血，故去之。热既煎熬血液为瘀，又迫血妄行，故加甘苦寒之生地黄、玄参凉血滋阴，且生地黄活血；加牡丹皮清热凉血、活血散瘀，加大青叶清热解毒。《名医别录》：大青叶"主治时气头痛，大热"。临证可酌加白茅根、栀子炭凉血止血，鼻衄、咯血加黄芩、桑白皮清泻肺热，目赤加夏枯草、菊花、龙胆草清肝热，口干咽痛加天花粉、射干、马勃养阴清热、解毒利咽，咳嗽痰稠加浙贝母、枇杷叶、杏仁清肺化痰。

【附方】柴葛解肌汤（《伤寒六书》）：柴胡、干葛、甘草、黄芩、羌活、白芷、芍药、桔梗，姜三片、枣二枚。

3. 风热犯督证

【证候原文】风温咳嗽致痉者，用桑菊饮、银翘散辛凉例。（《温病条辨》）

【治法】辛凉清解，透邪止痉。

【方药】银翘散合桑菊饮。

【阐述】温热毒邪犯太阳与督脉则壅滞经脉，经气不利，加之热耗伤津液而筋脉失养，故项背强、四肢抽搐或角弓反张。本证多见于小儿流行性感冒、病毒性肺炎、大叶性肺炎、流行性乙型脑膜炎、流行性脑膜炎等，辨证以发热、烦躁、肢体抽搐、项背强或角弓反张、舌红苔黄、脉浮数为要点。治以银翘散合桑菊饮辛凉解肌以止痉、宣肺透邪以止咳，但银翘散、桑菊饮解痉力弱，临证应加蝉蜕、地龙、僵蚕、钩藤止痉，加葛根、天花粉解肌生津、润筋缓急。高热加大青叶、夏枯草、龙胆草清热，咳嗽痰多加竹茹清热化痰。本证可用柴葛解肌汤加减。

【附方】柴葛解肌汤（《伤寒六书》）：柴胡、葛根、赤芍、甘草、黄芩、知母、贝母、生地黄、丹皮、石膏、生姜三片、大枣二枚。

4. 风热客咽喉证

【证候原文】温病少阴咽痛者，可与甘草汤，不差者，与桔梗汤。（《温病条辨》）温病入少阴，呕而咽中伤，生疮不能语，声不出者，苦酒汤主之。（《温病条辨》）

【治法】清热解毒，利咽消肿。

【方药】甘草汤：甘草二两，以水三升，煮取一升半，温服七合，日二服。

桔梗汤（《太平惠民和剂局方》名如圣汤，《证治准绳》名甘桔汤）：桔梗二两，甘草二两。以水三升，煮取一升，去滓，分温再服。

苦酒汤：半夏十四枚（洗，破，如枣核大），鸡子一枚（去黄，内上苦酒着鸡子壳中），内半夏，着苦酒中，以鸡子壳置刀环中，安火上，令三沸，去滓，少少含咽之，不差，更作三剂。

【阐述】《伤寒论》云"少阴病二三日，咽痛者，可与甘草汤；不差，与桔梗汤"（311），"少阴病，咽中伤，生疮，不能语言，声不出者，苦酒汤主之"（312）。"二三日"指大概病程。足少阴肾循咽喉，肾开窍于二阴，风热毒邪从二阴入可循经上犯咽喉。咽喉为肺之系而上连口鼻，温邪上受，从口鼻而入，必犯咽喉，虽曰少阴病，但仍属卫分证，故《温病条辨》直接引用。风热毒邪侵淫卫分则发热、头痛、咳嗽、舌苔薄黄、脉浮数。邪热壅滞咽喉则咽喉气道不利，故咽喉肿痛、声音嘶哑、吞咽不适，咽喉有灼热感。邪热与咽喉部气血搏结则生疮、乳蛾肿大。

本证多见于感冒、上呼吸道感染、急性咽喉炎、急性扁桃体炎等，辨证以咽喉灼热肿痛、喉痒、声音嘶哑、舌苔薄黄、脉浮数为要点，治当清热解毒、利咽消肿。初起仅轻度咽喉痒痛用甘草清热解毒、化痰利咽。咽喉痒痛明显，声音嘶哑，加辛开苦泄之桔梗宣泄肺气、化痰开结利咽；桔梗汤以苦辛之桔梗宣肺利咽、祛痰排脓、理气活血，以甘草清热解毒、祛痰止咳、缓急止痛，二药配伍解毒利咽、化痰排脓，是治咽喉不利的常用药对。《本草纲目》云："其治少阴证二、三日咽痛，亦用桔梗、甘草，取其苦辛散寒，甘平除热，合而用之，能调寒热也。后人易名甘桔汤，通治咽喉口舌诸病。"汪绂《医林纂要探源》云："此方所治，皆在肺部、咽喉之间，以其为火邪，皆内热已盛而上逆，而外淫又遏之，故皆用桔梗也。甘草……益胃气而输之肺，生用能散火解郁。桔梗……苦能泄肺火而下之，辛能泻肺邪而发之，然苦胜于辛，其用多主于降逆气而清肺，以其性轻虚上浮，专入肺部及膈上，咽喉之疾多用桔梗，如此方是也。"热盛伤阴，咽喉干燥、红肿灼痛，再加玄参清热凉血、麦冬养阴生津润燥，即玄麦甘桔汤（《疡医大全》）。咽喉生疮以半夏散结开痹，苦酒活血行瘀、消肿止痛，鸡子白利血脉、润咽喉、开声门。甘草汤、桔梗汤、苦酒汤均清解力弱，临证应合用，加连翘、金银花、牛蒡子、射干、薄荷，以增强辛凉宣透、解毒清咽之力。咽干口渴、胸闷加杏仁、天花粉、浙贝母宣肺化痰、养阴利咽。发热明显，心烦，伴头痛、咳嗽，加柴胡、葛根、大青叶、白芷清热解毒，或合小柴胡汤加减。

【附方】桔梗汤（《圣济总录》）：桔梗（炒）、紫菀（去苗土）各三分，麦门冬（去心，焙）一两三分，甘草（炙）一分。为粗末，每服一钱匕，水七分，煎至四分，去滓温服。

桔梗汤（《圣济总录》）：桔梗（炒）、甘草（生）、恶实（微炒）各一两。

桔梗汤（《圣济总录》）：桔梗（炒）、半夏（汤洗去滑十遍，焙）各等分，锉，如麻豆大，每服五钱匕，水二盏，加生姜七片，同煎至七分，去滓温服。

翘荷汤（《温病条辨》）：薄荷、连翘、黑栀皮各一钱五分，生甘草一钱，桔梗、绿豆皮各二钱，水二杯，煮取一杯，顿服之。日服二剂，甚者日三。耳鸣加羚羊角、苦丁茶，目赤加鲜菊叶、苦丁茶、夏枯草，咽痛加牛蒡子、黄芩。

5. 卫热兼气虚证

【证候特征】身热而烦，汗出，头身痛，少食懒言，倦怠少气，口渴喜饮，舌淡胖或淡红，苔薄黄，脉细数。

【治法】益气扶正，辛凉清热。

【方药】扶正银翘汤（经验方）：太子参15g，山银花、连翘、赤芍各10g，白术9g，薄荷、牛蒡子、桔梗各8g，桂枝、苦竹叶、荆芥穗各6g，淡豆豉、生甘草各5g，大枣3枚。

【阐述】多数医家及教材少有气虚外感热邪之论述，令人遗憾。稽之临床，禀赋不足或年老体衰，或大病久病，正气不足，肌表不固，动则汗出气短者，邪热易乘虚侵淫，正邪交争，故发热、苔薄黄、脉数。本已气虚，肌腠不固，加之邪热迫津外出，故汗出。气虚则倦怠少气，脉络失充则脉细无力。

本证以发热、汗出、倦怠少气，舌尖红、苔淡黄，脉细数或无力为辨证要点。治以太子参配白术益气，且太子参养阴生津；桂枝汤调和营卫、解肌透邪，且鼓舞卫气以御邪；银翘散清热解毒透邪。咳嗽加杏仁宣肺降气，咽喉痛加马勃、玄参解毒清咽。气虚甚用补中益气汤加金银花、连翘、薄荷、牛蒡子之类。

附刘绪银医案：刘某，男，47岁，2012年4月10日初诊。素有慢性肠炎10年，清明节扫墓劳累汗出脱衣后出现发热5天，汗出、微恶寒、一身酸痛、神疲乏力、纳差腹胀、大便溏、口淡无味。某医院给予对症治疗，无明显疗效，反高烧不退，体温38.5℃。刻诊：发热心烦，汗出恶风，一身酸痛，神疲乏力，面色白，声低气怯，大便溏，尿黄，纳差腹胀，口淡无味。舌质淡苔薄黄，脉浮数无力。治以益气解表透邪，太子参15g、白术9g、桂枝6g、芍药10g、山银花8g、连翘10g、桔梗8g、薄荷8g、生甘草5g、荆芥穗6g、淡豆豉5g、牛蒡子8g、大枣3枚、山楂15g，3剂。日1剂，水煎2次，混匀，分3次服。1剂后体温降至38℃，2剂后体温37.5℃，3剂后体温37℃，但仍汗出、神疲乏力、面色白、大便溏、纳差腹胀，舌淡苔白，脉细弱，以参苓白术散加减善后。

6. 卫热兼郁热证

【证候原文】双解散治风寒暑湿，饥饱劳役，内外诸邪所伤，无问自汗、汗后、杂病，但觉不快，便可通解得愈。小儿生疮疹，使邪快出，亦能气通宣而愈。（《黄帝素问宣明论方》）

【治法】辛凉透邪，清泄郁热。

【方药】双解散：益元散（滑石六两，甘草一两）、防风通圣散（防风、川芎、当归、芍药、大黄、薄荷叶、麻黄、连翘、芒硝各半两，石膏、黄芩、桔梗各一两，滑石三两，甘草二两，荆芥、白术、栀子各一分，生姜三片）各七两，葱白五寸，盐豉五十粒，生姜三片。

【阐述】素体阳旺，郁热内积，复感温热毒邪，两热相合则发热、高热。邪热壅滞，经气不利则周身酸痛。热熏蒸头面则头痛、面赤。肺失宣肃则咳嗽、咯痰、气急。热扰心神则心烦。热伤津液则口渴、便秘、尿黄、舌红苔黄。

本证多见于急性支气管炎、流行性感冒、流行性腮腺炎、麻疹、带状疱疹、大叶性肺炎等，辨证以发热、周身酸痛、面赤口渴、心烦、便秘尿黄、舌红苔黄、脉数有力为要点。《素问》云"火郁发之""体若燔炭，汗出而散"，故治以辛凉透邪、清泄郁热为法，方用双解散、升降散。双解散由《太平惠民和剂局方》凉膈散（川大黄、朴硝、甘草各二十两，山栀子仁、薄荷叶、黄芩各十两，连翘二斤半，竹叶七片，蜜少许）化裁而成，含三拗汤、葱豉汤、调胃承气汤、栀子豉汤、栀子甘草豉汤、栀子生姜豉汤、桔梗汤、大黄甘草汤、甘草麻黄汤、黄芩汤及六一散（滑石、甘草）等意，以连翘清热解毒、清透上焦之热，为君药；黄芩清透上焦及胸膈之热，栀子清利三焦之热、通利小便而引火下行，大黄、朴硝荡涤下行、泄热散结，共为臣；薄荷清利头目、利咽，竹叶清上焦之热，共为佐；甘草清热解毒、益中和药，为使。刘完素《黄帝素问宣明论方》认为凉膈散治"伤寒表不解，半入于里""咽喉痛、涎嗽加桔梗一两、荆芥穗半两，嗽而呕加半夏半两、生姜三片，衄血呕血加当归半两、芍药半两、生地黄一两，淋者加滑石四两、茯苓一两（去皮），风眩加芎半两、石膏三两、防风半两，酒毒加葛根一两、荆芥穗半两、赤芍药半两、芎半两、防风半两、桔梗半两"。刘完素认为"六气皆从火化"和"五志过极皆为热病"，火热由"怫热郁结"所致，治当使"玄府郁结宣通"。《素问玄机原病式》云"一切怫热郁结者，不必止以辛甘热药能开发也，如石膏、滑石、甘草、葱、豉之类寒药，皆能开发郁结。以其本热，故得寒则散也""如世以甘草、滑石、葱、豉寒药发散甚妙。是以甘草甘能缓急，湿能润燥；滑石淡能利窍，滑能通利；葱辛甘微寒；豉咸寒润燥。皆散结、缓急、润燥、除热之物。因热服之，因热而玄府郁结宣通，而怫热无由再作，病势虽甚而不得顿愈者，亦获小效而无加害尔。此方散结，无问上下中外，但有益而无损矣。散结之方，何必辛热而已耶！"加麻黄、桔梗、荆芥穗、生姜（或再加半夏）、当归、芍药、滑石、川芎、石膏、防风即成防风通圣散，以麻黄、防风、荆芥、薄荷、滑石宣通郁结，芍药、当归"发散玄府之风，当调其荣卫"。并将防风通圣散与益元散合方，再合葱豉汤加生姜而成双解散。双解散以荆芥、防风、麻黄、薄荷轻清宣散、开腠理，使热从肌腠外透；大黄、芒硝泻热通便，栀子、滑石清热利湿，使里热从二便出；石膏、黄芩、连翘、桔梗清解肺胃之热，当归、川芎、芍药活血通络、养血和营，白术、甘草健脾和中，配合成方则汗不伤表，下不伤里。清代杨栗山称双解散为治两感温病"第一方"。《伤寒瘟疫条辨》认为"麻黄性大热，冬时正伤寒发汗之要药也。温病乃杂气中之一也，断无正发汗之理，于法为大忌，即河间亦未言及。不如易僵蚕、蝉蜕得天地清化之气，以涤疫气，散结行经，升阳解毒。且郁热伏于五内，伤损正气，胀闷不快，川芎香窜，走泄真元，白术气浮，填塞胃口，皆非温病所宜，不如易黄连、姜黄辟邪除恶，佐归、芍凉血散郁以退蒸，则心肝和而风火自熄矣，因名增损双解散。"咳嗽加桑叶、菊花宣肺止咳，肌肤斑疹瘀加赤芍、牡丹皮、紫草凉血散血，痰浊加桔梗、川贝母、杏仁、竹沥宣肺化痰，便秘加芒硝、枳实通腑泄热，咽喉肿痛加山豆根、牛蒡子、射干、蒲公英解毒清咽，头面红肿加金银花、大青叶清热解毒，口渴加芦根、天花粉、石斛生津止渴，胃中不和加半夏、厚朴和胃降逆。

【附方】增损双解散：白僵蚕（酒炒）三钱，全蝉蜕十二枚，广姜黄七分，防风、薄荷叶、荆芥穗、当归、白芍、黄连、连翘（去心）、栀子、甘草各一钱，黄芩、桔梗、大黄（酒浸）、芒硝各二钱，石膏六钱，滑石三钱。水煎去滓。冲芒硝，入蜜三匙，黄酒半酒杯，和匀冷服。

神解散（《伤寒瘟疫条辨》）：白僵蚕（酒炒）、木通、车前子（炒，研）、黄芩（酒炒）、黄连、黄柏（盐水炒）、桔梗各一钱，蝉蜕五个，神曲三钱，金银花、生地黄各二钱。水煎，去滓，入冷黄酒半小杯，蜜三匙，和匀，冷服。

葱豉桔梗汤（《重订通俗伤寒论》）：鲜葱白三枚至五枚，苦桔梗一钱至钱半，焦山栀二钱至三钱，淡豆豉三钱至五钱，苏薄荷一钱至钱半，青连翘钱半至二钱，生甘草六分至八分，鲜淡竹叶三十片。

7. 热郁阳明经证

【证候原文】柴葛解肌汤治足阳明胃经受邪，目疼鼻干，不眠，头疼眼眶痛，脉来微洪。宜解肌，属阳明经病。（《伤寒六书》）

【治法】辛凉解肌，透邪泄热。

【方药】柴葛解肌汤：柴胡、干葛、甘草、黄芩、芍药、羌活、白芷、桔梗，水二钟，姜三片，枣二枚，加石膏末一钱，煎之，热服。

【阐述】足阳明胃经起于鼻之交頞中，循行于鼻、齿、口、耳、额颅、喉咙、膈、腹、下肢等部位，属胃，络脾。风热毒邪循经脉初传阳明经脉，壅滞阳明经，灼伤经脉，经气不利，则身热、咽喉肿痛、目痛、头痛。热伤津液则口鼻干燥、欲漱水、尿黄，热扰神明则心烦而不得眠。《素问•热论》云："二日阳明受之。阳明主肉，其脉挟鼻，络于目，故身热目疼而鼻干，不得卧也。"《灵枢•经脉》云：足阳明胃经是动病，"气盛则身以前皆热，其有余于胃，则消谷善饥，溺色黄"。热伤口鼻浅表阳络则衄，热在口鼻而不在胃则欲饮而不欲咽，能食，《伤寒论》云"阳明病，口燥，但欲漱水，不欲咽者，此必衄""脉浮发热，口干鼻燥，能食者则衄"。柯韵伯《伤寒来苏集》云："阳明经起于鼻，系于口齿，阳明病则津液不足，故口鼻干燥。阳盛则阳络伤，故上溢而为衄也。口鼻之津液枯涸，故欲漱水不欲咽者，热在口鼻，未入乎内也。能食者，胃气强也。"

本证辨证以身热、头痛、目疼、鼻干、心烦不眠、咽干耳聋、眼眶痛、舌苔薄黄、脉浮微洪为要点，治宜解肌泄热为主，方用柴葛解肌汤。柴葛解肌汤由小柴胡汤合葛根汤去半夏、人参、麻黄、桂枝，加羌活、白芷、桔梗，故《万病回春》称柴胡解肌汤。本方亦可看作由葛洪《肘后备急方》葛根解肌汤（葛根四两，芍药二两，麻黄、大青、甘草、黄芩、石膏、桂各一两，大枣四枚）去麻黄、桂枝、大青，加柴胡、羌活、白芷、桔梗、生姜，故《古今医鉴》名葛根解肌汤。《方剂学》教材将柴葛解肌汤归于"辛凉解表剂"，功能"辛凉解肌，兼清里热""三阳兼治，治阳明为主""为治疗太阳风寒未解，入里化热，初犯阳明或三阳合病之常用方。本证以发热重、恶寒轻、头痛、眼眶痛、鼻干、脉浮微洪为辨证要点。"但称"辛凉解表剂，适用于风热表证"。我们认为"辛凉解表"和"解肌清热"不是一致性概念，"风热表证"与"热郁阳明经证"有区别，本方是清卫分热剂。

柴葛解肌汤以葛根解肌透热、生津润脉，柴胡畅气机、解肌、清郁热，二者配伍是辛凉解肌、外透郁热药对，共为君。黄芩、石膏清泄阳明之热，是清气分热药对；羌活、白芷发散阳明经郁热、止痛，二药配伍是发散阳明郁热、止阳明头痛药对；四药配伍，清泄阳明经热，俱为臣。柴胡、黄芩配伍含小柴胡汤意，枢旋少阳，引邪外出；羌活、石膏配伍，效法大青龙汤之麻黄、石膏配伍，以宣肺泄热。"诸气膹郁，皆属于肺"，故配桔梗宣畅肺气，以助发散郁热、利咽；热则伤阴熬血，故以白芍、大枣调和营卫、养阴血，且白芍缓急止痛；生姜发散郁热、和胃降逆，均为佐。使以甘草清热解毒、调和诸药，桔梗、甘草配伍即桔梗汤，除上焦之浮热，解毒利咽；白芍合甘草即芍药甘草汤，酸甘化阴、和营泄热。诸药相配，解肌泄热。无汗而恶寒甚去黄芩，加荆芥、薄荷、苏叶解表透邪。舌红咽痛加金银花、连翘、牛蒡子以合银翘散之意，清热解毒、透邪利咽。口渴加天花粉、知母、芦根清热生津。发热重、烦躁、舌红重用石膏，加金银花、连翘，以增强清热解毒之力。衄加白茅根、赤芍、牡丹皮凉血止血。兼气虚加西洋参益气；腹胀便秘加大黄、厚朴或合承气类方通腑散滞。

【附方】柴葛解肌汤（《片玉心书》）：柴胡、干葛、黄芩、桂枝、赤芍、人参、甘草、竹叶。

柴葛解肌汤（《医林绳墨大全》）：柴胡、黄芩、半夏、葛根、白芍。

柴葛解肌汤（《医学心悟》）：柴胡一钱二分，葛根、黄芩、牡丹皮各一钱五分，甘草五分，知母、贝母、赤芍药各一钱，生地黄二钱。心烦加淡竹叶十片，谵语加石膏三钱。

柴葛解肌汤（《医学传灯》）：羌活、干葛、柴胡、川芎、半夏、枳壳、桔梗、厚朴、山楂、黄芩、山栀、甘草。

8. 温毒攻面证

【证候原文】温毒咽痛喉肿，耳前耳后肿，颊肿，面正赤，或喉不痛，但外肿，甚则耳聋，俗名大头温、虾蟆温者，普济消毒饮去柴胡、升麻主之。初起一二日，再去芩、连，三四日加之佳。（《温病条辨》）

【治法】解肌透邪，清热解毒。

【方药】普济消毒饮（《东垣试效方》）：黄芩、黄连各半两，人参三钱，橘红（去白）、元参、生甘草各二钱，连翘、鼠黏子（牛蒡子）、板蓝根、马勃各一钱，白僵蚕（炒）、升麻各七分，柴胡、桔梗各二钱，或加防风、薄荷、川芎、当归身。

【阐述】头面红肿焮痛俗称大头瘟。温热疫毒壅滞攻头面经脉则头面红肿焮痛、目不能开。灼伤津液则舌燥口渴、舌红苔黄，热蒸血腾则脉浮数有力。

本证多见于腮腺炎、急性扁桃体炎、淋巴结炎伴淋巴管回流障碍等，辨证以头面红肿焮痛、目赤不能开、舌红少苔、脉浮数有力为要点。火郁发之，故治宜解肌透邪、清热解毒。《外感温病篇》云："风温证，身热咳嗽，口渴胸痞，头目胀大，面发泡疮者，风毒上壅阳络。当用荆芥、薄荷、连翘、元参、牛蒡、马勃、青黛、银花之属，以清热散邪。"《卫生宝鉴》云："头面肿盛，目不能开，上喘，咽喉不利，舌干口燥，治用试效方普济消毒饮子。"

普济消毒饮君以酒黄连、酒黄芩清热泻火解毒，清上焦头面热毒。臣以牛蒡子、连翘、薄荷、僵蚕辛凉透邪、清热解毒，散头面郁热。佐以玄参、马勃、板蓝根增强清热解毒之力。毒热耗气伤津，故以人参合甘草益气生津，且甘草清热解毒、化痰、和中调药。甘草合桔梗即桔梗汤，解毒清咽、化痰散滞。陈皮理气化痰散滞。升麻、柴胡虽是风药，但味辛性凉，透散风热，清热解毒，升清以降浊，理气以散郁滞，引药上行，为佐使。柴胡、黄芩相合含小柴胡汤之意，芩连相合含黄连解毒汤之义。黄芩、黄连合升麻、柴胡清热解毒、散郁滞，可防气血壅滞、瘀热毒搏结，阻断成脓之病势。《东垣试效方》云："用黄芩、黄连味苦寒，泻心肺间热以为君；橘红苦辛，玄参苦寒，生甘草甘寒，泻火补气以为臣；连翘、鼠黏子、薄荷叶苦辛平，板蓝根味苦寒，马勃、白僵蚕味苦平，散肿消毒定喘以为佐；新升麻、柴胡苦平，行少阳、阳明二经不得伸；桔梗辛温为舟楫，不令下行。"吴鞠通推崇李东垣，认为治大头瘟、虾蟆温"治法总不能出李东垣普济消毒饮之外"，但未能领悟李东垣立方之旨，主张"去直升少阳、阳明之升麻、柴胡，直走下焦之黄连，合化清气之培赈散，改名曰代赈普济散，大意化清气，降浊气，秽毒自开也。方名代赈者，凶荒之后，必有温疫，凶荒者赈之以谷，温疫者赈之以药，使贫者病者皆得食赈，故方名代赈也""去柴胡、升麻者，以升腾飞越太过之病，不当再用升也"。初起一二日"去黄芩、黄连者，芩、连里药也。病初起未至中焦，不得先用里药，故犯中焦也"。吴鞠通之用虽然有效，但未完全领悟李东垣立法用药之意。李东垣系易水学派代表性人物，易水学派重视药物归经及升浮降沉，将药分为风升生、夏浮长、湿化成、燥降收和寒沉藏五类，以治四时五脏之气不平。本方组成中黄芩、黄连、玄参、板蓝根为寒沉藏类，连翘是燥降收类，鼠黏子、马勃、白僵蚕、升麻、柴胡、桔梗为风升生类，人参、橘红、生甘草为湿化成类。大头天行是热毒，使体内升浮降沉失序，气血痰壅滞于上所致，故以药的升浮降沉恢复气机升浮降沉，使壅滞于上的风热毒邪和气血得以疏解。尤在泾《医学读书记》云："古人制方用药，一本升降浮沉之理，不拘寒热补泻之剂者，宋元以来，东垣一人而已。"《成方便读》云："大头瘟，其邪客于上焦。故以酒炒芩、连之苦寒，降其上部之热邪；又恐芩、连性降，病有所遗；再以升、柴举之，不使其速下；僵蚕、马勃解毒而消肿；鼠、元、甘、桔利膈以清咽；板蓝根解疫毒以清热；橘红宣肺滞而行痰；连翘、薄荷皆能轻解上焦，消风散热。合之为方，岂不名称其实哉！"叶子雨《增补评注温病条辨》云："此方有升、柴之升散，亦有芩、连之苦降，开合得宜，不得讥东垣之误也。"热盛者加金银花、大青叶，以加强清热解毒之功；大便秘结加大黄、芒硝泻热通腑，硬肿难消加牡丹皮、赤芍、瓜蒌壳、浙贝母、夏枯草通络化痰、消肿散结，睾丸肿痛加川楝子、龙胆草泻肝经湿热。本方药物大多苦寒辛散，阴虚者慎用。

【附方】代赈普济散：桔梗、元参、连翘各十两，牛蒡子、荆芥穗各八两，黄芩（炒）、蝉蜕、大青叶、僵蚕各六两，人中黄、马勃、板蓝根、薄荷、生大黄（炒黑）、射干各四两，银花一两。为粗末，每包五钱，小儿减半，瓷瓶收好，勿出香气。病极重者昼夜服十二包，至轻者服四包，量病增减。喉痹滴水不下咽者噙服四五次。服三五次，大便尚坚结不通者，每包可加酒炒大黄五六分或一钱。

增损普济消毒饮（《伤寒瘟疫条辨》）：元参、黄芩、白僵蚕（酒炒）、大黄（酒浸）各三钱，黄连、连翘（去心）、栀子（酒炒）、牛蒡子（炒研）、蓝根（如无，以青黛代之）、桔梗各二钱，陈皮、甘草（生）各一钱，全蝉蜕十二个，水煎去渣，入蜜、酒、童便冷服。

神解散（《伤寒瘟疫条辨》）：白僵蚕（酒炒）、木通、车前子（炒，研）、黄芩（酒炒）、黄连、黄柏（盐水炒）、桔梗各一钱，蝉蜕五个，神曲三钱，金银花、生地各二钱。水煎，去滓，入冷黄酒半小杯，蜜三匙，和匀，冷服。

二、卫分湿热证

卫分湿热证多见于夏季，表现为头身困重、身热不扬、舌苔黄腻、脉濡数，治宜芳香宣化为主。

（一）提纲

【证候原文】暑者，六气之一，能与风湿并合为病，循经流入诸脏，但与寒不相得，故有暑湿风温之证。暑湿者，恶寒反热，自汗，关节尽痛，头目昏眩，手足倦怠，不自胜持，此并伤暑湿所致也。（《三因极一病证方论》）

头痛恶寒，身重疼痛，舌白不渴，脉弦细而濡，面色淡黄，胸闷不饥，午后身热，状若阴虚，病难速已，名曰湿温。（《温病条辨》）

【治法】解肌透邪，清热化湿。

【阐述】炎热季节，热蒸湿腾，湿与热合，汗出当风、淋雨涉水、居处潮湿则湿热从肌肤与口鼻而入致病。湿黏滞肌腠窍道，郁遏阳气，故恶寒、头身困重。湿阻气机，肺失宣肃，脾胃升降失常，则咳嗽、胸闷、脘腹痞满。正邪交争则发热，热迫津外泄则汗出，湿与热合则身热不扬、汗出而热不退，后不恶寒。《湿热病篇》云："湿热证，始恶寒，后但热不寒，汗出胸痞，舌白，口渴不引饮。"治当清热化湿，湿偏盛以宣透化湿为主，热偏盛以清热透泄为主。

（二）常见证治

1. 卫分阴暑证

【证候原文】手太阴暑温，如上条证，但汗不出者，新加香薷饮主之……证如上条，指形似伤寒，右脉洪大，左手反小，面赤口渴而言。但以汗不能自出，表实为异，故用香薷饮发暑邪之表也。（《温病条辨》）

【治法】发表透邪，清热化湿。

【方药】新加香薷饮：香薷、浓朴、连翘各二钱，银花、鲜扁豆花各三钱。水五杯，煮取二杯，先服一杯，得汗止后服，不汗再服；服尽不汗，再作服。

【阐述】夏季雨水较多，气候闷热，暑热蒸腾则腠理玄府洞开时淋雨涉水，或睡眠、午休和纳凉之时，过于避热趋凉，如夜间露宿室外，或坐卧于阴寒潮湿之地，或在树荫下、水亭中、阳台上乘凉时间过长，或运动劳作后立即用冷水浇头冲身，或睡眠时被电扇强风对吹，或过于空调冷气，以致湿与热合而乘机侵袭为病，由于静而得之，故名"阴暑"。湿为阴邪，阴暑是外感暑湿而湿偏盛者。

暑湿侵淫，腠理郁闭，卫阳被遏，故发热、恶寒、无汗、苔薄黄。湿性重着，故身体困重。邪郁经脉则头身痛。热为湿遏则身热不扬、午后热甚。湿遏气机，清阳不升，浊阴不降，故头重身困、头痛、胸闷、脘腹痞满、泄泻。湿热郁滞咽喉则咽痒喉疼，热伤津液则口渴，湿盛于内则渴不欲饮。暑热伤气阴则神疲倦怠、脉细数，湿盛则舌苔腻、脉濡。《六因条辨》云："凡人静坐纳凉，暑风乘袭，肌表因之，阳被阴遏，腠理闭郁，发为头痛身热，恶寒无汗等症。钊湿蕴化热，势渐燎原，胃液不升则口渴，湿邪内蕴则不引饮，肺气失宣则烦而欲呕。兼之舌白苔腻，脉形缓大，无非挟湿而然。"

本证多见于夏季感冒、流感、肠伤寒、副伤寒、乙型脑膜炎等病，辨证以恶寒发热、身热不扬、胸闷脘痞、体倦身重、脘腹不适、舌苔白腻、脉濡为要点。本证与寒湿犯表相似，均恶寒发热、无汗、头身重痛，但发病季节不同，寒湿犯表是寒与湿合，多见于冬春季节。本证是外感暑湿而湿偏盛，多见于长夏多雨季节，多始恶寒而后发热，病在卫分，故治以发表透邪、清热化湿。《六因条辨》云："伤暑初起，无汗恶寒，头痛身热，渴不引饮，舌白呕恶。此邪初袭卫，宜香薷饮加杏仁、薄荷、通草、豆卷、连翘、大力、丝瓜叶等味，汗解可也。"《湿热病篇》云："恶寒无汗，身重头痛，湿在表分。宜藿香、香薷、羌活、苍术皮、薄荷、牛蒡子等味。头不痛者，去羌活。自注：身重恶寒，湿遏卫阳之表证。头痛必挟风邪，故加羌活，不独胜湿，且以祛风。此条乃阴湿伤表之候。"新加香薷饮由《太平惠民和剂局方》香薷散加味，两方均以辛温之香薷、厚朴解表透邪、散寒化湿，但香薷散药性偏温，恶寒无汗方可用。新加香薷饮则加金银花、连翘、鲜扁豆花轻清透邪、解暑化湿,药性偏凉,用于发热、恶寒无汗、口渴面赤者。

附刘绪银医案:陈某,男,45岁,2018年7月15日诊。2天前汗后洗冷水澡,夜间发病,微恶寒、发热、头身困重疼痛。自服板蓝根冲剂、小柴胡冲剂,未好转。刻诊:发热,头身困重酸楚疼痛,神疲乏力,脘腹痞满,大便溏稀,小便短少,舌苔腻淡黄。体温37.8℃。证属暑湿遏卫,困阻中焦。治以解肌透邪、芳香化湿为法。新加香薷饮加味:香薷、厚朴、山银花(后下)、连翘、藿香(后下)、薄荷(后下)、苏梗各10g,鲜扁豆15g,薏苡仁30g,生甘草5g。3剂,水煎服,分2次温服,药渣煎水泡足15分钟。1剂后发微出汗,热退痛止,大便成形,3剂后诸症悉除。

【附方】藿香汤(方出《湿热病篇》,名新定):藿香、香薷、羌活、苍术皮、薄荷、牛蒡子。

2. 卫分阳暑证

【证候原文】湿热证,恶寒发热,身重关节疼痛,湿在肌肉,不为汗解。宜滑石、大豆黄卷、茯苓皮、苍术皮、藿香叶、鲜荷叶、白通草、桔梗等味。不恶寒者,去苍术皮。自注:此条外候与上条同,惟汗出独异。更加关节疼痛,乃湿邪初犯阳明之表。而即清胃脘之热者,不欲湿邪之郁热上蒸,而欲湿邪之淡渗下走耳。此乃阳湿伤表之候。(《湿热病篇》)

暑乃夏月炎暑也,盛热之气者火也……或腹痛水泻者,胃与大肠受之,恶心者,胃口有痰饮也。此二者冒暑也,可用黄连香薷饮、清暑益气汤。(《丹溪心法》)

【治法】清暑化湿,宣卫透邪。

【方药】黄连香薷饮:香薷一斤、厚朴(制)半斤、黄连四两,为散,每二三钱,煎服。

滑藿汤(名新定):滑石、大豆黄卷、茯苓皮、苍术皮、藿香叶、鲜荷叶、白通草、桔梗。

【阐述】"冒"即冒受、冒犯,"上条"指"阴湿伤表"条。阳湿指外感湿热而偏于暑热。薛氏以汗之有无来区别阴湿与阳湿,故云:"此条外候与上条同,惟汗出独异。"章虚谷以恶寒与发热程度区别,"以其恶寒少而发热多,故为阳湿也"。但应灵活看待,因"阴湿"虽湿未化热而非绝对不发热,"阳湿"遏卫而恶寒甚者亦绝非罕见。夏季雨水较多,气候闷热,湿与热合,暑热蒸腾则腠理玄府洞开汗出,或劳累汗出,如再当风淋雨或冷浴则湿热乘机侵袭为病。湿郁肌表,卫阳被遏,正邪交争,故恶寒、身热、身重。暑热伤津则口渴。暑湿之邪偏于热,热性蒸腾,迫津外泄为汗。暑属热,加之湿热郁阻导致阳气怫郁化热,故大热、烦躁。

湿性黏滞,热为湿遏,湿热交混,故汗出粘手、身热不扬、热不能随汗而解。

本证以发热、汗出粘手、身热不扬、头痛身困重、舌苔黄腻、脉濡数为辨证要点。治宜清暑化湿,宣卫透邪。滑藿汤以淡渗凉泄之滑石、豆卷、茯苓皮、通草、荷叶利湿泄热,桔梗宣肃肺气以调水道而助利湿。热偏盛,故不用辛温燥烈之香薷、羌活等,用芳香之藿香叶、苍术皮轻清宣化,卫分郁闭不甚而不恶寒则去苍术皮。若湿郁化热,壮热烦躁者用黄连香薷饮,以香薷、厚朴解表透邪,黄连清热解毒燥湿,本方化湿力不强,可加扁豆花、竹叶轻清透邪、解暑化湿,加猪苓、茯苓、木通渗湿泄热,恶心呕吐加竹茹清热化湿热、降逆止呕。

【附方】黄连香薷饮(《罗氏会约医镜》):黄连二钱,香薷一钱半,厚朴(姜炒)一钱半,扁豆(炒)三钱,茯苓一钱半,甘草一钱。

黄连香薷饮(《幼科金针》):香薷、藿香、厚朴、扁豆、黄连、白术、茯苓、猪苓、木通、甘草。

3. 湿热蕴筋骨证

【证候原文】湿聚热蒸,蕴于经络,寒战热炽,骨骱烦疼,舌色灰滞,面目萎黄,病名湿痹,宣痹汤主之。(《温病条辨》)

暑湿痹者,加减木防己汤主之。(《温病条辨》)

【治法】清热渗湿,宣通经络。

【方药】宣痹汤:防己、杏仁、滑石、薏苡各五钱,连翘、山栀、半夏(醋炒)、晚蚕沙、赤小豆皮各三钱。水八杯,煮取三杯,分温三服。痛甚加片子姜黄二钱,海桐皮三钱。

加减木防己汤:防己、石膏各六钱,桂枝、薏仁各三钱,杏仁、滑石各四钱,白通草二钱。水八杯,煮取三杯,分温三服。见小效不即退者,加重服,日三夜一。

【阐述】湿热蕴滞肌腠,卫阳被遏,正邪交争则发热,湿聚热蒸则寒战热炽。湿热痹阻经脉骨节则骨节烦疼、肿胀。湿性重浊黏滞,故舌色灰滞、面目萎黄。

本证多见于风湿热、类风湿关节炎和感染性疾病并发关节损害者,辨证以身热、关节肿痛、肢体困重、舌苔黄腻为要点,治以清热渗湿、宣通经络为主,方用宣痹汤、加减木防己汤。

加减木防己汤源于叶天士经验,是《金匮要略》木防己汤(木防己三两、石膏十二枚、桂枝二两、人参四两)去人参加薏苡仁、杏仁、滑石、通草。木防己汤寒热并行、攻补兼施,宣通阳气、消除饮邪、清泄郁热,因人参甘温助火、补虚恋邪而去之。湿痹病位在筋骨经络,单纯采用祛表和利湿,均不能有效去除羁留于经络骨节之邪。故以杏仁开宣肺气、通调水道,助水湿下行;滑石利湿清热,薏苡仁淡渗利湿，引湿热从小便而解，使湿行热去；且薏苡仁行痹止痛。通草味甘淡性微寒，清热利水，善清诸经络之湿热，滑石合通草含六一散之意。全方通络、祛湿、清热俱备，分消走泄，配伍周密妥当。

宣痹汤源于叶天士经验，加减木防己汤是吴鞠通推崇的"治痹"祖方，宣痹汤是加减木防己汤去桂枝、白通草，加连翘、栀子、半夏、晚蚕沙、赤小豆皮。桂枝辛温，助火化燥，故去之。赤小豆皮善清渗经络湿热，故以赤小豆皮易通草。半夏、蚕沙和胃化浊，制湿于中，且蚕沙除湿开痹止痛；栀子、连翘泄热，解骨节热炽烦痛。全方宣上、畅中、渗下、通络，分消走泄，配伍严谨周密。痛甚加姜黄、海桐皮活血散滞、宣络止痛。比较两方，加减木防己汤清热渗湿力弱，适宜于湿热郁筋轻证；宣痹汤清热渗湿力强，适宜于湿热俱盛郁筋重证。

4. 湿热郁肌肤证

【证候原文】消风散……治风湿浸淫血脉，致生疮疥，搔痒不绝，及大人小儿风热瘾疹，遍身云片斑点，乍有乍无并效。（《外科正宗》）

湿郁经脉，身热身痛，汗多自利，胸腹白疹，内外合邪，纯辛走表，纯苦清热，皆在所忌，辛凉淡法，薏苡竹叶散主之。（《温病条辨》）

【治法】解肌透邪，清热渗湿。

【方药】消风散：当归、生地黄、防风、蝉脱、知母、苦参、胡麻、荆芥、苍术、牛蒡子、石膏各一钱，甘草、木通各五分。水二钟，煎八分，食远服。

薏苡竹叶散：薏苡仁、飞滑石、茯苓各五钱，竹叶、连翘各三钱，白蔻仁、白通草各一钱五分。共为细末，每服五钱，日三服。

【阐述】湿热毒邪蕴于肌肤，痹阻孙络毛窍则身痛、发热、肌肤白疹或疱疹。湿热蒸腾迫津外出则汗多。湿热毒邪与气血搏结于肌肤则肌肤斑疹、瘙痒。

本证见于感染性皮肤病，如带状疱疹、湿疹，辨证以身热，身痛，汗多，肌肤瘙痒起粟丘疹或风团，或肌肤斑疹色浅红，或白疹，或水痘，舌苔黄腻，脉滑数为要点。治宜解肌透邪、清热渗湿、解毒止痒，方用消风散、薏苡竹叶散。

消风散以荆芥、防风、牛蒡子、蝉蜕发表透邪、解毒止痒，苍术芳香燥湿，苦参、木通清利湿热，且苦参止痒，石膏、知母清热。湿热蕴蒸易耗伤阴血导致血脉郁滞，故以当归、生地黄、胡麻仁养血活血、润养肌肤。甘草清热解毒利湿、和中调药。全方清热利湿、养血活血、止痒并举，为治湿疹良方。热盛而身热、口渴则重用石膏，加金银花、连翘清热解毒；湿热盛而胸脘痞满、舌苔黄腻，加地肤子、车前子清热利湿；疹红赤、烦热、舌红则重用生地黄加赤芍、紫草清热凉血。

薏苡竹叶散源于叶天士经验，薏苡仁味甘淡性凉，淡渗透湿、开痹散滞、解毒散结；竹叶味甘淡性寒，清热除烦，渗湿利尿，二药配伍是渗湿透湿药对。连翘辛凉解肌，宣散上焦及肌表之郁闭，透湿热外出；白豆蔻味辛性温而发散郁闭，气味芳香而醒脾畅中化湿；滑石清热利湿，茯苓淡渗利湿，导湿热从下而出。通草清热利湿，质轻气薄达表，通行经络，引药达病所，合滑石含六一散之意。全方配伍严谨周密，宣上、畅中、渗下，解肌透邪、清热渗湿，是治疗白痦、水痘良方。身热、口渴加虎杖、金银花清热解毒。湿热偏盛而胸脘痞满、舌苔黄腻者，加厚朴、藿梗、车前子、苦参、虎杖清热利湿。烦热、肌肤痒痛、舌红者，加赤芍、玄参、苦参、地肤子清热利湿、活血止痛。

我们在临床上，对于湿热郁蒸肌肤所致的湿疹、荨麻疹等，常二方合用去石膏，加赤芍、丹皮、薄荷、紫草活血凉血、通络止痒，痒甚加地龙、僵蚕、乌梢蛇通络止痒，上肢甚加桑叶、瓜蒌、青蒿轻扬透散，下肢加茵陈、土茯苓、川牛膝引湿热下行，胸腹加瓜蒌、石菖蒲、佩兰芳香宣化。

附刘绪银医案：张某，男，60岁，2020年3月21日诊（微信）。荨麻疹多年，多方医治无效。现全身皮肤瘙痒、红疹，夜间及关节部位、腿部尤甚，口干口苦，大便溏，舌暗红，苔厚黄腻。辨证为湿热郁肌肤，治以清热凉血、透邪化湿为法。青蒿、茵陈、薄荷、紫草、苦参各15g，土茯苓20g，滑石18g，荆芥、防风、苍术、石菖蒲、牛蒡子、当归、生地黄、知母、木通、赤芍、牡丹皮、僵蚕、乌梢蛇、川牛膝各10g，蝉蜕5g，甘草5g。换算成颗粒剂，15剂，日1剂，分2次服。二诊：有缓解，胸背上肢瘙痒、红疹减轻，舌暗红，苔厚黄腻。原方青蒿、薄荷、紫草改20g，加薏苡仁30g、淡竹叶10g，换算成颗粒剂，15剂，日1剂，分2次服。三诊：瘙痒、红疹减轻，舌暗红，苔黄腻。青蒿、茵陈、紫草各20g，薄荷、苦参各15g，土茯苓、薏苡仁各30g，滑石18g，荆芥、防风、石菖蒲、牛蒡子、木通、当归、赤芍、牡丹皮、僵蚕、淡竹叶各10g，乌梢蛇、川牛膝各15g，蝉蜕5g，甘草5g。换算成颗粒剂，15剂，日1剂，分2次服。四诊：上身瘙痒、红疹基本消失，腿部瘙痒、红疹显著减轻，舌暗红，苔黄稍腻。续服三诊方，15剂，腿部瘙痒、红疹基本消失。

5. 湿热郁经痉证

【证候原文】湿热证，三四日即口噤，四肢牵引拘急，甚则角弓反张。此湿热侵入经络脉隧中，宜鲜地龙、秦艽、威灵仙、滑石、苍耳子、丝瓜藤、海风藤、酒炒黄连等味。（《湿热病篇》）

【治法】清热祛湿，通络息风。

【方药】艽仙藤散（名新定）：秦艽、威灵仙、滑石、地龙、丝瓜络、苍耳子、海风藤、酒黄连、僵蚕各等分。

【阐述】阳明经脉夹口环唇,湿热郁滞阳明经脉则口噤。湿热郁滞督脉、太阳经则角弓反张,湿热郁滞筋脉则四肢牵引拘急。

本证多见于风湿热、风湿性关节炎、类风湿关节炎、多发性周围神经炎、系统性红斑狼疮、痛风等,辨证以头痛、恶寒、发热、身重疼痛、口噤、四肢牵引拘急,甚则角弓反张,舌苔腻、脉弦为要点。治以清热胜湿、通络息风为法,方用芄仙藤散。方以地龙、秦艽、威灵仙、苍耳子祛风湿、通脉络,丝瓜藤、海风藤通络止痛,滑石、黄连清热利湿。恶寒甚加羌活、独活、荆芥、防风解表散寒,发热加忍冬藤、黄芩、知母、土茯苓清热解毒,头痛加白芷、川芎、赤芍通络止痛,身重痛加石菖蒲、羌活、独活、川芎、徐长卿、路路通祛湿通络止痛,关节肿胀加白茅根、石菖蒲、薏苡仁利湿消肿,关节红肿加土茯苓、赤芍、牡丹皮、生地黄、玄参、川牛膝凉血活血、利湿消肿,四肢拘急、角弓反张加蜈蚣、僵蚕、钩藤息风止痉。

附刘绪银医案:李某,男,45岁,2019年11月5日初诊。3年前冬季受寒淋雨后关节肿胀疼痛,经某中医院诊断为痹病(风湿性关节炎),予以中西药治疗(具体用药不详),肿胀疼痛基本控制。但每逢气候变寒冷或下雨则关节发作性肿胀疼痛。此次因在山区潮湿的建筑工地居住,又逢下雨而发作,关节红肿热痛,双踝关节尤甚,活动受限,口稍苦,大便稍稀。刻诊:双踝关节红肿,肌肤热,压痛,被动活动时疼痛加重,舌红苔黄腻,脉弦稍数。诊断为痹病(风湿性关节炎),辨证为湿热郁滞,治以清热利湿、通络止痛为法。处方:忍冬藤、薏苡仁、土茯苓、生地黄各15g,秦艽、威灵仙、地龙、丝瓜络、海风藤、僵蚕、石菖蒲、赤芍、川牛膝各10g,滑石18g,苍耳子、黄连、黄柏各6g,甘草5g。7剂,日1剂,水煎2次,取汁混匀,分2次服,药渣外敷踝关节。二诊:肿胀基本消退,疼痛减轻,活动好转,舌淡红苔稍腻淡黄,脉弦。原方去黄连、黄柏,服5剂,症状平伏。

三、卫分温燥证

燥为秋天主气,初秋顺承夏之气而燥偏于热,或久晴无雨则燥热,故称温燥。《重订通俗伤寒论》云"燥者干也,对湿言之也。立秋以后,湿气去而燥气来。初秋尚热,则燥而热""若久晴无雨,秋阳以曝,感之者多病温燥"。《三时伏气外感篇》云:"温自上受,燥自上伤,理亦相等,均是肺气受病。"燥邪犯肺卫以口咽鼻干燥、咳嗽、舌苔少津、脉浮为主要表现。《素问·至真要大论》云"燥者润之""燥者濡之""燥司于地,热反胜之,治以平寒,佐以苦甘,以酸平之,以和为利""燥化于天,热反胜之,治以辛寒,佐以苦甘"。温燥之邪易伤津液,故不可辛温发汗，过汗则伤津助燥。燥为阳邪，本当治以寒凉，但寒凉沉降太过则遏肺气。燥宜润，但不可滋腻，滋腻太过则碍肺之宣发而留邪，故治当轻扬宣透、甘寒润燥，药宜辛甘、辛凉、甘寒相配，常用连翘、瓜蒌皮、杏仁、沙参、桔梗、桑叶、苏叶等。

1. 温燥伤肺卫证

【证候原文】温燥伤肺者，初起头疼身热，干咳无痰，即咯痰多稀而黏，气逆而喘，咽喉干痛，鼻干唇燥，胸满胁痛，心烦口渴，舌苔白薄而燥，边尖俱红。（《重订通俗伤寒论》）

秋感燥气，右脉数大，伤手太阴气分者，桑杏汤主之……感燥而咳者，桑菊饮主之。（《温病条辨》）

【治法】辛凉透邪，宣肺润燥。

【方药】桑杏汤：桑叶、香豉、栀皮、梨皮、象贝各一钱，杏仁一钱五分，沙参二钱。

【阐述】本证多发于初秋和秋季久旱无雨时。外感温燥，燥热炎上则头痛、身热。燥邪从口鼻入，耗伤津液，故咽喉干痛、鼻干唇燥、口渴、舌边尖红、舌苔少津。燥邪最易损伤肺津，使肺失津润而干咳少痰或无痰。

本证多见于秋季上呼吸道感染、急性支气管炎、百日咳等，辨证以发热、鼻咽干燥、口渴、舌边尖红、脉数为要点。治宜辛凉透邪、宣肺润燥，方用桑杏汤。桑杏汤源于叶天士经验，含栀子豉汤。方以桑叶清宣燥热、透邪外出，杏仁宣利肺气、润燥止咳，二药配伍是宣肺润燥止咳药对。贝母清化热痰，助杏仁止咳化痰；沙参养阴生津、润肺止咳，梨皮清热润燥、止咳化痰，豆豉助桑叶轻宣透热。栀子皮清泄肺热，栀子皮合豆豉即栀子豉汤，善清上焦热。表闭较甚加荆芥、薄荷发表透邪，咽喉痛加连翘、牛蒡子清利咽喉，渴甚加天花粉、芦根、石斛生津润燥止渴。本方宣透力弱，可合用桑菊饮，以增强宣肺透邪、化痰止咳之力。

附刘绪银医案：某女，3个月，2008年9月25日初诊。其外公诉咳嗽半月余，少痰，时缓时剧，入夜加重，甚则呛咳不止，经中西治疗，疗效不明显。病起于天热脱衣后，低热，干咳气急，夜间尤甚，哭闹，鼻干燥有痂，肌肤稍热，舌尖红少津，舌苔淡黄，指纹暗。证属燥犯肺卫，治宜辛凉宣透、生津润燥。桑叶2g、杏仁1g、薄荷1g、沙参2g、石斛1g、川贝母1g、连翘1g、淡豆豉1g、栀子1g、百部1g，水煎，当茶饮，服5剂而愈。

2. 温燥伤窍证

【证候原文】燥气化火，清窍不利者，翘荷汤主之。清窍不利，如耳鸣目赤，龈胀咽痛之类。（《温病条辨》）

【治法】清上润燥，宣肺通窍。

【方药】翘荷汤：薄荷、连翘、黑栀皮各一钱五分，生甘草一钱，桔梗、绿豆皮各二钱。水二杯，煮取一杯，顿服之。日服二剂，甚者日三。

【阐述】外感温燥之邪，燥从火化，灼伤上窍则目赤干涩、面红、鼻咽干燥、口干、齿痛、咽喉红肿疼痛。

本证多见于急性中耳炎、牙龈炎、口腔炎、鼻窦炎、咽炎、扁桃体炎、牙周围炎、流行性急性结膜炎等，辨证以发热、目赤干涩，鼻燥或结血痂，咽喉红肿疼痛、舌边尖红、苔薄黄、脉浮数为要点。治当清上润燥、宣肺通窍，方用翘荷汤。翘荷汤源于叶天士经验，以薄荷、连翘、栀皮清宣上焦燥热，桔梗配甘草（桔梗汤）利咽，绿豆皮合连翘、栀子皮清热解毒。耳鸣、目赤加鲜菊叶、苦丁茶、龙胆草、夏枯草清头目之热，咽痛加牛蒡子、黄芩解毒清咽。

3. 卫分温燥伤阳络证

【证候原文】燥热窜入肌肉皮肤，发斑发疹，隐隐不现者，宜用辛凉开达，轻清芳透。如牛蒡、连翘、银花、牡丹皮、栝蒌皮、青蒿脑、紫草尖、鲜大青、鲜茅根、活水芦笋、鲜卷心竹叶、灯心、青箬叶之类。（《重订通俗伤寒论》廉勘）

【治法】泄卫透邪，润燥宁络。

【方药】加减银桑散（名新定）：牛蒡子、连翘、银花、丹皮、桑叶、菊花、杏仁、栝蒌皮、青蒿脑、紫草尖、鲜大青、鲜茅根、芦根、鲜卷心竹叶、灯心草。

【阐述】阳络者，肌表五官之络脉也。燥热壅滞肌肤络脉则全身皮肤紫癜散发，呈对称分布、色鲜红、大小不一，或瘙痒，可伴发热、腹痛、关节肿痛。灼伤阳络，迫血妄行则鼻衄、齿衄、目赤、肌衄，或痰血、尿血。

本证以起病急、斑疹、衄血、发热、舌质红、苔薄黄、脉浮数为辨证要点。邪在肌表，宜宣散透邪，不可苦寒直折，苦寒太过则邪气冰伏内陷，方用加减银桑散。本方包括了银翘散之金银花、连翘、牛蒡子、竹叶、苇根和桑菊饮之桑叶、菊花、杏仁、连翘、苇根等，故定名为加减银桑散。方以牛蒡子、连翘、薄荷、金银花、桑叶、菊花、大青叶、青蒿、瓜蒌皮轻宣透邪、润燥解毒，芦根、白茅根轻扬清热、生津润燥，白茅根合牡丹皮、紫草凉血止血、散血化斑，白茅根又合竹叶、灯心草清热利尿而使热从下透出。临证加玄参、生地黄、赤芍养血润燥、凉血散血，出血多加茜草根、三七粉止血，热甚加栀子、黄芩清泄邪热。

第五章

半表半里证治

　　中医在天人合一思想指导下，认为太阳主开为表，阳明主阖为里。膈上为阳，心肺居之；膈下为阴，肝、胆、脾、胃、肠、肾、膀胱居之。胆附于肝而居膈下和肾、膀胱、大肠、小肠之上，连阴藏肝而通阳腑胃肠，禀肝之余汁泄之于胃肠以化水谷，犹上下卦之阳爻居阳位、阴爻居阴位，故称"中正之官"，外运阴出阳，内领阳入阴，沟通表里上下，故为半表半里。

　　少阳系统尚包括三焦，三焦为膜府。膜府系统包括三焦、腠理、膜原，广泛分布于躯体、脏腑、分肉、腠理、形体、官窍之间，外裹肌肉，内覆脏腑，故是半表半里结构。《温疫论》曰："邪从口鼻入，则其所客，内不在脏腑，外不在经络，舍于伏脊之内，去表不远，附近于胃，乃表里分界，是为半表半里，即《针经》所谓横连膜原是也。"《温热经纬·湿热病》云："膜原者，外通肌肉，内近胃腑，即三焦之门户，实一身之半表半里也。邪由上受，直趋中道，故并病多归膜原。"何秀山按《重订通俗伤寒论》云："膜者横膈之膜，原者空隙之处，外通肌腠，内近胃腑，即三焦之关键，为内外交界之地，实一身之半表半里也。"章虚谷曰："凡口鼻肌肉所受之邪，皆归于此也，其为三焦之门户，而今胃口，故膜原之邪，必由三焦而入脾胃也。"

　　邪入少阳、三焦、膜原导致少阳、三焦、膜府气机郁遏，外因卫阳不能转输肌腠则恶寒，内因邪蕴阳怫、正邪交争则发热，热蒸腾外达则气机通而热退，但因邪未去而郁未解则热退后又恶寒。枢机郁滞则水道不利而多见痰湿。

　　半表半里不是表里同病，而是邪毒由表入里的渐变状态和过渡阶段。治疗既不宜解表，又不宜攻里，贵在辛开苦降、斡旋气机、和解透邪。

第一节　少阳证治

　　邪犯少阳则胆气不利，临床表现以口苦、咽干、目眩、往来寒热、胸胁苦满、嘿嘿不欲食、心烦喜呕、脉弦为主，治以和解少阳为原则。

一、提纲

【原文】少阳之为病，口苦、咽干、目眩也。（263）

少阳中风，两耳无所闻，目赤，胸中满而烦者，不可吐下，吐下则悸而惊。（264）

伤寒，脉弦细，头痛发热者，属少阳。少阳不可发汗，发汗则谵语，此属胃，胃和则愈，胃不和则烦而悸。（265）

本太阳病不解，转入少阳者，胁下鞕满，干呕不能食，往来寒热，尚未吐下，脉沉紧者。（266）

【阐述】少阳病的病因病机有三：一是外邪直中。《伤寒论》云："血弱气尽，腠理开，邪气因入，与正气相抟，结于胁下。"二是邪毒从太阳所主之肌表腠理内传少阳。三是邪毒从口而入，经阳明胃腑传入少阳，正盛邪微则过时发病。

胆属腑，内寄相火，以通降为用，喜条达而恶抑郁。故少阳为病常气机郁滞、相火内扰。枢机不利，阳气怫郁，卫不外达，正邪交争，故恶寒发热、头痛，此与太阳表证相似。但太阳病是脉紧如绳，少阳病是脉如琴弦。热蒸腾外达则枢机通而热退，郁通交替，故寒热往来。

对于少阳病证提纲，多数医家认为口苦、咽干、目眩等不能完全反映少阳病主要方面，不是少阳病提纲。我们认为应结合《伤寒论》分析，病到少阳则不属表，是入里化热阶段，是邪毒结于少阳胆。胆以降为顺，邪毒郁于胆则胆失和降，胆汁上逆则口苦。邪蕴气郁化火，或引动相火，火热上扰伤津则咽干、目赤。《灵枢•四时气》云："邪在胆……胆液泄则口苦。"少阳属相火，邪结少阳则火郁上扰清窍而目眩。肝主疏泄而畅情志，肝之余气借胆而泄之，胆郁则肝疏泄失常，导致情志不舒，故神情默默、心烦。胸胁部是少阳经循行之处，邪郁少阳则胸胁苦满或胁下硬满。肝胆属木，脾胃属土，土得木疏则达，故少阳病常波及脾胃，导致胃失和降，故欲呕、不欲饮食或干呕不能食。

木郁达之，火郁发之，故治宜疏利气机、清利胆腑为主。少阳证不是卫分证和里热结滞证，故不可发汗和吐下。发汗则伤胃津，导致胃失润而浊气不降，浊气郁热上扰则神志不安，故谵语属胃燥。心主血脉而藏神，津血互补，津伤则血虚而心失养，加之浊气不降而反上逆扰心，故心烦、心慌、心悸，承上曰"胃不和则烦而悸"，津液恢复则胃和病愈。吐下伤津，故少阳病不可以吐下，吐下则悸惊。《医宗金鉴》云："少阳三禁要详明，汗谵吐下悸而惊，甚则吐下利不止，水浆不入命难生。"

二、常见证治

少阳病有经证、腑证之分，外邪有寒热之别，体质有阴阳气血之偏颇，临证当辨邪气性质、体质偏颇、病位及兼夹论治。

1. 热郁少阳证

【原文】少阳之为病，口苦、咽干、目眩也。（263）

少阳中风，两耳无所闻，目赤，胸中满而烦者，不可吐下，吐下则悸而惊。（264）

伤寒，脉弦细，头痛发热者，属少阳。少阳不可发汗，发汗则谵语，此属胃，胃和则愈，胃不和，烦而悸。（265）

【治法】和解少阳，清利胆气。

【方药】黄芩汤：黄芩三两，甘草、芍药各二两，大枣十二枚。

【阐述】足少阳胆经起于目锐眦，上行额角，下耳后，至肩，入缺盆，下行胸中，过膈肌络于肝，属于胆。手少阳三焦经起于小指次指之端，循上肢至臑外上肩，交出足少阳之后，入缺盆，布膻中，散络心包，下膈，遍属三焦；其支者从膻中上出缺盆，上项，系耳后直上，出耳上角，其支者从耳后入耳中，出走耳前，过客主人前，交颊，至目锐眦。肝开窍于目，胆附于肝，内藏相火，胆受肝之余气而为胆汁，胆汁味苦而助脾胃化水谷。邪入少阳则枢机不利，胆火郁结，故胸中满而烦，胆气上逆则口苦，热灼津液则咽干，热扰头面清窍则头痛、目赤、目眩、两耳无所闻（耳闭、耳聋）。《素问·热论》云："三日少阳受之，少阳主骨，其脉循胁络于耳，故胸胁痛而耳聋。"少阳热横犯胃肠则胃失和润，浊气上逆则呕，下迫肠道则下利。

本证多见于感冒、流行性感冒、感染性胸膜炎、肝胆疾病等，辨证以口苦、咽干、目眩、发热、头痛、胸胁烦满、舌红苔黄、脉弦为要点。治不可发汗和攻里，只宜和解，以疏利气机、清利胆腑为主，方宜黄芩汤。《伤寒论》黄芩汤主治"太阳与少阳合病，自下利者"，太阳病主方是麻黄汤、桂枝汤，少阳病邪不在表，故不能用麻黄、桂枝。《读素问钞》云："少阳居中，在人身如门之枢，转动由之，使荣卫出入内外也常。"桂枝汤温通经脉、调和营卫、解肌透邪，因热郁少阳而无表证，故去辛温之桂枝、生姜；加黄芩为君，以解少阳之热、清泻胆腑之火；芍药用赤芍，味苦泄邪，性寒制热；甘草清热解毒、化痰湿、益中和药；大枣健脾和胃、益中资化；芍药合甘草即芍药甘草汤，酸甘化阴制热、养血和营、柔木缓急，再合大枣以调和营卫。张璐《伤寒缵论》云："黄芩汤乃温病之主方，即桂枝汤以黄芩易桂枝而去生姜也。盖桂枝主在表风寒，黄芩主在里风热，不易之定法也。

其生姜辛散，非温热所宜，故去之。"《临证指南医案》云："昔人以冬寒内伏，藏于少阴，入春发于少阳，以春木内应肝胆也。寒邪深伏，已经化热。昔贤以黄芩汤为主方，苦寒直清里热，热伏于阴，苦味坚阴，乃正治也。"临证可加柴胡、青蒿、薄荷和解少阳、透邪散热。呕吐加半夏、生姜（小半夏汤）和胃降逆止呕，头痛加川芎、藁本、白芷透邪通络止痛，高热加石膏辛凉泄热。

【附方】柴胡白虎汤（《重订通俗伤寒论》）：川柴胡一钱，生石膏八钱，天花粉、生粳米各三钱，青子芩钱半，知母四钱，生甘草八分，鲜荷叶一片。

2. 少阳虚实错杂证

【原文】伤寒五六日，中风，往来寒热，胸胁苦满，嘿嘿不欲饮食，心烦喜呕，或胸中烦而不呕，或渴，或腹中痛，或胁下痞鞕，或心下悸，小便不利，或不渴，身有微热，或咳者，与小柴胡汤主之。（96）

血弱气尽，腠理开，邪气因入，与正气相搏，结于胁下，正邪分争，往来寒热，休作有时，嘿嘿不欲饮食。脏腑相连，其痛必下，邪高痛下，故使呕也。小柴胡汤主之。（97）

【治法】和解少阳，扶正透邪。

【方药】小柴胡汤：柴胡半斤，黄芩、人参、甘草（炙）、生姜（切）各三两，半夏半升，大枣十三枚（擘）。以水一斗二升煮取六升，去滓，再煎，取三升，温服一升，日三服。

【阐述】"腠理开"指腠理疏松不固。若正气已伤，邪气内传少阳，或素体虚弱，肌腠不固则邪直中少阳，形成少阳虚实错杂的病理状态。少阳枢机不利，阳气不能外温则恶寒。邪从阳化，阳气怫郁则发热，热蒸腾外达则气机通而热解。一郁一通则寒热往来。胆附于肝而居胁下，邪犯少阳则胸胁烦满、痞胀、腹痛。胆内寄相火，气机郁滞则相火郁结，扰动心神则心烦心悸，上逆动肺则咳，横犯脾胃则脾胃不和而不欲饮食、呕恶，气郁则三焦水道不利而小便不利。

本证多见于感冒、流行性感冒、感染性胸膜炎、肝胆疾病等，辨证以寒热往来、胸胁痞满、脉弦为要点。治宜和解少阳、扶正透邪，方用小柴胡汤。小柴胡汤是黄芩汤合四逆散去芍药、枳实加人参，但含小半夏汤。方以黄芩汤清少阳之热，但芍药碍脾胃，故去之；以四逆散透邪解郁、疏利气机，因枳实可致泻，故去之。《神农本草经》云柴胡主"寒热邪气，推陈致新"。《本草纲目》云柴胡"平肝胆，三焦包络相火"。方以柴胡清利少阳，柴芩配伍是和解少阳、清热利胆药对，辛开苦降，使邪气散而相火归原，气机复始。《神农本草经》云半夏"主伤寒寒热，心下坚，下气，喉咽肿痛，头眩，胸胀，咳逆肠鸣，止汗"。以小半夏汤辛开苦降，斡旋气机升降，助胆气升发，兼理心腹肠胃之结气，是和胃止呕基本方。

气血已弱，且辛散苦泄耗正，故加人参益气补虚、生津润燥，合姜、草、枣补中和胃、益气血，鼓舞气血以促邪外透。诸药相合，使邪气得解，少阳得和，上焦得通，津液得下，胃气得和，则病可愈。临证应随症化裁，《伤寒论》云："若胸中烦而不呕，去半夏、人参，加栝楼实一枚；若渴，去半夏，加人参，合前成四两半，栝楼根四两；若腹中痛者，去黄芩，加芍药三两；若胁下痞硬，去大枣，加牡蛎四两；若心下悸，小便不利者，去黄芩，加茯苓四两；若不渴，外有微热者，去人参，加桂三两，温覆微汗愈；若咳者，去人参、大枣、生姜，加五味子半升，干姜二两。"颈项强加葛根解肌，气滞加郁金理气散滞，心烦懊恼加栀子、淡豆豉清宣透热除烦。

【附方】柴胡栀子豉汤（《扶寿精方》）：柴胡三钱，黄芩二钱，栀子、半夏各一钱五分，人参八分，甘草三分，豆豉一大合。

3. 寒郁少阳证

【原文】伤寒六七日，发热微恶寒，肢节烦疼，微呕，心下支结，外证未去者，柴胡加桂枝汤主之。（146）

【治法】和解少阳，调和营卫。

【方药】柴胡桂枝汤：柴胡四两，桂枝（去皮）、黄芩、人参、芍药、生姜各一两半，半夏二合半（洗），大枣六枚（擘），甘草一两（炙）。以水七升，煮取三升，去滓，温服。

【阐述】"支节"即肢体关节，"心下"即胃脘和胁下部，"支结"指如物支撑，即痞结、胀满。对于本证，多数医家据《伤寒论》太阳病特征和"外证未去"，认为是少阳兼太阳病，值得商榷。经脉系统分经、络、筋、皮部，少阳系统包括手少阳三焦经脉、足少阳胆经脉，三焦外应毫毛腠理。少阳属木而性条达，主宣通、升发、司气机；三焦主诸气，共同使营卫气血畅行达于周身，以发挥卫外、濡养作用。汪机《读素问钞》云："少阳居中，在人身如门之枢，转动由之，使荣卫出入内外也常。"寒凉邪毒可直中包括少阳三焦所应的肌腠，故《伤寒论》有"少阳中风"和"伤寒，脉弦细，头痛发热者，属少阳"之说。我们认为"伤寒六七日，发热微恶寒，肢节烦疼，微呕，心下支结"是少阳胆、三焦同时受邪所致。气血虚弱则腠理疏松不固，寒凉邪毒趁机侵淫少阳。寒郁少阳，枢机不利，阳气被遏则恶寒。正邪交争，阳气怫郁则发热。胆附于肝而受肝之余气，肝藏血而在体为筋，少阳郁滞则营血郁滞，故肢节不利而烦疼。少阳郁滞及胃则胃气郁滞、浊气反逆，故心下支结、呕。

本证多见于感冒、流行性感冒、风湿性关节炎、类风湿关节炎、肺部感染、急性胆囊炎、胸膜炎、急性肾盂肾炎、流行性出血热、荨麻疹等，辨证以发热、恶寒、汗出、口苦、咽干、肢节烦疼、恶心微呕、胸胁痞满、胃脘痞结、脉弦为要点。

治宜和解少阳、调和营卫，方用柴胡桂枝汤。对于柴胡桂枝汤，多数医家认为是小柴胡汤和桂枝汤各半量组成，不妥。此方虽然柴胡、桂枝用量符合半量，但桂枝汤中甘草二两、生姜三两、大枣十二枚，小柴胡汤中甘草三两、生姜三两、大枣十三枚，本方是甘草一两、大枣六枚、生姜一两半，不符合"各半量"，故本方是柴胡汤与桂枝汤合方化裁而来。以小柴胡汤和解少阳，透泄少阳之邪，疏散气机之郁滞；以桂枝汤解肌透邪、调和营卫、温通经脉。胸中烦而不呕去半夏、人参，加天花粉清热除烦；腹中痛去黄芩以防苦寒伤中阳，重用芍药活血通络、缓急止痛；胁下痞硬去大枣以防甘味滋腻而加重痞满，加牡蛎散痞结；心下悸、小便不利去黄芩以防苦泄伤阳，加茯苓淡渗利小便、安神定悸；咳去人参、大枣、生姜以防甘温升发太过动肺，加南五味子、干姜散寒止咳；项背强疼加葛根或天花粉生津润筋、舒筋止痛，头痛加吴茱萸温经止痛。

若素体阳虚，下虚上盛，邪气弥漫，枢机郁滞，表现为小便不利、身重难以转侧、心烦惊狂或谵语，宜和解少阳、泄热通阳、重镇安神，方用柴胡加龙骨牡蛎汤。以小柴胡汤和里解外、疏利气机，加龙骨、牡蛎、铅丹（以珍珠母或磁石代）重镇安神。《伤寒论》云："伤寒八九日，下之，胸满烦惊，小便不利，谵语，一身尽重，不可转侧者，柴胡加龙骨牡蛎汤主之。"

【附方】柴胡桂枝干姜汤（《四圣心源》）：柴胡、茯苓、桂枝、干姜各三钱，甘草二钱，人参一钱。

柴胡桂枝干姜汤（《伤寒大白》）：柴胡、桂枝、黄芩、广皮（广陈皮）、甘草、人参、芍药、干姜、半夏。

4. 少阳寒热错杂证

【原文】伤寒五六日，已发汗而复下之，胸胁满，微结，小便不利，渴而不呕，但头汗出，往来寒热心烦者，此为未解也，柴胡桂枝干姜汤主之。（147）

【治法】和解少阳，散寒透热。

【方药】柴胡桂枝干姜汤：柴胡半斤、桂枝三两（去皮）、干姜二两、黄芩三两、栝蒌根四两、牡蛎二两（熬）、甘草二两（炙）。以水一斗二升，煮取六升，去滓，再煎，取三升，温服一升，日三服。初服微烦，复服汗出，便愈。

【阐述】素体阳虚或表证发汗太过及误下伤阳致邪气内陷，郁于少阳则产生少阳寒热错杂的病理反应。少阳枢机不利，胆热上扰则胸胁满、微结、口渴、汗出、往来寒热、心烦。对于本方证，许多医家认为是少阳兼水饮证，日本元坚氏认为"此病涉太少，而兼饮结，亦冷热并有者也。此条，诸注为津乏解，然今验治饮甚效"。陆渊雷认为"柴胡桂枝干姜汤之证候，为胸部疼痛，干咳，肩背强痛，寒热往来，其病古人谓之水饮，盖亦湿性胸膜炎，惟其硬痛不若大陷胸证之甚耳。本条所举，殊与用法不合，盖后人因小柴胡汤方下之加减法，以意为之，山田氏并其方而删之，则不知此方之确能取效故也"。我们认为柴胡桂枝干姜汤证不是少阳兼水饮证，小便源于津液，小便不利包括津液内停之排尿困难和生化不足之尿少，汗下太过耗津或热盛伤津则导致小便化源不足，表现为尿少、口渴欲饮、大便干结；气机不利，津液输布障碍则内停为饮，表现为排尿困难、便溏腹胀、肠鸣辘辘、水肿；故不能将"小便不利"仅作"水饮内停"解。《伤寒论》明确指出本方证是"伤寒五六日，已发汗而复下之"后之证，当是汗下太过伤津之尿少，不是少阳兼水饮证。小柴胡汤主治血气已弱而邪犯少阳的结于胁下之证，邪郁少阳则枢机不利，阳气虚郁不外温则恶寒，少阳相火郁结则发热，从而寒热错杂。热蒸腾迫津外泄则头汗出。热耗津液，汗下伤津，枢机不利而三焦通行津液障碍，故口渴、小便不利。成无己注曰："伤寒五六日，已经汗下之后，则邪当解，今胸胁满，微结，小便不利，渴而不呕，但头汗出，往来寒热，心烦者，即邪气犹在半表半里之间，为未解也。胸胁满，微结，寒热心烦者，邪在半表半里之间也。小便不利而渴者，汗下后，亡津液内燥也。"

本证多见于慢性病毒性肝炎、胆道病、胃肠型感冒、支气管炎、风湿病、胸膜炎、痤疮、泌尿道感染等病，辨证以往来寒热、寒重热轻、胸胁胀满、口苦、口干、小便不利、脉弦为要点，甚或见里寒之便溏。治当寒热并举、和解散寒、清热养阴，方用柴胡桂枝干姜汤。本方是柴胡桂枝汤化裁而成，属小柴胡汤加减法，但含桂枝甘草汤、甘草干姜汤。柯韵伯《伤寒来苏集》云："此汤全是柴胡加减法：心烦不呕而渴，故去参、夏加栝蒌根；胸胁满而微结，故去枣加牡蛎；小便不利，而心下不悸，故不去黄芩不加茯苓；虽渴而表未解，故不用参而加桂；以干姜易生姜，散胸胁之满也。初服烦即微者，黄芩、栝蒌之效。继服汗出周身而愈者，姜、桂之功也。"方中柴胡配黄芩是和解少阳、疏利气机、清利少阳的药对；桂枝温里散寒、调和营卫、通经脉，桂枝配炙甘草即桂枝甘草汤，温阳化气；干姜配炙甘草即甘草干姜汤，温中益气；桂、姜合黄芩，寒温并用，辛开苦降，使气机条畅。天花粉清热生津止渴、除心烦胸满，牡蛎（生用）软坚散结、坚阴除热。诸药合用，扶正气、散邪气、除寒热、畅气机、和表里。气虚加人参益气，便溏则重用干姜和减黄芩用量，口苦甚重用黄芩和减干姜用量。

【附方】黄芩汤（《幼幼新书》）：黄芩、人参、甘草（炙）、半夏（洗）、干姜各一两，柴胡三两，大枣十个（去核）。以水三升，煮一升，为三服。烦去半夏、人参，加栝楼子半个，当归、龙骨、栝楼根各二两；腹中痛去黄芩，加芍药一两、茯苓二两；表证不解去人参，加桂心二两微发汗；得病七八日不解，结热在内，往来寒热，加黄连二两，芒硝半两。

附刘绪银医案：罗某，男，55 岁，1994 年 11 月 21 日诊。素来怕冷，受寒后恶寒发热、身痛、四肢关节痛，某院诊断为感冒，抗病毒、抗生素治疗 7 天，无明显改善。刻诊：午后发热、头汗、心悸、胸胁胀满隐痛、心烦、口苦口渴，二便正常。舌淡红、苔淡黄，脉沉细。体温 38.5℃，关节无红肿，手足凉，血液各项检查正常。诊断为感冒，辨证为阳虚感冒，邪犯少阳，寒热错杂，治以和解表里、散寒除热为法，柴胡桂枝干姜汤加减：柴胡 10g、桂枝 8g、干姜 5g、天花粉 10g、黄芩 8g、牡蛎 15g（先煎）、羌活 8g、甘草 3g，日 1 剂，水煎 2 次，混匀，分早、中、晚温服，药渣煎水洗澡。当日中午服药后微汗出、发热减轻，夜以药渣煎水洗澡后身痛明显减轻，3 剂而愈。

5. 热结胆腑证

【原文】太阳病，过经十余日，反二三下之，后四五日，柴胡证仍在者，先与小柴胡。呕不止，心下急，郁郁微烦者，为未解也，与大柴胡汤下之则愈。（103）

伤寒十余日，热结在里，复往来寒热者，与大柴胡汤。（136）

伤寒，发热，汗出不解，心下痞鞕，呕吐而下利者，大柴胡汤主之。（165）

【治法】和解少阳，泻热利胆。

【方药】大柴胡汤：柴胡半斤，黄芩、芍药各三两，半夏半升（洗），生姜五两（切），枳实四枚（炙），大枣十二枚（擘）。以水一斗二升，煮取六升，去滓，再煎，温服一升，日三服。一方加大黄二两。若不加，恐不为大柴胡汤。

【阐述】"柴胡证仍在"指仍有小柴胡汤证候，故先与小柴胡汤。"心下"指即剑突下三角区的上腹部，"心下急"指心下痞硬、拘急。邪热壅滞少阳则发热、往来寒热、胸胁苦满。热蒸腾迫津外溢则汗出不止，上扰心神则心烦。胆以通降为顺，热结胆腑则枢机不利，通降失职，清气不升，浊气不降，则心下痞硬、疼痛拘急、呕吐、下利。《素问·阴阳应象大论》云："清气在下则生飧泄，浊气在上则生膪胀。此阴阳反作，病之逆从也。"

本证是热结胆腑，邪热较热郁少阳证和小柴胡汤证严重，属实证，多见于感冒、流行性感冒、肺部感染、急性胆囊炎、急性肝炎、带状疱疹、慢性胆囊炎急性发作、胆结石活动期、胆道蛔虫等，辨证以往来寒热、胸胁苦满、口苦、呕不止、胁腹痞硬或满痛、便秘或下利、舌苔黄、脉弦数为要点。本证不是虚实错杂证，故症征比小柴胡汤证之心烦喜呕、胁下痞硬重，不能以小柴胡汤治之，当和解少阳、内泻热结、清利胆腑，方用大柴胡汤。大柴胡汤是小柴胡汤倍生姜去参、草加枳实、芍药、大黄，因邪气盛实而去参、草，以防滋而生满助滞、甘温助阳化火。柴胡配黄芩是和解少阳、疏利气机、清利胆热的药对；胆腑不通则加大黄配枳实，以清利胆腑、泻热结、行气消痞；加芍药（赤芍）通络止痛，合大黄治腹中实痛，合枳实理气和血、除心下满痛；半夏配生姜即生姜半夏汤，为相须相杀之用，是和胃散滞、降逆止呕药对。大枣配生姜是调脾胃、和营卫药对。《医宗金鉴·删补名医方论》云："柴胡证在，又复有里，故立少阳两解法也。以小柴胡汤加枳实、芍药者，仍解其外以和其内也。去参、草者，以里不虚。少加大黄，以泻结热。倍生姜者，因呕不止也。斯方也，柴胡得生姜之倍，解半表之功捷。枳、芍得大黄之少，攻半里之效徐，虽云下之，亦下中之和剂也。"黄疸加茵陈、栀子清热利湿退黄，胁腹痛剧烈加川楝子、延胡索行气活血止痛，胆结石加金钱草、海金沙、郁金、鸡内金化石，带状疱疹加连翘、生地黄、赤芍、车前草清热利湿、解毒活血。若头痛剧烈、目赤，可用龙胆泻肝汤。

对于本证，多数医家认为是少阳兼阳明证（少阳阳明合病），值得商榷。阳明热结是里热结而日晡潮热、腹痛胀满、便秘，本证是"柴胡证仍在"而寒热往来。"心下"包括胁膈下整个上腹部，胆附于肝而近胃，胆腑病可引起心下不适。《灵枢·邪气脏腑病形论》云："胆病者，善太息，口苦，呕宿汁，心下澹澹。"胆汁助水谷消化，热结胆腑，胆汁不能正常泄于胃肠则水谷不化，表现为便秘、腹泻、下利。《医源》曰："凡人食谷，小肠饱满，肠头上逼胆囊，胆汁渍入肠内，利传渣滓。胆有热则上呕苦涩，热迫下行则下泄青汁。胆受惊，亦泄青汁。胆有寒，渣滓不传；胆汁无所用事，亦致泻青。"《脾胃论》云："胆气不升，则飧泄、肠澼不一而起矣。"痞硬不单指便秘，还包括胁下痞满支结。大黄不单纯泻阳明热结，也入少阳经而清热利胆、除寒热。《神农本草经》云大黄"下瘀血，血闭寒热，破癥瘕积聚、留饮宿食，荡涤肠胃，推陈致新，通利水谷，调中化食，安和五脏"。《本草经解》云大黄"入手太阳寒水小肠经……手少阴心经、手少阳相火三焦经……兼入足阳明胃经、手阳明大肠经"。《日华子本草》云大黄"通宣一切气，调血脉，利关节，泄塑滞、水气，四肢冷热不调"。因此，不能凭"心下急""心下痞硬"和方有大黄就理解为阳明热结。柯韵伯《伤寒附翼》云："此方是治三焦无形之热邪，非治胃腑有形之实邪也。其心下急烦痞硬，是病在胃口，而不在胃中；结热在里，不是结实在胃。因不属有形，故十余日复能往来寒热。若结实在胃，则蒸蒸而发热，不复知有寒矣。"

此外，方后注有"一方加大黄二两"和《金匮要略》大柴胡汤有大黄二两，医家对大柴胡汤组成产生争执。一是认为必须有大黄，如许叔微云："大柴胡汤一方有大黄，一方无大黄；此方用大黄者，以大黄有涤荡蕴热之功，为伤寒中要药。"二是认为无大黄，如柯韵伯曰："大柴胡汤是半表半里气分之下药，并不言大便。其心下急与心下痞硬是胃口病，而不在胃中。热结在里非结实在胃。且下利则地道已通……不可以'下之'二字妄加大黄。"徐灵胎云："要知条文中并无大便硬，更有下利证，则不得妄加大黄以伤胃气也。"三是认为有大黄无枳实，如张锡纯说："此方无大黄者非原方，即加大黄疑非原方。为其病屡下之余，虽柴胡证仍在，气分必有损伤。况又减人参，复大黄枳实并用，既破其血又破其气……至枳实能损人胸中至高之气，其不宜与柴胡并用明矣。愚想此方当日原但加大黄，后世畏大黄之猛，遂易以枳实。迨用其方不效，不得不仍加大黄，而竟忘去枳实。以后凡我同仁有用此方者，当加大黄去枳实为定方矣。"我们认为大柴胡汤中有无大黄，必须根据具体病证决定，柯、徐主张无大黄是因下利而不可用大黄，这是不妥的，因为下利有阴阳寒热虚实之别，阳虚阴寒之下利不可用大黄，实热内结之下利可用大黄。《伤寒论》在流传过程中出现佚文和注文误入正文的情况，"一方加大黄二两，或不加，恐不为大柴胡汤"是后人将其与《金匮要略》所载大柴胡汤相比较的注语。《伤寒论》是立足三阴三阳辨证论治，不是对某个症状用药，热结胆腑以胆腑郁闭为主，表现为心下痞硬疼痛，须用大黄清热破结利胆。《肘后备急方》云："大柴胡汤方：柴胡半斤，大黄二两，黄芩三两，芍药二两，枳实十枚，半夏五两洗之，生姜五两，大枣十二枚，水一斗，煮取四升，当分为四服，当微利也。"热结在里以气机郁滞为主，表现为寒热往来、心烦、下利，则可不用大黄。

【附方】柴胡汤（《圣济总录》）：柴胡（去苗）一两，大黄（微炒）、黄芩（去黑心）、芍药、半夏（汤洗七遍，焙干）各三分，枳壳（去瓤，麸炒）半两。

6. 少阳兼阳明证

【原文】伤寒十三日不解，胸胁满而呕，日晡所发潮热，已而微利，此本柴胡证，下之以不得利，今反利者，知医以丸药下之，此非其治也。潮热者，实也，先宜服小柴胡汤以解外，后以柴胡加芒消汤主之。（104）

【治法】和解少阳，泻热通腑。

【方药】柴胡加芒消汤：柴胡二两十六铢，黄芩、人参、甘草（炙）、生姜各一两，半夏二十铢（洗），大枣四枚（擘），芒消六两。以水四升，煮取二升，去滓，内芒消，更煮微沸，分温再服，不解更作。

【阐述】多数医家认为"日晡"是申酉时，不妥。《左传·昭公五年》云："日之数十，故有十时。"西周时开始使用十二时辰，汉代将一日十二时命名为夜半、鸡鸣、平旦、日出、食时、隅中、日中、日昳、晡时、日入、黄昏、人定。"食时"是"朝食"（早餐）时，"晡时"是第二餐饭之时。《礼记·坊记》云："故君子仕则不稼，田则不渔，食时不力珍，大夫不坐羊，士不坐犬"。《管子·弟子职》云："至于食时，先生将食。"《文选》引《齐竟陵文宣王行状》云："淮南取贵于食时。"刘良注："汉淮南王安好书，天子为使《离骚传》，朝受诏，至食时进之。""晡""餔"相通，段玉裁注《说文》云："铺，申时食也……'铺'，一作'晡'，引申之义。凡食，皆曰铺。又以食食人谓之晡。"淮南王刘安及门客以长安（今陕西西安）为观测点，认为"日出于旸谷，浴于咸池，拂于扶桑，是谓晨明。登于扶桑，爰始将行，是谓朏明。至于曲阿，是谓旦明。至于曾泉，是谓蚤食。至于桑野，是谓晏食。至于衡阳，是谓隅中。至于昆吾，是谓正中。至于鸟次，是谓小还。至于悲谷，是谓晡时。至于女纪，是谓大还。至于渊虞，是谓高春。至于连石，是谓下春。至于悲泉，爰止其女，爰息其马，是谓县车。至于虞渊，是谓黄昏。至于蒙谷，是谓定昏。日入于虞渊之汜，曙于蒙谷之浦"（《淮南子·天文训》）。杜预注《春秋左传·昭公五年》云："日昳为台，隅中日出，阙不在弟。"《汉书·游侠传》云："诸客奔走市买，至日昳皆会。""日昳"指太阳过中天斜向西边，时段为未时（13～15时）。因地理位置偏差则太阳照射角度不同，各地生活作息及用食时段不同，故不能认为"日晡"是申酉时，而是未时至晡时（15～17时）时段，即13～17时。邪犯少阳，胆火内郁则胸胁满而呕、发热。胆汁不能外泄化水谷则下利。胆火横犯阳明胃腑，灼伤津液则燥屎内结而胃家实，故大便秘结。食物助热，日晡则两热相合而潮热。

本证多见于急性胆囊炎、慢性胆囊炎急性发作、胆结石活动期、急性胰腺炎等。辨证以发热、日晡潮热、胸胁胀满、呕吐、大便秘结、舌红苔黄、脉弦数为要点。圆药即丸药，丸者，缓也。治外感如将，宜速去其邪，故本证不可以丸剂治之，当和解少阳、软坚散结、泻热通腑，以防热盛结极伤正，方用柴胡加芒硝汤。方以小柴胡汤和解少阳；加芒硝泻热去实、软坚散结，以调胃气。

本证应与热结胆腑相鉴别，热结胆腑以寒热往来、呕吐、胁下痞硬或疼痛为主，治当和解少阳、清利胆腑，故治以大柴胡汤。本证是胆热横灼阳明津液导致燥屎内结，以日晡潮热、便秘为主，因正气已伤，故治以小柴胡汤加芒硝。

【附方】《外台秘要》引《广济方》柴胡汤：柴胡、茵陈、升麻、芍药各七分，大黄（别渍）、黄芩各十二分，栀子四枚（擘），芒硝四分（汤成下）。以水四升，先渍药，少时猛火煮取一升五合，分温三服，以快利为度。

第二节　邪遏三焦证治

邪遏三焦证是邪气内传或内伏三焦所致证候。邪遏三焦则气机不畅，水道不利则生湿浊，治当分消走泄。

一、寒湿遏三焦证

【证候原文】藿香正气散治伤寒头疼，憎寒壮热，上喘咳嗽，五劳七伤，八般

风痰，五般膈气，心腹冷痛，反胃呕恶，气泻霍乱，脏腑虚鸣，山岚瘴疟，遍身虚肿。（《太平惠民和剂局方》）

【治法】和解表里，理气化湿。

【方药】藿香正气散：藿香三两，大腹皮、白芷、紫苏、茯苓各一两，半夏曲、白术、陈皮、厚朴（姜汁炙）、苦桔梗各二两，甘草（炙）二两半，姜三片，大枣一枚。

【阐述】寒湿从肌肤内传三焦，或从口鼻而入直趋三焦，则形成寒湿郁三焦的病理变化。寒湿郁遏三焦，阳气被遏则恶寒、心腹冷。邪气蕴结，正邪交争，阳气怫郁则发热。气机不利则头痛、胸膈满闷、心腹痛。升降失司则咳喘、呕恶、肠鸣泄泻。

本证多见于夏秋季节性感冒、胃肠型感冒、急性胃肠炎等病，辨证以恶寒发热、呕吐泄泻、舌苔白腻为要点。湿为阴邪，易遏阳气，性氤氲黏腻，不若寒邪之一汗而解，不若温热之邪一凉则退，故难速已。汗之则伤阳，并可使湿随辛温发散蒸腾上蒙心窍；下之则伤阴和抑脾阳之升，导致脾气转陷，湿邪乘势内溃。故治当和解表里、芳香宣化、理畅气机，方用藿香正气散。藿香正气散是《千金翼方》藿香正气散（藿香二钱，紫苏叶一钱半，姜制厚朴、去皮茯苓、陈皮、白芷、半夏、去芦桔梗、大腹皮、白术各一钱，炙甘草一钱二分，生姜五片，红枣二枚）调整剂量而成，含桔梗汤、半夏厚朴汤、小半夏汤、甘姜苓术汤、生姜半夏汤、小半夏加茯苓汤及二陈汤等燥湿方剂，君以辛温之藿香开腠理以外透寒湿，芳香化里之湿浊、辟秽和中、降逆止呕。《本草正义》云："藿香芳香而不嫌其猛烈，温煦而不偏于燥热，能祛除阴霾湿邪，而助脾胃之气，为湿困脾阳，倦怠无力，饮食不甘，舌苔浊垢者最捷之药。"紫苏、白芷辛温发散，助藿香散风寒，且紫苏醒脾宽中、行气止呕，白芷燥湿化浊；以二陈汤（半夏曲、陈皮易橘红、茯苓、甘草）理气燥湿、和胃降逆；白术、茯苓健脾运湿止泻，共助藿香化湿浊而止吐泻。湿浊中阻，故佐半夏厚朴汤合大腹皮、橘红燥湿行气，畅中行滞，气行则湿化；以小半夏加茯苓汤燥湿渗湿、和胃止呕，以桔梗汤合紫苏、白芷、生姜解表宣肺，以调水湿之上源；生姜合大枣、甘草又调脾胃、和营卫，且甘草调和药性。纵观全方，配伍严谨，使风寒外解，湿浊内化，气机通畅，中焦调和。《医方考》云："内伤、外感而成霍乱者，此方主之。内伤者调其中，藿香、白术、茯苓、陈皮、甘草、半夏、厚朴、桔梗、大腹皮，皆调中药也，调中则能正气于内矣；外感者疏其表，紫苏、白芷，疏表药也，疏表则能正气于外矣。若使表无风寒，二物亦能发越脾气，故曰正气。"《医方集解》云："此手太阴、足阳明药也。藿香辛温，理气和中，辟恶止呕，兼治表里为君。苏、芷、桔梗散寒利膈，佐之以发表邪；厚朴、大腹行水消满，橘皮、半夏散逆除痰，佐之以疏里滞。苓、术、甘草益脾去湿，以辅正气为臣使也。正气通畅，则邪逆自除矣。"恶寒发热无汗加香薷助解表，气滞脘腹胀痛加木香、延胡索行气止痛。素体脾胃虚弱，寒邪偏重，霍乱转筋、呕吐泄泻、寒热交作、痰喘咳嗽、胸膈痞昏痛、肢体浮肿、嗜卧倦怠、小便赤涩，可用六和汤。兼食滞加神曲、炒莱菔子、炒麦芽消食导滞，泄泻甚加扁豆、薏苡仁祛湿。本证可用五积散、俞氏藿香正气汤、不换金正气散加减。

本证需与暑月伤寒证相鉴别，暑月伤寒病在卫表为主，证候以恶寒为主，病情较轻，故以辛温芳香之香薷解表散寒、祛暑化湿，以厚朴、扁豆行气祛湿和中。本证是湿郁三焦、脾胃湿滞较重，证候以腹痛、吐泻为主，故以厚朴、大腹皮、半夏、陈皮、茯苓、白术、甘草、大枣理气健脾燥湿，以藿香、苏叶、白芷、生姜发汗透邪。

吴鞠通《温病条辨》根据湿郁三焦病理特征和叶天士经验，以藿香正气散化裁制定诸加减正气散。三焦湿郁，升降失司，脘连腹胀，大便不爽，方用一加减正气散，以藿香正气散去紫苏、白芷、甘草、桔梗，加杏仁、神曲、麦芽、茵陈。湿郁三焦，脘闷便溏、身痛、舌白，方用二加减正气散，药用藿香梗、广陈皮、厚朴、茯苓皮、木防己、大豆黄卷、川通草、薏苡仁。秽湿着里，舌黄脘闷，气机不宣，久则酿热，方用三加减正气散，药用藿香、茯苓皮、厚朴、广陈皮、杏仁、滑石。秽湿着里，邪阻气分，舌白滑、脉缓，方用四加减正气散，药用藿香梗、厚朴、茯苓、广陈皮、草果、楂肉、神曲。秽湿着里，脘闷便泄，方用五加减正气散，药用藿香梗、广陈皮、茯苓、厚朴、大腹皮、谷芽、苍术。

【附方】俞氏藿香正气汤（《重订通俗伤寒论》）：藿梗、姜半夏各三钱，广陈皮、白芷各二钱，嫩苏梗、川厚朴各钱半，浙茯苓皮四钱，砂仁八分（分冲）。

五积散（《太平惠民和剂局方》）：白芷、川芎、甘草（炙）、茯苓（去皮）、当归（去芦）、肉桂（去粗皮）、芍药、半夏（汤洗七次）各三两，陈皮（去白）、枳壳（去瓤，炒）、麻黄（去根节）各六两，苍术（米泔浸，去皮）二十四两，干姜四两，桔梗（去芦头）十二两，厚朴（去粗皮）四两。除肉桂、枳壳二味别为粗末外，一十三味同为粗末，慢火炒令色转，摊冷，次入桂、枳壳末令匀。每服三钱，水一盏半，入生姜三片，煎至一中盏，去滓，稍热服。

不换金正气散（《太平惠民和剂局方》）：厚朴（去皮，姜汁制）、藿香（去枝、土）、甘草、半夏（煮）、苍术（米泔浸）、陈皮（去白）各等分。为散，每服三钱，水一盏半，生姜三片，枣子二枚，煎至八分，去滓，食前稍热服（《奇效良方》用量不同，《古今医统大全》有草果，《保命歌括》去藿香加白茯苓、紫苏叶、神曲，《外科精要》以橘红易陈皮加木香、人参、白茯苓）。

藿香正气散（《笔花医镜》）：藿香、砂仁、厚朴、茯苓、紫苏、陈皮各一钱，白术、制半夏、桔梗、白芷各七分，炙甘草五分。

藿香正气散（《温热经解》）：藿香、陈皮、苏梗、大腹皮各一钱，川朴、薄荷、白术、甘草各八分，茯苓二钱，制半夏曲、建曲、豆豉各一钱半。

藿香正气散（《幼科证治大全》）：藿香一钱半，腹皮、白芷、白术、桔梗、陈皮、厚朴、甘草（炙）五钱，加生姜、大枣，水煎服。

藿香正气散（《普济方》）：藿香叶、厚朴（制）、半夏（制）、甘草（炙）、苍术（米泔浸一宿，炒）、陈皮各等分，为散，每服三钱，水半盏，加生姜三片、大枣半枚，煎至二分，去滓服。

六和汤（《太平惠民和剂局方》）：缩砂、半夏、杏仁、人参、赤茯苓、藿香、白扁豆（姜制）、香薷、厚朴（姜制）、木瓜各一钱，炙甘草半钱。

加减藿香正气散（《医便》）：藿香一钱五分，白芷、川芎、紫苏叶、半夏、苍术各一钱半，白术、白茯苓、陈皮、厚朴（姜制）各八分，甘草三分，生姜三片，大枣一枚。水二钟，煎一钟，食远热服。

二、湿郁三焦化热证

【证候原文】头痛恶寒，身重疼痛，舌白不渴，脉弦细而濡，面色淡黄，胸闷不饥，午后身热，状若阴虚，病难速已，名曰湿温。汗之则神昏耳聋，甚则目瞑不欲言，下之则洞泄，润之则病深不解。长夏、深秋、冬日同法，三仁汤主之。（《温病条辨》）

【治法】宣化畅中，清热化湿。

【方药】三仁汤：杏仁、半夏各五钱，飞滑石、生薏仁各六钱，白通草、白蔻仁、竹叶、厚朴各二钱。甘澜水八碗，煮取三碗，每服一碗，日三服。

【阐述】湿邪蕴结，阻遏三焦，气郁阳怫，或湿邪内伏内郁从阳化热。阳气被遏，经气不利则恶寒、身重、关节痛。化热则发热，湿热遏阴分则午后发热。中焦被困则清气不升、浊气不降，故胸闷不饥、呕恶、腹泻。

本证多见于夏秋感冒、胃肠型感冒、急性胃肠炎、伤寒、副伤寒、泌尿道感染等，辨证以发热、身热不扬、午后热甚、身重酸楚或疼痛、胸闷、舌苔白腻为要点。湿性黏滞，与热交混，难以汗解，且不可辛温过汗，故治当宣畅气机、清热利湿，方用三仁汤。三仁汤源于叶天士经验，含六一散、薏苡竹叶散之意。《温病条辨》论湿病有"三戒"：一者不可见头痛恶寒，以为伤寒而汗之，汗伤心阳则神昏耳聋甚或目瞑不欲言；二者不可见中满不饥，以为停滞而下之，下伤脾胃，湿邪乘势下注则洞泄；三者不可见午后身热，以为阴虚而用柔药润之，湿性黏滞，再加柔润阴药则有锢结不解之势。故以六一散合薏苡竹叶散化裁。非湿热郁肌肤而去辛凉透邪之连翘，非湿困于脾而不用健脾化湿之茯苓。滑石配通草含六一散义，通草易甘草则增强渗利水湿之力。肺通调水道而为水之上源，故以杏仁宣肃肺气以宣布湿气，白蔻仁芳香醒脾、行气化湿，薏苡仁渗湿于下，竹叶轻扬宣透上焦湿热、清热利尿；厚朴、半夏行气化湿、散结除满。诸药配伍，使湿从三焦分消。高热加黄连、栀子、连翘清热，口渴加芦根清热生津，恶寒、头身困重加藿香、香薷解表透邪、芳香化湿，寒热往来加青蒿、草果透邪化湿；咽喉不利加桔梗清利咽喉，寒热如疟加柴胡、青蒿、黄芩清解少阳。

三、湿热郁遏三焦证

【原文】脉缓身痛，舌淡黄而滑，渴不多饮，或竟不渴，汗出热解，继而复热，内不能运水谷之湿，外复感时令之湿，发表攻里，两不可施，误认伤寒，必转坏证，徒清热则湿不退，徒祛湿则热愈炽，黄芩滑石汤主之。（《温病条辨》）

【治法】清热利湿，宣畅三焦。

【方药】黄芩滑石汤：黄芩、滑石、茯苓皮、猪苓各三钱，大腹皮二钱，白蔻仁、通草各一钱。水六杯，煮取二杯，渣再煮一杯，分温三服。

【阐述】湿热内传三焦或湿热内伏三焦，郁遏三焦则枢机不利而身痛。热性蒸腾，正邪交争，故发热、汗出而热解。湿性黏滞，故发热反复。升降失司，清气不升，浊气不降，则胸腹闷满、呕恶、腹泻、腹痛。

本证多见于夏秋季节性感冒、胃肠型感冒、急性胃肠炎、伤寒、副伤寒、泌尿道感染、胆囊炎等，辨证以身疼痛、口不渴或渴不多饮、汗出热解、继而复热、舌苔淡黄而滑、脉缓为要点。湿与热交混，难以汗、下、清解，只宜苦寒淡渗、清利芳化。黄芩滑石汤源于叶天士经验，以黄芩清热燥湿，滑石、茯苓皮、通草、猪苓清利湿热，滑石合通草含六一散之意，白蔻仁、大腹皮化湿利水、畅气行湿。腹胀加厚朴理气行湿，尿黄短加淡竹叶清热利湿，恶心呕吐加半夏、生姜或姜汁和胃降逆止呕。

本证应与湿郁三焦化热证相鉴别。湿郁三焦化热证是湿邪偏盛，故治重在宣化，方用三仁汤，以杏仁、薏苡仁、竹叶、半夏、厚朴化气利湿佐清热。本证是湿热并重，故治重在清利，配黄芩、二苓、大腹皮清热利湿。

第三节　邪遏膜原证治

邪遏内伏膜原则过时发病，临床表现以发热或寒热往来、胸腹痞闷为主。治以开达膜原为法，代表方为达原饮。

一、提纲

【证候原文】邪自口鼻而入，则其所客内不在脏腑，外不在经络，舍于伏脊之内，去表不远，附近于胃，乃表里之分界，是为半表半里，即《针经》所谓横连膜原是也……凡邪在经为表，在胃为里，今邪在膜原者，正当经胃交关之所，故为半表半里。（《温疫论》）

温疫初起，先憎寒而后发热，日后但热而无憎寒也。初得之二三日，其脉不浮不沉而数，昼夜发热，日晡益甚，头疼身痛。其时邪在伏脊之前，肠胃之后，虽有头疼身痛，此邪热浮越于经，不可认为伤寒表证，辄用麻黄、桂枝之类强发其汗。此邪不在经，汗之徒伤表气，热亦不减。又不可下，此邪不在里，下之徒伤胃气，其渴愈甚，宜达原饮。（《温疫论》）

【治法】开达膜原，宣通气机。

【方药】达原饮：槟榔二钱，厚朴、知母、芍药、黄芩各一钱，草果仁、甘草各五分。水二盅，煎八分，午后服。

【阐述】邪毒内伏膜原，郁阻气机，表里不通，阳气不外达则憎寒，阳气怫则发热。热蒸腾外达，故后但热而不恶寒。日晡阳气隆，与郁阳内热相合则热益甚。气机郁阻则头身痛。热内窜外蒸则产生表里病理变化，证候表现复杂。热灼太阳则头项痛、腰痛如折，热灼阳明则目痛、眉棱骨痛、鼻干，热灼少阳则胁痛、耳聋、寒热往来、呕而口苦；外蒸肌肤脉络则发斑疹，迫津外泄则汗出；气机郁阻胸膈胃肠则生湿浊，表现为胸膈痞闷、心下胀满，或腹中痛，或燥结便秘，或热结旁流，或协热下利，或呕吐、恶心；热扰心神则心烦、谵语。

邪伏膜原见于具有潜伏期的外感病，辨证以憎寒壮热，胸闷呕恶，烦躁，舌边深红，舌苔垢腻或苔白厚如积粉，脉弦数为要点。邪不在表则不可发汗解表，汗之则耗津损阳；邪不在脏腑之里则不可下之，下之则邪气内陷，损伤胃气。故治只宜开达膜原、宣通气机，代表方为达原饮。方君以辛散之槟榔行气化痰破结，使邪速溃；臣以厚朴芳香化浊、理气祛湿，草果辛香化浊、辟秽止呕、宣透伏邪。此三者气味辛烈，可直达膜原，逐邪外出，是开达膜原的角药。温热疫毒之邪最易化火伤阴，故佐白芍养阴和血、知母清热滋阴，并防辛燥药耗散阴津；黄芩苦寒，清热解毒燥湿；生甘草清热解毒化浊，益气和中，调和诸药，为佐使。诸药合用，秽浊得化，热毒得清，阴津得复，邪气溃散，速离膜原，故名"达原饮"。

二、常见证治

1. 寒湿伏膜原证

【证候原文】舌白脘闷，寒起四末，渴喜热饮，湿蕴之故，名曰湿疟，厚朴草果汤主之。(《温病条辨》)

【治法】开达膜原，散寒除湿。

【方药】厚朴草果汤：厚朴、杏仁、半夏、广皮各一钱半，草果仁一钱，茯苓三钱。水五杯，煮取二杯，分二次，温服。

【阐述】寒湿秽浊内伏膜原，困阻气机，表里不通，正邪交争，故寒热如疟、寒甚热微，伴胸脘痞闷、恶心呕恶。湿胜则濡泄，寒湿内盛则面色淡白、舌苔白腻或白厚如粉、便溏不爽，寒凝湿蕴则津液不上滋则口渴，邪郁阻经脉则脉沉迟。

本证辨证以寒热往来、胸脘痞闷、恶心呕恶、面色淡白、便溏不爽、舌苔白腻或白厚如粉、脉沉迟为要点，治宜开达膜原、散寒除湿化浊，方用厚朴草果汤。该源于叶天士经验，可看作是《金匮要略》行气散结、降逆化痰之半夏厚朴汤合开胸散结、健脾化痰之茯苓杏仁甘草汤去生姜、苏叶、甘草加草果，亦可看作是《太平惠民和剂局方》二陈汤去甘草加杏仁、厚朴、草果。方中半夏配茯苓即《太平惠民和剂局方》茯苓半夏汤，再配陈皮即《圣济总录》茯苓半夏汤。生姜、苏叶辛温易化火耗阴而偏于解表和胃，甘草易生满，故去之。湿伏膜原，气机郁阻，故加苦温之厚朴理气宽中、燥湿化浊，辛热之草果温运中阳、温阳化湿，二药配伍是温化中焦寒湿、疏畅气机、舒展阳气之药对。肺主气而为水湿之上源，气化则湿化，故以杏仁宣肃肺气以调水道、利水湿。陈皮芳香醒脾和胃以化湿理气而为厚朴之辅；半夏燥湿祛痰、消痞散结，为草果之助，二药配伍是畅气醒脾化湿的药对，配茯苓淡渗利湿、导湿下行，是健脾和胃、燥湿化浊、理气散滞之角药。合而用之，令湿去寒消，阳气振奋舒展。小便不利加泽泻利水湿，腹泻加藿香芳香化湿止泻，脘腹滞满疼痛加槟榔、香附、郁金理气消滞，纳差加山楂、谷麦芽、鸡内金消食。舌苔黄腻加黄芩变为清化湿热之方，苔厚黄燥加知母。

【附方】宣阳透伏方(《时病论》)：淡干姜、淡附片、浓朴(姜制)、苍术(土炒)、草果仁(煨)各一钱，蜀漆(常山苗与嫩枝叶)一钱五分，白豆蔻(去壳，细研，分冲)三颗。

2. 湿热伏膜原证

【原文】湿热受自口鼻，由募原直走中道，不饥不食，机窍不灵，三香汤主之。(《温病条辨》)

湿热证，寒热如疟，湿热阻遏膜原，宜柴胡、厚朴、槟榔、草果、藿香、苍术、半夏、干菖蒲、六一散等味。疟由暑热内伏，秋凉外束而成。若夏月腠理大开，毛窍疏通，安得成疟。而寒热有定期，如疟证发作者，以膜原为阳明之半表半里，湿热阻遏，则营卫气争，证虽如疟，不得与疟同治，故仿又可达原饮之例。盖一由外凉束，一由内湿阻也。（《湿热病篇》）

【治法】宣透膜原，清热化湿。

【方药】三香汤：瓜蒌皮、桔梗、降香末各三钱，黑山栀、枳壳、郁金、香豉各二钱。水五杯，煮取二杯，分二次温服。

宣透膜原方（《湿热病篇》）：厚朴、槟榔、草果、柴胡、藿香、干菖蒲、苍术、半夏、六一散。

宣透膜原方（《时病论》）：浓朴（姜制）、黄芩（酒炒）、藿香叶各一钱，槟榔、半夏（姜制）各一钱五分，草果仁（煨）八分，粉甘草五分，生姜三片为引。

除湿达原饮（《松峰说疫》）：槟榔二钱，厚朴（姜汁炒）、白芍、甘草各一钱，草果仁（研）、栀子（研）、黄柏（酒炒）各五分，茯苓三钱。

【阐述】湿热遏伏膜原，困阻气机，表里不通，故恶寒发热、寒热如疟，可伴咳嗽、心烦懊恼、胸脘痞闷、腹胀纳呆、恶心呕恶。湿性黏滞，热性蒸腾，故身热不扬、汗出。湿热内阻则舌苔黄腻、脉濡数或滑数。

本证以先憎寒后发热，渐至但热而不憎寒，昼夜发热，日晡益甚，头疼身痛，胸闷泛恶，舌苔黄腻或有积粉，脉滑数或濡数为辨证要点。治当开达膜原、清热燥湿，方用三香汤、宣透膜原方、除湿达原饮。

三香汤源于叶天士经验，系栀子豉汤加味，以栀子豉汤清透郁热、宣透湿浊，加瓜蒌皮、桔梗、枳壳宣肃肺气、行气化湿，郁金辛香解郁行气活血，降香降气散中焦气滞和引湿浊下行。诸药配伍，化中上焦之湿浊而开郁，导湿浊下行从下焦出。咳嗽痰多加杏仁、石菖蒲、半夏宣肺化湿，脘腹痞满加厚朴、枳实降气消痞，恶心呕吐加半夏、生姜和胃降逆。

两宣透膜原方由达原饮化裁而来，皆以厚朴理气散结、化湿燥湿，草果辛香化浊、辟秽止呕、宣透伏邪，槟榔辛散湿邪、化浊破结，三药是开宣膜原、辟秽化湿之角药；藿香芳香祛湿化浊，甘草清热解毒、调中和药。《时病论》宣透膜原方再合小半夏汤以散结降逆、燥湿和中，配黄芩清热燥湿，全方辛温辛凉配伍，开达膜原、清热燥湿，适用于湿热遏伏而湿重者。《时病论》云："此师又可达原饮之法也。方中去知母之苦寒及白芍之酸敛，仍用朴、槟、草果，达其膜原，祛其盘踞之邪，黄芩清燥热之余，甘草为和中之用，拟加藿、夏畅气调脾，生姜破阴化湿，湿秽乘入膜原而作疟者，此法必奏效耳。"《湿热病篇》宣透膜原方再以半夏燥湿散结，配柴胡清利气机，石菖蒲、苍术芳香化湿，六一散渗利湿热，与《时病论》宣透膜原方相比较，化湿渗湿力强，适用于邪遏膜原而下焦湿盛者。临证可二方合用，高热加黄连、黄柏、栀子清热燥湿，尿黄短加滑石、淡竹叶清热利尿，纳差加山楂消食，呕吐加竹茹和胃降逆止呕。

湿热并重用除湿达原饮，该方是达原饮合《伤寒论》栀子厚朴汤去知母和调整剂量而成，黄柏善于清热燥湿、清利下焦，栀子善泻三焦热邪，故以黄柏、栀子易知母、黄芩增强清热燥湿之力，加茯苓淡渗利尿而导湿热从小便出，且茯苓益气健脾；热能耗阴动血，故以白芍合甘草即芍药甘草汤，以酸甘养阴敛阴，合茯苓则补益脾胃而资气血，正气复则祛邪有力。枳实破结下气，槟榔亦行气下气。除湿达原饮长于清热，适用于湿热遏伏而热重者。若湿热内伏，弥漫三焦，潮热烦渴、舌灰白、胸痞闷、呕恶、自利、汗出溺短，则用杏仁滑石汤、草果茵陈汤。

【附方】杏仁滑石汤（《温病条辨》）：杏仁、滑石、半夏各三钱，黄芩、郁金、浓朴（厚朴）各二钱，橘红一钱五分，黄连、通草各一钱，水八杯，煮取三杯，分三次服。

草果知母汤（《温病条辨》）：草果、黄芩、乌梅、花粉各一钱五分，知母、浓朴各二钱，半夏三钱，姜汁（冲）五匙，水五杯，煮取二杯，分二次温服。

草果茵陈汤（《温病条辨》）：草果一钱，茵陈、茯苓皮各三钱，浓朴、猪苓、大腹皮各二钱，广皮、泽泻各一钱五分，水五杯，煮取二杯，分二次服。

3. 暑秽伏膜原证

【证候原文】秽浊者，即俗称为齷齪也。是证多发于夏秋之间，良由天暑下逼，地湿上腾，暑湿交蒸，更兼秽浊之气，交混于内，人受之，由口鼻而入，直犯膜原。初起头痛而胀，胸脘痞闷，肤热有汗，频欲恶心，右脉滞钝者是也。然有暑、湿之分，不可以不察也。如偏于暑者，舌苔黄色，口渴心烦，为暑秽也。偏于湿者，苔白而腻，口不作渴，为湿秽也。均宜芳香化浊法治之，暑秽加滑石、甘草，湿秽加神曲、茅、苍。（《时病论》）

伏天所受之暑者，其邪盛，患于当时；其邪微，发于秋后，时贤谓秋时晚发，即伏暑之病也。是时凉风飒飒，侵袭肌肤，新邪欲入，伏气欲出，以致寒热如疟，或微寒，或微热，不能如疟分清。其脉必滞，其舌必腻，脘痞气塞，渴闷烦冤，每至午后则甚，入暮更剧，热至天明得汗，则诸恙稍缓。日日如是，必要二、三候外，方得全解。倘调理非法，不治者甚多。不比风寒之邪，一汗而解，温热之气，投凉则安。拟用清宣温化法，使其气分开，则新邪先解，而伏气亦随解也。然是证变易为多，其初起如疟，先服清宣温化法。（《时病论》）

【治法】开达膜原，清暑化湿。

【方药】芳香化浊方：藿香叶、佩兰叶、大腹皮（酒洗）各一钱，陈广皮、制半夏各一钱五分，厚朴（姜汁炒）八分，鲜荷叶三钱。

清宣温化方：连翘（去心）、栝蒌壳、茯苓各三钱，杏仁（去皮尖，研）二钱，陈皮一钱五分，制半夏、佩兰叶各一钱，甘草五分，荷叶二钱为引。

【阐述】暑秽湿浊伏遏膜原，郁阻气机，表里不通，升降失司，阳郁化热，故寒热往来或壮热、胸脘痞闷、恶心呕恶。湿性黏滞，湿性则泄，故便溏不爽。湿热蒸腾则身热不扬、汗出。热扰心神则心烦。暑热内伏则午后及夜间热甚。热伤津液则口渴、尿短赤、舌苔黄燥，暑热内蒸则脉数或滑数。

本证辨证以先憎寒发热、寒热往来、寒微热甚、午后及夜间热甚、胸闷泛恶、口渴、心烦、舌苔黄腻或黄燥、脉数为要点。治当开达膜原、清暑化湿，方用芳香化浊方、清宣温化方。

浊重用芳香化浊方，本方由藿香正气散化裁而来，藿香、佩兰、鲜荷叶芳香走窜，宣散郁闭、解肌清暑透邪、芳香化湿；陈广皮、半夏、姜厚朴理气散滞、燥湿化湿；大腹皮质轻，行气宽中、利水湿。诸药配伍，理气散滞以开达膜原，芳香化湿以消湿伏。《时病论》云："此法因秽浊霉湿而立也。君藿、兰之芳香，以化其浊；臣陈、夏之温燥，以化其湿；佐腹皮宽其胸腹，浓朴畅其脾胃，上中气机，一得宽畅，则湿浊不克凝留；使荷叶之升清，清升则浊自降。"

秽浊化热而热偏盛用清宣温化方，以二陈汤燥湿化浊、理气宽中，加连翘辛凉透邪、清热解毒、清泄暑热，加瓜蒌壳利气宽胸、润肺化痰，加杏仁宣肺降气以化湿；茯苓淡渗利尿，甘草泻火解毒、利尿，二者相合则导暑湿从下而出；加佩兰、荷叶芳香透邪、清暑化湿。诸药配伍，宣上、畅中、渗下，透邪清里，分消走泄。《时病论》云："连翘寒而不滞，取其清宣；杏仁温而不燥，取其温化；蒌壳宣气于上，陈皮化气于中，上中气分，得其宣化，则新凉伏气，皆不能留；茯苓、夏、草，消伏暑于内；佩兰、荷叶，解新邪于外也。"

4. 伏热弥漫证

【证候原文】感之重者，舌上胎如积粉，满布无隙，服汤后不从汗解，而从内陷者，舌根先黄，渐至中央，邪渐入胃，此三消饮证。（《温疫论》）

【治法】开达膜原，内外分消。

【方药】三消饮：槟榔二钱，厚朴、知母、芍药、黄芩、羌活、干葛、柴胡各一钱，草果仁、甘草各五分。水二盅，煎八分，午后服。

【阐述】邪伏膜原，蕴结不解，郁阻气机，邪蕴阳怫则发热。热蒸腾弥漫太阳、少阳、阳明则热炽三阳。热淫太阳则头项痛、腰痛如折，热淫阳明则目痛、眉棱骨痛、鼻干，热淫少阳则胁痛、耳聋、寒热、呕而口苦。

　　本证辨证以憎寒憎热、寒热往来、热甚寒微、口渴、口苦、头身疼痛、舌苔黄、脉数为要点，治宜开达膜原、内外分消，方用三消饮。三消饮是达原饮加味，以达原饮开达膜原、辟秽化浊，加羌活发散太阳之热，柴胡解少阳之热，干葛辛凉解肌、清热生津而解阳明之热，故名三消饮。阳明证重，大热、烦渴、大汗则合白虎汤或苍术白虎汤，腹满便秘合承气汤。少阳证重，口苦、胁痛、往来寒热、呕恶，可合小柴胡汤；腹满便秘合大柴胡汤。三阳合病，口苦、胁痛、耳聋、腰背强痛、眉棱骨痛、眼眶痛、鼻干、便结，可合小柴胡汤、白虎汤。

　　【附方】三消饮（《瘟疫论补注》）：槟榔、厚朴、芍药、甘草、知母、黄芩、大黄、葛根、羌活、柴胡、生姜、大枣。

第六章

里实热证治

"里"指藏于里的脏腑。里实热证指邪毒侵淫脏腑，以脏腑气化失调、怫郁发热为主的病证，主要是伤寒阳明病证和温病气分证、营血证。

气分实热证是正盛邪实、正邪剧争、阳热亢盛的一类证候，相当于西医感染性疾病发热期和极热期，辨证以发热、不恶寒、反恶热、汗出、口渴、舌红苔黄、脉数有力为要点，热壅于肺则咳喘、胸痛、痰黄黏稠，热扰胸膈则心烦懊侬、坐卧不安，热结肠道则便秘腹胀、痛而拒按。营分证、血分证属外感病危重阶段，表现为身热、肌肤斑疹、谵语、狂乱等，包括西医中毒性脑病、毒血症、菌血症、败血症、脓毒血症、血管内弥漫性凝血等。

对于里实热的治疗，当遵《内经》"火郁发之""热者寒之""热淫于内，治以咸寒，佐以甘苦"的原则，以辛凉透邪、清热泻火为主，常用黄芩、黄连、黄柏、大黄、金银花、连翘、栀子、石膏、板蓝根、大青叶、夏枯草、龙胆草、穿心莲、秦皮、白头翁、竹叶等。清热解毒药有消炎抑菌、抗病毒、提高机体免疫力等作用，减轻炎症因子水平，减少白细胞、中性粒细胞浸润，终止炎症级联反应，恢复机体免疫平衡。

邪热亢盛，津液必耗，营阴耗损，故治里实热当重视滋养营津，常用甘寒甘凉之沙参、麦冬、石斛、生地黄、芦根、天花粉、麦冬等。《温热逢源》云："益阴以存津，乃治温之要领"。

气为血之帅，血为气之母，故气分证、营血证是相互关联的综合性病理变化，治疗应注意宣透气机、凉血散血，宣透气机用辛凉轻宣之柴胡、桔梗、金银花、连翘、竹叶、薄荷、青蒿，凉血散血用赤芍、牡丹皮、生地黄、三七等。

第一节 上焦气分实热证治

上焦在膈及以上，关联心肺及口咽鼻。邪毒蕴结入里及肺则肺失宣肃，产生肺气分热病变。肺失宣肃则津液输布障碍为痰饮，热又炼津为痰，故肺气分热多见痰热的病理变化。心与肺以脉相连，肺热炽盛，痰热横窜则产生心热炽盛、痰滞心脉的病理变化。

一、肺气分实热证

肺气分实热的主要病理变化是肺失宣肃、肺热炽盛、痰热交结，临床以发热、咳喘气粗为特征，治以清热宣肺肃肺、化痰止咳平喘为主。

（一）提纲

【证候原文】肺热病者，先淅然厥，起毫毛，恶风寒，舌上黄，身热。热争则喘咳，痛走胸膺背，不得大息，头痛不堪，汗出而寒。（《素问·刺热》）

【治法】清泄肺热，宣肺降逆。

【阐述】"厥"指突然，"舌上黄"即舌苔黄，"不得大息"指呼吸困难。肺热病因病机主要有三：一是寒凉毒邪蕴结化热入肺，或温热毒邪内舍于肺，相当于西医外源性肺部感染；二是他脏腑外感热病传肺；三是邪毒导致内环境失衡，毒热内生，壅滞于肺，相当于西医体内菌落失调所致肺部感染。热郁于肺则宣肃失司，气逆则咳喘、气喘、胸痛、鼻翼煽动、咽喉肿痛。热炼津为痰则咯痰色黄。热伤津液则口渴、便秘、尿赤。里热则舌红苔黄、脉数。肺热辨证以发热、咳嗽气喘、咯痰、胸痛、舌红苔黄、脉数为要点。治遵《素问》"热者寒之"和"肺苦气上逆，急食苦以泄之"的原则，以清肺泄热化痰为主，药宜辛凉宣透，诚如《温病条辨》云"治上焦如羽"。肺喜润恶燥，热伤阴则燥热炽，故当顾护阴液，重视养阴生津润肺。

（二）常见证治

1. 邪热郁肺证

【证候原文】发汗后，不可更行桂枝汤，汗出而喘，无大热者，可与麻黄杏仁甘草石膏汤。（63）

喘咳息促，吐稀涎，脉洪数，右大于左，喉哑，是为热饮，麻杏石甘汤主之。（《温病条辨》）

【治法】辛凉透邪，清热宣肺。

【方药】麻杏石甘汤：麻黄四两（去节），杏仁五十个（去皮尖），甘草二两（炙），石膏半斤（碎，绵裹）。以水七升，先煮麻黄，减二升，去上沫，内诸药，煮取二升，去滓，温服一升。

泻肺汤（《济阳纲目》）：黄芩、栀子、桑白皮（炒）、杏仁（炒，去皮尖）、桔梗、枳壳、薄荷、连翘、大黄、甘草（炙）各等分。

【阐述】"无大热"指表无大热而热盛于里，柯韵伯云："所谓无大热者，正是热郁于里，外无大热而里热炽也。"热郁内不能透达于外则表无大热。"热饮"之"饮"指痰饮，"热饮"指痰热。

外邪舍肺，肺失宣肃，邪蕴气怫则热。热灼咽喉则咽喉干涩、声音嘶哑，热蒸津外出则汗出。肺气上逆则咳喘息促，肺气郁闭则胸闷痛，津液停聚则咳吐稀涎。肺移热于大肠则大便干，热伤津液则口渴、尿短黄，热蒸血涌则面色红赤、舌红苔黄、脉洪数。《时病论》云："其证头痛有汗，咳嗽口渴，不恶寒而恶热，或面浮，或咽痛，或胸疼，阳脉浮滑有力者，乃温邪窜入肺经也。"

本证多见于急性支气管炎、流行性感冒、喘息性支气管炎、支气管哮喘及肺部感染等，辨证以发热、咳喘痰黄、舌红苔黄、脉数为要点。治以清肺泄热、止咳平喘为主，方用麻杏石甘汤、泻肺汤。

对于麻杏石甘汤，医家及教材多认为是辛凉解表剂，此说错误。第一，《伤寒论》太阳病之解表剂的证是邪尚在卫表而必恶寒，教材认为本方证以发热、喘咳、苔黄、脉数为证治要点，岂不自相矛盾！第二，教材认为是解表剂的依据是麻黄有解表作用，须知药物配伍不一定取药味的全部作用。麻黄不仅辛温解表，而且宣肺平喘。《本草正义》曰："麻黄轻清上浮，专疏肺郁，宣泄气机，是为治外感第一要药。虽曰解表，实为开肺；虽曰散寒，实为泄邪。风寒固得之而外散，即温热亦无不赖之以宣通。"本方是麻黄汤化裁而成，含甘草麻黄汤、三拗汤。麻黄汤以麻黄配桂枝，辛温解表、宣肺化痰、止咳平喘，因表寒已去，邪蕴气郁化热，故去辛温之桂枝，此即"发汗后，不可更行桂枝汤"之意；加辛甘大寒之石膏直泄肺热，是对致咳喘之因而用。麻黄得石膏则去其温热之性而存宣肺之功，宣肺而不助热；石膏得麻黄则清热而有宣透之功，石膏倍于麻黄以清为主，清宣并用，使肺宣肃有权，是宣肺泄热的基本药对。杏仁降气平喘，麻杏相合以恢复肺之宣肃，是对咳喘之病机而用。甘草清热解毒、化痰止咳、和药，生用清热解毒。四药合用，以清宣为主。高热重用石膏或加黄芩、知母、芦根、知母清热生津坚阴。兼表寒酌加荆芥、薄荷、牛蒡子解表透邪，胸闷痰稠加瓜蒌、贝母、桔梗利肺化痰，痰多气喘加葶苈子、射干、薏苡仁开肺泻肺、渗湿化痰。《温热经纬》云："风温肺病，治在上焦……至若身热、咳喘、有痰之证，只宜肺药清解……表解，热不清用黄芩、连翘、桑皮、花粉、地骨皮、川贝、知母、山栀。"

泻肺汤含桔梗汤、大黄甘草汤及黄连解毒汤之意。热在上焦肺，故不用清中下焦热之黄连、黄柏，以清宣上焦热之连翘、薄荷合黄芩、栀子清宣肺热，以桑白皮清肺火、泻肺气、平咳喘，以杏仁降气化痰、止咳平喘，桔梗汤合枳壳理气开宣肺闭、化痰止咳。肺合大肠，脏病泻腑，故以大黄甘草汤通腑导热从大便出；且甘草清热解毒、化痰止咳、和药。诸药配伍，辛开苦降，清肺泄热、降气平喘。胸闷痰多、喉间痰鸣加石菖蒲、葶苈子泻肺化痰，高热致痉加天花粉、葛根、地龙、僵蚕生津舒筋、息风止痉，咽喉痛加射干、牛蒡子解毒清咽。

麻杏石甘汤与泻肺汤均辛凉泄热、宣肃肺气、化痰止咳平喘，但前者麻黄配杏仁，开肺闭力强而清肃化痰力弱，适用于"无大热"之邪热郁肺轻证；后者黄芩配栀子、连翘、桑白皮、桔梗、杏仁、大黄，清肃化痰力强，适用于咳喘痰多之邪热郁肺重证。痰热壅盛，高热、咳喘气促、痰多色黄、口渴、舌红苔黄腻、脉滑数，可两方合用。

【附方】黄芩知母汤（《万氏家抄方》，名见《医统》）：黄芩、山栀、桑皮、杏仁、甘草、知母、贝母、桔梗、天花粉。

黄芩知母汤（《治疹全书》）：麻黄、前胡、防风、葛根、陈皮、杏仁、牛蒡、黄芩、知母、石膏。

2. 暑湿迫肺证

【证候原文】手太阴暑温，但咳无痰，咳声清高者，清络饮加甘草、桔梗、甜杏仁、麦冬、知母主之。（《温病条辨》）

【治法】清暑泄肺，宣透渗湿。

【方药】清络饮：鲜荷叶边、鲜银花、西瓜翠衣、鲜竹叶心、丝瓜皮各二钱，鲜扁豆花一枝，甘草一钱。

【阐述】《临证指南医案》云："暑湿伤气，肺先受病，诸气皆痹。"暑多夹湿，夏季暑湿直迫于肺则肺失宣肃，肺气郁逆则喘咳、咳声清高、胸痛。暑热伤津则口渴欲饮，迫津外出则蒸蒸汗出，热蒸血涌则目赤、脉浮洪有力或洪数。暑热伤肺络则咯血或痰带血，损伤阳络则鼻衄、肌肤斑疹。湿困气机则头身困重，暑热炼津为痰则咳吐黄黏痰，暑热伤津耗气则神疲乏力，移热于大肠则便秘。《素问·气交变大论》云："岁火太过，炎暑流行，肺金受邪。民病疟，少气咳喘，血溢血泄注下，嗌燥耳聋，中热肩背热……甚则胸中痛，胁支满，胁痛，膺背肩胛间痛，两臂内痛，身热骨痛而为浸淫。"

本证多见于夏季感冒、流行性乙型脑膜炎、小儿夏季热、病毒性肺炎、流行性出血热等。辨证以病发于暑夏季节，表现为发热、咳嗽气喘、息促、舌红、苔薄黄或黄腻、脉浮洪或洪数为要点。治以清暑泄肺、宣透渗湿为法，方用清络饮。《临证指南医案》云"暑必挟湿，二者皆伤气分，从鼻吸而受，必先犯肺，乃上焦病，治法以辛凉微苦，气分上焦廓清则愈""但以辛香开气之属，可以醒阳，可以宣浊，上下分布，病机自减"。清络饮源于叶天士经验，君以西瓜翠衣清热解暑、生津解渴、利尿渗湿；臣以鲜扁豆花解暑化湿，鲜银花辛凉清暑；佐以丝瓜络清肺络、解暑热，鲜荷叶升清阳、散暑湿；使以轻扬之竹叶宣肃肺热，清热利尿而令邪从下出。高热加连翘、青蒿清暑解毒，咳喘痰多加杏仁、葶苈子、薏苡仁、滑石泻肺渗湿、止咳平喘，口渴、尿短赤加麦冬、沙参、知母生津养阴、清热坚阴，咯血加生地黄、藕节、白茅根凉血止血，胸闷咳喘痰多加杏仁、桔梗、瓜蒌壳宣肺降逆、泻肺祛痰。《湿热病篇》云："湿热证，咳嗽昼夜不安，甚至喘不得眠者，暑邪入于肺络，宜葶苈、枇杷叶、六一散等味。"

【附方】清凉涤暑方（《时病论》）：滑石（水飞）、连翘（去心）、白茯苓各三钱，生甘草八分，青蒿一钱五分，白扁豆、通草各一钱，西瓜翠衣一片。

3. 湿热郁肺证

【证候原文】太阴湿温，气分痹郁而哕者，宣痹汤主之。（《温病条辨》）

太阴湿温喘促者，千金苇茎汤加杏仁滑石主之。（《温病条辨》）

【治法】清热宣肺，宣渗祛湿。

【方药】千金苇茎加滑石杏仁汤：苇茎、薏苡仁各五钱，桃仁、冬瓜仁各二钱，滑石、杏仁各三钱。水八杯，煮取三杯，分三次服。

宣痹汤：枇杷叶二钱，郁金、香豆豉各一钱五分，射干、白通草各一钱。水五杯，煮取二杯，分二次服。

【阐述】外感湿热内舍于肺，或寒湿蕴结化热入肺，或宿湿而感温热之邪，或湿热内伏于肺，则成湿热郁肺的病理状态。湿热郁肺则肺气郁滞，故咳嗽气促、胸痛。湿聚为饮则痰涎多，湿热滞咽喉则喉梗咽痛，湿内盛则不欲饮，湿阻气机则头身困重，湿性黏滞则身热不扬、汗出粘手。

本证多见于支气管炎、支气管哮喘、肺部感染等，辨证以咳嗽痰多、胸闷、身热不扬、舌苔厚腻、脉滑为要点。湿重于热则发热轻，汗出而热不退，咳嗽，咯痰白黏，口黏，胸闷或气喘，舌淡红或体胖，苔白滑或白腻，脉滑缓。湿热并重则发热而汗出不解，咳嗽或伴气喘气促，咯黄痰，口渴不欲饮，小便黄赤，舌红苔黄腻，脉滑数。热重于湿则壮热，口渴不欲饮，咳嗽阵作或气喘息粗，口苦口臭、小便黄赤、大便干结，舌红苔黄腻，脉洪大有力。

本证应与痰热壅肺鉴别，两者均肺失宣肃，表现咳嗽咯痰、胸闷、脉滑。但痰热壅肺是热炼津为痰，故痰多黄硬，热常随汗出而退，热盛伤津则多见口渴、便秘，治宜清热宣肺化痰为主。湿热壅肺是湿与热合，阻滞于肺，困阻气机，常见头身困重、神疲乏力、汗出而热不解、口渴不欲饮或饮少，治宜清热宣肺、宣渗祛湿，方用宣痹汤、千金苇茎加杏仁滑石汤。

千金苇茎加杏仁滑石汤源于叶天士经验，君以甘寒轻浮之苇茎清宣肺热、润肺燥。臣以甘凉之瓜仁，既清上肃肺，渗下利湿，又开胃醒脾以助水湿运化；杏仁降气化痰、止咳平喘，冬瓜仁合苇茎、杏仁则清肺宣壅、利湿涤痰；薏苡仁甘淡微寒,上清肺热排痰,下利肠胃而渗湿;滑石清热利尿,导湿热从小便出。肺朝百脉,湿本为水,水血相关,血不利则水,故佐桃仁活血。诸药合用,清热祛湿、宣肺化痰、止咳平喘。

宣痹汤源于叶天士用药经验,方中枇杷叶味甘淡性凉,既清热渗湿,又肃降肺气以调水道。肺朝百脉,津血互济,肺失宣肃则血滞津停,故以芳香走窜之郁金活血行气,开上焦郁滞以散湿滞、清郁热。射干开宣肺气、清热解毒、消痰利咽,《神农本草经》云射干"主咳逆上气,喉痹咽痛,不得消息,散急气,腹中邪逆,食饮大热"。通草淡渗导湿热下行;豆豉清香,宣郁开胃以利运湿。本方用药轻灵,清热利湿、宣肺开痹、化痰止咳,适用于湿热郁肺轻证兼咽喉不利者。咳喘痰多加石菖蒲、葶苈子或合葶苈大枣泻肺汤泻肺化痰,大便溏加藿香、白豆蔻芳香化湿,高热、烦躁、大便秘结加连翘、黄芩、大黄清泄邪热。

【附方】神术泻肺汤(《症因脉治》):苍术、石膏、桑白皮、地骨皮、桔梗、甘草。

附刘绪银医案:某男,40岁,1993年7月21日初诊。咳嗽6天,初起因暑热而贪凉,导致发热、恶寒、身困重、咳嗽、胸闷,某院诊断为感冒,予以中西药物治疗,服速效感冒胶囊、罗红霉素、利巴韦林,未效,继而予以吉他霉素等输液治疗,效不佳。7月20日检查:白细胞11.2×10^9/L;X线片示肺纹理增粗紊乱。刻诊:发热而身热不扬,胸闷稍痛,咳声不断,咯稀薄痰,咽喉痒稍痛,汗出粘手,身困重酸楚,心烦,因咳嗽而难夜寐,胃脘痞胀,纳差,尿黄,舌色稍红,苔黄腻厚,脉数,体温38.0℃,肺部湿啰音。诊断为咳嗽(暑湿咳嗽),治以清热利湿、宣肺化痰为主。枇杷叶、郁金、射干、青蒿、杏仁、金银花、鱼腥草、石菖蒲各10g,桔梗、通草各8g,日1剂,水煎分2次服,服1剂后,发热、咳嗽减轻,服2剂后,发热止,服3剂后咳嗽平伏。

4. 燥热伤肺证

【证候原文】温燥伤肺,以辛凉为君,佐以苦甘,清燥救肺汤加减。(《重订通俗伤寒论》)

【治法】清肺泄热,生津润燥。

【方药】清燥救肺汤:冬桑叶三钱,光杏仁二钱,石膏(冰糖水炒)、大麦冬、真柿霜、南沙参各钱半,生甘草八分,鸡子白两枚,秋梨皮五钱。气喘加蜜炙苏子一钱、鲜柏子仁三钱、鲜茅根五钱,痰多加川贝三钱、淡竹沥两瓢(冲)、栝蒌仁五钱,胸闷加梨汁两瓢、广郁金汁四匙,呕逆加芦根汁两瓢、鲜淡竹茹四钱、枇杷叶(炒黄)一两。

【阐述】温燥之邪内舍肺则肺被热灼,津液耗伤,肺失清肃润降之性,故干咳无痰、气喘、口渴鼻燥。燥热蒸腾则发热、头痛。燥伤肺络则痰带血丝。肺气郁滞则胸满胁痛。肺失肃降而引动胃气上逆，肺移燥热于胃则胃气蒸腾上逆，故呕恶。津伤则舌失濡润，故舌干少苔或苔燥或黄燥。燥热耗伤气阴则脉虚大而数。

本证多见于秋季感冒及气管炎，辨证以身热、干咳无痰、舌红少苔、脉数为要点。治宜清肺泄热、生津润燥，忌用辛香苦寒之品，以免化燥伤阴耗气。清燥救肺汤是根据叶天士治咳嗽甘缓柔方（桑叶一钱，玉竹五钱，南沙参一钱，生甘草五分，甜水梨皮二两）、清燥法（桑叶、玉竹、沙参、薏苡仁、甘草、石膏、杏仁）、戎某冷热伤肺方（生鸡子白、桑叶、玉竹、沙参、麦冬、甜杏仁）、甘寒治气分之燥方（大沙参、桑叶、玉竹、生甘草、甜梨皮）经验整理而成，君以质轻性寒之桑叶轻宣肺燥、透邪外出；臣以冰糖炒制之石膏清泄肺热、润肺，麦冬养阴润肺，石膏用量轻于桑叶则不碍君药之轻宣，麦冬用量不及桑叶之半则不碍君药之外散。君臣相伍，宣中有清，清中有润。杏仁苦降肺气、化痰止咳，麦冬、南沙参、秋梨皮生津润肺，柿霜润肺止咳、生津利咽，鸡子白味甘微寒润肺、清热解毒，沙参、鸡子白合甘草培土生金。甘草化痰止咳、调和诸药，为佐使。痰多加川贝母、竹沥、瓜蒌润燥化痰，口渴甚加芦根、天花粉生津止渴，高热加黄芩、犀角[2]、羚羊角、牛黄清热解毒，咯血加牡丹皮、三七、白茅根、生地黄、玄参凉血止血。

【附方】清燥救肺汤（《杂病源流犀烛》）：桔梗、黄芩、麦冬、花粉、桑皮、生地黄。

5. 痰热壅肺证

【证候原文】咳而上气，此为肺胀，其人喘，目如脱状，脉浮大者，越婢加半夏汤主之。（《金匮要略》）

【治法】清肺化痰，止咳平喘。

【方药】越婢加半夏汤（《普济方》名半夏汤）：麻黄六两，石膏半斤，生姜三两，大枣十五枚，甘草二两，半夏半升，以水六升，先煮麻黄，去上沫，内诸药，煮取三升，分温三服。

【阐述】"肺胀"指肺气壅滞胀满，"目如脱状"指眼球外突。外邪犯肺，肺失宣肃，邪蕴气郁则化热。热伤肺津，炼液成痰，或有宿痰，温热之邪与痰相合，壅阻于肺则肺壅滞胀满。痰热郁阻则发热而不恶寒、胸闷胀满、气急咳喘、痰黄稠。痰热扰神则烦躁。热腾于上则面红。肺气郁闭，热蒸腾则脉浮大而数。气壅于头则眼睛外突。痰热内盛则舌苔黄腻、口渴而饮水不多。

本证多见于呼吸道感染性疾病，辨证以咳嗽、咯痰黄稠而量多、胸闷胸痛、

2　水牛角代，下文同。

气喘息粗或鼻翼煽动，或喉中痰鸣，烦躁不安、发热、口渴而饮少、大便秘结、小便短赤、舌红苔黄腻、脉滑数为要点。治遵《素问》"火郁发之""热者寒之""金郁泄之"的原则，以清肺化痰、止咳平喘为主，方用越婢加半夏汤。越婢汤君以麻黄宣肺行水、止咳平喘；臣以石膏泄热，生姜发散水湿以化痰，甘草化痰利湿止咳；佐以大枣合生姜、甘草健脾开胃，助脾胃运化水湿而杜痰湿之源，且可防石膏寒凉沉降碍脾胃；加半夏合生姜即小半夏汤，化痰散饮、和胃降逆。诸药合用，清热泄肺、宣肺化痰、止咳平喘。从组成分析，越婢汤是麻杏石甘汤去杏仁加生姜、大枣，麻杏石甘汤辛凉泄热、宣肺降逆、止咳平喘，主治邪热郁肺证。肺主宣肃而输布津液，为水之上源，杏仁苦温而入肺、脾、大肠经，宣肃肺气、下气开痹、祛痰止咳平喘，肺气宣肃则气行水运湿化，故可治水肿，吉益东洞《药征》云："杏仁主治胸间停水，故治喘咳，而旁治短气结胸、心痛、形体浮肿。"《金匮要略》越婢汤主治"风水恶风，一身悉肿，脉浮不渴，续自汗出，无大热"，本方不知何故不用杏仁？我们认为本方仍应用杏仁。痰多气促加桑白皮、葶苈子、苏子、贝母、杏仁肃肺降气、化痰止咳平喘；高热加黄芩、黄连、栀子清上焦肺热，咽喉肿痛加射干、薄荷、连翘解毒利咽，痰稠难咯加蛤粉，恶心呕吐加竹茹，咽喉黏滞合桔梗汤化痰利咽，烦躁不眠加生酸枣仁、琥珀粉、丹参、远志安神。本证可用柔白皮汤、清金化痰汤等加减。

【附方】桑白皮汤（《景岳全书》）：桑白皮、半夏、苏子、杏仁、贝母、山栀子、黄芩、黄连各八分，水二钟，姜三片，煎八分，温服。

清金化痰汤（《杂病广要》引《医学统旨》）：黄芩、山栀各一钱半，桔梗二钱，麦门冬（去心）、桑皮、贝母、知母、栝蒌仁（炒）、橘红、茯苓各一钱，甘草四分。水二钟，煎八分，食后服。《济世全书》清火宁嗽汤去山栀、知母、栝蒌仁、橘红，加枳实、前胡。《万病回春》清肺汤去知母、栝蒌仁，加当归、天门冬、杏仁、五味子。

清金降火汤（《古今医鉴》）：陈皮一钱五分，半夏（泡）、茯苓、桔梗、枳壳（麸炒）、贝母（去心）、黄芩（炒）、石膏、栝蒌仁、前胡各一钱，杏仁（去皮尖）一钱半，甘草（炙）三分。锉一剂，生姜三片，水煎，食远，临卧服。

附刘绪银医案：黄某，男，50岁，2018年5月8日初诊，咳喘15天。2周前受凉后恶寒、发热、鼻塞流涕，咳嗽气促，咽喉痒，咯痰不利，曾自服用抗生素、化痰止咳中成药。仍咳嗽气促，咽喉痒，有黏滞感，痰色黄，胸胁胀满，咳时引痛。舌淡、苔黄腻，脉滑数。诊断为咳嗽，辨证为痰热壅肺。治宜清热化痰、宣肺利气，桑白皮汤加减：桑白皮、黄芩、川贝母、杏仁、连翘、法半夏、射干、苏梗、瓜蒌、桔梗、地龙各10g，甘草5g。每日1剂，水煎服。4剂而愈。

6. 毒热壅肺证

【证候原文】热在上焦者……若口中辟辟燥，咳即胸中隐隐痛，脉反滑数，此为肺痈，咳唾脓血……肺痈，喘不得卧，葶苈大枣泻肺汤主之……咳而胸满，振寒脉数，咽干不渴，时出浊唾腥臭，久久吐脓如米粥者，为肺痈，桔梗汤主之。（《金匮要略》）

【治法】清热解毒，泻肺化痰。

【方药】葶苈大枣泻肺汤：葶苈熬令黄色，捣丸如弹子大，大枣十二枚。以水三升，煮枣取二升，去枣，内葶苈，煮取一升，顿服。

桔梗汤：桔梗一两，甘草二两，以水三升，煮取一升，分温再服。

苇茎汤（《备急千金要方》）：苇茎二升，薏苡仁、瓜瓣各半升，桃仁三十枚。水二斗，煮苇茎取五升，去滓，纳苇汁中煮取二升，服一升，当有所见吐脓血。

【阐述】"痈（癰）"与"雍""壅"通，《素问·大奇论》云："肺之雍，喘而两胠满"。颜师古注《汉书·元帝纪》"壬人在位而吉士雍蔽"云："雍读曰壅。"《骈字分笺》云："辟雍……雍之为言壅也。"《针灸甲乙经》将"肺之雍"作"肺之痈"，《脉经》引《难经·五十六难》将"肺壅"作"肺痈"。"肺痈"有肺气壅滞和肺痈二义。痈因热致，《灵枢·痈疽》云："营卫稽留于经脉之中，则血泣而不行，不行则卫气从之而不通，壅遏而不得行，故热。大热不止，热胜则肉腐，肉腐则为脓。然不能陷，骨髓不为焦枯，五脏不为伤，故命曰痈。"《柳选四家医案·环溪草堂医案·咳喘门》云："肺痈之病，皆因邪瘀阻于肺络，久蕴生热，蒸化成痈。"可见，毒热壅肺证有轻重之分和不断演变的过程。

肺朝百脉，邪毒舍肺则肺失宣肃，津液停聚为痰，血脉不畅而瘀，邪蕴气郁血瘀则酿毒化热，毒热又伤肺，炼液成痰，熬血为瘀，从而毒热痰瘀搏结于肺，日久则酿脓成痈。肺气逆则咳嗽气急、喘促。热炽则身热、胸膈灼热、脉数，扰神则烦躁不安，灼伤津液则唇焦咽燥、口渴、便秘、舌苔干黄，炼津为痰则咳吐稠痰。毒热熬血损脉则胸痛、痰中带血。

肺痈轻证以痰湿热壅为主，辨证以发热、咳嗽气急、痰黄稠带血丝、舌红苔黄、脉数为要点，治以泻肺化痰为主，方用葶苈大枣泻肺汤合桔梗汤。葶苈大枣泻肺汤中葶苈子味辛苦性寒，清热宣散、行水祛痰、泻肺平喘。但葶苈子苦寒伤脾胃，故佐甘温之大枣护脾胃，益气资肺，二药配伍是泻肺平喘、行水化痰的常用药对。《医宗金鉴·删补名医方论》曰："肺痈喘不得卧及水饮攻肺喘急者，方中独用葶苈之苦，先泻肺中之水气，佐大枣恐苦甚伤胃也。"桔梗汤以桔梗宣肃肺气、泄热化痰，甘草解毒、化痰止咳，二药配伍是宣肃肺气、化痰止咳药对。但上述二方清热解毒、化痰活血之力不足，故合用。后世医家根据肺痈特征，创制苇茎汤、安肺桔梗汤、如金解毒散、加味桔梗汤等。

痰热郁滞血脉则血瘀，痰瘀搏结，痈脓初成则当清热宣肺、化痰利湿、活血消痈，方用苇茎汤。方中苇茎甘寒轻浮，清宣上焦肺热，为君。冬瓜仁清热化痰，利湿排脓，清上渗下，肃降肺气，与苇茎配伍则清肺宣壅、涤痰排脓；痰为水湿之聚，故以甘淡微寒之薏苡仁上清肺热而排脓，下利肠胃而渗湿，且薏苡仁解毒，共为臣药。佐以桃仁活血以助消痈。四药配伍，药性平和，共奏清热化痰、逐瘀排脓之效。但清热解毒、化痰之力仍弱，临证可加葶苈子、桑白皮、杏仁、浙贝母、鱼腥草、百部清热宣肺、化痰平喘。

痰热与血搏结，气阴已伤则当清肺化痰、活血消痈，佐以益气养阴，以桔梗汤清热肃肺、化痰排脓，加地骨皮清热润肺，杏仁、浙贝母、桑白皮、冬瓜仁、葶苈子宣肺泻肺、化痰散结，竹叶、薏苡仁渗湿以化痰，当归养血润肺、活血散瘀，百合、五味子养阴润肺，此即《类证治裁》安肺桔梗汤。

毒热壅盛则壮热汗出、烦躁不安、咳嗽气急、胸满痛而转侧不利、咳吐黄绿色浊腥痰、口干咽燥、舌苔黄腻、脉滑数。治当清热解毒、化瘀消痈，以黄连解毒汤清热解毒，以桔梗汤肃肺祛痰排脓，此即《景岳全书》如金解毒散。临证酌加金银花、蒲公英、紫花地丁、鱼腥草、败酱草清热解毒，大便秘结加大黄通腑泄热，痰黄稠加桑白皮、瓜蒌、射干、海蛤壳清热化痰，痰涎壅盛加葶苈子泻肺化痰，胸痛、转侧不利加浙贝母、乳香、没药散结消痈。

肺痈内溃外泄则咯吐大量血痰或痰如米粥，腥臭异常，当排脓解毒，以桔梗汤加贝母、橘红、葶苈子泄肺逐痰，薏苡仁排脓解毒、利湿化痰，金银花清热解毒，白及止血敛疮，此即《医学心悟》加味桔梗汤。高热加黄芩、鱼腥草、野荞麦根、败酱草、蒲公英清热解毒排脓，咯血加牡丹皮、栀子、蒲黄、藕节、三七凉血化瘀止血，痈脓排泄不畅加皂角刺溃痈排脓，气虚加生黄芪益气托里排脓，口干舌燥加玄参、麦冬、天花粉生津养阴。

脓溃后则身热渐退，咳嗽咯吐脓血渐少，痰液转清稀，当益气养阴、扶正托邪，以桔梗汤加贝母、枳壳、瓜蒌仁、薏苡仁、葶苈子宣肺理气、化痰排脓，加桑白皮、地骨皮、知母、杏仁清热肃肺，加黄芪、当归、甘草益气补血、扶正托邪，加百合、五味子养阴润肺，此即《济生方》桔梗汤。低热加功劳叶、白薇清虚热，食少便溏加白术、茯苓、山药健脾益气、培土生金，邪恋加鱼腥草、败酱草、野荞麦根清热解毒。

【附方】安肺桔梗汤：杏仁、瓜蒌、桔梗、当归、贝母、桑皮、防己、百合、薏苡仁、地骨皮、葶苈子、五味子、甘草。

如金解毒散：桔梗一钱，甘草一钱半，黄连（炒）、黄芩（炒）、黄柏（炒）、山栀

（炒）各七分。水二盅，煎八分。

加味桔梗汤：桔梗（去芦）、白及、橘红、甜葶苈（微炒）各八分，甘草节、贝母各一钱五分，薏苡仁、金银花各五钱。

桔梗汤（《重订严氏济生方》）：桔梗（去芦）、贝母（去心膜）、当归（去芦，酒浸）、栝蒌子、枳壳（去瓤，麸炒）、薏苡仁（炒）、桑白皮（蜜水炙）、防己各一两，甘草节（生用）、杏仁（去皮尖，麸炒）、百合（蒸）各半两，黄芪（去芦）一两半。为散，每服四钱，水一盏半，生姜五片，煎至八分，去滓，温服，不拘时候。

桔梗汤（《外台秘要》）：桔梗三升，白术、地黄二两，甘草（炙）、败酱、薏苡仁各二两，桑白皮（切）一升，当归一两。水一斗五升，煮大豆四升，取七升汁，去豆，内清酒三升，合诸药煮之，取三升，去滓，服七合，日三夜再服。

7. 肺热腑闭证

【证候原文】喘促不宁，痰涎壅滞，右寸实大，肺气不降者，宣白承气汤主之。（《温病条辨》）

【治法】清热宣肺，泻下通腑。

【方药】宣白承气汤：生石膏五钱，生大黄三钱，杏仁粉二钱，栝蒌皮一钱五分。水五杯，煮取二杯，先服一杯，不知再服。

【阐述】《灵枢·本输》云："肺合大肠，大肠者，传道之腑。"肺主宣发肃降，大肠主传导。邪热壅肺，肺气郁闭则津液失布而大肠失润，肺失肃降则传导不利，肺移热大肠则耗伤津液而屎浊燥结，燥屎阻滞于中则腑气不通，表现为咳喘、发热、便秘、腹满。

本证多见于重症肺炎，辨证以咳嗽气急、发热口渴、大便秘结、苔黄而燥、脉数或沉有力为要点。治当清热宣肺、泻下通腑，方用宣白承气汤。肺色白，"宣白"指宣通肺气，"承气"谓承顺肺、胃、肠下降之气，肺气宣则津布而胃肠得润，腑气通则热从下出。方以生石膏清泄肺热，生大黄泻热通腑，杏仁宣肺止咳、润肠通腑，瓜蒌皮润肺化痰。四药配伍，使肺气宣降，腑气畅通，痰热清，咳喘止。《温病条辨》云："其因肺气不降，而里证又实者，必喘促寸实，则以杏仁、石膏宣肺气之痹，以大黄逐肠胃之结，此脏腑合治法也。"肺热炽盛加黄芩、桑白皮、鱼腥草、栀子、连翘清肺解毒，肺气郁甚加麻黄、射干以增强开宣肺气之力，痰涎壅盛加桔梗、葶苈子、浙贝母、竹沥以增强泻肺化痰之力，胸闷加柴胡、桃仁、郁金、枳壳理气宽胸，便秘腹满痛、日晡潮热加厚朴、芒硝以增强行气通腑、软坚散结之力。

【附方】清气化痰汤（《幼科直言》）：枳壳、大黄、栀子、花粉、黄芩、薄荷、牛蒡子、天麻、杏仁，竹叶为引，水煎服。

8. 毒热壅咽证

【证候原文】湿温喉阻咽痛，银翘马勃散主之。（《温病条辨》）

【治法】清热解毒，化痰利咽。

【方药】银翘马勃散：连翘一两，牛蒡子六钱，银花五钱，射干三钱，马勃二钱。为散，服如银翘散法。不痛但阻甚者，加滑石六钱、桔梗五钱、苇根五钱。

【阐述】咽喉为肺之门户，温热毒邪从口鼻入而滞于咽喉，咽喉不利则肺气不利而生痰。热炼津为痰，痰随气逆，与毒热搏结咽喉则发喉痹，临床表现为发热、咽喉肿痛如物梗阻、咳嗽、痰难咳出。《时病论》云："温热之毒，发越于上，盘结于喉，而成肿痹。"《素问·阴阳别论》云："一阴一阳结，谓之喉痹。"一阴者，手少阴君火也；一阳者，手少阳相火也。二经之脉，并络于喉，今温毒聚于此间，则君相之火并起。盖火动则生痰，痰壅则肿，肿甚则痹，痹甚则不通而死矣。

本证多见于急性咽喉炎、扁桃体炎、白喉、猩红热、手足口病等，辨证以发热、咽喉肿痛、舌红苔黄、脉数为要点。治当清热解毒、化痰利咽，方用银翘马勃散合桔梗汤。银翘马勃散源于叶天士经验，君以金银花、连翘清热解毒、消痈散结；臣以马勃清肺解毒、散血消肿，牛蒡子宣肺散热、利咽解毒、散结消痹，射干清解热毒郁结、凉血散血、消肿止痛，为喉痹咽肿要药；佐使鲜芦根清热生津止咳，渗湿利尿而引热从下出。诸药合用，则郁开血活、热清毒解，咽喉自利。桔梗汤清热解毒力弱而利咽化痰作用强，银翘马勃散清热解毒力强而利咽化痰力弱，故临证可合用桔梗汤，以增强疗效。热毒甚加金银花、黄芩、山豆根清热解毒，咽喉红肿加玄参、生地黄、赤芍、牡丹皮清热解毒、凉血散血，口渴、咽喉干涩加天花粉、芦根、沙参、麦冬生津润燥，气促痰多加浙贝母、半夏、杏仁肃降肺气、化痰利湿。咽喉红肿疼痛明显，以玉钥匙吹敷咽喉。玉钥匙以西瓜霜清热解毒、养阴利咽，僵蚕化痰散结，硼砂、朱砂解毒清咽、消肿防腐，冰片芳香辟秽、利咽喉、散郁火、消肿止痛，诸药配伍，清热解毒、化痰利咽、消肿止痛。

【附方】玉钥匙（《喉痧症治概要》）：西瓜霜、西月石（硼砂）各五钱，飞朱砂六分，僵蚕、冰片各五分，捣细末，吹喉。

二、心气分实热证

心主血而藏神，心热炽盛则易产生营血证病变，故历代医家多论述与心热相关的营血证，较少述及心气分热证。稽之临床，心气分热证客观存在。心气分热由外感温热毒邪或寒湿毒邪化热内窜于心所致，表现为发热、心胸痛、心悸、脉数，治以辛凉清心、凉血活血为主。

（一）提纲

【证候原文】心热病者，先不乐，数日乃热，热争则卒心痛，烦闷善呕，头痛面赤，无汗。（《素问·刺热论》）

【治法】清心泻火。

【阐述】心热证病因病机主要有三：一是外感温热毒邪或寒湿毒邪化热，循脉内舍于心。二是他脏腑移热于心，尤其是肺热、肝热极易移热于心。三是在邪毒作用下内环境失衡，毒热之邪内生而犯心。

热性蒸腾炎上，热内炽则发热、头痛、面赤。热淫于心，煎血为瘀则心胸疼痛、口唇青紫。热扰心神则心烦、寝卧不宁。《类经》云："热与心气分争，故卒然心痛而烦闷。心火上炎，故善呕。头者精明之府，手少阴之脉上出于面，故头痛面赤。"心开窍于舌，心热则口舌生疮。热伤津液则口渴、咽燥、便秘、尿短赤。心主血脉，以动为用，血得热则行，故心热则心悸怔忡、脉数。

本证多见于病毒性心肌炎、风湿热、心内膜炎等，辨证以发热、心悸怔忡、心胸疼痛、心烦、舌红或绛、苔黄、脉数为要点。治宜清心泻火为主，用药要轻清灵动以达病所，散瘀滞。叶天士《温热论》认为"心主血属营""入血就恐耗血动血，直须凉血散血，如生地、牡丹皮、阿胶、赤芍等物是也"，这实际上包括心热证治疗。血得热则行，遇寒则凝，故不可寒凉太过以防凝滞血脉，不可辛散太过以防耗血动血。心居上焦胸中，与中焦脾胃关系密切，心所主之血依赖脾胃之运化水谷精华以补充，且脾胃健运有利于运药至病所，故当"治上不犯中"和"药不过病所"。热易耗伤津液，导致血失津润而黏滞为瘀，津液伤则热愈炽、血愈滞。《读医随笔》云："夫人身之血，如胭脂然，有色有质，可粉可淖，人血亦可粉可淖者也。其淖者，津液为之合和也。津液为火灼竭，则血行愈滞。"故当顾护津血，佐以养阴生津之品。

（二）常见证治

1. 风热犯心证

【证候原文】心中风者，翕翕发热，不能起，心中饥则饮食，食则呕。（《备急千金要方》）

【治法】辛凉泄热，养阴和血。

【方药】银翘散或清解七味饮。清解七味饮：柴胡、葛根、石膏、黄芩、菊花、薄荷、金银花或连翘。

【阐述】风热犯心是风热毒邪从皮毛口鼻而入，内舍于心所致。热蒸腾炎上，迫津外泄，故发热、汗出、咽红肿痛。热壅心脉，损伤心气则短气、心悸。热灼津熬血则血瘀，故胸闷胸痛、脉结代、舌尖红苔黄、尿短赤或黄。津液耗伤，胃肠失润则胃失和降、肠失传导，故恶心欲呕、大便秘结。热扰心神则心烦、失眠。

本证多见于病毒性心肌炎、立克次体心肌炎等，辨证以发热、心悸、胸痛、小便短赤、大便秘结，脉数或结代，舌尖红、苔黄为要点。治以银翘散辛凉泄热，加生地黄、麦冬、葛根清热生津护阴，且生地黄、葛根活血凉血。热盛加黄芩、知母、生石膏清热解毒，咽喉痛加桔梗、牛蒡子清热解毒利咽，咳嗽合桑菊饮，胸痛加丹参、桃仁、降香活血止痛，心悸、心烦、失眠加生酸枣仁、柏子仁养心安神定悸。

清解七味饮是恩师张学文国医大师经验方，以石膏清热泻火、除烦止渴，既清气分之火，又解肌表之热；黄芩清上焦热，柴胡疏表透热；葛根既解肌透热，又生津止渴以顾护阴液；菊花、薄荷透散风热、清利咽喉；金银花、连翘清热解毒。口渴盛加天花粉清热生津止渴，加生地黄、牡丹皮、沙参滋阴凉血、生津养阴，胸痛加赤芍、丹参活血止痛，心悸加苦参清热定悸。

附刘绪银医案：刘某，男，12 岁，学生，1993 年 4 月 21 日初诊。感冒后发热、胸闷隐痛、心悸、咳嗽、口苦口渴 2 天。经某院诊断为病毒性心肌炎，予抗病毒等治疗，症状减轻。刻诊：发热、胸闷隐痛、心悸、咽痒咳嗽、口苦口渴、目红、二便可，舌边尖红、苔淡黄、脉数。辨证为外感风热，内舍于心。治以辛凉透邪、解毒宁心为法，银翘散合桑菊饮加减：金银花、连翘、桑叶、菊花（后下）、丹参各 8g，桔梗、芦苇茎、青蒿（后下）、薄荷（后下）、杏仁、牛蒡子、天花粉各 6g，荆芥穗、淡豆豉、苦竹叶各 5g，生甘草 4g。2 剂，日 1 剂，水煎 2 次，药液混匀，分 3 次温服。二诊：热退咳止、胸闷痛减轻、稍口苦，舌淡红、苔淡黄、脉缓，予以沙参麦冬饮合丹参饮善后。

2. 浊热蕴心证

【证候原文】石膏汤治心热实或欲吐，吐而不出，烦闷，喘急，头痛方。(《备急千金要方》)

夫真心痛，原有两症，一寒邪犯心，一火邪犯心也……热邪舌必燥耳。倘辨其为火热之心痛，即用救真汤投之。(《辨证录》)

【治法】清心泻热。

【方药】石膏汤(《外台秘要》名泻心汤)：石膏一斤，淡竹叶、香豉各一升，小麦三升，地骨皮五两，茯苓三两，栀子仁三十枚。上七味，咀，先以水一斗五升煮小麦、竹叶，取八升澄清，下诸药，煮取三升去滓，分三服。

救真汤：炒栀子三钱，炙甘草一钱，白芍一两，广木香末二钱，石菖蒲一钱。

【阐述】浊毒内舍于心，闭阻心脉则心胸灼痛。浊毒化热伤津则口渴、便秘、尿短赤或尿黄、舌红干燥或糙、苔黄，热蒸血腾则发热、脉数。心与肺以脉相连，秽浊壅滞则心脉不畅，肺气不利，故胸闷痛、气喘、面目青红或晦暗。

本证多见于感染性心肌炎、心内膜炎等，辨证以发热、心胸灼痛、气喘、面目青红或晦暗、舌红苔黄、脉数为要点，治当芳香化浊、清热解毒、散结活血，方用石膏汤合救真汤加减。石膏汤是栀子豉汤合竹叶石膏汤（竹叶、石膏、人参、麦冬、半夏、甘草、粳米）化裁而成，栀子豉汤以栀子解毒泄热、降中有宣，香豉体轻气寒、升散调中、散中有降，善治热郁于胸膈之身热懊恼、虚烦不得眠、胸脘痞闷，二者配伍是清热除烦的药对。竹叶石膏汤清热生津、益气和胃，主治"伤寒解后，虚羸少气，气逆欲吐"，因本证是浊热蕴心，而非余热未尽、肺胃不和，故以甘凉之茯苓、小麦易甘平益胃之人参、甘草、麦冬、粳米，以甘寒之地骨皮易辛温化痰之半夏，以石膏清泄上焦之热，竹叶清心热、利尿而导热下出，以地骨皮清心泻火凉血，茯苓利水渗湿、健脾宁心，茯苓合竹叶清热利尿而导热从下出；小麦健脾益胃、除烦安神，小麦和合茯苓健脾益胃、除烦安神，并防石膏、栀子、地骨皮寒凉药伤胃。但石膏汤辟秽、活血力弱，故合救真汤。救真汤是栀子甘草豉汤合芍药甘草汤去香豉，加木香、石菖蒲而成，以栀子清热解毒，甘草益气解毒、化痰，芍药合甘草汤酸甘养阴、养血和血、缓急止痛，且甘草调和诸药；木香芳香辟秽，行气散滞；石菖蒲芳香辟浊解毒、开闭结，入心经而引药达病所。临证可加瓜蒌、桑白皮、桔梗、浙贝母、半夏宣肺肃肺、化痰散结，加丹参、赤芍、牡丹皮、生地黄、川芎凉血散血、活血止痛。高热加黄连、黄芩清热解毒，津液已伤加麦冬、沙参、天花粉生津增液，胸闷加瓜蒌、半夏宣通气机，心悸、脉数加生龙骨、生龙齿定悸，兼气虚加人参益气。

【附方】竹叶汤（《千金翼方》）：竹叶（切）、小麦各一升，人参一两半，石膏（碎）三两，生姜（切）五两，知母、黄芩、茯苓、麦门冬（去心）各二两，栝蒌、半夏（洗）、甘草（炙）各一两。以水一斗二升，煮竹叶、小麦取八升，去滓，纳诸药，煮取三升。主五心热，手足烦疼，口干唇干，胸中热方。

附刘绪银医案：某男，54岁，建筑公司经理，1994年5月8日初诊。受凉感冒后咳嗽、发热、胸闷隐痛、心悸6天，某院检查后诊断为感冒、病毒性心肌炎、冠心病，予以抗病毒及护心治疗，疗效不明显。既往因房颤经余中医药治愈，遂改中医诊疗。刻诊：发热（体温37.8℃）、胸闷隐痛、心烦不安、心悸易惊、咳嗽痰黏、口苦口渴、纳差神疲、脘腹稍胀、大便干结、尿黄短少、舌暗红、苔黄稍腻、舌底脉络粗大紫暗迂曲、脉滑数。辨证为正虚外感、风热入里，内舍于心，心脉郁滞。治以清热除烦、活血散血为法，方用竹叶汤加减：苦竹叶、知母、黄芩各10g，全瓜蒌、丹参、茯苓、麦门冬、石膏（先煎）各15g，姜半夏8g，人参5g（研末、分 2 次入药汁冲服）、生姜 3 片、甘草 6g。2 剂，日 1 剂，水煎 2 次，药液混匀，分 2 次服。服 1 剂而发热、胸痛减轻，2 剂后热退、咳嗽胸痛止，胸闷心悸减轻，以瓜蒌薤白汤合生脉散善后。

3. 湿热淫心证

【证候原文】太阴之胜，火气内郁，疮疡于中，流散于外，病在胠胁，甚则心痛、热格、头痛、喉痹、项强。（《素问·至真要大论》）

【治法】清热利湿。

【方药】宣痹汤：防己、杏仁、滑石、薏苡各五钱，连翘、山栀、半夏（醋炒）、晚蚕沙、赤小豆皮各三钱。

【阐述】太阴属湿土，"太阴之胜"指湿偏盛，"火气内郁"即热。湿性黏滞，热性蒸腾炎上，外感湿热或湿蕴化热，侵淫于心则发热而身热不扬、汗出而热不解、咽喉肿痛。湿遏心胸阳气，热扰心神，则胸闷、心悸、气短、脉数或脉节律不齐。湿聚成痰，热炼津为痰，故咳喘、吐涎沫、苔黄腻。湿热从外而来，常壅滞留恋肌腠、筋骨、关节、血脉，故可伴关节红肿热痛。热伤津液，熬血为瘀，故肌肤红斑、口渴、尿短。

本证多见于风湿热、风湿性心脏病等，辨证以发热、身热不扬、心悸、胸闷、关节疼痛或红肿灼热、舌质红、苔黄腻、脉数或脉律不齐为要点。治当清热利湿，方用宣痹汤。宣痹汤源于叶天士经验，君以味辛苦性寒之防己，既清热利水，善下行而引湿热从下出；又能行散，祛经络之湿热，善治湿热偏盛之肢体酸重、关节红肿疼痛。臣以栀子、连翘清热解毒，二药配伍是清上焦气分热药对。杏仁开宣上焦，宣降肺气以通调水道，助水湿下行；滑石利湿清热，赤小豆、薏苡仁淡渗利湿，引湿热从小便出；半夏、蚕沙和胃降逆化浊，制湿于中焦，且半夏散结滞，蚕沙祛湿止痛。全方清上、宣上、畅中、渗下、散结滞，使湿热分消。咽喉痛加桔梗、牛蒡子清热利咽，肌肤红斑加赤芍、丹参、紫草活血凉血化斑，口渴加天花粉、葛根生津止渴，胸痛加丹参、桃仁、赤芍活血止痛，心悸加龙骨、牡蛎定悸。

附刘绪银医案：赵某，男，50 岁，2003 年 6 月 1 日初诊。2 天前淋雨后恶寒发热、咽喉疼痛、胸闷痛、心悸，一身酸楚胀痛，偶尔咳嗽，经某院诊断为感冒，予以抗病毒口服液、小柴胡颗粒、维 C 银翘片、板蓝根冲剂等治疗，恶寒发热、咽喉痛好转，但胸痛心悸无减轻，转中医治疗。刻诊：胸闷痛，心悸，低热，身热不扬，身酸痛，神疲，口干口苦，脘腹痞胀，大便溏，尿黄。既往冠心病未愈。舌边尖红、苔黄腻，脉滑。辨证为外感湿热，邪郁上焦，内传于心，胸阳不宣，脉络痹阻。治以清热利湿、宣通脉络为法，宣痹汤加减：薏苡仁、生龙骨（先煎）、生牡蛎（先煎）各30g，滑石18g（包煎），赤小豆、丹参各15g，防己、杏仁、连翘、山栀、薄荷（后下）、姜半夏、晚蚕沙、秦艽各10g，淡竹叶8g，甘草5g，1日1剂，水煎2次，药液混匀，分2次服，药渣煎水洗澡，服3剂而发热退、身痛止、心悸定，稍胸闷，舌淡红、苔白腻，予以瓜蒌薤白半夏汤合丹参饮善后。

4. 痰热壅心证

【证候原文】疗热如火烧，头痛，心烦闷，乍寒乍热，胸中热，呕逆方。（《外台秘要》）

【治法】清宣透邪，泄热化痰。

【方药】升连栀豉汤（方名新定，《外台秘要》名呕逆方）：升麻、前胡、甘草（炙）、黄连各二两，黄芩、生地黄各三两，枳实（炙）、栀子仁、瓜蒌各一两，豉五合。以水八升，煮取三升分服，忌如常法。

【阐述】本证多由肺热病发展而来。肺失宣肃则津液停聚成痰，热炼津为痰，痰与热合，随气而动，痹阻心脉则发热、胸中热、胸闷心痛、心烦、气粗、咳吐痰涎、喉间痰鸣、心悸、唇绀面紫。热蒸腾炎上则头痛。痰热引胃气上逆则呕逆，痰热壅盛则舌苔黄腻、脉滑。

本证多见于感染性心脏病，辨证以发热、心悸、胸闷胸痛、咳吐痰涎、舌苔黄腻、脉滑或结代为要点。治宜清宣透邪、泄热化痰。升连栀豉汤是栀子豉汤合黄连解毒汤化裁而成，因热在上焦而去清下焦热之黄柏，以栀子豉汤清宣上焦郁热、除烦，栀子合黄连、黄芩、升麻清热解毒、清心除烦，且黄连活血；枳实、前胡、瓜蒌降气化痰、宣通胸阳；生地黄活血养阴、养血和营；甘草助枳实、前胡、瓜蒌化痰，又清热解毒、和中调药。诸药配伍，清热解毒、化痰活血、宣通心胸之气。

附刘绪银医案：程某，男，67岁，1998年7月10日初诊。既往冠心病史，5日前淋雨后恶寒发热、咽痛咽痒、咳嗽、头痛、胸闷隐痛、心烦心悸，伴口干口苦、腹胀、恶心，某医以速效感冒胶囊、速效救心丸、参苏饮合瓜蒌薤白半夏汤、丹参饮、二陈汤加减等治疗，恶寒止、发热、腹胀、恶心减轻。但仍阵发性低热，咽喉黏滞隐痛，咽痒，痒则咳嗽，心烦失眠，心烦时胸闷痛、心悸加重，日3～5次，疼痛向左肩、臂、背及颈部传导，服速效救心丸后5～10分钟缓解，口干口苦、脘腹稍胀、恶心，舌红苔黄腻，脉滑数。心电图检查：窦性心动过速。辨证为痰热壅滞，治以清热化痰为法，方药：黄连5g，黄芩、栀子各8g，瓜蒌、薤白、姜半夏、枳实、桑白皮、前胡、薄荷（后下）、合欢花（后下）、淡豆豉、桔梗各10g，丹参15g，升麻、射干、连翘各8g，甘草5g，生姜3片（约10g），1日1剂，水煎2次，药液混匀，分3次温服。服药1剂，低热退，胸闷痛、心悸发作2次，胸闷痛减轻，睡眠好转，5剂后胸痛、心悸发作得到控制，余症消失。

5. 瘀热痹心证

【证候原文】岁火太过，炎暑流行，肺金受邪。民病疟，少气咳喘，血溢血泄注下，嗌燥耳聋，中热肩背热……甚则胸中痛，胁支满胁痛，膺背肩胛间痛，两臂内痛，身热骨痛而为浸淫。（《素问·气交变大论》）

【治法】清热解毒，凉血散血。

【方药】黄连解毒汤合解毒活血汤。黄连解毒汤（《肘后备急方》）：黄连三两，黄芩、黄柏各二两，栀子（擘）十四枚。以水六升，煮取二升，分二服。

解毒活血汤（《医林改错》）：连翘、葛根、当归、甘草各二钱，柴胡、赤芍各三钱，生地黄、红花各五钱，枳壳一钱，桃仁八钱。

【阐述】外感毒热或邪气蕴结化毒，侵淫心脏，损伤血脉，血为热熬则瘀，毒热瘀交结则心脉痹阻，故高热、心烦、咽喉肿痛、胸闷胸痛、发绀、气短心悸。津液耗伤则口渴、苔黄、尿短赤或尿黄，热蒸血涌则脉数。

本证多见于病毒性心肌炎、感染性心内膜炎等，辨证以高热、咽喉肿痛、心悸、胸闷胸痛、发绀、口渴、舌红苔黄、脉数为要点。治当清热解毒、凉血散血，方用黄连解毒汤合解毒活血汤。黄连解毒汤以黄连泻心火为君，兼泻中焦之火；臣以黄芩清上焦之火，佐以黄柏泻下焦之火，使以栀子通泻三焦火热。解毒活血汤由桃红四物汤化裁而来，桃红四物汤是四物汤加桃仁、红花，活血养血。本证是瘀热，故去辛温之川芎，以生地黄、赤芍易熟地黄、白芍，以清热凉血、活血化瘀，加连翘、葛根、柴胡、甘草清热解毒，且葛根生津活血，加枳壳合柴胡理气宽胸以助活血。两方合用，清热解毒、凉血活血。临证加西洋参、麦冬益气生津护阴，咽喉肿痛加桔梗、牛蒡子清热利咽，胸闷加瓜蒌、郁金宣通胸气，口渴加天花粉生津止渴，尿短赤加竹叶清热利尿。

【附方】治疫清凉散（《医学心悟》）：秦艽、赤芍、知母、贝母、连翘各一钱，荷叶七分，丹参五钱，柴胡一钱五分，人中黄二钱。伤食胸满加麦芽、山楂、萝卜子、陈皮，胁下痞加鳖甲、枳壳，昏愦、谵语加黄连，热甚大渴加石膏、天花粉、人参，便闭不通、腹中胀痛加大黄，虚人自汗多倍加人参，津液枯少加麦冬、生地。

6. 心热腑实证

【证候原文】大黄泄热汤治心劳热，口为生疮，大便苦难，闭涩不通，心满痛，小肠热方。（《备急千金要方》）

阳明温病……左尺牢坚，小便赤痛，时烦渴甚，导赤承气汤主之。（《温病条辨》）

【治法】清心通腑。

【方药】大黄泄热汤：大黄、泽泻、黄芩、芒硝、栀子仁各三两，桂心、通草各二两，石膏八两（碎，绵裹），甘草一两，大枣二十枚。水九升，先以水一升别浸大黄一宿，以余八升煮诸药取二升五合，去滓，下大黄煮两沸去滓，下芒硝令烊，分三服。

导赤承气汤：赤芍、生大黄各三钱，细生地五钱，黄连、黄柏各二钱，芒硝一钱。水五杯，煮取二杯，先服一杯，不下再服。

【阐述】心与小肠相合，小肠上接胃下口而下连大肠。心移热于肠，灼伤津液则燥屎内结、腹满疼痛、尿赤痛或不畅。心开窍于口，心热炽盛则口舌生疮。

本证多见于感染性心脏病，辨证以发热、心悸、胸痛或心痛，大便干结或便秘，或尿点滴不畅或癃闭，口渴，舌红苔黄，脉数或结代为要点。治宜清心通腑，方用大黄泄热汤、导赤承气汤。大黄泄热汤是调胃承气汤、栀子甘草汤、桂枝甘草汤、三黄泻心汤合方化裁而成，本证是心热腑实，故去辛温之豆豉、燥湿止泻之黄连，加石膏、泽泻、通草、大枣，重用石膏为君，合黄芩既清泻上焦心火，又清中焦胃火；以调胃承气汤荡涤胃肠积滞、通便泻热；以栀子甘草汤清热除烦、益气安中，且栀子合泽泻、通草清热渗湿、利小便，使邪热从小便出；苦寒之品易伤阳气，故反佐桂枝甘草汤以防大寒遏阳伤中，且桂枝活血通经、止心痛；使以大枣、炙甘草益胃和中，缓和硝、黄峻下之性，调和诸药。全方有清有泻，渗利兼滋养，使热邪尽去。

心属火，其色赤，导赤即导心火（热）下行。承气谓顺承腑气，即通降腑气。方名导赤承气汤，说明具清心通腑之功。本方由大黄泻心汤（大黄、黄连）加味而成，以黄连清上中焦之热，黄柏清下焦之热，大黄、芒硝攻下热结，四药配伍则三焦之热清，心热去。重用生地黄凉血滋阴，赤芍活血凉血止痛，二药相伍是滋阴泄热、凉血活血的常用药对。本方虽曰导赤散，却未用木通、竹叶，是防淡渗伤津液。全方清热通腑、凉血散血。若小便不畅、少腹疼痛、尿色红赤或有血块加车前子、栀子、小蓟、白茅根清热养血、利尿止血。

【附方】升麻汤（《备急千金要方》）：升麻、子芩（黄芩）、泽泻、栀子仁、淡竹叶、芒硝各三两，生地黄（切）一升。以水九升煮取三升，去滓，下芒硝，分三服。

三、热遏胸膈证

膈横于上、中二焦之间，是气机升降之路。外感热病由上焦传中焦，先必过膈，导致膈热。邪热扰膈，郁阻气机则升降反逆，表现为发热心烦、恶心呕吐，治以宣透气机、清泄邪热为主。

（一）提纲

【证候原文】 发汗，若下之而烦热、胸中窒者，栀子豉汤主之。（77）

伤寒五六日，大下之后，身热不去，心中结痛者，未欲解也。栀子豉汤主之。（78）

阳明病，脉浮而紧，咽燥口苦，腹满而喘，发热汗出，不恶寒反恶热，身重。若发汗则躁，心愦愦，反谵语。若加温针，必怵惕，烦躁不得眠。若下之则胃中空虚，客气动膈，心中懊憹，舌上胎者，栀子豉汤主之。（221）

太阴病得之二、三日，舌微黄，寸脉盛，心烦懊憹，起卧不安，欲呕不得呕，无中焦证，栀子豉汤主之。（《温病条辨》）

【治法】 清宣透热，达邪外出。

【方药】 栀子豉汤：栀子十四个（擘）、香豉四合（绵裹），以水四升，先煮栀子，得二升半，内豉，煮取一升半，去滓。分为二服，温进一服，得吐者，止后服。

【阐述】 "胸中窒"指胸满闷如物梗阻。"懊憹"指烦躁闷乱，《伤寒直格》："懊憹者烦心热燥闷乱不宁也，甚至似中巴豆、草乌头类毒药之状也。"《医宗金鉴》"未经汗吐下之烦多属热，谓之热烦；已经汗吐下之烦多属虚，谓之虚烦""无中焦证"指无中焦阳明病。

对于本证，《伤寒论》所言是汗吐下后之证，但临床所见不完全如此。外感病初起里热不盛时常见此证，故吴鞠通直接提出太阴温病得之二三日出现本证。邪热由上下传，郁于胸膈，扰动心神，则发热、心烦懊憹、起卧不安、胸闷。膈居横于上、中焦之间，是气机升降之通道，热郁胸膈则气机不畅，升降失司，故欲呕不得呕。热蒸血涌则脉洪盛。

本证以发热心烦、烦躁不安、胸闷、舌薄微黄、脉洪有力为辨证要点。热郁胸膈，辛凉发散则动膈气逆，寒降清泄则损中焦之阳而邪气内陷，故治以清宣透热、达邪外出为法，基本方为栀子豉汤。栀子味苦性寒，入心经，泄热除烦，降中有宣；香豉体轻气香味苦性寒，升散调中，宣中有降。二药相合，一升一降，除烦泄热、宣达解郁。

（二）权变

1. 热阻胸膈证

【证候原文】 伤寒下后，心烦腹满，卧起不安者，栀子厚朴汤主之。（79）

大病差后，劳复者，枳实栀子豉汤主之。（393）

【治法】 清宣透热，理气散滞。

【方药】 栀子厚朴汤：栀子十四个（擘），厚朴四两（炙，去皮），枳实四枚（水浸，炙令黄）。以水三升半，煮取一升半，去滓。分二服，温进一服。得吐者，止后服。

枳实栀子豉汤：枳实三枚（炙），栀子十四个（擘），豉一升（绵裹）。以清浆水七升，空煮取四升，内枳实、栀子，煮取二升，下豉，更煮五六沸，去滓。温分再服，覆令微似汗。若有宿食者，内大黄如博棋子五六枚，服之愈。

【阐述】"劳复"指因劳累复发。心居膈上胸中而主神明，热遏胸膈，蒸腾上扰神明则发热、心烦、起卧不安，气机郁阻则胸腹满闷。

本证多见于外感病发热初期、恢复期和病毒性心肌炎、风湿热、心内膜炎、感染性胃病等，辨证以发热、烦躁不安、胸腹满闷、舌红苔黄、脉弦数为要点。治宜清宣透热、理气散滞，栀子厚朴汤以栀子清宣透热、清心除烦，加枳实、厚朴降气理气除满。枳实栀子豉汤与栀子厚朴汤仅一味药之差，而主证不同。栀子厚朴汤是栀子豉汤去豆豉，加厚朴、枳实，重在行气宽中、消胀除满，证以胸胁腹满为主。枳实栀子豉汤无厚朴，豆豉用量为一升，意在清宣胸膈之郁热，因心下痞塞较轻，故用枳实下气消痞。

2. 热扰胸膈兼中虚证

【证候原文】发汗吐下后，虚烦不得眠，若剧者，必反复颠倒，心中懊𢙃，栀子豉汤主之；若少气者，栀子甘草豉汤主之；若呕者，栀子生姜豉汤主之。（76）

伤寒，医以丸药大下之，身热不去，微烦者，栀子干姜汤主之。（80）

【治法】清宣透热，和中补虚。

【方药】栀子甘草豉汤：栀子豉汤加炙甘草二两。

栀子豉生姜汤：栀子豉汤加生姜五两。

栀子干姜汤：栀子十四个（擘），干姜二两。以水三升半，煮取一升半，去滓，分二服，温进一服。得吐者，止后服。

【阐述】外感病误治导致中阳虚弱，或素体中焦虚弱，正虚不胜邪，邪热扰动胸膈，故发热、心中懊𢙃、少气。中焦虚弱，运化无力则食少纳呆，胃不和则卧不安而失眠。气机郁滞，清气不升，浊气不降，则呕恶、腹满腹痛、大便溏。

本证多见于外感病恢复期和消化道感染性疾病，辨证以发热、失眠、呕恶、少气、便溏、舌苔薄黄为要点，治当清宣透热、和中补虚。兼中虚少气以栀子豉汤清宣透热，加炙甘草补中益气。中虚兼胃失和降以栀子豉汤清宣透热，加生姜和胃止呕。兼中焦虚寒以栀子清泄邪热，干姜温中散寒，《杨氏家藏方》二气散即本方栀子炒用，治阴阳痞结、咽膈噎塞、状若梅核、妨碍饮食，久不愈之反胃者。

3. 热炽胸膈证

【证候原文】若烦渴烦热，舌心干，四边色红，中心或黄或白者，此非血分

也，乃上焦气热烁津，急用凉膈散散其无形之热，再看其后转变可也。慎勿用血药，反致滋腻留邪。（《温热论》）

【治法】泄热凉膈。

【方药】凉膈散（方出《太平惠民和剂局方》，《黄帝素问宣明论方》名连翘饮子，《外科心法》名连翘消毒散）：川大黄、朴硝、甘草（爁）各二十两，山栀子仁、薄荷叶（去梗）、黄芩各十两，连翘二斤半。粗末，每二钱，水一盏，入竹叶七片，蜜少许，煎至七分，去滓，食后温服。小儿可服半钱，更随岁数加减服之，得利下住服。

【阐述】热盛郁滞胸膈则身热、懊憹心烦、烦躁不安、欲呕不得呕。胸膈郁热不解则化火，燔灼内外，充斥上下则身热不已、面红目赤、胸膈灼热如焚。火热上炎则口舌生疮、齿龈肿痛，灼伤津液则唇焦、咽燥、口渴、大便秘结，火热内炽则舌红苔黄、脉数。

本证见于多种感染性疾病，辨证以身热、心烦懊憹、烦躁，或胸膈灼热如焚，舌红苔黄、脉数为要点。治宜泄热凉膈为主。凉膈散由三黄汤（大黄、黄连、黄芩）合调胃承气汤化裁而成，火郁散之，故以连翘、栀子易清心火之黄连，加竹叶、薄荷。君以连翘轻清透散，清热解毒，透上焦之热；臣以黄芩清上焦胸膈之热，栀子清宣三焦之热，调胃承气汤清热泻下而导热从大便出；佐以薄荷透散郁热，清利头目、利咽；竹叶（苦竹叶）清泄上焦之热，利小便而导热从小便出；热伤津则燥，故使以蜂蜜益气养阴、润燥滑肠，以助通腑。《医方集解》曰："热淫于内，治以咸寒，佐以苦甘，故以连翘、黄芩、竹叶、薄荷升散于上，而以大黄、芒硝之猛利推荡其中，使上升下行，而膈自清矣；用甘草、生蜜者，病在膈，甘以缓之也。"大便不燥者去朴硝，加桔梗、石膏以清热凉膈。后世医家以本方化裁制定许多方剂。

【附方】凉膈散（《奇效良方》）：大黄二钱，连翘四钱，黄芩、薄荷、山栀子、朴硝、甘草各一钱。上作一服，水二钟，入蜜一匙，竹叶十片，煎至三五沸，去滓，温服，不以时候。

凉膈散（《麻症集成》）：连翘、栀炭、苏荷、甘草、黄芩、竹叶、枳壳、力子。便闭加大黄、蒌仁。

凉膈散（《疫疹一得》）：连翘、生栀子、黄芩、薄荷、桔梗、甘草、生石膏、竹叶。

凉膈散（《症因脉治》）：黄芩、山栀、桔梗、连翘、天花粉、黄连、薄荷。《松峰说疫》有甘草。治上症加蒌仁、枳壳、桔梗、紫金皮、赤芍。

凉膈散（《云岐子脉诀》）：山栀子仁一两，连翘、黄芩各二两，大黄半两，薄荷一两半。为粗末。

凉膈散(《活人方》):连翘四两,生大黄、玄明粉各二两,生山栀子、薄荷、荆芥穗各一两,甘草、桔梗五钱。为细末,每服二三钱,午后以白滚汤调下。

凉膈散(《喉科紫珍集》):当归、川芎、赤芍、防风、荆芥、玄参、栀子(炒)、黄连、石膏、花粉、连翘、桔梗、薄荷各等分,主风甚加银花、黏子,痰甚加贝母、蒌仁。

《万氏女科》引东垣方凉膈散:黄芩、黄连、栀仁(各酒炒)、连翘、桔梗、甘草各等分,薄荷叶半钱。

凉膈散(《外科正宗》):防风、荆芥、桔梗、山栀子、玄参、石膏、薄荷、黄连、天花粉、牛蒡子、贝母、大黄各等分,水二钟,前八分服,不拘时候。

凉膈散(《伤寒大白》):桔梗、天花粉、连翘、薄荷、黄芩、大黄、芒消、山栀子。

凉膈散(《杂病源流犀烛》):连翘、山栀子、白芍、黄芩、大黄、芒消各二钱,葱白一茎,炙草五分,大枣一枚。

4. 水热互结结胸证

【证候原文】病发于阳,而反下之,热入因作结胸;病发于阴,而反下之,因作痞也。所以成结胸者,以下之太早故也。结胸者,项亦强,如柔痉状,下之则和,宜大陷胸丸。(131)

太阳病,脉浮而动数,浮则为风,数则为热,动则为痛,数则为虚。头痛发热,微盗汗出,而反恶寒者,表未解也。医反下之,动数变迟,膈内拒痛,胃中空虚,客气动膈,短气烦躁,心中懊恼,阳气内陷,心下因鞕,则为结胸,大陷胸汤主之。若不结胸,但头汗出,余处无汗,剂颈而还,小便不利,身必发黄也。(134)

伤寒六七日,结胸热实,脉沉而紧,心下痛,按之石鞕者,大陷胸汤主之。(135)

伤寒十余日,热结在里,复往来寒热者,与大柴胡汤。但结胸,无大热者,此为水结在胸胁也,但头微汗出者,大陷胸汤主之。(136)

小结胸病,正在心下,按之则痛,脉浮滑者,小陷胸汤主之。(138)

脉洪滑,面赤身热头晕,不恶寒,但恶热,舌上黄滑苔,渴欲凉饮,饮不解渴,得水则呕,按之胸下痛,小便短,大便闭者,阳明暑温,水结在胸也,小陷胸汤加枳实主之。(《温病条辨》)

【治法】破结攻下,逐水泄热。

【方药】小陷胸汤:黄连一两,半夏半升(洗),栝蒌实大者一枚。以水六升,先煮栝蒌,取三升,去滓,内诸药,煮取二升,去滓。分温三服。

大陷胸汤:大黄六两(去皮),芒消一升,甘遂一钱匕。以水六升,先煮大黄,取二升,去滓,内芒消,煮一两沸,内甘遂末,温服一升,得快利,止后服。

大陷胸丸:大黄半斤,葶苈子半升(熬),芒消半升,杏仁半升(去皮尖,熬黑）。捣筛二味，内杏仁、芒消合研如脂，和散，取如弹丸一枚；别捣甘遂末一钱匕，白蜜二合，水二升，煮取一升；温顿服之。一宿乃下；如不下，更服，取下为效。

【阐述】《伤寒论》云"按之痛，寸脉浮，关脉沉，名曰结胸也""如结胸状，饮食如故，时时下利，寸脉浮，关脉小细沉紧，名曰脏结。舌上白苔滑者，难治"。原文所言结胸证是太阳病变证，多因误下所致。但临床上也有非误治所致者。邪蕴化热，郁阻气机，三焦气化不利则津停为水，热炼津则成痰，热与水、痰搏结于胸胁则成结胸。水热结聚于胸则胸胁疼痛，热蒸腾则面赤、身热、汗出，热扰胸膈则心中懊恼。热灼津伤，加之津液失布，从而机体失润，故口渴欲饮凉、小便短、大便干结。气化失常则水不能正常输布，水随气逆，故饮不解渴、得水则呕。水热结聚则津液不能正常输布于筋脉，筋脉失润养则项强如柔痉。水热互结有形则按之硬痛。

水热互结，邪轻则位浅结轻，邪重则位深结重，故结胸有小、大之分。小结胸邪轻位浅和部位局限，上不及胸而下不及腹，以胸胁满闷、心下硬满、按之痛、舌苔滑或淡黄、脉浮滑为辨证要点。大结胸邪重位深和部位较广，上及项而下达腹，以胸胁满闷、心下疼痛拒按、短气烦躁、心中懊恼，甚至项强或从心下至少腹硬满疼痛、舌苔滑或黄、脉沉紧为辨证要点。治当遵"结者散之""留者攻之"的原则，以逐水泄热、破结攻下为法。

小结胸用小陷胸汤，本方是《金匮要略》瓜蒌薤白半夏汤（栝蒌实、薤白、半夏、白酒）化裁而成。君以甘寒之瓜蒌清热涤痰、宽胸散结，先煮意在"治上者治宜缓"；臣以半夏辛散消痞、化痰散结，瓜蒌、半夏相配，相辅相成，化痰消痞、宽胸散结之功显著，是宣气宽胸、化痰散结的药对。因本证是水热互结而非寒凝，故去辛温之薤白、白酒（黄酒），加苦寒之黄连清上焦胸膈之热，且黄连活血。临证加入破气除痞之枳实，可提高疗效。心胸痛加柴胡、桔梗、郁金、赤芍行气活血止痛；痰黄稠难咯加竹沥、胆南星、杏仁、贝母化痰。

大结胸用大陷汤，君以甘遂攻逐水饮、泻热破结，芒硝泄热散结通腑，大黄、芒硝相合以涤肠胃、泻热结、润燥软坚，为臣佐之用。大黄先煮，乃"治上者治宜缓"之意。本方与大承气汤同为寒下峻剂，均以大黄、芒硝泻热攻下，但主治不同，故其配伍及用法有差异。《伤寒贯珠集》云："大陷胸与大承气，其用有心下、胃中之分。以愚观之，仲景所云心下者，正胃之谓，所云胃中者，正大小肠之谓也。胃为都会，水谷并居，清浊未分，邪气入之，夹痰杂食，相结不解，则成结胸。大小肠者，精华已去，糟粕独居，邪气入之，但与秽物结成燥粪而已。大承气专主肠中燥粪，大陷胸并主心下水食；燥粪在肠，必藉推逐之力，故须枳朴；水食在胃，必兼破饮之长，故用甘遂。且大承气先煮枳、朴，而后内大黄，大陷胸先煮大黄而后内诸药。夫治上者制宜缓，治下者制宜急，而大黄生则行速，熟则行迟，盖即一物，而其用又不同如此。"项强如柔痉加杏仁、葶苈宣肃肺气、降气行水，因邪偏上宜缓，故宜丸不宜汤，以白蜜调制为丸，取峻药缓攻之意。

结胸证应与少阳热结证、阳明热结相鉴别，少阳热结则寒热往来，阳明热结则日晡潮热。结胸证热甚结深，进一步发展则热漫少阳、阳明，热漫少阳则寒热往来，宜疏利气机、逐水泄热，方用《重订通俗伤寒论》柴胡陷胸汤。热漫阳明则大便秘结、日晡潮热、舌苔黄燥，宜攻下逐水、通腑泄热，方用大陷胸汤加枳实。《温病条辨》云："温病三焦俱急，大热大渴，舌燥。脉不浮而燥甚，舌色金黄，痰涎壅甚，不可单行承气者，承气合小陷胸汤主之。"

【附方】柴胡陷胸汤：柴胡、苦桔梗各一钱，姜半夏三钱，小川连八分，黄芩钱半，栝蒌仁（杵）五钱，小枳实钱半，生姜汁（分冲）四滴。

承气陷胸汤：生大黄五钱，浓朴、枳实、黄连各二钱，半夏、栝蒌各三钱。水八杯，煮取三杯，先服一杯，不下，再服一杯，得快利，止后服，不便再服。

第二节　中焦气分实热证治

中焦在膈下脐上，关联脾胃肝胆，中焦气分实热主要是肝胆脾胃实热。肝为厥阴，胆为少阳，共为气机之枢；肝藏血，肝热炽盛则耗伤营血，故《伤寒论》将肝胆热归于少阳病、厥阴病，温病家将肝热证归于营血证。

一、阳明气分实热证

《素问》云"脾、胃、大肠、小肠、三焦、膀胱者，仓廪之本，营之居也，名曰器，能化糟粕，转味而入出者也"（《六节藏象论》），"六腑者，传化物而不藏，故实而不能满也。所以然者，水谷入口则胃实而肠虚，食下则肠实而胃虚。故曰实而不满，满而不实也……胃者水谷之海，六腑之大源也"（《五脏别论》）。胃与大肠属阳明，小肠上接胃而下连大肠，生理上相互为用，以降为顺，故《灵枢·本输》云："大肠小肠皆属于胃，是足阳明经也。"《伤寒论》将胃肠道热归于阳明病，《温病条辨》将胃肠道病归于中焦病。

脾属太阴，胃属阳明，脾与胃以膜相连而为胃行津液，脾胃常同时为病，故医家将脾实热归于阳明实热，《伤寒来苏集》云："胃实则太阴转属于阳明。"阳明气分实热是以胃肠道病变为核心的里实热，表现以发热、不恶寒、汗出、腹胀痞满或腹痛、便秘为主，治以寒凉泄热为主。

（一）提纲

【证候原文】阳明之为病，胃家实是也。（180）

面目俱赤，语声重浊，呼吸俱粗，大便闭，小便涩，舌苔老黄，甚则黑有芒刺，但恶热，不恶寒，日晡益甚者，传至中焦，阳明温病也。（《温病条辨》）

【治法】清热泄邪。

【阐述】"胃家实"指因胃失津润而燥所致的大便不通利，分"不更衣""大便难""大便闭"三个层次，《伤寒论》云："胃中干燥，因转属阳明；不更衣，内实，大便难者，此名阳明也。"古代登厕前须更衣，"不更衣"即不欲大便。"大便难"指大便干结难出，"大便闭"指大便秘结不通。

《伤寒论》云："本太阳，初得病时，发其汗，汗先出不彻，因转属阳明也。伤寒发热无汗，呕不能食，而反汗出濈濈然者，是转属阳明也。""濈濈然"指水外流貌。阳明病证多由太阳病、少阳病不解而邪蕴阳怫化热入阳明，或上焦手太阴温病下传中焦阳明所致。诚然，素体阳盛，初感外邪即可见里实热，故《伤寒论》云："病有太阳阳明，有正阳阳明，有少阳阳明。"热耗津则胃肠失润而屎燥内结，故腹满便秘。

胃肠喜润而恶燥，阳明多气多血，阳气旺盛，故邪入阳明易化燥化热。里热炽则身大热、不恶寒、反恶热。热迫津外泄则汗出如水流。热盛伤津，汗出耗津，故大渴引饮、舌苔黄燥。热扰神则烦躁，热蒸血涌则面目赤、脉洪大有力，热迫肺则气粗。热迫血妄行则衄，热熬血则瘀，气血败坏则为脓，故《伤寒论》有阳明衄血、阳明蓄血、阳明下痢等。

阳明实热多见于感染性疾病极期，辨证以大热、大汗、大渴、脉洪大为要点，《伤寒论》云：阳明病外证"身热，汗自出，不恶寒反恶热也""伤寒三日，阳明脉大"。治遵《素问》"热者寒之"和"中满者，泻之于内"的原则，以清热泄邪为主，但应辨热之无形有形，治分清下。无形热盛以身热、汗出、不恶寒、反恶热、口渴、舌红苔黄少津、脉洪数为辨证要点，治以辛寒清法。热盛有形以发热、汗出、腹满腹痛、便秘、舌红边有芒刺、苔黄燥、脉实有力为辨证要点，治宜泻下通腑。若应下反清则药有不逮，尚可再攻；应清反下则津伤正虚而难救矣。阳明病用药以辛凉苦寒为主，苦寒之品性沉降而涌泄，寒凉太过则损伤脾胃和阳气，涌泄太过则耗津液，故不可寒凉泻下太过，必须中病即止，顾护脾胃，可适当佐以调脾胃升降、甘润生津养阴之品。

（二）常见证治

1. 热郁阳明经证

【证候原文】二日阳明受之。阳明主肉，其脉挟鼻络于目，故身热目疼而鼻

干，不得卧也。（《素问·热论》）

柴葛解肌汤治足阳明胃经受邪，目疼鼻干，不眠，头疼眼眶痛，脉来微洪。宜解肌，属阳明经病。其正阳明腑病，别有治法。（《伤寒六书》）

【治法】辛凉解肌，透邪泄热。

【方药】柴葛解肌汤：柴胡、干葛、甘草、黄芩、芍药、羌活、白芷、桔梗，水二钟，姜三片，枣二枚，槌法，加石膏末一钱，煎之热服。

【阐述】足阳明胃经起于鼻之交颏中，循行于鼻、齿、口、耳、额颅、喉咙、膈、腹、下肢等部位，属胃络脾。热郁阳明经则身热、咽喉肿痛、头目痛，热伤津液则口鼻干燥、尿黄。热扰神明则心烦不得卧，热蒸血腾则脉浮数。《灵枢·经脉》云：足阳明胃经"气盛则身以前皆热，其有余于胃则消谷善饥，溺色黄"。热在口鼻不在胃中则口渴"但欲漱水""不欲咽者""能食者"，热伤口鼻之阳络则衄。《伤寒论》云"阳明病，口燥，但欲漱水，不欲咽者，此必衄""脉浮发热，口干鼻燥，能食者则衄"。《伤寒来苏集》云："阳明经起于鼻，系于口齿，阳明病则津液不足，故口鼻干燥。阳盛则阳络伤，故上盛而为衄也。口鼻之津液枯涸，故欲漱水不欲咽者，热在口鼻，未入乎内也。能食者，胃气强也。"

本证以身热、头痛、目疼鼻干、心烦不眠、咽干耳聋、眼眶痛、舌苔薄黄、脉浮微洪为辨证要点，治宜辛凉解肌、透邪泄热。柴葛解肌汤是小柴胡汤合黄芩汤去半夏、人参，加葛根、羌活、白芷、桔梗、石膏，故《万病回春》名柴胡解肌汤。本方亦可看作《肘后备急方》葛根解肌汤（葛根四两，芍药二两，麻黄、大青、甘草、黄芩、石膏、桂各一两，大枣四枚）去麻黄、桂枝、大青，加柴胡、羌活、白芷、桔梗、生姜，故《古今医鉴》名葛根解肌汤。《方剂学》教材将柴葛解肌汤归于"辛凉解表剂"，认为是"辛凉解肌，兼清里热""为治疗太阳风寒未解，入里化热，初犯阳明或三阳合病之常用方。以发热重、恶寒轻、头痛、眼眶痛、鼻干、脉浮微洪为辨证要点。"但《方剂学》又称"辛凉解表剂适用于风热表证"。我们认为"辛凉解表"和"解肌清热"不是一致性概念，依教材所言则辛凉解表剂主治风热表证，"风热表证"不等于"热郁阳明经证"，故本方是清热剂。君以葛根辛凉解肌透热、生津润脉柔筋，柴胡疏畅气机、解肌散郁热，二者配伍是辛凉解肌透热的基本药对。肝胆为气机之枢，脾胃为升降之枢，肝随脾升胆随胃降，阳明热盛则引动胆火，故臣以石膏、黄芩清泄阳明之热，且黄芩降少阳之火，柴芩相合是解郁热和清少阳热的基本药对；"火郁发之"，故又臣以羌活、白芷发散太阳阳明郁热、止头痛；葛根配白芷、石膏清透阳明热。气郁则化火炎上，"诸气膹郁，皆属于肺"，故佐桔梗宣畅肺气，以肃降上逆之火热，助发散郁热，并利咽；白芍、大枣调和营卫、敛阴养血，防寒凉及疏散太过伤阴；白芍合甘草即芍药甘草汤，养阴和营、缓急止痛；生姜发散郁热、和胃降逆。甘草既清热解毒、调和诸药，又益中以防石膏、黄芩伤胃，为佐使之用。诸药配伍，三阳兼治，治阳明为主，解肌泄热。无汗恶寒去黄芩，加荆芥、薄荷、苏叶泄卫透邪，口渴加天花粉、芦根清热生津；热甚加青蒿、薄荷、金银花、连翘清透散热，衄加白茅根、赤芍、牡丹皮凉血止血。

【附方】柴葛解肌汤（《片玉心书》）：柴胡、干葛、黄芩、桂枝、赤芍、人参、甘草、竹叶。

柴葛解肌汤（《医学心悟》）：柴胡一钱二分，葛根、黄芩、牡丹皮各一钱五分，甘草五分，知母、贝母、赤芍药各一钱，生地黄二钱。心烦加淡竹叶十片，谵语加石膏三钱。

柴葛解肌汤（《医学传灯》）：羌活、干葛、柴胡、川芎、半夏、枳壳、桔梗、厚朴、山楂、黄芩、山栀、甘草。

附刘绪银医案：刘某，35 岁，2004 年 8 月 6 日初诊。发热 3 天，初起恶寒、发热、汗出，自服中西感冒药，未见明显效果，继则发热渐增，汗出而热不解，体温 38～39℃，头痛心烦，咳嗽痰黏色黄，咽干，鼻燥血痂，口渴口苦，舌红干、苔黄燥，脉浮数。辨证为寒郁化热入里，热郁阳明经。治以辛凉解肌、透邪泄热为法，柴葛解肌汤加减：柴胡 12g，葛根 20g，黄芩、知母、赤芍各 10g，薄荷（后下）、青蒿（后下）各 15g，生石膏（先煎）20g，羌活、白芷各 8g，甘草 5g。2 剂，1 日 1 剂，水煎 2 次，取汁混匀，分 2 次服，药渣煎水泡足 10 分钟，服 1 次开始退热，服 3 次后热退，服完 2 剂，诸症悉除。

2. 阳明热蒸证

【证候原文】伤寒，若吐，若下后，七八日不解，热结在里，表里俱热，时时恶风，大渴，舌上干燥而烦，欲饮水数升者，白虎加人参汤主之。（168）

三阳合病，腹满身重，难于转侧，口不仁面垢，谵语遗尿，发汗则谵语，下之则额上生汗，手足逆冷，若自汗出者，白虎汤主之。（219）

太阴温病，脉浮洪，舌黄，渴甚，大汗，面赤，恶热者，辛凉重剂白虎汤主之。（《温病条辨》）

面目俱赤，语声重浊，呼吸俱粗，大便闭，小便涩，舌苔老黄，甚则黑有芒刺，但恶热，不恶寒，日晡益甚者，传至中焦，阳明温病也。脉浮洪躁甚者，白虎汤主之。（《温病条辨》）

手太阴暑温，或已经发汗，或未发汗，而汗不止，烦渴而喘，脉洪大有力者，白虎汤主之。脉洪大而芤者，白虎加人参汤主之；身重者，湿也，白虎加苍术汤主之。（《温病条辨》）

【治法】辛凉清气，透热外泄。

【方药】白虎汤：知母六两、石膏（碎）一斤、甘草（炙）二两、粳米六合，以水一斗，煮米熟汤成，去滓，温服一升，日三服。

【阐述】"口不仁"即口舌麻木不知味，系因热伤津而口舌干燥所致。"面垢"指面如油污，因头面汗出而着于面所致。浅田栗园云："口不仁，谓舌干燥生苔，语言不利，不知食味，即口苦之甚者也。面垢乃里热熏蒸，其色熏如着垢，即头面汗出之所为也。"

对于本证，大多医家认为是阳明经证，不妥。经证自当有经脉病变，阳明经脉起于鼻之交频，循目，过喉咙，系于口齿，热郁滞于此，当"鼻燥""咽喉痛""目痛""必衄"，但本证不以这些为主要特征，故不是阳明经证，而是阳明气机病变，为阳明实热未结、邪热蒸腾、迫津外泄之证候，故称外证，万友生《寒温统一论》称"气热外蒸证"。热性蒸腾，迫津外出，故身热汗出、不恶寒、反恶热、面目赤、脉洪大。热灼津则口大渴、舌黄、尿短赤，热蒸灼肺则呼吸粗，上扰神明则心烦谵语，耗伤气阴则口渴引饮、脉虚无力，气机郁闭则阳气怫郁不能达四末而手足厥。

本证以身热、大汗、大烦、大渴、脉洪大为辨证要点。治以辛寒清泄为主，方用白虎汤。方中石膏辛甘大寒，入肺、胃经，善清解、透热出表，以泄阳明气分之热，为君；知母苦寒质润，一助石膏清胃热，一滋阴润燥，为臣；佐以粳米、甘草益胃生津，且甘草清热解毒。张锡纯以山药代粳米，以益气养阴。当代温病家郭可明以甘苦微寒之天花粉易知母，以怀山药代粳米，认为天花粉清热润燥、生津止渴、解毒通络，味甘不伤胃而补虚安中。白虎汤中的粳米主要是固中气、护脾胃，防石膏沉降，然其作用远不及生山药。热病最耗阴液，山药性平味甘，补脾养胃、生津益肺、滋阴养液，煮汁稠黏而能逗留石膏在胃，不致重坠速下而致滑泄，故山药优于粳米。口渴引饮、神疲、脉虚无力加人参益气生津，名白虎加人参汤。夹湿加苍术芳香化湿，名白虎加苍术汤。

3. 阳明燥热津伤证

【证候原文】阳明温病，脉浮而促者，减味竹叶石膏汤主之。（《温病条辨》）

燥伤胃阴，五汁饮主之，玉竹麦门冬汤亦主之。（《温病条辨》）

【治法】清泄胃热，生津润燥。

【方药】减味竹叶石膏汤：竹叶五钱，石膏八钱，麦冬六钱，甘草三钱。水八杯，煮取三杯，一时服一杯，约三时令尽。

五汁饮：梨汁、荸荠汁、鲜苇根汁、麦冬汁、藕汁（或蔗浆），临时斟酌多少，和匀凉服，不甚喜凉者，重汤炖温服。

玉竹麦门冬汤：玉竹、麦冬三钱，沙参二钱，生甘草一钱。水五杯，煮取二杯，分二次服。土虚者加生扁豆，气虚者加人参。

【阐述】阳明胃属燥土，喜润恶燥，以降为用。邪毒内传阳明，邪蕴阳怫从燥化则化热生燥。燥热伤津则身热、口咽干燥或咽喉疼痛、鼻燥或鼻衄、大便干、尿短，舌红少津、苔黄或燥，脉数。胃失和降，浊气反逆则胃脘灼热、痞满、口臭，燥热积于胃则消谷善饥、嘈杂。本证以身热、口咽干燥、口臭脘痞、舌红少津、苔黄燥、脉数为辨证要点。燥热炽盛，津液耗伤严重则导致燥屎内结，发展成腑实证。治遵《素问》所言"燥者润之"和"热淫于内，治以咸寒，佐以甘苦，以酸收之，以苦发之……燥淫于内，治以苦温，佐以甘辛，以苦下之"之训，药宜辛凉甘寒，方用减味竹叶石膏汤、五汁饮、玉竹麦门冬汤。

减味竹叶石膏汤源于叶天士经验，由《伤寒论》竹叶石膏汤（竹叶二把，石膏、麦门冬各一斤，半夏、粳米各半斤，人参、甘草各二两升）化裁而成。竹叶石膏汤清热生津、益气和胃，主治余热不清、气液两伤之"虚羸少气、气逆欲吐"。《仁斋直指方》称竹叶石膏汤"治伏暑，内外热炽，烦躁大渴"。《兰台轨范》谓竹叶石膏汤"亦治伤暑发渴脉虚"。本证是燥热伤胃实证，气阴虽受损，没有虚羸少气、呕逆之候，治疗贵在清泄胃热、生津润燥，故去甘温之人参、粳米，辛温之半夏，以防助火化燥；减竹叶、石膏、麦冬、甘草用量，旨在药取轻灵，以防寒降过度碍胃。气阴耗伤明显，神疲、呕逆仍可加人参、半夏、粳米。

玉竹麦门冬汤源于叶天士经验，君以玉竹清热养阴、生津润燥，《本草便读》称其"搜风散热"。臣以味甘微苦性微寒之麦冬、沙参泻热除烦、生津润燥，佐使甘草清热解毒、益中和药。

五汁饮中苇根甘寒，清热生津、除烦止呕，利尿而导热从尿出。生藕甘凉，清热生津、凉血散滞。麦冬味甘微苦性微寒，泻热除烦、生津润燥。荸荠甘寒，清热生津、润肠利尿、导热下行。梨味甘性寒凉，清热生津、润胃肠通腑。五味鲜用为汁服，清热生津、润燥通腑、导热下行，系甘寒清热、救胃阴之良方，相当于现代补充体液疗法。临证可加竹叶、连翘增强清热之力，加滑石清热利尿以导热从尿出，中虚加生扁豆健脾滋阴，气虚加人参益气生津。

上述三方中减味竹叶石膏汤清热力大，生津力弱，贵在清热救阴、存津液以润燥；五汁饮生津救阴力大，清热力弱，贵在生津润燥以制热；玉竹麦门冬汤清热力不及减味竹叶石膏汤，生津力不及五汁饮。燥热甚用减味竹叶石膏汤，胃阴津耗伤重用五汁饮，燥热津伤轻用玉竹麦门冬汤。

4. 热结腑实证

【证候原文】伤寒，不大便六七日，头痛有热者，与承气汤。（56）

阳明病，潮热，大便微鞭者，可与大承气汤；不鞭者，不可与之。若不大便六七日，恐有燥屎，欲知之法，少与小承气汤，汤入腹中，转矢气者，此有燥屎也，乃可攻之。若不转矢气者，此但初头鞭，后必溏，不可攻之，攻之必胀满不能食也。欲饮水者，与水则哕。其后发热者，必大便复鞭而少也，以小承气汤和之。不转矢气者，慎不可攻也。（209）

阳明病，谵语，有潮热，反不能食者，胃中必有燥屎五六枚也。若能食者，但鞭耳。宜大承气汤下之。（215）

太阳病三日，发汗不解，蒸蒸发热者，属胃也，调胃承气汤主之。（248）

食已即吐者，大黄甘草汤主之。（《金匮要略》）

阳明暑温，湿气已化，热结独存，口燥咽干，渴欲饮水，面目俱赤，舌燥黄，脉沉实者，小承气汤各等分下之。（《温病条辨》）

面目俱赤，语声重浊，呼吸俱粗，大便闭，小便涩，舌苔老黄，甚则黑有芒刺，但恶热，不恶寒，日晡益甚者，传至中焦，阳明温病也……脉沉数有力，甚则脉体反小而实者，大承气汤主之。（《温病条辨》）

阳明温病，纯利稀水无粪者，谓之热结旁流，调胃承气汤主之。（《温病条辨》）

【治法】通腑泄热。

【方药】大黄甘草汤：大黄四两，甘草一两，水三升，煮取一升，分温再服。

调胃承气汤：甘草二两（炙），芒消半升，大黄四两（清酒洗）。水三升，煮二物至一升，去滓，内芒消，更上微火一二沸，温顿服之。

小承气汤：大黄四两，厚朴二两（炙，去皮），枳实三枚（炙，大者）。以水四升，煮取一升二合，去滓。分温二服。初服汤当更衣，不尔者尽饮之，若更衣者，勿服之。

大承气汤：大黄四两（酒洗），厚朴半斤（炙，去皮），枳实五枚（炙），芒消三合。以水一斗，先煮二物，取五升，去滓，内大黄，更煮取二升，去滓，内芒消，更上微火一两沸，分温再服，得下，余勿服。

【阐述】"鞭"指大便干结而硬。"哕"本指鸟鸣声，此指呕吐时嘴里发出的声音。邪热直犯阳明或太阳病、少阳病不解化热传阳明，烁伤津液导致肠道失润，屎燥内结，热屎搏结则腑气不通，故大便硬、便艰难。热迫津外泄则身热、汗出、面目赤。邪热内结，日晡时因阳气内敛怫郁则身热甚如潮。热烁津则口燥咽干、口渴引饮、小便涩、舌苔老黄。燥屎坚结于里，肠欲排不能则逼迫津液从燥屎旁流下。热与浊气搏结，不降反逆，故舌黑有芒刺。腑气不通，胃失和降则腹胀满甚或腹满疼痛、不能食、饮水则哕。浊热上逆动肺则气粗气喘。浊热内结，气血郁滞不能外达则脉沉实或脉体反小。浊热上蒙则谵语、目模糊。

本证以身热、腹满或腹痛、大便秘结、脉实有力或脉数为辨证要点，治当遵《素问》"中满者泻之于内"和"结者散之"及"坚者削之"的原则，顺承胃肠气机以通降为用之性，药以咸寒为主，以寒降热，以咸软坚散结，佐以理气散滞，常用大黄、芒硝、厚朴、枳实之类泻下燥屎、理气散滞、解散胶结、导热下出，以复胃气、保津液，方用大黄甘草汤、调胃承气汤、小承气汤、大承气汤之类。但通腑泻下之品猛峻浪荡，易伤津耗气，当视证候轻重兼夹，灵活配伍，中病即止，故《伤寒论》有"可与"和"不可与"之诫。

大黄甘草汤与调胃承气汤、小承气汤、大承气汤均君以苦寒之大黄泄热通便，荡涤肠胃，推陈致新。大黄对胃肠道刺激性强，生用致腹痛，以辛温之酒炮制，既因酒能行气血而增强通腑和推陈作用，又可缓解刺激性腹痛。大黄甘草汤以甘草益中和胃缓急，使攻下不伤正气，且甘草清热解毒。徐彬《金匮要略论注》云："食已即吐，非复呕家矣，亦非胃弱不能消，乃胃不容谷，食还即出者也。明是有物伤胃，营气闭而不纳，故以大黄通荣分已闭之谷气，而兼以甘草调其胃。"三承气汤是大黄甘草汤随证症递进化裁而成。调胃承气汤配咸寒之芒硝，软坚散结、润燥通便，为臣；甘草炙用和中益胃、润肠通便、清热解毒，为佐使；先煎大黄、炙甘草，后入芒硝，再微火一两沸，顿服，旨在不影响芒硝之性效，三者配伍，泄热散结通便，调胃气、润燥补虚，故名调胃承气汤。腑实气滞腹胀满为主则去易滞气生满之甘草，加厚朴、枳实，厚朴行气除满、降逆，配枳实破气消积散痞，三者相合，泄热通便，行气除满，顺承胃气通降之机，但无益胃气之功，故名小承气汤。小承气汤加芒硝软坚散结、润燥通便，泻腑力大，重用厚朴、枳实破气除满，先煎厚朴、枳实，再煮大黄，纳芒硝微火一两沸，旨在防大黄、芒硝久煎导致性效减弱，四者配伍，泄热通便、破气除满，故名大承气汤。

大黄甘草汤、三承气汤均是苦寒攻下之剂，主治阳明腑实证，但因药物组成不同和剂量轻重之差异，故适应证不同。大黄甘草汤泄热降气作用弱，适宜于腑实而腹胀满不明显者，调胃承气汤适用于邪热初结胃肠而痞满轻者；小承气汤泄热通便之力不及调胃承气汤，除痞消满力比调胃承气汤大，适用于邪热内结而气滞痞满为主者；大承气汤泄热通便、除痞消满之力比调胃承气汤、小承气汤大，适用于邪热内结、燥热痞满俱盛者。

热结日久或下而大便不通，或气阴已伤者，不可用辛温助燥之品，宜调胃承气汤加人参、沙参、麦冬、蜜、麻仁、杏仁、当归、生地黄之类，以益气生津、增液润肠。肺主宣肃降而输布津液，大肠以降为用，肺与大肠相合，便秘日久当缓泻，故《肘后备急方》以杏仁易大承气汤之厚朴，炼蜜为丸，蜜润肠通便，丸者缓之；杏仁有苦杏仁、甜杏仁，两者均性温而防大黄、芒硝寒之太过，苦杏仁味苦而涌泄通便,甜杏仁味甘而益胃,且杏仁既宣肃肺气以助胃肠降浊,又助肺输布津液以润肠通便,便秘日久燥热不甚则用甜杏仁,燥热便秘日久则用苦杏仁。《太平圣惠方》以郁李仁、麻仁易大承气汤之厚朴,炼蜜为丸,以泄热润肠通便,名承气丸;《圣济总录》以郁李仁易大承汤之厚朴,名承气丸。

【附方】承气丸(《肘后备急方》):大黄、杏仁各二两,枳实一两,芒硝一合,捣,蜜和丸如弹丸,和汤六七合服之,未通更服。

承气丸(《太平圣惠方》):川大黄(锉碎,微炒)、郁李仁(汤浸去皮,别研)、大麻仁(研入)各一两,枳实(麸炒令黄色)一分,川芒消二两。为末,炼蜜为丸,如梧桐子大。

承气丸(《圣济总录》):大黄(锉,炒)三分,郁李仁(汤浸去皮,研)、枳实(去瓤,麸炒)、朴消(研)各一两。为末,炼蜜为丸,如梧桐子大。

5. 燥热内结证

【证候原文】阳明温病,无上焦证,数日不大便,当下之,若其人阴素虚,不可行承气者,增液汤主之。(《温病条辨》)

下后数日,热不退,或退不尽,口燥咽干,舌苔干黑,或金黄色,脉沉而有力者,护胃承气汤微和之;脉沉而弱者,增液汤主之。(《温病条辨》)

夫秋燥之气……惟腹作胀,大便不行,此燥结盘踞于里,宜用松柏通幽法治之。(《时病论》)

【治法】生津润燥,通腑降浊。

【方药】增液汤:元参一两,麦冬(连心)八钱,细生地八钱。水八杯,煮取三杯,口干则与饮,令尽,不便,再作服。

增液承气汤:增液汤加大黄三钱、芒硝一钱五分。水八杯,煮取三杯,先服一杯,不知再服。

护胃承气汤:生大黄、元参、细生地、麦冬(连心)各三钱,丹皮、知母各二钱,水五杯,煮取二杯,先服一杯,得结粪止后服,不便,再服。

松柏通幽方:松子仁四钱,柏子仁、冬葵子、火麻仁、瓜蒌壳各三钱,苦桔梗、大腹皮(酒洗)各一钱,薤白头八分,白蜂蜜一调羹,冲服。

【阐述】温热之邪或寒蕴化热入里,或素体阴液亏虚而外感温热毒邪,热灼伤津液则肠道失润而燥热内结。燥热伤津则口咽干燥、舌干少津苔燥、尿黄短赤。燥热内结则腹胀硬满甚或腹痛拒按、大便秘结,腑气不通反逆上动肺则咳喘气促,燥热内炽则身热面赤、肛门灼热、脉数。

本证又称大肠结热证,辨证以大便干燥秘结、腹胀硬满,甚或腹痛拒按、肛门灼热、口咽干燥、舌苔黄燥、脉数为要点。治当生津润燥以助肠道传导,泻下通腑以降浊泄热，方用增液汤、增液承气汤、护胃承气汤、松柏通幽方。

增液汤和护胃承气汤源于叶天士经验。增液汤重用苦咸凉之玄参为君，滋阴润燥，壮水制火；臣以生地黄、麦冬清热养阴、生津润燥。君臣合力，养阴增液，使肠燥得润，大便得下。本方咸寒苦甘同用，旨在增水行舟，非属攻下，欲使其通便，必须重用。燥屎内结加大黄、芒硝泄热通便、软坚润燥，以顺承胃肠传导降浊之气机，故名增液承气汤。燥热伤津则血失津润为瘀，又燥热伤脉而迫血外溢，故大便带血或色黑，舌绛苔黑，加知母清热润燥坚阴，大黄泄热通腑祛瘀，牡丹皮凉血散血止血，名护胃承气汤。

松柏通幽方与叶天士经验相关，松子仁、柏子仁、冬葵子、火麻仁皆滑利之品，润肠通便之力大。肺下合大肠，故配瓜蒌壳、桔梗、薤白宣通肺气、开提上窍，既助肺输布津液以下输肠道而润肠，又助肠传导降浊。以大腹皮宽其肠，白蜜益气补血、养阴润燥。全方以开提上窍与滑利润肠为治，使津液布、肠道滑利，以达腑气通、燥热自平的目的，所谓"曲径通幽"，故名松柏通幽方。

【附方】《瘟疫论》养荣承气汤（《重订通俗伤寒论》名承气养荣汤）：鲜生地黄一两，生白芍二钱，小枳实一钱半，真川朴五分，油当归三钱，白知母三钱，生大黄一钱。

通幽汤（《脾胃论》）：桃仁泥、红花各一分，生地黄、熟地黄各五分，当归身、炙甘草、升麻各一钱。

《古今医鉴》通幽汤：当归一钱，生地黄、熟地黄、甘草（炙）各五分，升麻、桃仁各一钱，红花三分，大黄（煨）、火麻仁各三钱。水煎，去滓，调槟榔末五分，食前稍热服。

附刘绪银医案：王某，男，55岁，2003年12月9日初诊。感冒咳嗽发热后，大便秘结，三日一行，口干咽燥，口苦稍渴，胸闷，胃脘稍胀满。既往慢性浅表性胃炎、萎缩性胃炎。舌红少津少苔，脉细数。辨证为燥热内结，治宜生津润燥、通便泻结，方用护胃增液汤合枳术丸、松柏通幽方化裁：生地黄、麦冬、火麻仁各20g，松子仁、柏子仁、冬葵子、火麻仁、麦冬、白术各15g，枳实、瓜蒌仁、薤白、桔梗各10g，大黄10g（分2次加入，后下）。1剂，水煎2次，取汁混匀，分2次服。服1次即大便，服2次后大便稀溏。

6. 热结痞证

【证候原文】心下痞，按之濡，其脉关上浮者，大黄黄连泻心汤主之。（154）

【治法】清热消痞。

【方药】大黄黄连泻心汤：大黄二两、黄连一两，以麻沸汤二升渍之，须臾绞去滓，分温再服。

【阐述】"心下"指剑突下心窝，即胃上脘。"痞"指胃脘胀满堵塞。邪热壅塞中焦则中焦斡旋失司，窒而不通则心下痞，自觉胃脘胀闷不通，按之柔软。气机郁滞，浊气上逆则口臭、恶心呕吐，浊气不降则便秘。关脉候中焦，热郁中焦则关脉浮、胃脘灼热或身热、舌红苔黄。热可化谷，热结于胃则消谷善饥。热伤胃络则吐血。热伤津则口渴、咽干，热上炎灼伤口齿则牙龈红肿、齿衄。

本证多见于胃肠道炎性疾病，辨证以胃脘痞胀、灼热疼痛、消谷善饥、吐衄、便秘、舌苔黄、脉数为要点。治当清热消痞，方用大黄黄连泻心汤。大黄苦寒泻热、和胃开结、推陈致新，黄连苦寒清心胃之火，合用是清热消痞药对。但大黄、黄连苦寒，气味俱厚，水煮取液则药直走肠胃而泻下。本证病位在中焦，属无形热结，不可直下，故用麻沸汤（沸水）浸泡，绞汁服，意在取寒凉以清中焦无形之热，薄苦泄之味以防直下。热迫血妄行，吐血、衄血加黄芩增强清热泄火之力，名泻心汤（三黄泻心汤）。

【附方】大黄黄连泻心汤（《奇效良方》）：大黄五钱，黄连三钱，黄芩二钱。

大黄黄连泻心汤（《云岐子保命集》）：大黄、黄连各二两，甘草一两。

二、太阴阳明湿热证

太阴阳明湿热即湿热困阻脾胃，表现以身热、脘痞腹胀、纳呆食少、大便溏滞、舌苔黄腻为主，治宜辛开苦降、清热化湿。

（一）提纲

【证候原文】湿热证，始恶寒，后但热不寒，汗出胸痞，舌白，口渴不引饮……湿热病属阳明太阴经者居多……湿热乃阳明、太阴同病也……湿热之证，阳明必兼太阴者，徒知脏腑相连，湿土同气……太阴内伤，湿饮停聚，客邪再至，内外相引，故病湿热。（《湿热病篇》）

【治法】辛开苦降，清热化湿。

【阐述】湿热内入中焦，或素体脾胃运化失职而水湿内蕴，又外感湿热毒邪，内外合邪则中焦湿热壅盛，病变以脾胃为中心。《温病条辨》云："中焦与脾合者，脾主湿土之质，为受湿之区，故中焦湿证最多。"章虚谷云："湿土之气，同类相召，故湿热之邪，始虽外受，终归脾胃。"湿热郁阻则脾胃运化障碍，升降失司，故脘痞腹胀、纳呆食少、大便溏滞、舌苔黄腻、脉濡。治当辛开苦降、调脾胃升降，但应辨湿热之偏重，注意芳香化湿、健脾和胃、宣上渗下。素体阳虚阴盛或湿偏重则湿重于热，病变以太阴脾为主。素体阳盛或热偏重则热重于湿，病变以阳明胃肠为主。叶天士云："在阳旺之躯，胃湿恒多；在阴盛之体，脾湿亦不少。"湿重于热应辛温苦温相配，重在燥湿化浊；热重于湿以苦寒清热燥湿为主；

湿热并重应辛温、苦温、苦寒并用，燥湿清热并重，佐以芳香。芳香药物醒脾开胃化浊，且多辛散而宣畅气机，能促进脾胃升降，脾升胃降则水湿运化正常而湿浊得泄。肺下合大肠，故适当佐以宣肃肺气，助湿气宣散和湿浊从肠道泄出。膀胱是水湿外出的重要通道，故适当使以渗湿利尿之品，以导湿热从下出。

（二）常见证治

1. 湿重于热证

【证候原文】湿热证，初起发热、汗出胸痞、口渴舌白，湿伏中焦，宜藿梗、蔻仁、杏仁、枳壳、桔梗、郁金、苍术、厚朴、草果、半夏、干菖蒲、佩兰叶、六一散等味。（《湿热病篇》）

三焦湿郁，升降失司，脘连腹胀，大便不爽，一加减正气散主之。（《温病条辨》）

湿郁三焦，脘闷，便溏，身痛，舌白，脉象模糊，二加减正气散主之。（《温病条辨》）

秽湿着里，舌黄脘闷，气机不宣，久则酿热，三加减正气散主之。（《温病条辨》）

秽湿着里，邪阻气分，舌白滑，脉右缓，四加减正气散主之。（《温病条辨》）

秽湿着里，脘闷便泄，五加减正气散主之。（《温病条辨》）

【治法】辛开苦降，燥湿化浊。

【方药】一加减正气散：藿香梗、浓朴、杏仁、绵茵陈、茯苓皮各二钱，广皮、大腹皮各一钱，神曲、麦芽各一钱五分。水五杯，煮二杯，再服。

二加减正气散：藿香梗、薏苡仁、茯苓皮、木防己各三钱，广皮、浓朴、大豆黄卷各二钱，川通草一钱五分。水八杯，煮三杯，三次服。

三加减正气散：藿香（连梗叶）、茯苓皮、杏仁各三钱，滑石五钱，浓朴二钱，广皮一钱五分。水五杯，煮二杯，再服。

四加减正气散：藿香梗、茯苓各三钱，浓朴、神曲各二钱，广皮一钱五分，草果一钱，楂肉（炒）五钱。水五杯，煮二杯，渣再煮一杯，三次服。

五加减正气散：藿香梗、浓朴、苍术各二钱，广皮、大腹皮各一钱五分，茯苓块三钱，谷芽一钱。水五杯，煮二杯，日再服。

【治法】辛开苦降，燥湿化浊。

【阐述】湿热由卫入气则但热不寒。热在湿中，热为湿遏则身热不扬。湿困中焦脾胃则脾胃升降失职，清气不升，浊气不降，故脘闷腹胀、大便溏滞不爽、恶心呕吐、舌苔腻；受纳运化失司则纳呆不饥、口淡。湿浊内盛则不渴，津液不升则渴而不欲饮，湿漫经络肌表则肢体沉重疼痛。

本证多见于感染性肠道疾病，辨证以身热不扬、脘闷腹胀、便溏、舌苔白腻或腻而淡黄为要点。治以辛温开郁、苦温燥湿为法，方用加减正气散。加减正气散方源于叶天士经验，由《太平惠民和剂局方》正气散化裁而成。《太平惠民和剂局方》正气散（甘草、陈皮、藿香、白术、浓朴、半夏、生姜、大枣）、藿香正气散（藿香、大腹皮、白芷、紫苏、茯苓、半夏曲、白术、陈皮、浓朴、姜、枣）、不换金正气散（浓朴、藿香、甘草、半夏、苍术、陈皮、生姜、枣子）、藿香散（厚朴、甘草、半夏、藿香叶、陈皮、生姜、枣）均为外感风寒、内伤湿浊而设，本证是湿热入气分，故去辛温散表之紫苏、白芷、生姜和升提之桔梗及易致壅滞之白术、大枣、甘草为基本组成，随证加味而名加减正气散。脘腹胀满、便溏不爽加大腹皮泻湿除满，杏仁开肺气以利大肠和调水道，神曲、麦芽醒胃消滞以升降脾胃之气，茵陈芳香化湿浊，茯苓皮清热渗湿。肢体重痛加木防己、大豆黄卷宣化表湿。湿郁化热而身热不扬、舌苔腻微黄加藿香叶宣透湿热，滑石渗湿泄热，杏仁宣肺利气以助气化，气化则湿热化。纳化失常，食积加草果温阳化湿，山楂肉、神曲消食导滞。腹胀腹泻加苍术燥湿健脾止泻，加谷芽消导和胃。

【附方】《普济方》引《卫生家宝》加减正气散：藿香叶、半夏（研细，姜汁搜和，炙黄色）、厚朴（去皮，姜炙）、陈皮（去白）、甘草（炙）、白茯苓、草果子仁各等分，为散，每服二钱，水一盏，生姜三片、大枣一枚，煎七分，食前稍热服。

《万病回春》加减正气散：藿香、苍术（米泔浸炒）、厚朴（姜汁炒）、陈皮、砂仁、香附、半夏（姜汁炒）、甘草各等分，为散，生姜三片、大枣一枚、灯心一团，水煎，温服。

2. 湿热并重证

【证候原文】脉缓身痛，舌淡黄而滑，渴不多饮，或竟不渴，汗出热解，继而复热，内不能运水谷之湿，外复感时令之湿，发表攻里，两不可施，误认伤寒，必转坏证，徒清热则湿不退，徒祛湿则热愈炽，黄芩滑石汤主之。（《温病条辨》）

其有腹痛痞满，呕吐不纳，舌白或黄，手扪之糙，渴不引饮，大便泄泻，小溲不利，或赤而短，此湿热内结于脾，而成湿霍乱也……舌苔黄滑者，宜辛开清解法，如藿香左金汤、连朴饮之类。（《重订广温热论》）

【治法】辛开苦降，清热利湿。

【方药】黄芩滑石汤：黄芩、滑石、茯苓皮、猪苓各三钱，大腹皮二钱，白蔻仁、通草各一钱。水六杯，煮取二杯，渣再煮一杯，分温三服。

连朴饮：制浓朴二钱，川连（姜汁炒）、石菖蒲、制半夏各一钱，香豉（炒）、焦栀各三钱，芦根二两。

藿香左金汤：杜藿香、赤茯苓各三钱，吴茱萸二分，小川连六分，广皮、建泽泻各二钱，姜半夏、炒枳壳、猪苓、炒车前各钱半，六一散四钱，细木通一钱。先用鲜刮淡竹茹五钱，炒香鲜枇杷叶一两，井水河水各一碗，煎至一碗，分两次服，服后毋多饮茶，多饮茶则连药吐出，不得药力矣，切宜忍耐。

【阐述】湿热内蕴则身热，热蒸湿动则黏汗，热随汗外达则热减。但湿热胶结于里，虽汗出而内湿仍盛，湿不去则热无出路，故继而复热。热盛湿阻，气化不利，津不上呈则口渴，但里湿蕴积，故渴而不多饮。湿阻气机则胸闷脘痞腹胀，胃气上逆则恶心呕吐，郁阻膀胱则小便不利，湿热下注大肠则便溏黄臭。湿热胶结则大便黏滞难下，便溏不爽。热扰心神则心烦。湿热并重则身热、心烦与胸闷、脘痞、腹胀同见，舌苔黄腻，脉濡数。

本证见于暑湿、伏暑则称暑湿困阻中焦证，多见于感染性胃肠道疾病，辨证以身热、汗出热减、继而复热，胸闷脘痞腹胀、呕恶、便溏色黄味臭、渴不多饮、舌苔黄腻、脉濡数为要点。治若徒清热则湿不退，徒祛湿则热愈炽，当辛苦寒相配，以辛开苦降、清热化湿，方用黄芩滑石汤、连朴饮、藿香左金汤。

黄芩滑石汤源于叶天士经验，以苦寒之黄芩清热燥湿，滑石、茯苓皮、通草、猪苓清利湿热，滑石合通草含六一散之意，白蔻仁、大腹皮畅气利水化湿。本方与三仁汤均用蔻仁、通草、滑石清热祛湿，但本方配黄芩、二苓、大腹皮，清热作用强于三仁汤，是清热化湿并施，通三焦而利小便，使胶结之邪从小便而出，适用于湿蕴化热之湿热并重胶滞之身热、汗出热减、继而复热者。

连朴饮系栀子豉汤加味而成，以栀子豉汤轻宣郁热、兼以利湿，加芦根甘寒清热除烦、开胃止呕、生津止咳、利尿渗湿，加黄连清热泻火燥湿，黄连配栀子是清热燥湿、泻火解毒药对。本证虽湿热并重，但湿邪仍盛，过用苦寒恐致冰伏之弊，故黄连以姜汁炒，栀子炒焦用，以减寒凝之性，则清热而不碍湿。厚朴、半夏、石菖蒲相配，苦温燥湿与辛温开郁并用，以燥湿行气，又半夏和胃降逆止呕。本方辛开苦降、苦寒甘寒并用，清热燥湿，内疏外透，燥脾湿与清胃热并重，调脾胃之升降，适用于湿热并重之呕恶、腹胀、便溏明显者。

藿香左金汤药味较多，由《太平惠民和剂局方》藿香散合《丹溪心法》左金丸（吴茱萸、黄连）、《黄帝素问宣明论方》六一散化裁而成，以苦辛温之藿香、吴茱萸、黄连清化湿热、和中降逆，且藿香芳香宣化透湿；陈皮、半夏、枳壳芳香行气，调理脾胃气机，使湿随气化而化；车前子、赤茯苓、六一散、木通、泽泻、猪苓渗利湿热，导湿热下行而实大便以止泻；佐鲜竹茹、枇杷叶清胃肃肺化湿、降逆止呕。诸药配伍，清利湿热、理气化滞、止吐泻。本方药味多，临床不常用。

3. 热重于湿证

【证候原文】手太阴暑温，或已经发汗，或未发汗，而汗不止，烦渴而喘……

身重者,湿也,白虎加苍术汤主之。(《温病条辨》)

【治法】辛寒泄热,苦温燥湿。

【方药】白虎加苍术汤:石膏一斤,知母六两,甘草(炙)二两,苍术、粳米各三两。锉如麻豆大,每服五钱,水一盏半,煎至八九分,去滓取六分,清汁,温服。(《温病条辨》:白虎汤内加苍术三钱)

【阐述】热重于湿证又称"温热夹湿",是热蒸湿腾,热夹湿为患,阳明热炽而湿困太阴之证。阳明热炽蒸腾则高热、汗出、面赤气粗。热盛伤津则口渴欲饮、尿黄短赤。湿困太阴,运化失司则脘痞、泛恶。脾主肌肉四肢,脾湿不运,弥漫于表,困阻肌肉则身重。热重于湿则舌苔黄微腻、脉滑数。

本证以高热、汗出、口渴、脘痞、舌苔黄微腻为辨证要点。因阳明热炽为主,故以白虎汤辛寒清泄阳明气分热,以苦温之苍术燥化太阴脾湿。本已热炽,苦温之品可化燥化火,故石膏量重而苍术量轻。湿象明显加青蒿、鲜藿香、芦根、滑石芳香化湿、清热利湿。高热加金银花、栀子、连翘清热解毒,渴甚加天花粉、芦根、白茅根清热生津、利湿。本方叶天士名苍术白虎汤,去粳米名苍术石膏汤。

4. 湿热弥漫证

【证候原文】暑温蔓延三焦,舌滑微黄,邪在气分者,三石汤主之。(《温病条辨》)

暑温伏暑,三焦均受,舌灰白,胸痞闷,潮热呕恶,烦渴自利,汗出溺短者,杏仁滑石汤主之。(《温病条辨》)

【治法】清热利湿,通畅三焦。

【方药】三石汤:生石膏五钱,飞滑石、寒水石、杏仁、银花(花露更妙)各三钱,竹茹(炒)、白通草各二钱,金汁一酒杯(冲)。水五杯,煮成二杯,分二次温服。

杏仁滑石汤:杏仁、滑石、半夏各三钱,黄芩、郁金、浓朴各二钱,橘红一钱五分,黄连、通草各一钱。水八杯,煮取三杯,分三次服。

【阐述】湿热盘踞中焦,脾胃升降失司,清气不升,浊气不降则脘痞腹胀、呕恶、便溏。湿热熏蒸上焦,肺失宣肃则胸闷、咳喘气促、头汗出、面如垢或面赤、头晕目眩。湿热郁肠道则大便不爽,湿热下注则便溏泄、尿黄。湿热熏蒸于外则身热、汗出、脉数。

本证以胸膈痞闷、脘腹胀满、发热汗出、烦渴、恶心呕吐、大便不爽或溏泄、舌苔黄腻、脉濡滑或滑数为辨证要点。治当清热利湿、通畅三焦,方用三石汤、杏仁滑石汤,两方均是根据叶天士用药经验整理归纳而成。

三石汤君以味辛性大寒之石膏解肌泄热，清上、中二焦之热。臣以咸寒之寒水石清中、下二焦之热，甘淡寒之滑石清利下焦湿热。伍以金汁（粪清）则清热之力强；金银花性凉而芳香，清热化湿，轻清透泄，宣畅气机，使邪外达，金银花蒸露则清凉透热、芳香化湿之效更佳。三石与金汁、金银花相伍，内清外透，清泄三焦弥漫之热。佐以杏仁开肺气以通调水道，竹茹清热和胃止呕、通络开郁、涤痰湿使以通草淡渗通利三焦之湿。诸药配伍，治中焦而兼顾上下焦，清热利湿。

杏仁滑石汤以苦寒之黄连、黄芩清中、上二焦之湿热，滑石清利下焦湿热。杏仁、橘红、半夏相配以开肺气，以通调水道，且半夏、橘红化上焦之湿。郁金、浓朴、半夏相伍以开中焦之闭，且厚朴、半夏燥中焦之湿，郁金清郁热。杏仁、郁金、厚朴为伍则开三焦之闭，行气助化，气行则湿运而化；通草淡渗通利三焦之湿。诸药配伍，清热行气化湿，三焦同治。本方与三石汤均以杏仁、滑石、通草清三焦湿热，但三石汤内清外透，清热力大，适用于湿热弥漫三焦之热重于湿及暑湿弥漫三焦者；本方行气大而清热力小，适用于湿热弥漫三焦之湿重于热者；临证可二方合用。

三、肝胆实热证

肝居膈下而与胃为邻，胆附于肝，部位属中焦，故《伤寒论》将身目黄归于阳明病，《温病条辨》将黄疸归于中焦病。温热湿热毒邪入里或寒湿蕴而化热入里，熏蒸肝胆则肝胆湿热壅盛，表现以发热、目黄、胁痛为主，治宜清泄肝胆。

（一）提纲

【证候原文】肝热病者，小便先黄，腹痛多卧，身热。热争则狂言及惊，胁满痛，手足躁，不得安卧。（《素问·刺热论》）

胆之热汁满而溢出于外，以渐渗于经络，则身目皆黄。（《寓意草》）

【治法】清肝利胆。

【阐述】肝主疏泄，喜条达。胆附于肝，主决断，属腑，以通降为顺。热淫肝胆则肝失疏泄，胆失通降，表现为胁肋疼痛、胁腹胀满、面红目赤。《脉经》云："肝之余气泄于胆，聚而成精。"胆汁色黄，热淫肝胆，气机郁逆则肝之余气和胆汁逆入血脉，流窜全身，故目黄、肌肤黄热、尿黄。"肠头上逼胆囊，胆汁溃入肠内，利传渣滓"（《医原》），肝胆气郁，胆汁郁逆则脾胃升降、腐熟运化障碍，故脘腹胀满、腹痛、纳差、便秘或腹泻。肝藏血，热侵淫于肝则炼血为瘀，故肌肤瘀斑。肝藏魂，主疏泄而畅情志，胆主决断以助神明断是非，故热淫肝胆则郁怒、惊恐。肝主筋，胆寄相火，应风气所主春令，热淫肝胆则耗伤肝阴，引动相火则生风,表现为手足抽搐、角弓反张等。

肝胆实热证以身热、胸胁脘腹胀满疼痛、目黄、舌苔黄为辨证要点,治以清利肝胆为主,但不可过用辛香,以防助燥化火。

(二)常见证治

1. 热郁肝胆经证

【证候原文】伤寒……三日少阳受之,少阳主胆,其脉循胁络于耳,故胸胁痛而耳聋……六日厥阴受之,厥阴脉循阴器而络于肝,故烦满而囊缩。(《素问·热论》)

龙胆泻肝汤治肝胆经实火湿热,胁痛耳聋,胆溢口苦,筋痿阴汗,阴肿阴痛,白浊溲血。(《医方集解》)

【治法】清泄肝胆。

【方药】龙胆泻肝汤(《医方集解》引《太平惠民和剂局方》):龙胆草(酒炒)、黄芩(炒)、栀子(酒炒)、泽泻、木通、车前子、当归(酒洗)、生地黄(酒炒)、柴胡、甘草(生用)。

【阐述】肝经绕阴器,布胁肋,连目系,入颠顶。胆经布耳前,出耳中。热郁肝胆经脉,火热上炎则头痛目赤、耳聋耳肿、舌红苔黄。热扰心神则心烦或心中懊侬。热郁肝经,经气不利则胸胁脘腹胀满、灼痛。邪热犯胃则胃失和降而呕恶,热灼伤血脉则呕血、吐血、下血。热伤津耗阴则口渴、尿黄、便干结、脉弦细数有力。胆汁上逆则口苦,胆汁外溢则目黄、肌肤黄染、肌肤瘙痒,热郁蒸肌肤则肌肤红肿、斑疹、疱疹、疼痛。循经下注,男子则尿赤尿痛、阴部瘙痒湿臭、阴囊睾丸肿痛、遗精早泄,女子则阴部红痒肿湿、带下黄臭、月经先期。

本证以身热、胸胁脘腹胀满灼痛、口渴口苦、面红目赤、舌红苔黄、脉弦数为辨证要点。治当清泄肝胆,方用龙胆泻肝汤。方君以龙胆草清利肝胆实火、湿热,臣以苦寒之黄芩、栀子泻火,三者配伍是清泄肝胆实热、湿热的角药。佐以泽泻、木通、车前子渗湿导热下行;实火易损伤阴血,故佐当归、生地黄活血养血滋阴,当归须活血通络散郁作用强,归地配伍是养血活血滋阴的基本药对。使以柴胡泻肝经之热,畅肝经之气,引诸药入肝经;甘草清热解毒利湿、益中和药。诸药合用,泻中有补,利中有滋,降中寓升,祛邪不伤正,泻火不伤胃。《医方集解》云:"此足厥阴、少阳药也。龙胆泻厥阴之热,柴胡平少阳之热,黄芩、栀子清肺与三焦之热以佐之,泽泻泻肾经之湿,木通、车前泻小肠、膀胱之湿以佐之,然皆苦寒下泻之药,故用归、地以养血而补肝,用甘草以缓中而不伤肠胃,为臣使也。"兼湿加滑石、薏苡仁利湿,阴囊红肿加连翘、大黄泻火解毒。

【附方】龙胆泻肝汤（《兰室秘藏》名七味龙胆泻肝汤、龙胆汤）：龙胆草、生地黄、当归各三分，柴胡、泽泻各一钱，车前子、木通各五分。

龙胆汤（《奇效良方》）：黄芩七分，柴胡一钱，生甘草、人参、天门冬、黄连、知母、龙胆草、栀子、麦门冬各五分，五味子十个。

龙胆泻肝汤（《症因脉治》）：黄连、山栀、黄芩、柴胡、青皮、龙胆草、木通、甘草、丹皮、生地、当归、白芍药。

龙胆泻肝汤（《羊毛瘟证论》）：龙胆草三钱，黄芩、山栀子、当归各二钱，木通、车前、银柴胡、甘草各一钱，生地黄五钱。水煎，去滓，下黄蜜三钱，和匀，温服。伏邪未尽加蝉蜕七枚，僵蚕二钱。

2. 湿热熏蒸肝胆证

【证候原文】伤寒瘀热在里，身必黄，麻黄连轺赤小豆汤主之。（262）

黄疸脉沉，中痞恶心，便结溺赤，病属三焦里证，杏仁石膏汤主之。（《温病条辨》）

夏秋疸病，湿热气蒸，外干时令，内蕴水谷，必以宣通气分为要。失治则为肿胀。由黄疸而肿胀者，苦辛淡法，二金汤主之。（《温病条辨》）

【治法】宣气解郁，利湿泄热。

【方药】麻黄连轺赤小豆汤：麻黄（去节）、连轺、生姜、甘草（炙）各二两，杏仁四十个（去皮尖），赤小豆、生梓白皮各一升，大枣（擘）十二枚。以潦水一斗，先煮麻黄再沸，去上沫，内诸药，煮取三升，去滓，分温三服，半日服尽。

杏仁石膏汤：杏仁、半夏各五钱，石膏八钱，山栀、黄柏各三钱，枳实汁（冲）、姜汁（冲）每次三茶匙。水八杯，煮取三杯，分三次服。

二金汤方：鸡内金、海金沙各五钱，浓朴、大腹皮、猪苓各三钱，白通草二钱。水八杯，煮取三杯，分三次温服。

【阐述】湿热入里，或饮食携带邪毒的不洁水谷，损伤脏腑，湿浊内生蕴化热，湿热熏蒸肝胆则肝胆气机郁逆，胸胁胀满痛；胆汁外溢则目黄、肌肤黄染。湿遏热郁则身热不扬、口渴而不欲饮、尿黄，湿热郁蒸肌肤则皮肤瘙痒、斑疹、肿胀。湿热阻气机，胆汁郁滞，则脾胃不和而纳呆、呕恶。湿性重着，湿胜则泻，故身重、头如裹、便溏。

本证以黄疸（目黄、肌肤黄染）、身热不扬、皮肤斑疹或疱疹、胸胁脘腹胀疼痛、呕恶、身重、便溏、尿黄、舌苔黄为辨证要点。治宜宣透气分、利湿泄热，外感所致者用麻黄连轺赤小豆汤、杏仁滑石汤，伤于不洁饮食者用二金汤。

对于麻黄连轺赤小豆汤，医家及教材认为其功效是解表散邪、清热除湿退黄，主治湿热发黄兼表证。我们认为此说不妥，原文明言"瘀热在里"，说明用麻黄并非取其发汗解表。麻黄除发汗解表外，尚能宣肺开痹。肺主宣发肃降，输布津液而为水之上源。麻黄配杏仁以宣肺肃肺、开痹行气，使津液输布，以调水之上源，气行则水湿得化，外消水肿而内化湿气。肺合皮毛，肺气得宣发则皮毛腠理开，故可汗出。冉雪峰云："条文明白在里，又无发热恶寒体痛无汗诸表证，何必用麻黄？本方以麻黄冠首标名，原注重在麻黄，麻黄发表人所共知，麻黄解里，为深层方制，人所难知。所以然者，经论是着眼瘀热二字，热当清，热既瘀，清之未必去，故借麻黄冲击之大有力者，以开发之。观麻黄汤，麻黄发汗用三两，此方减为二两，苦寒的梓白皮则用一斤，入血的赤小豆则用一升，不言之秘，隐隐显露。此方非发表，虽是言表，却是言里。虽似治表，却是治里。务观其大，深造自得。"

对于连轺，医家和教材认为是连翘根，徐灵胎云："连轺即连翘根，气味相近"。考文献所载，连翘有大小之分，《神农本草经》云："连翘……一名异翘，一名兰华，一名折根，一名轵，一名之廉。味苦，平，无毒。治寒热，鼠瘘，瘰疬，痈肿，恶疮，瘿瘤，结热，蛊毒。生山谷。"《本草经集注》曰："连翘，今处处有，今用茎连花实。"《新修本草》云："此物有两种：大翘、小翘，大翘叶狭长如水苏，花黄可爱，生下湿地。着子似椿实之未开者，作房，翘出众草。其小翘生山岗原之上，叶花实皆似大翘而小细，山南人并用之。今京下惟用大翘子，不用茎花也。"《药性论》云："连翘，使，一名旱莲子。主通利五淋，小便不通，除心家客热。"《外台秘要》云："股脱疽，其状不甚变，而痈肿脓抟骨。不急疗，三十日死。又发于胁名曰改訾，改訾者女子之疾也，久之其状大痈脓，其中乃有生肉大如赤小豆疗之方。锉连翘草及根各一升，以水一斗六升，煮令竭，取三升，即强饮，厚衣坐釜上。令汗出至足已。"《蜀本草》云："连翘，微寒，苗高三四尺，今所在下湿地有，采完，日干用之。"《图经本草》云："南方生者，叶狭小，茎短，才高一二尺，花亦黄……内含黑子如粟粒，亦名旱连草。"大翘药源植物是落叶灌木木樨科连翘属植物，此连翘没有利水退黄作用。故结合方剂主治和古文献所述，连轺当是小翘，为全草入药的藤黄科植物地耳草，又名田基黄，功能清热解毒、利湿退黄，民间至今用于治疗黄疸、痈疮肿毒、蛇伤等。叶橘泉云："麻黄连轺赤小豆汤之连轺，是金丝桃科的小连翘（地耳草、田基黄）。"

方中梓白皮，李培生《伤寒论讲义》云："惟梓白皮药肆不备，可代以桑白皮。"此说不妥，梓白皮味苦性寒，归胆胃经，清热利湿退黄、降逆止吐、杀虫止痒，《神农本草经》《肘后备急方》《名医别录》《备急千金要方》《外台秘要》《本草纲目》等常用于湿热黄疸，药物基原梓树广泛分布于长江流域。桑白皮入肺脾经而不入胆经，泻肺平喘、利水消肿，利湿退黄作用远不及梓白皮。因此，"药肆不备"不是使用替代品的依据。本方含《金匮要略》主治"里水"之甘草麻黄汤。梓白皮善清中焦湿热，生姜辛温散滞燥湿，大枣、甘草健脾和胃，所谓"见肝之病，知肝传脾，先当实脾"，脾胃运化升降有序则水湿得化。赤小豆善利小便，导湿热从尿出，兼以和中。全方宣上、畅中、渗下，使三焦通畅、气化复常则湿去热泄。本方适用于外感湿温，邪气入里，湿弥三焦，湿遏气机，气郁开始化热之黄疸证，临证加茵陈清热利湿退黄。叶天士以此加减，并合保和丸，治素体老倦、脾胃失调、外感湿热之黄疸，吴鞠通《温病条辨》将叶天士经验方命名为连翘赤豆饮。

若热重于湿，方用源于叶天士经验的杏仁石膏汤，本方含《伤寒论》小半夏汤和栀子檗皮汤之意。方以生石膏清热泻火，杏仁降气化湿，黄柏、栀子清热解毒利湿，半夏合姜汁即小半夏汤，小半夏汤合枳实汁以降逆和胃、散滞消痞，胃和则胆随胃降。

二金汤源于叶天士经验，方以厚朴、大腹皮宽中燥湿，鸡内金健胃消食，且合海金沙、猪苓、通草清热利尿而导湿热从下出。诸药合用，清热利湿，宽中和胃。此方退黄作用弱，临证加茵陈清热利湿退黄。

【附方】连翘赤豆饮：连翘、赤豆各二钱，山栀、通草、花粉、香豉各一钱。

3. 热郁肝胆证

【证候原文】伤寒身黄发热，栀子柏皮汤主之。（261）

【治法】清解里热，除湿退黄。

【方药】栀子柏皮汤：肥栀子十五个（擘），甘草一两（炙），黄柏二两。以水四升，煮取一升半，去滓，分温再服。

【阐述】邪热郁结肝胆则肝胆气机郁滞，胆汁外溢，故发热、目黄、口苦、心烦、肌肤黄染、胸胁疼痛、舌苔黄、脉弦数。邪热伤津则口渴、尿短赤。

本证是热重于湿，以蒸蒸发热、黄疸、胸胁痛、口渴、脉弦数为辨证要点。治当清热利湿退黄，故以栀子配黄檗（黄柏），苦寒清热解毒、利湿泄热，甘草清热解毒利湿、和中护胃、调和诸药。《伤寒括要》云："身黄者，本于湿热，去湿热之道，莫过于清膀胱，故投黄柏直入少阴，以达膀胱之本；投栀子导金水而下济；甘草入中宫，调和升降，剖别清浊，庶几直捣黄症之巢矣。"本方利湿退黄作用弱，临证加茵陈清热利湿退黄。胁腹胀满加柴胡、枳实、郁金疏利气机，大便秘结加大黄通腑泄热，高热加石膏、黄连清热，腹满、恶心呕吐加枳实、生姜降逆除满。叶天士去甘草加杏仁、石膏等，吴鞠通称为杏仁石膏汤。

【附方】杏仁石膏汤（《温病条辨》）：杏仁、半夏各五钱，石膏八钱，山栀、黄柏各三钱，枳实汁（冲）、姜汁（冲），每次三茶匙。

4. 肝胆瘀热证

【证候原文】伤寒七八日，身黄如橘子色，小便不利，腹微满者，茵陈蒿汤主之。（260）

阳明病，发热汗出者，此为热越，不能发黄也。但头汗出，身无汗，剂颈而还，小便不利，渴引水浆者，此为瘀热在里，身必发黄，茵陈蒿汤主之。（236）

谷疸之为病，寒热不食，食即头眩，心胸不安，久久发黄为谷疸，茵陈蒿汤主之。（《金匮要略》）

阳明温病，无汗，或但头汗出，身无汗，渴欲饮水，腹满舌燥黄，小便不利者，必发黄，茵陈蒿汤主之。（《温病条辨》）

【治法】清肝利胆，利湿祛瘀。

【方药】茵陈蒿汤：茵陈蒿六两，栀子（擘）十四枚，大黄二两。以水一斗二升，先煮茵陈，减六升，内二味，煮取三升，去滓，分三服。小便当利，尿如皂荚汁状，色正赤，一宿腹减，黄从小便去也。

【阐述】"谷疸"指因水谷所致，暗含经消化道感染，与西医病毒性肝炎传染途径接近。"瘀热在里"指邪热结于血分与血搏结。《诸病源候论》云："黄病者，是热入于脾胃，热气蕴积，与谷气相搏，蒸发于外，故皮肤悉黄，眼亦黄。脾与胃合，俱象土，候肌肉，其色黄，故脾胃内热积蒸发，令肌肤黄。此或是伤寒，或时行，或温病，皆由热不时解，所以入胃也。"

邪毒损伤脾胃则脾胃失和，运化升降失司而湿浊内蕴化热。湿热熏蒸肝胆则肝胆气血郁滞，故曰"瘀热在里"。唐容川云："一个'瘀'字，便见黄皆发于血分也，凡气分之热，不得称瘀，小便黄赤短涩，而不发黄者多矣。脾为太阴湿土，主统血，热陷血分，脾湿遏郁，乃发为黄，故五色惟赤色受潮湿则发黄色，五行惟火生土，五色惟赤回黄，故必血分湿热乃发黄也。"陆渊雷云："瘀字又暗合郁滞之义，胆汁郁滞，入于血循环，以发生黄疸。"湿热郁滞，肝失疏泄，胆汁外溢，故发黄疸、胸胁痛、脘腹胀满。湿热壅滞气机，脾胃升降失职则腹微满、恶心呕吐、大便不爽或秘结。湿热熏蒸，迫津外出则汗出以头汗为主，热盛津伤则口渴引饮。湿热郁滞，气化不利则小便不利。

本证是感染性肝胆病常见证候，辨证以一身面目俱黄、黄色鲜明、舌苔黄腻、脉沉数或滑数有力为要点。治当清利肝胆、利湿祛瘀，方用茵陈蒿汤。方君以茵陈，苦泄下降，善清热利湿。臣以栀子清热降火，通利三焦，助茵陈引湿热从小便出。佐以大黄泻热逐瘀、通利大便，导瘀热从大便出。三药合用，利湿与泄热并进，通利二便，前后分消，是治湿热黄疸的角药。《医方考》云："大热之气，寒以取之，故用茵陈；苦入心而寒胜热，故用栀子；推除邪热，必假将军，故用大黄。又曰，茵陈、栀子能导湿热，由小便而出。"脘腹痞胀加枳实下气消痞，便溏、腹胀、小便不利加茯苓、泽泻、猪苓，或合五苓散利尿渗湿，《伤寒大白》云："本方加茯苓、猪苓，名茵陈二苓汤，使黄从小便而出。"高热烦躁加黄柏、龙胆草清热泻火燥湿，胁痛加柴胡、川楝子疏肝理气止痛，大便秘结加芒硝、枳实软坚散结、下气降逆。

【附方】茵陈蒿汤（《证治准绳·幼科》）：茵陈、栀子仁各一两，大黄、芒硝、木通、寒水石各半两。为末，每服一钱，水煎，去滓服。

茵陈栀子汤（《医学纲目》）：茵陈三钱，大黄二钱，栀子一钱，枳壳一钱。

茵陈栀子汤（《古今医彻》）：茵陈二钱，栀子（炒）、黄连、车前子（炒）、泽泻、枳壳、广陈皮、干葛各一钱。

5. 湿热蕴结胆腑证

【证候原文】左手关上脉阳实者，足少阳经也。病苦腹中气满，饮食不下，咽干头痛，洒洒恶寒，胁痛，名曰胆实热也。（《备急千金要方》）

【治法】清热利胆，理气散结。

【方药】蒿芩清胆汤（《重订通俗伤寒论》）：青蒿脑钱半至二钱，青子芩钱半至三钱，淡竹茹、赤茯苓、碧玉散（滑石、甘草、青黛）各三钱，仙半夏、生枳壳、陈广皮各钱半。

【阐述】湿热内蕴，熏蒸胆腑，郁遏气机则胆道郁滞而胀，《灵枢·胀论》云："胆胀者，胁下痛胀、口中苦、善太息。"湿热郁滞，由气及血，气血不畅，瘀结胆囊则右胁下压痛、拒按。胆汁郁结，不能泄于脾胃，或肝胆气郁横犯脾土，则食少、便溏、恶心呕吐。湿热伤阴则口干咽燥、心中烦热，湿阻则小便黄少。胆经郁热偏重则寒热如疟、寒轻热重、口苦膈闷、胸胁胀满。胆热犯胃，胃气上逆，故吐酸苦水或呕黄黏涎，干呕呃逆。

本证多见于感染性肝胆病，辨证以发热或寒热如疟、右胁下疼痛拒按、口苦、吐酸苦水、舌红苔腻、脉弦数或滑为要点。治当清热利胆、理气散结。蒿芩清胆汤是小柴胡汤、温胆汤（枳壳易枳实、赤苓易茯苓）、碧玉散合方化裁而成，但含小半夏加茯苓汤和二陈汤之义。青蒿脑为青蒿新发嫩芽，味苦性寒，气味芳香，既清透少阳胆热，领少阳之邪外出，又擅长辟秽化湿；黄芩善清胆热而燥湿，两药合用是清热利胆的基本药对，共为君。竹茹清胆胃之热、化痰湿止呕，枳壳下气宽中、除痰消痞，半夏燥湿、散结开痹、和胃降逆，陈皮理气化痰湿，四药配合，使热清湿化痰除，共为臣。赤茯苓、碧玉散清热利湿，导邪从小便出，且青黛清热解毒，共为佐使。全方清热利胆、化湿散结。《重订通俗伤寒论》云："足少阳胆经与手少阳三焦合为一经，其气化一寄于胆中以化水谷，一发于三焦以行腠理。若受湿遏热郁，则三焦之气机不畅，胆中之相火乃炽，故以蒿芩、竹茹为君，以清泄胆火。胆火炽，必犯胃而液郁为痰，故臣以枳壳、二陈和胃化痰。又佐以碧玉，引相火下泄。"本方与小柴胡汤同治邪郁少阳，但本方证是湿热蕴结少阳，故保留小柴胡汤之黄芩、半夏、甘草，再合温胆汤、碧玉散化裁，并加青蒿以辟秽化湿、清利湿热。胀甚加柴胡、郁金、青皮理气散滞，高热加栀子、黄连清热泻火，口干咽燥加沙参、天花粉清热生津，痛甚加醋延胡索、醋莪术止痛，黄疸加茵陈清热利湿退黄，呕多加黄连、苏叶清热止呕，湿重加土茯苓、薏苡仁化湿浊，便秘加大黄、芒硝通腑泻下，小便不利加车前子、泽泻、通草清热利尿。

【附方】清胆汤（《伤寒大白》）：柴胡、黄芩、竹茹、厚朴、广皮、甘草。若左寸脉大，为胆涎沃心，加陈胆星、川黄连。

栀连柴胡汤（《症因脉治》）：柴胡、黄芩、广皮、甘草、山栀、川黄连。

6. 热结肝胆证

【证候原文】黄疸腹满，小便不利而赤，自汗出，此为表和里实，当下之，宜大黄硝石汤。（《金匮要略》）

【治法】泻热通腑，利胆退黄。

【方药】栀子大黄汤（《金匮要略》）：栀子十四枚，大黄一两，枳实五枚，豉一升。以水六升，煮取二升，分温三服。

大黄硝石汤：大黄、黄柏、硝石各四两，栀子十五枚。以水六升，煮取二升，去滓，内硝，更煮取一升，顿服。

【阐述】"表和"指表证已解，"里实"指里热盛实。湿热毒邪蕴结肝胆则肝胆气逆，胆汁外溢则身热、黄疸。热迫津外溢则汗出，胆汁随汗外溢则黄汗。邪热郁阻气机，热烁津液，则燥屎内结，故腹满腹痛、便秘，燥屎为有形之邪则腹痛拒按。热结气郁则气化不利，故小便不利。

本证多见于急性感染性肝胆病重症，辨证以身热、汗出、黄疸、腹胀满痛、便秘、溲赤、舌苔黄燥、脉实有力为要点。治当遵"结者散之""留者攻之""中满者，泻之于内"的原则，以通腑泄热、利胆退黄为法，方用栀子大黄汤、大黄硝石汤。两方均以大黄通腑泄热、凉血逐瘀、利胆退黄，栀子清热解毒利湿。栀子大黄汤以栀子豉汤清热除烦，加枳实宽中行气、散滞消积。大黄硝石汤是栀子大黄汤合栀子柏皮汤化裁而成，重用黄柏清解里热、除湿退黄，加硝石（芒硝）泻下通便、润燥软坚、清热泻火，二者相伍以攻下瘀热、通腑利胆。小便不利加茯苓、猪苓、滑石清热渗湿，胁胀满疼痛加白芍、郁金、川楝子、青皮疏肝柔肝、理气止痛，恶心呕吐加橘皮、法半夏、竹茹降逆止呕。

大黄硝石汤、茵陈蒿汤、栀子大黄汤、栀子柏皮汤均主治黄疸。但栀子柏皮汤清热为主，兼以除湿，清热利胆力不及栀子大黄汤，适用于邪蕴化热初入里。栀子大黄汤泄热通腑逐瘀，适宜于热较重而湿略轻，热上扰胸膈之心下痞满、心中懊憹、热痛不能食、气上欲吐。茵陈蒿汤清热利湿作用强，适用于湿热两盛，熏蒸肝胆，波及三焦之烦热汗出、腹满便秘、小便不利、渴引水浆、心胸不安、寒热不食。大黄硝石汤清热力大，清泄三焦之热，适用于热蕴结肝胆而弥漫三焦之身热、汗出、黄疸、腹胀满痛、便秘、溲赤。

【附方】茵陈栀子大黄汤（《肘后备急方》）：茵陈四两，水一斗，煮取六升，去滓，纳大黄二两、栀子七枚，煮取二升，分三服，溺去黄汁，瘥。

加减泻黄散（《卫生宝鉴》，《普济方》名泻黄散、加减黄连散）：黄连、茵陈各五分，黄柏、黄芩各四分，茯苓、栀子各三分，泽泻二分。

四、阳明大肠实热证

温热毒邪传阳明，或寒蕴化热移于肠腑，则阳明大肠热盛。热与气血搏结则身热、下腹胀满疼痛、腹泻或便秘或痢下赤白脓血、肛门灼热、舌苔黄腻，治当清利肠道。

（一）提纲

【证候原文】热乘血，入于大肠，为血利也。血之随气，外行经络，内通脏腑，皆无滞积。若冒触劳动，生于热，热乘血散，渗入大肠，肠虚相化，故血利也。（《诸病源候论》）

痢多发于秋，即《内经》之肠澼也，症由胃腑湿蒸热壅，致气血凝结，挟糟粕积滞，进入大小腑，顷刮脂液，化脓血下注，或痢白，痢红，痢瘀紫，痢五色，腹痛呕吐，口干，溺涩，里急后重，气陷肛坠，因其闭滞不利，故亦名滞下也。（《类证治裁》）

【治法】清利大肠。

【阐述】大肠属阳明，故《伤寒论》将大肠病归于阳明病"胃家实"中，《温病条辨》将大肠病变主要归于中焦阳明病。

《素问·灵兰秘典论》云："大肠者，传道之官，变化出焉。"大肠居腹中，上接小肠，下连肛门，接受食物残渣和吸收多余水液以形成粪便，并将粪便排出体外。温热毒邪由口鼻、二阴直犯大肠，或寒蕴化热移于大肠，则大肠热盛。热壅大肠，郁阻气机，灼伤津液，则大肠屎燥内结，故大便秘结、腹胀腹痛、肛门灼热。气机郁阻则肠中水液不得吸收，水与糟粕俱下则肠鸣、泄泻。热伤血脉则便血。传导失司，脂络受伤，气血壅滞败坏为脓则腹痛、里急后重、下痢脓血。

对于阳明大肠热证的治疗，当遵"热者寒之"的原则，以清利大肠为主。但应辨秘与泻。便秘属邪热壅滞、腑气不通，治以通腑泻下为主。腹泻是清浊不分，湿浊内盛，治以苦寒芳化为主。大肠以通降为顺，故应适当佐以理气。

（二）常见证治

大肠实热以腑气不通为主者在阳明气分热证中已述，故这里只述其他证候。

1. 协热下迫证

【证候原文】太阳病，桂枝证，医反下之，利遂不止，脉促者，表未解也，喘而汗出者，葛根黄芩黄连汤主之。（34）

【治法】清热解毒，升清止利。

【方药】葛根黄芩黄连汤（《医方类聚》名葛根黄连汤，《医方集解》名葛根黄连黄芩汤，《伤寒大白》名干葛黄芩黄连汤，《中国医学大辞典》名葛根芩连汤）：葛根半斤，甘草二两（炙），黄芩、黄连各三两，以水八升，先煮葛根，减二升，内诸药，煮取二升，去滓，分温再服。

【阐述】原文指太阳病伤寒表虚证误下，导致邪气内陷，化热下迫大肠，使大肠传导失职而清浊不分，从而泄泻下利。但稽之临床，非误治致下利者不少，外感毒热疫疠之邪直犯大肠，或饮食不洁而毒热随之直犯大肠，常见本证。《素问·阴阳应象大论》云："清气在下则生飧泄，浊气在上则生䐜胀。"邪热郁滞气机，清气不升则下利泄泻。邪热内蒸则身热、汗出、舌苔黄、脉数。邪热内郁和下利则津液耗伤，故口渴。热在大肠则肛门灼热。《时病论》云："火泻，即热泻也。经云：暴注下迫，皆属于热。暴注者，卒暴注泻也，下迫者，后重里急也。其证泻出如射，粪出谷道，犹如汤热，肛门焦痛难禁，腹内鸣响而痛，痛一阵，泻一阵，泻复涩滞也，非食泻泻后觉宽之可比，脉必数至，舌必苔黄，溺必赤涩，口必作渴，此皆火泻之证也。"

本证多见于急性肠炎、痢疾、胃肠型感冒、肠伤寒等，辨证以身热、下利臭秽、肛门灼热、口干而渴、苔黄、脉数为要点。治当清热解毒、升清止利，方用葛根黄芩黄连汤。本方可看作《伤寒论》大黄黄连泻心汤（《金匮要略》泻心汤）化裁而成，泻心汤泻火燥湿，"亦治霍乱"，下利是霍乱主症。本已下利，故去大黄，加葛根、甘草。对于本方证，多数医家基于原文和葛根的功能主治认为是表邪未尽，不妥。《神农本草经》云葛根"主消渴，身大热，呕吐，诸痹，起阴气，解诸毒。葛谷，主下利"。葛根辛凉解肌透热、生津止渴、升清止泻，为君。臣以黄芩、黄连清热解毒、燥湿止泻，佐使甘草清热解毒、益胃和中厚肠、调和诸药，先煎葛根是为发挥其入胃经而鼓舞胃气和升清作用。四药合用，里热得清，清气得升，湿去利止。《绛雪园古方选注》曰："是方即泻心汤之变，治表寒里热。其义重在芩、连肃清里热；虽以葛根为君，再为先煎，无非取其通阳明之津；佐以甘草缓阳明之气，使之鼓舞胃气而为承宣苦寒之使。"腹痛加白芍柔肝止痛，里急后重加木香、槟榔行气除后重，下利脓血加白头翁、秦皮、金银花清热凉血解毒。

2. 热陷迫肠证

【证候原文】太阳与少阳合病，自下利者，与黄芩汤；若呕者，黄芩加半夏生姜汤主之。（172）

疟邪热气，内陷变痢，久延时日，脾胃气衰，面浮腹膨，里急肛坠，中虚伏邪，加减小柴胡汤主之。（《温病条辨》）

【治法】清热止利，调和气血。

【方药】黄芩汤：黄芩三两，芍药、甘草（炙）各二两，大枣十二枚（擘）。以水一斗，煮取三升，去滓，温服一升，日再，夜一服。黄芩加半夏生姜汤即黄芩汤加半夏半升（洗），生姜（切）一两半（一方三两）。

加减小柴胡汤：柴胡三钱，黄芩、白芍（炒）各二钱，人参、丹皮各一钱，当归（土炒）、谷芽、山楂（炒）各一钱五分。水八杯，煮取三杯，分三次温服。

【阐述】原文说是太阳少阳合病，但无太阳之发热恶寒、头痛身痛和少阳之寒热往来、胸胁痞硬满，而仅列阳明病之下利、呕吐，恐有阙文。本证是邪热内陷，少阳郁热肆逆，下迫大肠。邪热郁滞气机，升降失职，肠道传导失司，清气不升则泄利，浊气不降则呕吐，气滞则腹痛。热积则身热、舌苔黄、脉数。热损伤肠络则便血、下痢。

本证多见于急性胃肠炎、肠伤寒、痢疾、胃肠型感冒等，辨证以身热、腹痛、泄泻或便血或便脓血、舌苔黄、脉数为要点。治宜清热止利、调和气血，方用黄芩汤、加减小柴胡汤。黄芩汤君以苦寒入大肠经之黄芩清热止利、凉血止血，《神农本草经》云："黄芩味苦平，主诸热、黄疸、肠澼、泄利、逐水、下血闭、恶创恒蚀、火疡。"臣以芍药合甘草即芍药甘草汤，活血和营、缓急止痛；佐以炙甘草、大枣健脾升清、益胃和中。本方配伍精当，清热止利、和中止痛。《伤寒来苏集》云："太阳少阳合病，是热邪陷入少阳之里，胆火肆逆，移热于脾，故自下利，此阳盛阴虚，与黄芩汤苦甘相淆以存阴也。凡太少合病，邪在半表者，法当从柴胡桂枝加减。此则热淫于内，不须更顾表邪，故用黄芩以泄大肠之热，配芍药以补太阴之虚，用甘枣以调中州之气。"发热不退加薄荷、栀子清宣泄热，呕吐加半夏、生姜和中降逆止呕，腹胀、不能食加白术、枳壳、神曲消食行气，便血加牡丹皮、地榆、槐实凉血止血，下痢脓血加白头翁清热解毒止痢。《医方集解》曰："此方亦单治下利，机要用之治热痢腹痛，更名黄芩芍药汤。洁古因之加木香、槟榔、大黄、黄连、归尾、官桂，更名芍药汤治下痢。仲景此方遂为万世治痢之祖矣。本方加半夏、生姜，名黄芩加半夏生姜汤，治前证兼呕者，亦治胆腑发咳，呕苦水如胆汁。本方除大枣，名黄芩芍药汤，治火升鼻衄及热痢。"

加减小柴胡汤源于叶天士经验，因邪热内陷，故以小柴胡汤去辛温助火之半夏、生姜、大枣、甘草；因脾胃不和、邪热伤阴血，故加白芍、牡丹皮、当归、谷芽、山楂。以柴胡合黄芩清泄少阳阳明之郁热，以人参合谷芽、山楂益气和中、理气散滞，牡丹皮合归、芍活血凉血、养血和营，且黄芩止泄利，白芍缓急止痛，山楂活血。白芍改赤芍为佳，以凉血止血、活血止痛。《温病条辨》云："疟邪在经者多，较之痢邪在脏腑者浅，痢则深于疟矣。内陷云者，由浅入深也。治之之法，不出喻氏逆流挽舟之议，盖陷而入者，仍提而使之出也。故以柴胡由下而上，入深出浅，合黄芩两和阴阳之邪，以人参合谷芽宣补胃阳，丹皮、归、芍内护三阴，谷芽推气分之滞，山楂推血分之滞。谷芽升气分故推谷滞，山楂降血分故推肉滞也。"本方比黄芩汤清热散滞力大，且活血凉血，兼以扶正，适用于郁热甚而伤气血之下利。

3. 湿热郁滞大肠证

【证候原文】自利不爽，欲作滞下，腹中拘急，小便短者，四苓合芩芍汤主之。（《温病条辨》）

酒客久痢，饮食不减，茵陈白芷汤主之。（《温病条辨》）

滞下已成，腹胀痛，加减芩芍汤主之。（《温病条辨》）

滞下红白，舌色灰黄，渴不多饮，小溲不利，滑石藿香汤主之。（《温病条辨》）

【治法】清热化湿。

【方药】茵陈白芷汤：绵茵陈、白芷、北秦皮、茯苓皮、黄柏、藿香。

四苓合芩芍汤：苍术、猪苓、茯苓、泽泻、白芍、黄芩、浓朴各二钱，广皮一钱五分，木香一钱。水五杯，煮取二杯，分二次温服，久痢不在用之。

加减芩芍汤：白芍三钱，黄芩、浓朴、广皮各二钱，黄连一钱五分，木香一钱（煨）。水八杯，煮取三杯，分三次温服。忌油腻生冷。

滑石藿香汤：飞滑石、茯苓皮各三钱，藿香梗、浓朴、猪苓各二钱，白通草、白蔻仁、广皮各一钱。水五杯，煮取二杯，分二次服。

【阐述】外感湿热毒邪，或饮食不洁而湿热毒邪从口入，郁滞肠道气机，清浊不分则腹痛、腹泻或便溏、或里急后重。湿热损伤肠络，血腐成脓则下利赤白脓血。湿热下注肛门则肛门灼热。《医碥》云："痢由湿热所致，或饮食湿热之物，或感受暑湿之气……积于肠胃……则正为邪阻，脾胃之运行失常，于是饮食日益停滞，化为败浊，胶黏肠胃之中，运行之机，益以不利，气郁为火，与所受湿热之气混合为邪，攻刺作痛。"湿热内蕴则身热，舌苔黄腻，脉滑数或濡数。

本证多见于急性肠炎、痢疾等，辨证以腹痛、腹泻或便溏或里急后重、痢下赤白脓血、肛门灼热、舌苔黄腻、脉滑数为要点。治当清肠化湿，腹泻便溏用茵陈白芷汤、滑石藿香汤，痢疾用四苓合芩芍汤、加减芩芍汤，此四方均源于叶天士经验。

茵陈白芷汤以茵陈、秦皮、黄柏清热化湿，秦皮止痢，茵陈合白芷、藿香芳香辟秽化湿，茯苓皮淡渗导湿热从尿出。滑石藿香汤是四苓汤化裁而成，因不是膀胱气化不利之蓄水证，故去泽泻；加滑石、通草则含六一散之意，合茯苓皮、猪苓则增强清热渗湿之力，导湿热从小便出；加藿香梗、浓朴、广陈皮、白豆蔻芳香化湿、辟秽化浊、理气散滞、醒脾调中。此二方侧重于芳香化湿辟秽，适用于湿热郁滞而湿偏盛之泄泻。

四苓合芩芍汤是四苓汤（茯苓、泽泻、猪苓、陈皮）合黄芩芍药汤（黄芩、白芍药、白术、干地黄）化裁而成。四苓汤是《伤寒论》五苓散化裁而成，五苓散利水渗湿、温阳化气，主治太阳膀胱气化不利之蓄水证，因是湿热内蕴下焦则去辛温助火之桂枝、易生壅满之白术，加陈皮散滞。《温疫论》云："古方有五苓散，用桂枝者，以太阳中风，表证未罢，并如膀胱，用四苓以利小便，加桂枝以解表邪，为双解散，即如少阳并于胃，以大柴胡通表里而治之。今人但见小便不利，便用桂枝，何异聋者之听宫商。胃本无病，故用白术以健中，今不用白术者，疫邪传胃而渴，白术性壅，恐以实填实也。加陈皮者，和中利气也。"《素问病机气宜保命集》云黄芩芍药汤"治泻痢腹痛，或后重身热，久而不愈，脉洪疾者，及下利脓血稠黏"。四苓汤长于清热利湿，黄芩芍药汤长于清热利湿止痢，故合而用之。但白术、干地黄易生壅滞，湿滞当燥散，故去地黄，以苍术易白术。苍术芳香运脾宽肠、燥湿化湿，苍术合茯苓运脾开脾化湿；加厚朴、木香合陈皮以芳香化湿、理气散滞。诸药配伍，清热化湿燥湿、芳香化湿、宽肠理气散滞。加减芩芍汤是黄芩芍药汤去易生壅滞之白术、地黄，加黄连合黄芩以清热解毒燥湿，加厚朴合广皮、木香以芳香化湿、宽肠理气散滞，也可看作是《素问病机气宜保命集》芍药汤（芍药、槟榔、大黄、黄芩、黄连、当归、官桂、甘草、木香）化裁而成，吴鞠通方后注云："肛坠者，加槟榔二钱。腹痛甚欲便，便后痛减，再痛再便者，白滞加附子（一钱五分），酒炒大黄（三钱）；红滞加肉桂（一钱五分），酒炒大黄（三钱），通爽后即止，不可频下。如积未净，当减其制，红积加归尾（一钱五分），红花（一钱），桃仁（二钱）。"白芍改为赤芍为佳，既清热凉血止血，又活血止痛。此二方清热燥湿、调和气血，适用于湿热遏伏之下痢。加减芩芍汤清热力较四苓合芩芍汤强，适用于湿热遏伏而湿热俱重者。

4. 暑湿迫肠证

【证候原文】夫暑热之气，不离乎湿，盖因天之暑热下逼，地之湿热上腾，人在气交之中，其气即从口鼻而入，直扰中州，脾胃失消运之权，清浊不分，上升精华之气，反下降而为便泻矣。考暑泻之证，泻出稠黏，小便热赤，脉来濡数，其或沉滑，面垢有汗，口渴喜凉，通体之热，热似火炎，宜以清凉涤暑法……如夹湿者，口不甚渴，当佐木通、泽泻。如湿盛于暑者，宜仿湿泻之法可也。(《时病论》)

热痢者，起于夏秋之交，热郁湿蒸，人感其气，内干脾胃，脾不健运，胃不消导，热挟湿食，酝酿中州，而成滞下矣。盖热痢之为病，脉滑数而有力，里急后重，烦渴引饮，喜冷畏热，小便热赤，痢下赤色，或如鱼脑，稠黏而秽者是也。治宜清痢荡积法，益以楂肉、槟榔治之，如体弱者，以生军改为制军最妥。时贤谓热痢即暑痢也，丰细考之则非。《准绳》云：暑气成痢者，其人自汗发热，面垢呕逆，渴欲引饮，腹内攻痛，小便不通，痢血频迸者是也。拟以清凉涤暑法去青蒿、瓜翠，加黄连、荷叶治之，临证之间，亦当辨治。(《时病论》)

【方药】清凉涤暑方：滑石（水飞）、连翘（去心）、白茯苓各三钱，生甘草八分，青蒿一钱五分，白扁豆、通草各一钱，加西瓜翠衣一片入煎。

清痢荡积方：广木香（煨）、黄连（吴萸炒）各六分，生军（酒浸）、鲜荷叶各三钱，枳壳（麸炒）、白芍（酒炒）各一钱五分，黄芩（酒炒）一钱，粉甘草、葛根（煨）各五分。

【阐述】暑多夹湿，直趋中道，损伤胃肠，升降失司，清浊相干则呕吐频作、泄泻、大便秽臭、发热，湿阻气机则腹痛。热扰心神则心烦躁扰。热灼津液及吐泻伤阴津则口渴喜饮、尿短赤。暑湿壅滞肠道，脉络受损，血腐成脓则下利赤白脓血。下注肛门则肛门灼热。暑湿内蒸则舌红、苔腻、脉濡数。

本证多见于急性肠炎、肠伤寒、痢疾等，辨证以发热、呕吐、心烦、口渴、腹痛腹泻、泻下急迫臭秽、肛门灼热、舌苔黄或黄白相间、脉滑数或濡数为要点。治宜清暑利湿、行气止利，方用清凉涤暑方、清痢荡积方。

清凉涤暑方中滑石合通草则含六一散之意，以渗利湿热；茯苓淡渗利湿，连翘、青蒿、西瓜翠衣清暑泄热，白扁豆合甘草以健脾化湿利尿。本方化湿力强，适用于暑湿迫肠之泄泻，热甚加黄芩清泄邪热，舌苔厚腻加砂仁、藿香、佩兰芳香辟秽，恶心呕吐加半夏、神曲和胃降逆止呕。

清痢荡积方是葛根黄芩黄连汤合大黄甘草汤、芍药甘草汤、香连丸（《太平惠民和剂局方》）加味，以葛根黄芩黄连汤清热燥湿止利，大黄甘草汤通腑泄热，香连丸加枳壳理气散滞、宽肠下气，芍药甘草汤和营血、缓急止痛，加荷叶清暑利湿；芍药配大黄、黄芩、黄连、甘草、木香则含芍药汤之义，清热化湿、调和气血，治湿热痢；白芍改赤芍为佳，以凉血止血、活血散滞止痛。本方清热化湿、调和气血，适用于暑湿迫肠而下利赤白脓血者。

5. 毒热蕴肠下痢证

【证候原文】热利下重者，白头翁汤主之。(371)

噤口痢，热气上冲，肠中逆阻似闭，腹痛在下尤甚者，白头翁汤主之。(《温病条辨》)

噤口痢，左脉细数，右手脉弦，干呕腹痛，里急后重，积下不爽，加减泻心汤主之。(《温病条辨》)

久痢带瘀血，肛中气坠，腹中不痛，断下渗湿汤主之。(《温病条辨》)

【方药】白头翁汤：白头翁二两，黄柏、黄连、秦皮各三两。水七升，煮二升，去滓，温服一升，不愈，更服一升。

加减泻心汤：川连、黄芩、干姜、金银花、山楂炭、白芍、木香汁。

断下渗湿汤：樗根皮(炒黑)一两，生茅术、生黄柏各一钱，地榆(炒黑)、银花(炒黑)、猪苓各一钱五分，楂肉(炒黑)、赤苓各三钱。水八杯，煮成三杯，分三次服。

【阐述】毒热壅滞肠道，与血搏结则血败肉腐化脓，故下痢脓血、赤多白少。毒热郁滞气机，不通则痛，故腹痛、里急后重。热伤津液则口渴欲饮水、舌红苔黄、尿短赤，邪热内蒸则脉数。营阴耗伤、热扰神明则神昏、抽风。

本证见于急性肠炎、痢疾、肠伤寒等病，辨证以腹痛、里急后重、肛门灼热、下痢脓血、赤多白少、渴欲饮水、舌红苔黄、脉数为要点。治宜清热解毒、凉血止痢，方用白头翁汤、加减泻心汤。

白头翁汤君以白头翁清热解毒、凉血止痢，臣以黄连清热解毒、燥湿厚肠，黄柏清解下焦湿热毒，秦皮清热燥湿、止痢止血，四药配伍是治热毒血痢之隅方。高热加金银花、连翘清热解毒，里急后重加木香、槟榔、枳壳调气，血多加赤芍、牡丹皮、地榆凉血和血，夹食滞加焦山楂、枳实消食导滞。

加减泻心汤是大黄黄连泻心汤合香连丸去大黄加干姜、金银花、山楂炭、白芍、木香汁。以川连、黄芩、金银花清热解毒，黄连配黄芩是清热泻火、解毒燥湿药对；白芍、木香调和气血、理气缓急；黄连合木香清热解毒、理气止痢。山楂炭止利止血、开胃消食，干姜温中和胃止呕，防连芩苦寒伤胃。白芍改赤芍，既清热凉血止血，又活血散滞止痛。

断下渗湿汤源于叶天士经验，以樗根皮解毒燥湿、清热涩肠，地榆清热解毒、凉血止血、涩肠止痢，黄柏清热解毒燥湿，茅术芳香燥湿，赤苓、猪苓清热利湿，金银花清热解毒，楂肉开胃降浊、活血化瘀。诸药配伍，清热解毒、凉血止血、燥湿涩肠。高热加栀子、黄连清热解毒，脓血加白头翁、牡丹皮、赤芍凉血止血。

【附方】加味白头翁汤（《重订通俗伤寒论》）：白头翁、生白芍各三钱，生川柏五分，青子芩二钱，鲜贯众五钱，小川连（醋炒）、北秦皮（醋炒）各八分，鲜茉莉花十朵（冲）。

加味白头翁汤（《温病条辨》）：白头翁、黄芩各三钱，秦皮、黄连、黄柏、白芍各二钱。水八杯，煮取三杯，分三次服。

加味白头翁汤（《镐京直指》）：白头翁、北秦皮各三钱，生白芍四钱，川黄连一钱，川黄柏、黄芩各一钱五分。

6. 湿热毒瘀蕴结肠痈证

【证候原文】肠痈之为病，其身甲错，腹皮急，按之濡，如肿状，腹无积聚，身无热，脉数，此为腹内有痈脓，薏苡附子败酱散主之。（《金匮要略》）

肠痈者，少腹肿痞，按之即痛如淋，小便自调，时时发热，自汗出，复恶寒。其脉迟紧者，脓未成，可下之，当有血。脉洪数者，脓已成，不可下也，大黄牡丹汤主之。（《金匮要略》）

【治法】清热利湿，通腑泄毒。

【方药】薏苡附子败酱散：薏苡仁六十分，附子二分，败酱五分。杵为末，取方寸匕，以水二升，煎减半，顿服。

大黄牡丹汤：大黄四两，牡丹一两，桃仁五十个，瓜子半升，芒硝三合。以水六升，煮取一升，去滓，内芒硝，再煎沸，顿服之。

【阐述】外感邪毒，或饮食失节不洁而邪毒随饮食而入，损伤脾胃肠道，升降失职，浊气不降，湿热毒与浊搏结于肠道则损伤脉络，血腐肉败而成痈肿。毒热内蕴则发热，浊气内结则腹满、恶心呕吐、便秘、腹痛拒按，热伤津液则口渴，浊热内蕴则舌红、苔黄腻、脉滑数。

本证见于急性阑尾炎，辨证以发热、右下腹痛拒按、舌红、苔黄腻、脉滑数为要点。治宜清热利湿、通腑泄毒为主，方用薏苡附子败酱散、大黄牡丹汤。

薏苡附子败酱散重用薏苡仁清热利湿排脓，以少许附子辛散郁滞、温运中土以助化湿，败酱草清热解毒、破瘀排脓。诸药合用，清热利湿、解毒排脓、破血消肿。《金匮要略心典》云："薏苡破毒肿，利肠胃为君；败酱一名苦菜，治暴热火疮，排脓破血为臣；附子则假其辛热以行郁滞之气尔。"本方适用于湿偏盛而见呕恶胸闷、腹胀痛、便溏不爽者，临证加红藤、蒲公英、白花蛇舌草清热解毒利湿，疼痛甚加桃仁、赤芍、莪术活血止痛。

大黄牡丹汤含大黄硝石汤之义，以大黄泻火逐瘀、通便解毒，芒硝软坚散结、泻下通腑，大黄合芒硝是清热通腑药对；牡丹皮清热凉血、活血散瘀，大黄、牡丹皮相配泻肠腑湿热、化瘀结，是通腑逐瘀药对。桃仁活血散瘀滞，大黄合桃仁是通腑祛瘀药对。冬瓜仁清理利湿，导肠腑垢浊，排脓消痈。诸药合用，清热解毒、攻下逐瘀，适用于瘀热互结之腹痛拒按、大便闭结者。口渴加鲜生地黄、玄参、天花粉以清热凉血、生津养阴，呕吐不食加姜半夏、山楂和胃消食、降逆止呕，小便不利加车前子清热利尿。毒热盛而全腹痛、腹皮硬、手不可近、高热不退、时时汗出、烦渴欲饮、面红目赤、唇干口臭、呕吐不食、大便秘结、舌质红绛而干、苔黄厚干燥，加金银花、蒲公英、红藤、败酱草、生薏苡仁、白花蛇舌草、赤芍，以增强清热解毒之力。

第三节　下焦气分实热证治

下焦关联膀胱、肾，对于下焦气分热证，医家多言膀胱实热证，极少论述肾实热证，致使某些下焦外感病缺乏有效理论指导，严重影响中医学术发展。

肾为封藏之官，主水、藏精，肾开窍于前后二阴。膀胱为州都之官，贮藏尿液，外合阴窍。故下焦肾膀胱实热常津液代谢异常，以湿热证多见，表现为尿少、尿多、尿赤、尿血、肌肤水肿等，多见于现代医学泌尿道感染疾病。

一、提纲

【证候原文】肾热病者，先腰痛胻酸，苦渴数饮身热。热争则项痛而强，胻寒且酸，足下热，不欲言。其逆则项痛，员员淡淡然。（《素问·刺热论》）

胞移热于膀胱则癃溺血。（《素问·气厥论》）

伤寒病……若其人先苦嗌干，内热连足胫，腹满大便难，小便赤黄，腰脊痛者，此肾热也。（《诸病源候论》）

【治法】清热利尿。

【阐述】腰为肾之府，肾为气化之源，主封藏，主水。膀胱为州都之官，贮藏尿液和排泄尿液。肾与膀胱相合，共同维持水液代谢，膀胱藏泄经肾气化后的尿液。肾气充足，固摄有权，膀胱开阖有度则尿液生成贮泄有序，水液代谢正常。各种致病因素损伤肾与膀胱，导致肾封藏失职、膀胱开阖失度，则尿液生成贮泄无序，表现为尿少水肿或尿多尿频、尿血尿浊、尿后余沥、遗尿、尿失禁或癃闭。

《灵枢》云"肾合三焦膀胱，三焦膀胱者，腠理毫毛其应"（《本脏》）；"肾合膀胱，膀胱者津液之腑也。少阴属肾，肾上连肺，故将两脏"（《本输》）。肾开窍二阴，膀胱与外阴相连。温热毒邪或寒湿毒邪蕴结化热，传肾与膀胱则产生肾和膀胱热的病变。热内炽则身热、尿灼热、汗出、脉数。热伤阴津则口渴、尿短赤。

邪热郁滞肾与膀胱气机则腰胀痛、下腹胀痛,气化失常、排泄障碍则尿少、腹胀、癃闭、肌肤水肿,热伤脉络则尿血。肾失封藏则精津下流而尿多、尿浊、小腹胀,膀胱失约则尿频、尿失禁。

肾与膀胱实热多见于急性泌尿道感染、流行性出血热等,辨证以身热、口渴、腰痛或少腹痛、尿灼热、尿少水肿或尿多尿频、尿血尿浊、舌红苔黄、脉数为要点。治宜清热利尿为主,但应辨水热之偏颇。肾与膀胱病变均津液代谢异常,轻者气化不利而津化为湿,重者津液停滞为水,水湿与热合则形成湿热证、水热互结证。水湿重多尿少、肌肤肿胀,或尿多,或癃闭,身热不扬,口渴不欲饮,治宜渗利湿热。热重则高热、口渴、尿短赤、尿灼热、尿血,治宜清泄邪热。邪热损伤肾与膀胱,常精失封藏而与浊液俱下,故治宜分清别浊,使清精回升而藏于肾,浊液从下泄于外。

二、常见证治

1. 邪热犯肾证

【证候原文】病苦舌燥咽肿,心烦嗌干,胸胁时痛,喘咳汗出,小腹胀满,腰背强急,体重骨热,小便赤黄,好怒好忘,足下热疼,四肢黑,耳聋,名曰肾实热也。(《备急千金要方》)

【治法】清肾泄热。

【方药】大泽泻汤(方出《备急千金要方》,名见《圣济总录》):泽泻、柴胡、茯神、黄芩、升麻、芒硝、杏仁各三两,磁石四两,羚羊角一两,生干地黄五两,大青、淡竹叶各二两。为散,每服五钱匕,水二盏煎至一盏,去滓温服。

泻肾汤(《异授眼科》):牛蒡、川芎、当归、玄参、生地、荆芥、防风、柴胡、芍药。

【阐述】肾足少阴之脉起于小趾之下,循内踝之后,别入跟中,上踹(腨)内,出腘内廉,上股内后廉,贯脊,属肾,络膀胱;其直者从肾上贯肝膈,入肺中,循喉咙,挟舌本;其支者从肺出络心,注胸中。邪热灼伤肾经则腰热灼痛、咽喉红肿热痛。热扰心犯肺则心烦、咳喘,热伤津液则舌燥、嗌干、尿黄赤,热蒸腾则身热、骨热、汗出、目赤、足热、脉数,灼伤脉络则咯血、尿血。肾气化不利则津液内停为水,故尿少或肌肤水肿。

本证多见于急性泌尿系统感染,辨证以身热、咽喉疼痛、腰痛、口渴、面目红赤、尿短赤或尿血、舌红苔薄黄、脉数为要点。治当清热泄肾,方用泻肾汤、大泽泻汤。

大泽泻汤以升麻、柴胡、大青、羚羊清热解毒;芒硝、泽泻分利下阻之热,导热下出，且泽泻利尿；生地黄、磁石滋肾水而镇上炎之阳热，生地黄又清热养阴、凉血活血；茯神、竹叶渗水湿以导热从尿出，又清热除烦；杏仁、黄芩清肃肺气以调水道。诸药配伍，宣上导下、清热利尿，适用于邪热犯肾而肾气化失职之身热、尿少尿血、肌肤水肿者，高热、咳喘加石膏、连翘清泄邪热，肌肤水肿加木通、白茅根、车前子清热利水消肿，大便秘结加大黄泄热通腑。

泻肾汤是四物汤加味，以牛蒡子、柴胡清热解毒、解肌透热；玄参、生地黄清热凉血，玄参又解毒利咽；血不利则为水，肾热病常夹水湿，故以芍药（用赤芍）清热凉血、散血止痛，川芎、当归活血散滞、通络止痛，当归合芍药养血和营，四物相配即四物汤，活血以利水；荆芥、防风发散郁热，所谓"火郁发之"。诸药配伍，清热利湿、凉血散血，适用于以温热犯肾经之身热、咽喉热痛、尿血为主者，咽喉肿痛加桔梗、连翘解毒利咽，尿血加大蓟、小蓟、白茅根清热利湿止血，咳喘加杏仁、黄芩清肃肺气。

【附方】羚羊角汤（《圣济总录》）：羚羊角、赤茯苓、升麻、槟榔、泽泻、甘草、芍药、木通、黄芩、杏仁各一两。粗捣筛，每服三钱匕，水一盏。入淡竹叶十四片，同煎至七分，去滓，温服。

附刘绪银医案：李某，女，41岁，2014年6月12日初诊。淋雨后恶寒发热、咳嗽咽痛、腰痛，服感冒药及抗生素，未见疗效。反高热、口渴、尿频急。某院诊断为急性泌尿道感染，予以抗生素输液治疗（药物不详）2天，疗效不明显。刻诊：高热寒战，腰痛腹胀，咳嗽咽痛、尿频、尿急、尿痛、尿黄，大便秘结，体温38.4℃，舌边尖红、苔淡黄稍腻，脉数。辨证为邪热犯肾，治以清热透邪、泄肾利尿为法。大泽泻汤加减：泽泻、生地黄、茯苓各15g，柴胡12g，黄芩、连翘、杏仁、升麻、淡竹叶、大青叶各10g，大黄8g（分2次，后下），玄明粉6g（分2次冲服），3剂，日1剂，水煎，药液混匀，分2次服，大便通后停用大黄、玄明粉。服药1剂而大便通，体温37.8℃，继服2剂，诸症消失。

2. 湿热蕴肾证

【证候原文】解㑊少气不欲言、脊脉急痛、腰背强直、足下热疼、小便癃闭、心烦嗌干，通肾汤。（《圣济总录》）

肾脏实热，少腹胀满、气急、耳聋多梦、腰脊离解及梦伏水中，泻肾大黄汤方。（《圣济总录》）

肾脏实热，小便赤黄、结涩不利痛楚，榆白皮饮方。（《圣济总录》）

【治法】清热利湿。

【方药】通肾汤：菖蒲、羚羊角、生干地黄、赤芍药各二两，五加皮、甘草、猪苓、泽泻各一两。为散，每服三钱匕，水一盏煎七分，去滓温服。

泻肾大黄汤：芒硝、大黄、赤茯苓、黄芩各二两，生干地黄、菖蒲各三两，磁石五两，玄参、细辛各一两半，甘草一两。为散，每服三钱匕，水一盏半煎至一盏，去滓温服，微利为度。

榆白皮饮：榆白皮、冬葵子各半升，滑石四两，黄芩、木通、瞿麦各三两，石韦二两，车前草一升。为散，每服五钱匕，水二盏煎至一盏，去滓温服。

【阐述】湿热蕴肾，气机郁滞则腰痛。肾失封藏则精外泄而尿浊，津液直下则尿多、尿频，湿热伤络则尿血。气化失职则水液内停为水，泛溢肌肤则肌肤水肿，上凌于肺则咳喘上气，中困脾胃则腹泻或便溏、腹胀呕恶。水蓄于内，津液不上承则口干不欲饮。湿热内蕴则身热、舌红、苔黄腻、脉滑数。

本证多见于各种肾炎，辨证以身热、腰痛腹胀、尿浑浊或尿血、舌苔黄腻、脉数或滑数为要点。湿重于热以身热不扬、身困重、胸闷痞胀、恶心欲吐、便溏、口不渴或渴不欲饮、小便混浊、舌苔白腻、脉濡数为辨证要点；热重于湿以发热、大便干结、小便黄赤、舌苔黄腻、脉滑数为辨证要点。治当清热利湿，方用通肾汤、泻肾汤、榆白皮饮。

通肾汤以石菖蒲芳香化湿、通窍行气，猪苓、泽泻、甘草清热利尿，五加皮利水消肿，羚羊角清热，生干地黄清热活血、凉血养血，赤芍清热活血凉血，五加皮合地黄以益肾护肾，甘草又清热解毒、和药。诸药配伍，清热利尿、凉血护肾，利尿渗湿作用强，适用于湿热蕴肾而湿偏盛之尿血、肌肤水肿为主者，水肿加白茅根、茯苓、益母草、泽兰、川牛膝活血利水消肿，尿血加小蓟、大蓟、茜草根、地榆凉血止血，高热加连翘、栀子清热解毒。

泻肾大黄汤以调胃承气汤合赤茯苓、五加皮通腑利窍、分利湿热，赤茯苓合五加皮、甘草利尿消肿，黄芩清热燥湿，生干地黄、玄参清热凉血，石菖蒲、细辛芳香通窍、化湿行气，磁石合五加皮、地黄滋肾护肾，甘草清热解毒利尿、调和诸药，茯苓合甘草调中化湿。诸药配伍，清热通腑凉血作用强，适用于湿热蕴肾而热偏盛，以身热、腹胀满、尿血、大便秘结为主者。水肿加白茅根、泽泻、茯苓、猪苓、益母草、泽兰、川牛膝活血利水消肿，尿血加小蓟、大蓟、茜草根、地榆凉血止血，高热加连翘、栀子清热解毒。

榆白皮饮以《太平惠民和剂局方》八正散（车前子、瞿麦、扁蓄、滑石、山栀子仁、甘草、木通、大黄、灯心）化裁而成。八正散清热泻火、利水通淋，主治心经邪热和湿热下注膀胱，肾合膀胱，实则泻腑，故以八正散化裁。本证病位在肾，故去栀子、大黄、灯心草、甘草，以车前草代车前子，加榆白皮、冬葵子、石韦合木通、滑石、车前草、瞿麦清热泻肾、渗湿利尿，车前草合滑石含六一散之意；肺输布津液而为水之上源，故加黄芩清热燥湿、清水上源；石韦、冬葵子甘寒养阴以固肾，瞿麦、石韦、车前草利湿活血、凉血止血。诸药相合，清热泻肾、利尿止血，适用于湿热蕴肾而尿涩痛、尿血者，高热加犀角（水牛角代）、栀子、连翘清热解毒，尿少加白茅根、泽泻、茯苓、猪苓、川牛膝活血利水消肿，尿血甚加小蓟、大蓟、茜草根、地榆凉血止血。

【附方】榆白皮汤（《证治准绳》）：榆白皮、赤茯苓、甘遂（煨）、瞿麦、犀角屑、山栀子、木通、子芩、滑石各半两，川芒硝一两。为散，每服三钱，水一盏，煎至五分，去滓，食前温服。

瞿麦汤（《证治准绳》）：瞿麦穗七钱半，冬瓜子、茅根各半两，黄芩（去黑心）六钱，木通二钱半，竹叶一把，滑石二两（细末，分三帖），葵子二合。除滑石外，捣筛，分作三剂，水三盏煎至二盏，去滓，入滑石末一帖搅匀，食前分温服。

附刘绪银医案：何某，女，45岁。房事后第2天恶寒发热、腰酸胀痛、尿涩痛，服小柴胡颗粒剂及抗生素治疗1天，未效。某院诊断为急性泌尿道感染、阴道炎，予以抗生素、阴道栓药及坐浴治疗（药物不详）5天，疗效不明显。刻诊：发热，腰酸胀痛，尿涩热痛、尿黄，大便秘结，带下色黄腥臭。体温37.8℃，舌红、苔黄稍腻，脉数。辨证为湿热蕴肾，治以清热泄肾、利尿通淋为法，榆白皮饮加减：榆白皮、冬葵子、瞿麦、石韦、土茯苓各15g，滑石18g，黄芩、木通、车前草、萆薢、败酱草各10g，甘草5g。5剂，日1剂，水煎，药液混匀，分3次服，服1剂，发热、腰痛、尿痛减轻，体温37.2℃，继服4剂，诸症消失。

3. 水热互结证

【证候原文】寸口脉沉滑者，中有水气，面目肿大，有热，名曰风水。视人之目窠上微拥，如蚕新卧起状，其颈脉动，时时咳，按其手足上，陷而不起者，风水。（《金匮要略》）

疗骨极、主肾实热，病则色炲、隐曲膀胱不通、大便壅塞、四肢满急，干枣汤方。（《外台秘要》）

【治法】清热泻肾，利尿逐水。

【方药】干枣汤（《外台秘要》引《删繁方》）：干枣十枚（去核），大黄、大戟、甘草（炙）、甘遂、黄芩各一两，芫花半两，芒硝二两，荛花半两。以水五升，煮取一升六合，后下芒硝，分为四服，忌海藻菘菜。

【阐述】"膀胱不通"指小便不利，包括尿涩、尿闭。"大便壅塞"指大便不利，包括大便艰难、干结、便秘。《素问·风论》云："肾风之状，多汗恶风，面胧然浮肿，脊痛不能正立，其色炲，隐曲不利，诊在肌上，其色黑。"王冰注："隐曲者，谓隐蔽委曲之处也。"《类经·疾病类风证》："隐曲，阴道也……肾开窍于二阴，故为隐曲不利。"《素问灵枢类纂约注·病机》："隐曲，隐蔽委曲之事也……故男为房事不利。"《素问悬解·病论·风论》:"肾开窍于二阴,隐曲,前阴也。"罗元恺认为"隐曲"乃指前阴小便不利之候。"隐曲"与"膀胱不通、大便壅塞"并列,结合肾开窍于二阴,当指男女生殖类病变。

邪热灼肾,气化不利,津液内停为水而小便不利,热与水合则水热互结。水饮泛溢肌肤则面目、四肢浮肿,内溢于腹则腹胀满,上凌肺则胸胀闷、咳喘,充盈于脉则颈脉怒张。水热互结,郁阻气机,气化不利则隐曲、膀胱不通、大便壅塞、腰腹胀痛。水热内结则身热、口渴不欲饮、舌红胖、苔滑或黄腻、脉滑数。

本证多见于各种肾炎、流行性出血热等,辨证以身热、腹胀、腰痛、面目肌肤浮肿、舌苔滑、脉滑数为要点。治宜清热泻肾、利尿逐水,方用干枣汤。《删繁方》干枣汤是《备急千金要方》"治肿及支满澼饮"之干枣汤加芒硝,实际上是十枣汤(大枣十枚,芫花、大戟、甘遂各等分)加味。十枣汤以甘遂善行经隧水湿,大戟泄脏腑水湿,芫花消胸胁伏饮痰癖,三味皆辛苦寒毒之品,直决水邪,但可损伤脾胃与正气,故以大枣顾护脾胃、益中护正、缓其峻毒;四药配伍,逐水而不伤正,主治饮停胸胁之支饮和心下水饮之悬饮证。《伤寒论》云:"太阳中风,下利,呕逆,表解者,乃可攻之。其人漐漐汗出,发作有时,头痛,心下痞鞭满,引胁下痛,干呕,短气,汗出不恶寒者,此表解里未和也,十枣汤主之。"《金匮要略》云:"脉沉而弦者,悬饮内痛。病悬饮者,十枣汤主之。"肾居心下之下焦,故可用以治肾气化不利之水饮证。因水热互结下焦,故加苦寒通腑泄热之大黄、芒硝和苦寒泻水饮、破积聚之芫花,以分利水热;黄芩清热燥湿、清肃肺气以利水道;甘草虽反芫花、大戟、甘遂,但《肘后备急方》以甘草解芫花毒。《千金方衍义》云:"此即十枣汤加用甘草之相反,激发大戟、芫花逐饮之性,更加荛花以佐芫花之破积,大黄、黄芩以佐大戟而攻悬饮坚澼也。"现代有甘草、甘遂同用的报道,但应慎重。诸药配伍,清热通腑、逐水利尿,使水热从二便出。

【附方】干枣汤(《备急千金要方》):大枣十枚,大戟、大黄、甘草、甘遂、黄芩各一两,芫花、荛花各半两。以水五升,煮取一升六合,分四服。空心服,以快下为度。

4. 毒热蕴肾证

【证候原文】三黄汤治骨极,主肾热,病则膀胱不通、大小便闭塞、颜焦枯黑、耳鸣虚热。(《备急千金要方》)

【治法】清热解毒,泻肾利尿。

【方药】三黄汤:大黄、黄芩各三两,栀子十四枚,甘草一两,芒硝二两。以水四升,先煮黄芩、栀子、甘草,取一升五合,去滓,下大黄,又煮两沸,下芒硝,分三服。

【阐述】温热毒邪循经入肾，或湿热酿毒蕴肾，则成毒热蕴肾病变。毒热内结，气机郁滞，则发热、腰或连一身骨骼酸楚灼热刺痛、咽喉红肿热痛。毒热耗伤阴津，灼伤脉络，血气败坏则皮肤潮红或紫斑红疹、烦渴、便秘、少尿、尿血或有脓、咳喘有血。肾气化不利则无尿而面目肌肤浮肿，热蒸腾炎上则项强痛、头痛、面红目赤，毒热内蕴则舌红或绛、苔黄、脉数。

本证多见于泌尿道感染、流行性出血热、肾脓肿，辨证以发热、烦渴、腰痛、少尿或尿血或尿有脓、面红目赤、舌红苔黄、脉数为要点。治当清热解毒、泻肾利尿，方用三黄汤。三黄汤含黄连解毒汤和大黄黄连泻心汤、调胃承气汤及大黄甘草汤等方意，以大黄、黄芩、栀子清热泻火、凉血解毒，且栀子清热利尿，大黄通腑泻下、清热除湿、活血祛瘀；芒硝、大黄通腑泄热、分利湿热，且芒硝软坚散结；大黄、黄芩、芒硝、栀子皆苦寒沉降伤胃，故以甘草益中和药，且甘草利尿解毒。本方清热解毒通腑之力强，利尿作用弱，肌肤水肿加白茅根、车前子、泽泻清热利尿，尿血加大蓟、小蓟、白茅根凉血止血，口渴加天花粉、沙参、石斛清热生津。

【附方】泻肾大黄汤（《圣济总录》）：大黄、干地黄、磁石各二两，赤茯苓、黄芩、泽泻、菖蒲、甘草、玄参、五加皮、羚羊角各一两。为散，每服三钱匕，水一盏，煎至七分，去滓，不拘时候温服。

三黄汤（《医学集成》）：生地、赤芍、元参、大黄、人中黄、黄连、丹皮、滑石、甘草，渴加石膏、葛根。

5. 膀胱湿热证

【证候原文】夫膀胱者，贮诸脏之津液。若实则生热，热则膀胱急、口舌燥、咽肿痛、小便不通、尿黄赤色、举体沉重、四肢气满、面肿目黄、少腹偏痛者，则是膀胱实热之候也。（《太平圣惠方》）

八正散治小便赤涩，或癃闭不通，及热淋、血淋，并宜服之。（《太平惠民和剂局方》）。

【治法】清热泻火，利尿通淋。

【方药】八正散：车前子、瞿麦、扁蓄、滑石、山栀子仁、甘草（炙）、木通、大黄（面裹煨）各一斤。为散，每服二钱，水一盏，入灯心，煎至七分，去滓，温服，食后临卧。小儿量力少少与之。

【阐述】下阴不洁，秽浊毒邪从下窍上犯膀胱，酿生湿热；或外感毒邪，下注膀胱，与膀胱所贮之水相合，则成膀胱湿热病变。《金匮要略》云："热在下焦者则尿血，亦令淋秘不通。"湿热蕴结膀胱，气化不利则尿频尿急、淋漓不尽、尿道涩痛、少腹胀满。热盛则尿液短赤，湿盛则尿浊如膏，热灼脉络则尿血，湿热久蕴煎熬则成砂石。湿热郁蒸则发热，及肾则腰痛，湿热内蕴则舌红、苔黄腻、脉滑数。《金匮要略心典》云："淋之为病，小便如粟状、小腹弦急、痛引脐中。淋病有数证，云小便如粟状者，即后世所谓石淋是也，乃膀胱为火热燔灼，水液结为滓质，犹海水煎熬而成咸碱也。小腹弦急，痛引脐中者，病在肾与膀胱也。"

本证多见于膀胱炎、尿道炎、泌尿系结石、肾盂肾炎等，辨证以尿频、尿急、尿黄赤或尿短或小便不通、膀胱胀痛、舌苔黄腻、脉滑数为要点。治当清热泻火、利水通淋，方用八正散。八正散以大黄甘草汤通腑泄热利尿、分利湿热从二便出，以瞿麦、萹蓄泻热利水通淋，木通、滑石、车前子清热利湿通淋；栀子清热解毒利湿，合甘草即含栀子甘草汤之意，大黄合栀子含栀子大黄汤之意而清热解毒、泻腑利湿；甘草清热解毒利湿、和中调药、缓急止痛；滑石合甘草（六一散）清热利尿；灯心草清上浮之热、导热下行。诸药相伍，清热泻腑、利尿通淋、分利湿热。《医略六书》云："热结膀胱，不能化气，而水积下焦，故小腹硬满，小便不通焉。大黄下郁热而膀胱之气自化，滑石清六腑而水道闭塞自通，瞿麦清热利水道，木通降火利小水，萹蓄泻膀胱积水，山栀清三焦郁火，车前子清热以通关窍，生草梢泻火以达茎中。为散，灯心汤煎，使热结顿化，则膀胱肃清而小便自利，小腹硬满自除矣。此泻热通窍之剂，为热结溺闭之专方。"血淋加生地黄、小蓟、白茅根凉血止血，石淋加金钱草、海金沙、石韦化石通淋，膏淋加萆薢、石菖蒲分清化浊，腰痛加牛膝益肾通淋。湿热带下，色黄味腥，腰腹胀痛，口苦咽干加黄芩、薏苡仁清湿热。

【附方】榆皮散（《太平圣惠方》）：榆白皮、车前子、葵根、木通、瞿麦、白茅根、黄芩各三分，桑螵蛸（微炒）、赤茯苓各一两。捣为散，每服三钱，以水一中盏，入生姜半分，同煎至六分，去滓，食前温服。

栀子散（《太平圣惠方》）：栀子仁、白茅根、赤茯苓、木通、黄芩、犀角屑各一两，石膏二两，甘草半两。捣为散，每服五钱，以水一大盏，入生地黄半两、淡竹叶二七片，煎至五分，去滓，食前温服，忌炙爆热面。

大黄散（《太平圣惠方》）：川大黄（微炒）、冬葵子、瞿麦各一两，黄芩、赤茯苓、紫苏茎叶、槟榔、木通、白茅根各三分。捣为散，每服三钱，以水一中盏，入生姜半分，同煎至六分，去滓，食前温服。

汉防己散（《太平圣惠方》）：汉防己、滑石各一两，海蛤、葵子、猪苓、瞿麦各半两。捣为散，每服食前，浓煎木通汤调下二钱。

附刘绪银医案：王某，男，38岁。因下河洗澡后发热、尿频、尿急、尿痛伴腰痛1天，少腹坠胀，尿黄量少，尿道稍灼热稍痛，口渴，舌红、苔黄腻、脉滑数。证属膀胱湿热，治宜清热利尿，八正散加减：车前子15g（包煎），瞿麦、萹蓄、木通、酒制大黄、栀子、泽泻、灯心草、连翘各 10g，滑石 18g（包煎），甘草 5g。每日 1 剂，水煎服，服 5 剂而愈。

6. 水热互结兼阴虚证

【证候原文】（阳明病）若脉浮发热，渴欲饮水，小便不利者，猪苓汤主之。（223）

少阴病，下利六七日，咳而呕渴，心烦，不得眠者，猪苓汤主之。（319）

【治法】清热养阴，化气行水。

【方药】猪苓汤：猪苓（去皮）、茯苓、阿胶、滑石、泽泻各一两，以水四升，先煮四物，取二升，去滓，内下阿胶烊尽，温服七合，日三服。

【阐述】素体阴虚，外感湿热，湿热下注肾与膀胱，或肾与膀胱湿热蕴久伤阴，则成水热互结兼阴虚病变。肾与膀胱气化不利，水液内停则小便不利、淋漓不止，或肌肤浮肿。损伤脉络则尿血，阴虚则身热、五心烦热、心烦少寐、咽干唇红、舌红少津、脉细数。

本证多见于各种泌尿道感染、尿结石等，辨证以小便不利、口渴、心烦不寐、舌红苔黄腻、脉细数为要点。治当清热养阴、化气利水，方用猪苓汤。本方乃五苓散加减而成，因湿热为病兼阴血亏虚，故去温燥之术、桂，加滑石合猪苓、茯苓、泽泻泄热利水，加阿胶滋养阴血。尿热涩痛加栀子、车前子、生甘草清热利尿通淋，尿血加白茅根、大蓟、小蓟、牡丹皮凉血止血，腰痛加川牛膝益肾通淋。

第四节　营血证治

外感热病气分热盛不解则热入营血，灼伤营阴、炼血为瘀、迫血妄行，表现以身热、斑疹或出血、心烦、神昏、舌紫暗为主。营血证相当于西医败毒血症和血管内弥漫性凝血，治以清热凉血、散血止血为主。

一、上焦营血证

上焦关联心肺，上焦营血证以心血、心神和肺失宣肃病变为主，表现为胸闷咳嗽、心悸、唇绀、斑疹、鼻血、齿衄、心神不安等。治以清心凉营、凉血散血、宣肺化痰、肃肺降逆为主。

1. 卫营同病证

【证候原文】太阴温病，不可发汗，发汗而汗不出者，必发斑疹……发疹者，银翘散去豆豉，加细生地、牡丹皮、大青叶，倍元参主之。（《温病条辨》）

【治法】银翘凉营汤（方名新定）：连翘、银花、玄参各一两，苦桔梗、薄荷、牛蒡子各六钱,竹叶、细生地、芥穗各四钱,生甘草五钱,大青叶、丹皮各三钱,鲜芦根水煎。

【阐述】《素问·气穴论》曰:"孙络三百六十五穴会……以溢奇邪,以通营卫。"《素问集注》云:"脉外之卫、脉内之营相交通于孙络皮肤之间……是孙脉外通于皮肤,内通于经脉,以通营卫者。"营行脉中,卫行脉外,营卫借络脉贯通,卫分热盛,毒热内窜络脉则卫营同病。热盛则发热,耗伤津液则口渴,热蒸血涌则血络充盈、舌边尖红、脉动数,瘀热外达则发疹,热壅咽喉则咽喉疼痛。

本证多见于感染性出血性疾病,如流行性出血热、麻疹、流行性出血性结膜炎、斑疹伤寒等,辨证以发热、口渴、咽喉红肿疼痛、肌肤斑疹、舌边尖红、脉数或浮数为要点。治宜辛凉透热、凉营散血,方用银翘凉营汤。本方是根据叶天士用药经验整理而成,以银翘散清热解毒、轻宣透邪,因豆豉辛温发散动血,故去之;加大青叶清热解毒;加生地黄、玄参、牡丹皮则合凉血地黄汤之意,清热滋阴、凉血散血。咽喉红肿疼痛加马勃清热解毒利咽,口渴加麦冬、天花粉清热生津止渴,咳嗽加杏仁、桔梗或合桑菊饮利肺止咳,高热重用水牛角清热透邪。

2. 热伤肺络证

【证候原文】太阴温病,血从上溢者,犀角地黄汤合银翘散主之。(《温病条辨》)

秋燥,烦热口渴,舌赤无苔,夜则热甚,咳唾痰血,此热伤肺络。(《六因条辨》)

【治法】清泄肺热,凉血散血。

【方药】银翘散或余氏清心凉膈散合犀角地黄汤。

余氏清心凉膈散(《温热经纬》):连翘四两,甘草、桔梗各二两,黄芩(酒炒)、薄荷、栀子各一两,石膏五两,竹叶七片,水一碗半,煎一碗,去滓;入生白蜜一匙,微煎温服。

犀角地黄汤:犀角(水牛角代)一两,生地黄八两,芍药(用赤芍)三两,丹皮二两。

【阐述】毒热灼伤肺金,炼液为痰,煎血为瘀,痰热瘀交阻于肺则胸痛、咽痛、咳喘息粗甚或鼻翼煽动、舌底脉络紫暗迂曲、脉滑数,热伤津则壮热、口渴、便结、溲赤、舌红苔黄,伤肺络则咯血、衄血、肌肤斑疹。

本证多见于各种肺炎、肺脓疡、钩端螺旋体病等,辨证以发热面赤、口渴、咳喘息粗、胸闷胸痛,痰带血或咯血,或肌肤斑疹,舌红苔黄腻、脉滑数为要点。治当清泄肺热、凉血散血,方用银翘散或余氏清心凉膈散合犀角地黄汤。以银翘散清热解毒、透邪外出,犀角地黄汤清热凉血散血。因银翘散清肺力弱,临证可加石膏、栀子、杏仁、桑白皮清热宣肺肃肺。犀角地黄汤以苦咸寒之犀角凉血清心解毒，甘苦寒之生地黄活血凉血、滋阴生津，赤芍、牡丹皮清热凉血、活血散瘀，四药合用，是清热解毒、凉血散瘀的隅方。胸闷、咳喘痰多加杏仁、瓜蒌、苏子肃降肺气，口渴加天花粉、沙参、麦冬生津养阴，高热加金银花、鱼腥草、紫花地丁清热解毒，咯血量大加三七、花蕊石化瘀止血。

余氏清心凉膈散由《太平惠民和剂局方》凉膈散去大黄、芒硝，加石膏、桔梗而成，以黄芩、生栀子、生石膏清热解毒，连翘、竹叶清宣肺热；少许薄荷轻清宣透，使热有外达之机；桔梗宣肃肺气、化痰利咽，甘草解毒化痰、和中调药，两者配伍即桔梗汤，是清肃肺道、止咳平喘、利咽药对。《温热经纬》引余师愚语："热淫于内，治以咸寒，佐以苦甘，故以连翘、黄芩、竹叶、薄荷升散于上。大黄、芒硝推荡其中。使上升下行，而膈自清矣。余谓疫疹乃无形之热，投以硝黄之猛烈，必致内溃，因去硝黄，加生石膏、桔梗，使热降清升，而疹自透，亦上升下行之义也。"高热可用清瘟败毒饮、神犀丹加减。

【附方】清瘟败毒饮（《疫疹一得》）：生石膏（大剂六两至八两，中剂二两至四两，小剂八钱至一两二钱），小生地（大剂六钱至一两，中剂三钱至五钱，小剂二钱至四钱），乌犀角（大剂六钱至八钱，中剂三钱至五钱，小剂二钱至四钱），真川连（大剂四钱至六钱，中剂二钱至四钱，小剂一钱至一钱半），栀子、桔梗、黄芩、知母、赤芍、元参、连翘、甘草、丹皮。鲜竹叶先煮石膏数十沸，后下诸药，犀角磨汁和服。

神犀丹（《续名医类案》引叶天士方）：犀角尖六两，生地一斤熬膏，香豆豉八两熬膏，连翘十两，黄芩六两，板蓝根九两，银花一斤，金汁十两，元参七两，花粉四两，石菖蒲六两，紫草四两，即用生地、香豉、金汁捣丸，每丸三钱重，开水磨服。

3. 热入心络证

【证候原文】心主诸阳，又心主血。是以因邪而阳气郁伏，过于热者痛……血因邪泣在络而不行者痛……热厥心痛者，身热足寒，痛甚则烦躁而吐，其脉浮大而洪，当灸太溪、昆仑，谓表里俱泻之，是为热病。汗不出，引热下行，表汗通身而出者愈也。灸毕，服金铃子散则愈。（《金匮翼》）

【治法】清热凉血，活血化瘀

【方药】金铃子散合解毒活血汤。

金铃子散：金铃子、延胡索各一两，为末，每服三钱，酒调下。

解毒活血汤（《医林改错》）：连翘、葛根、当归、甘草各二钱，柴胡、赤芍各三钱，生地、红花各五钱，桃仁八钱，枳壳一钱。

【阐述】温热病毒犯心，耗伤津液，煎熬血脉，则心络瘀滞。心络瘀滞则心悸、胸闷刺痛、唇甲发绀、面色晦暗、舌绛、脉涩结代。心与肺以脉相联，心脉瘀滞则肺气郁逆，气促咳喘。

本证多见于感染性心肌炎、心包炎、中毒性心肌炎等，辨证以发热、胸痛心悸、唇甲发绀、舌绛、脉涩结代为要点。治当清热凉血、活血化瘀，方用金铃子散合解毒活血汤。金铃子（川楝子）泄热行气，凉血散血；延胡索辛开苦降，行气活血，长于止痛；二者配伍，是行气活血止痛药对。《绛雪园古方选注》云："金铃子散，一泄气分之热，一行血分之滞。"解毒活血汤由桃红四物汤化裁而来，桃红四物汤以桃仁、红花活血化瘀，甘温之熟地黄、当归滋阴补肝、养血调经，白芍养血和营，川芎活血行气，全方祛瘀活血养血，但偏温燥，故毒热致瘀则去川芎，生地黄易熟地黄以清热养阴活血，白芍改赤芍以清热凉血散血，加葛根解肌透热、生津养阴、逐痹活血，加连翘、柴胡、甘草清热解毒，加枳壳合柴胡行气以助活血，葛根合柴胡解肌透热，生地黄合当归滋阴养活血。两方合用，清热解毒、凉血活血、行气止痛。高热加黄芩、石膏清热解毒，心烦不安加栀子清热除烦，胸闷咳喘加杏仁、瓜蒌、桔梗肃降肺气，痰多加石菖蒲、半夏、苦参、浙贝母清化痰湿，口渴加天花粉、麦冬清热生津，大便秘结加大黄泄热通腑，气阴伤合生脉饮益气生津养阴。

附刘绪银医案：朱某，男，50岁，2003年9月5日初诊。5天前感冒发热、胸闷痛、心悸气短、胁腹胀痛，既往胆结石。某院诊断为"病毒性心肌炎""心房颤动""胆结石"，予抗病毒、消炎利胆、护心等治疗，病情好转。但低热、胸闷隐痛、心悸气短、心烦失眠、口渴口苦、咽喉黏滞感、胁腹稍胀痛、大便稍干结，尿黄。舌暗红、苔黄稍腻，脉弦数。辨证为邪热未尽、脉络瘀滞，治宜清热活血。葛根20g，苦参、瓜蒌仁各15g，柴胡、青蒿（后下）、生地黄各12g，赤芍、川芎、桃仁、当归、合欢花（后下）、延胡索、桔梗各10g，生牡蛎30g（后下），枳壳8g，川楝子、红花、甘草各5g。5剂，1日1剂，水煎2次，混匀，分3次服。二诊：低热退，大便正常，余症减轻，舌暗红、苔淡黄，脉弦。原方去青蒿、桔梗、川楝子、瓜蒌仁、桃仁、当归，加瓜蒌壳10g，续服5剂。药后仅稍胸闷气短，偶心悸，改瓜蒌薤白半夏汤合丹参饮、生脉饮加减，以善后。

4. 热入心包证

【证候原文】犀地清络饮治热陷包络，瘀塞心孔，身热，心烦不卧，神昏谵语方。（《重订通俗伤寒论》）

热多昏狂，谵语烦渴，舌赤中黄，脉弱而数，名曰心疟，加减银翘散主之；兼秽，舌浊口气重者，安宫牛黄丸主之。（《温病条辨》）

【治法】轻清透络，泄热化瘀。

【方药】犀地清络饮：犀角汁四匙（冲），牡丹皮二钱，连翘、赤芍药各钱半，鲜生地黄八钱，桃仁九粒，竹沥二瓢（冲），生姜汁二滴（冲），鲜菖蒲汁二匙（冲）。先用鲜茅根一两、灯心五分煎汤代水煎服。

加减银翘散：连翘十分，银花八分，元参、麦冬（不去心）、犀角各五分，竹叶三分。共为粗末，每服五钱，煎成去渣，点荷叶汁二三茶匙，日三服。

【阐述】心包是心的包膜组织，即膻中。《素问·灵兰秘典论》将膻中与心、肺、脾、肝、肾、胆、胃、大肠、小肠、膀胱、三焦并列为十二官，认为"膻中者，臣使之官，喜乐出焉。"《灵枢·胀论》云："夫胸腹者，脏腑之郭也。膻中者，心之宫城也。"宫即宫廷，城为城墙。膻中的原始内涵是解剖发现的包裹心脏的膜性组织，膜络一体，故心包又称心包络。《灵枢·经脉》云"心主手厥阴心包络之脉起于胸中，出属心包络，下膈，历络三焦""三焦手少阳之脉……入缺盆，布膻中，散络心包，下膈，循属三焦"。心包护卫心脏，代心行事，布达心气，助心行血，故可代心受邪，外邪犯心则先犯心包络。《灵枢·邪客》云："诸邪之在于心者，皆在于心之包络。"

热灼液成痰，煎血为瘀，热与痰瘀热搏，内窜心包则瘀塞心包，影响心藏神功能，表现为神昏谵语或昏愦、舌謇难言。热内蒸则高热、大热。耗伤营阴，煎熬血脉则舌色鲜绛、脉细数。营阴耗伤，筋骨失润，热极生风则抽搐。

本证多见于各种脑炎、脑膜炎、大叶性肺炎、中毒性痢疾、中暑等，辨证以身体灼热、神昏谵语或昏愦不语、舌謇难言、舌色鲜绛、脉细数为要点。治当轻清透络、泄热化瘀，方用犀地清络饮、加减银翘散。犀地清络饮是犀角地黄汤加味，加减银翘散源于叶天士经验，均以犀角（水牛角代）清热凉血、散血通络，以连翘清心解毒、透包络之热。犀地清络饮配牡丹皮、赤芍、生地黄即合犀角地黄汤之意，凉血活血；桃仁合牡丹皮、赤芍、生地黄凉血活血；血不利之为水，水停为痰饮，络瘀必有黏涎，故佐以辛润之姜、竹沥、菖蒲汁涤痰涎，且菖蒲芳香开窍；茅根凉血止血，灯心清心降火。诸药合用，轻清透络、通瘀泄热。加减银翘散配玄参、麦冬清热解毒、滋阴凉血，荷叶透邪泄热，竹叶心清心除烦、生津利尿，金银花清热解毒，全方以辛凉轻清为主，轻清走上，所谓"治上焦如羽，非轻不举"。两方比较，犀地清络饮凉血活血力强，加减银翘散透邪力强，前者适宜于瘀重者，后者适宜于热重者。本证可用白虎汤合犀角地黄汤，或清宫汤加减。

【附方】清宫汤：元参心、连心麦冬各三钱，莲子心五分，竹叶卷心、连翘心、犀角尖（磨冲）各二钱。热痰盛加竹沥、梨汁各五匙，咯痰不清加栝蒌皮一钱五分，热毒盛加金汁、人中黄，渐欲神昏加银花三钱、荷叶二钱、石菖蒲一钱。

二、中焦营血证

中焦关联脾胃肝胆，中焦营血证以高热、腹胀满疼痛、呕血、吐血、便血、黄疸或便秘、肌肤斑疹为主要表现，治当清热凉血、散血止血。

1. 阳明蓄血证

【证候原文】阳明证，其人喜忘者，必有蓄血。所以然者，本有久瘀血，故令喜忘。屎虽鞕，大便反易，其色必黑者，宜抵当汤下之。（237）

病人无表里证，发热七八日，虽脉浮数者，可下之。假令已下，脉数不解，合热则消谷喜饥，至六七日不大便者，有瘀血，宜抵当汤。（257）

【治法】泄热化瘀，凉血止血。

【方药】抵当汤：水蛭（熬）、虻虫（去翅足，熬）各三十个，桃仁二十个，大黄三两。以水五升，煮取三升，去滓，温服一升，不下再服。

【阐述】胃与大肠属阳明，多气多血。温热毒邪传阳明，与血搏结则成阳明蓄血病变。热结阳明，灼伤脉络则溢于脉外，随大便出则大便色黑如漆。腑气不畅，浊气不降则腹满、腹痛。离经之血随浊气上逆则呕血。瘀热内结，津液耗伤，腑气不畅则本当大便硬秘，但血液溢于肠则便稀，故屎虽硬、便反易。热扰神明则如狂或发狂，或喜忘，或神情烦躁。邪入阴分则夜热昼凉，胃热亢盛则消谷善饥。病在肠腑，未影响膀胱气化功能，故小便自利。热耗津液则舌绛、苔黄燥。

本证多见于肠道感染性疾病和流行性出血性病，辨证以发热、大便色黑、舌苔黄燥为要点。治当泄热化瘀、凉血止血，方用抵当汤。方中水蛭咸苦，入血分，破血逐瘀；虻虫苦而微寒，性尤峻猛，破血逐瘀，效近水蛭；两药相配，直入血络，行血破瘀，药力峻猛，有单刀直入之势，是破瘀常用药对。桃仁活血化瘀、润肠通便，大黄泻热通腑、祛瘀活血，两者配伍是通腑祛瘀药对。四药合用，是通腑祛瘀隅方，行血破瘀之力最强，瘀血得下则证愈，故名抵当。临证可加三七、牡丹皮、生地黄散血止血。使用本方应中病即止，体弱、年迈、孕妇当慎用。

2. 肝胆瘀热证

【证候原文】时疫发黄……胸腹有软痛处，小便自利，大便黑而发黄者，蓄血也，桃仁承气汤。（《广瘟疫论》）

【治法】解毒凉血，利胆退黄。

【方药】犀角汤合桃仁承气汤。犀角汤（方出《备急千金要方》，《张氏医通》名千金犀角散）：犀角二两，羚羊角一两，前胡、栀子、黄芩、射干各三两，大黄、升麻各四两，豆豉一升。

桃仁承气汤：大黄四钱，芒硝、当归、芍药、丹皮各二钱，桃仁十八粒。

【阐述】毒热内窜肝胆，灼伤肝络肝血则成肝胆瘀热病变。热伤津液则壮热、口渴喜冷饮。胆汁外溢则身目黄染、尿黄、舌燥。血不归肝，脉络损伤，血热妄行则鼻衄、便血、肌肤斑疹、舌红绛。热扰心神则心烦不宁或神昏谵语。

本证多见于感染性肝病，辨证以身目深黄、壮热、鼻衄、便血、肌肤斑疹、舌质红绛苔黄燥、脉弦数为要点。治当清热解毒、凉血散血、利胆退黄，方用犀角汤合桃仁承气汤。犀角汤中犀角（水牛角代）、羚羊角是清热解毒凉血之要药，配黄芩、栀子、射干、升麻则清热解毒之力大；大黄清热解毒、通腑祛瘀、利胆退黄；前胡、淡豆豉透热转气。桃仁承气汤以桃仁活血祛瘀、润肠通便，大黄清热解毒、通腑祛瘀、利胆退黄，桃仁配大黄是泻热通腑、活血祛瘀的基本药对；芒硝散结通腑，配大黄是泻热通腑散瘀积的基本药对；当归、芍药（赤芍）、牡丹皮清热凉血、散血止血。《备急千金要方》犀角汤是"治热毒流入四肢、历节肿痛方"，因热毒在四肢，故用前胡、羚羊角、淡豆豉清透邪热。本证系热毒内窜肝胆，故可去前胡、淡豆豉，合桃仁承气汤以增强清热解毒、凉血散血、利胆退黄作用，加茵陈、田基黄增强清热利湿、利胆退黄作用。口渴加天花粉、麦冬、石斛、白茅根清热生津，出血加玄参、生地黄、三七粉以增强止血作用。热毒炽盛加金银花、连翘、土茯苓、蒲公英、大青叶清热解毒。躁扰不宁、高热神昏、抽搐，用紫雪丹、至宝丹、安宫牛黄丸清热开窍、息风止痉。

【附方】犀角散（《太平圣惠方》）：犀角屑、柴胡、地骨皮、麦门冬、葛根、黄连、赤芍药、黄芩、川升麻各一两，甘草（炙微赤）半两。捣筛为散，每服三钱，以水一中盏，煎至六分，去滓，每于食后温服。一方用犀角屑、大青、川升麻各一两，柴胡、吴蓝、黄芩、乌梅肉各三分，甘草（炙微赤）半两。捣为散，每服五钱，以水一大盏，入竹叶三七片，煎至五分，去滓，不计时候温服。

犀角汤（《圣济总录》）：犀角屑半两，茵陈蒿三分，茯神（去木）二两，芍药一两半，山栀仁半两，麦门冬（去心，焙）一两半，生干地黄（焙）二两。为粗末。每服五钱匕，水一盏半，加生姜半分（拍碎），竹叶三七片，同煎至七分，去滓，食后温服。

三、下焦营血证

下焦关联肾、膀胱、大肠、小肠，下焦营血证以发热、尿血、便血为主要表现，治宜清热凉血、化瘀止血。

1. 太阳蓄血证

【证候原文】太阳病身黄，脉沉结，少腹鞕，小便不利者，为无血也。小便自

利，其人如狂者，血证谛也，抵当汤主之。（125）

伤寒有热，少腹满，应小便不利。今反利者，为有血也，当下之，不可余药，宜抵当丸。（126）

太阳病不解，热结膀胱，其人如狂，血自下，下者愈。其外不解者，尚未可攻，当先解其外。外解已，但少腹急结者，乃可攻之，宜桃核承气汤。（106）

少腹坚满，小便自利，夜热昼凉，大便闭，脉沉实者，蓄血也，桃仁承气汤主之，甚则抵当汤。（《温病条辨》）

【治法】清热逐瘀。

【方药】抵当汤：水蛭（熬）、虻虫（熬，去翅足）各三十个，桃仁二十个（去皮尖），大黄三两（酒浸）。以水五升，煮取三升，去滓，温服一升，不下再服。

抵当丸：水蛭二十个，虻虫二十五个，桃仁二十个（去皮尖），大黄三两。杵分为四丸，以水一升，煮一丸，取七合服之，晬时当下血；若不下者，更服。

桃核承气汤：桃仁五十个，大黄四两，桂枝、芒硝、甘草各二两。以水七升，煮取二升半，去滓，内芒硝，更上火微沸。下火，先食温服五合，日三服，当微利。

【阐述】《灵枢·营卫生会》曰："下焦者，别回肠，注于膀胱，而渗入焉。"小肠、膀胱为太阳，手足太阳经多次交会，经气贯通，故伤寒太阳病失治或误治则邪气入里蕴热而深入血分，热与血结于小肠、膀胱则成太阳蓄血病变。瘀热内结则耗伤津液，肠道失润，脉络不通，故少腹胀满、拘急疼痛、按之坚硬、脉沉结。热蒸腾上扰神明则心神不安、神志错乱或如狂。胆汁下行入小肠，小肠瘀热阻滞则胆道疏泄不利，胆汁逆溢则发黄。瘀热初结，病位较浅，未及于肾则仍小便自利。瘀热甚导致肾膀胱气化不利则尿少、尿血。

本证多见于肠道感染、泌尿道感染，辨证以发热、少腹满、舌红紫暗、脉沉涩或沉结等为要点，治当清热逐瘀。瘀热初结轻浅，在邪正交争过程中，若瘀血自下则邪热随瘀而去，有自愈之机转，故称"血自下，下者愈"。若瘀热不能自下者，当用以药调治，方用抵当汤（丸）、桃核承气汤。桃核承气汤系调胃承气汤化裁而成，芒硝量取调胃承气汤的四分之一，以调胃承气汤泄热通腑，加桂枝、桃仁合大黄逐瘀通经，且甘草调和诸药。全方泻热逐瘀，是治疗蓄血证的代表方，但泻下力小，故服药后"微利"（大便溏泄），这是瘀热下泄之征。

瘀热互结较深，精神失常，则病急重，以抵当汤破血逐瘀泻热。方以水蛭、虻虫破血逐瘀，桃仁、大黄逐瘀通经、泻热导下，四味配伍，力峻效猛，直抵病所攻而荡之。若病势较缓，表现为发热、少腹满、小便自利、舌红紫暗、脉沉涩或沉结，以抵当丸泻热逐瘀，峻药缓图。抵当丸药味与抵当汤相同，但水蛭、虻虫用量减少 1/3，桃仁用量增加 1/5，破血逐瘀泻热作用较抵当汤缓和，故为逐瘀泻热之缓剂。临证可加川牛膝导瘀热下行，加牡丹皮、赤芍、三七凉血散血。

【附方】抵当汤（《伤寒全生集》）：水蛭、大黄、桃仁、虻虫、枳实、当归，有热加柴胡。

抵当汤（《备急千金要方》）：虎掌（虎杖）、大黄各二两，桃仁三十枚，水蛭二十枚。以水三升，煮取一升，尽服之，当下恶血为度。

2. 肾瘀热证

【证候原文】泻肾汤治肾实热小腹胀满，四肢正黑，耳聋，梦腰脊离解及伏水等气急方。（《备急千金要方》）

【治法】清热解毒，凉血利肾。

【方药】泻肾汤：芒硝、茯苓、黄芩各三两，生地汁、菖蒲各五两，磁石八两，大黄一升。以水九升，煮七味取二升半，去滓，下大黄纳药汁中更煮，减二三合，去大黄，纳生地汁，微煎一二沸，下芒硝，分为三服。

【阐述】温热毒邪损伤肾络，热与血搏结则成肾瘀热病变。瘀热内结则发热、腰或连一身骨骼酸楚灼热刺痛、咽喉红肿热痛、发热、皮肤潮红或紫斑红疹、舌红或绛。肾气化不利则少尿、尿血、脓尿，或无尿而面目肌肤浮肿。热耗津液，损伤肺络，扰动神明，则口渴、头痛、咯血、目赤、昏妄、苔黄。

本证多见于泌尿道感染和流行性出血性肾病，辨证以发热、腰痛、尿血或有脓，或无尿而面目肌肤浮肿、咽喉红肿热痛、皮肤潮红或紫斑红疹、舌红或绛为要点。治当清热解毒、凉血利肾。泻肾汤以调胃承气汤通腑泄热、缓下热结，且大黄活血化瘀；加黄芩、玄参清热凉血，生地黄、磁石清滋肾水之真阴，生地黄配玄参凉血活血止血；茯苓、甘草利水，石菖蒲化浊通窍，细辛芳香通窍、通肾气、止疼痛。诸药合用，清热解毒、凉血利肾。临证可加牡丹皮、赤芍以凉血散血止血，加泽泻泻肾利湿。高热、咽喉痛加鱼腥草、连翘清热解毒利咽，痰鸣喘息加射干、葶苈子、瓜蒌泻肺化痰平喘，口干舌燥加天花粉、知母、芦根生津润燥。尿少、面目肌肤浮肿加白茅根、泽兰、车前子、川牛膝活血利水。

第七章

里实寒证治

里实寒证指寒邪侵淫脏腑，郁遏阳气，导致脏腑气化失调，气血涩滞的病证。临床表现以面唇色白、畏寒怕冷、形寒肢冷、小便清、舌淡、脉沉弦紧为基本特征。治疗当遵《素问•至真要大论》"寒者热之""寒淫所胜，平以辛热，佐以甘苦，以咸泻之""寒淫于内，治以甘热，佐以苦辛，以咸泻之，以辛润之，以苦坚之"的原则，以辛甘温热散寒为主，以温热制寒，以辛发散凝滞之气机和痰饮水湿，以苦涌泻痰饮水湿和坚阴及防止温热太过，以甘温化气助阳，以善入血脉之咸药软散气血之凝结。辛温散寒药多燥烈，易耗伤阴津，故不可峻猛与太过，当中病即止。若非回阳，不可峻剂重剂。

第一节 上焦实寒证治

上焦在胸中而关联心肺，上焦寒实的病理主要是寒滞心肺，阳气被遏，气血郁滞，津液输布障碍，表现为胸闷疼痛、咳喘、舌苔白、脉沉紧或沉迟，治以辛温散寒、宣通胸阳为主。

一、肺实寒证

肺实寒是阴寒之邪由表传肺或直中肺所致，表现以咳喘、咯白痰为主，治以温肺化痰、宣肺降逆为主。

（一）提纲

【证候原文】皮毛者肺之合也。皮毛先受邪气，邪气以从其合也。其寒饮食入胃，从肺脉上至于肺，则肺寒，肺寒则外内合邪，因而客之，则为肺咳。（《素问•咳论》）

形寒饮冷，内外合邪，因而客之则为肺咳。盖肺主气，外合皮毛，其经环循胃口，故内外得寒，皆能伤之，而为冷嗽。其候呼吸气寒，口如饮冰雪，呕唾冷沫，胸中急痛，昼静夜甚，得温则止，遇寒即发是也。（《圣济总录》）

【治法】温肺化痰，宣肺降逆。

【阐述】肺气分寒实是寒邪由表内舍于肺，或直中于肺，或饮寒射肺所致。寒郁于肺则肺失宣降，津液失布，故咳嗽气逆、咯痰稀白、舌苔白或白腻。寒凝气血则胸痛、形寒肢冷、脉沉紧或沉迟。

肺气分寒实辨证以咳喘、咯痰稀白、形寒肢冷、舌苔白、脉紧或沉迟为要点。肺气分寒实应与寒束肺卫鉴别，两者都咳嗽、咯痰稀白、苔白。但寒束肺卫病位以卫分肌表为主，是寒邪外袭、卫阳被遏，有恶寒发热、鼻塞流清涕等特征性表现，治以辛温解表、宣通肺气为法。肺气分寒实证病位在肺脏，是阴寒内盛，气道不利，气血津液凝滞，有胸闷痛、形寒肢冷、脉沉或沉迟等特征性表现，治以温肺化痰、宣肺降逆为法。

（二）常见证治

1. 寒邪郁肺证

【证候原文】治肺寒久嗽，四顺散方。（《圣济总录》）

治冷嗽，呼吸气寒、呕吐冷沫、胸中急痛，杏仁丸方。（《圣济总录》）

【治法】温肺散寒，宣肺降逆。

【方药】杏仁丸：杏仁（炒黄）、生姜（曝干）各一斤，陈橘皮（焙）五两，捣为末，炼蜜和丸，如梧桐子大，每服二十丸至三十丸。温酒下，不拘时候。

四顺散：干姜（炮）、甘草（炙）、陈橘皮（焙）、杏仁（炒）各等分，除杏仁外为末，入杏仁再研匀，每服一钱匕，以沸汤点服，空心食前服，日三。

【阐述】寒邪郁肺则肺宣肃失职，气道不利则咳嗽喘促、胸闷疼痛。津液输布障碍则停滞为痰饮，故咯痰稀薄、色白。寒凝血脉则形寒肢冷、面色白或紫、脉沉紧或沉迟。

本证多见于各种呼吸道疾病，辨证以咳喘、咯痰稀白、胸闷痛、形寒肢冷、无发热为要点。治宜温肺散寒、化痰降逆，方用四顺散、杏仁丸。两方均以辛温之姜温肺散寒、温化痰饮，陈皮理气散滞、燥湿化痰，杏仁宣肺降气、化痰止咳平喘，三药配伍，共奏温肺散寒、宣肺化痰、止咳平喘之功，是温肺化痰之角药。四顺散在此基础上以炮姜易干姜则增强温肺散寒之力，加甘草化痰止咳、和中益气，甘草合炮姜即《伤寒论》甘草干姜汤，辛甘化阳以温养肺胃，适用于寒邪郁肺而咳嗽吐涎沫、四肢厥冷、小便数、舌苔白、脉细弱者。杏仁丸以蜜为丸，性偏润，辛温而不燥，丸者缓也，故可久服，适用于寒邪郁肺而肢冷不明显、脉沉紧者。形寒肢冷明显加桂枝、附子、细辛、川芎温通经脉。气逆喘促加苏子、旋覆花、葶苈子肃肺降逆，痰多加白芥子、姜半夏、贝母化痰。肺气郁闭严重，胸闷加瓜蒌、薤白、苏子、桔梗宣肺开闭、宣通胸阳。年老体衰，气虚加黄芪、人参益气,阳虚加附子、人参、胡桃肉温阳益气。

附刘绪银医案:张某,男,42岁,2019年11月8日初诊。半月受凉后感冒咳嗽,服用风寒感冒颗粒剂、小柴胡颗粒剂等,效果不理想。现咽痒咳嗽、痰稀白、胸脘痞闷、食后腹胀,大便偶尔溏,肢凉怕冷。舌淡红、苔白腻,脉缓。辨证为寒邪郁肺。治宜温肺散寒、宣肺止咳,四顺散合桔梗汤加减:干姜、生姜各12g,陈皮、杏仁、桔梗、姜半夏、甘草各10g,炒苏子(包)8g。服3剂而愈。

2. 寒湿壅肺证

【证候原文】呕家本渴,渴者为欲解,今反不渴,心下有支饮故也,小半夏汤主之(《千金》云:小半夏加茯苓汤)。(《金匮要略》)

咳满即止,而更复渴,冲气复发者,以细辛、干姜为热药也。服之当遂渴,而渴反止者,为支饮也。支饮者,法当冒,冒者必呕,呕者复纳半夏,以去其水。桂苓五味甘草去桂加干姜细辛半夏汤方。(《金匮要略》附方)

【治法】温肺散寒,燥湿化痰。

【方药】小半夏汤:半夏一升、生姜半斤,水七升,煮取一升半,分温再服。

苓甘五味姜辛夏汤:茯苓四两,甘草、干姜、细辛各三两,五味子、半夏各半升。以水八升,煮取三升,去滓,温服半升,日三服。

【阐述】寒湿内舍于肺,或饮冷射肺,或其他脏腑寒湿移于肺,则成寒湿壅肺病变。湿聚则成痰,故本证又称寒痰停肺证、痰湿壅肺证。寒湿阻肺,肺气上逆则咳嗽痰多。湿性黏滞滑利,故痰黏色白易咯出。寒湿阻滞气道,肺气不利则故胸闷、气喘痰鸣。寒湿困阻气机则清气不升、浊气不降,故头晕目眩、脘腹痞满、恶心呕吐、大便溏。寒湿内盛则舌淡苔白腻、脉滑。

本证多见于呼吸道感染,辨证以咳嗽痰多、质黏色白易咯出、气喘痰鸣,舌淡苔白腻、脉滑为要点。治以温肺散寒、燥湿化痰为法,方用小半夏汤、苓甘五味姜辛夏汤。小半夏汤以药对为方,半夏辛温性燥,善温肺燥湿化痰、和胃降逆;生姜辛温,既助半夏温肺化痰降逆、和胃止呕,又制半夏之毒;二者配伍是相须相杀之用。脾胃为生痰饮之源,加性平味甘淡之茯苓,既渗湿以助化痰之力,又健脾运化湿气以杜生痰之源,三药配伍是以角药为方,即小半夏加茯苓汤,《金匮要略》以此治"卒呕吐、心下痞、膈间有水、眩悸者",《备急千金要方》以此治支饮。痰饮为津液停聚所成,热则津液蒸腾化为气,寒则津液凝聚为痰饮,故《金匮要略》云:"病痰饮者,当以温药和之。"气能行津液,气滞则津液停聚,痰饮壅滞则碍滞气机,故《太平惠民和剂局方》以小半夏加茯苓汤加橘红、乌梅、甘草,制订通治痰饮的二陈汤,橘红味苦辛性温而温散寒凝、理气宽中、燥湿化痰,体现了治痰先理气和"病痰饮者,当以温药和之";半夏、橘红以陈久者良，故方名"二陈"；少佐乌梅敛降上逆之气和润肺，乌梅与半夏、橘红相伍，散中兼收，防其燥散伤正；甘草化痰止咳、和中调药，合生姜又含甘草干姜汤之意，温肺化饮、化痰止咳；诸药配伍，共奏温肺散寒、燥湿化痰之功。

　　苓甘五味姜辛夏汤是桂苓五味甘草汤去桂枝加干姜、细辛、五味子、半夏，实际上是小半夏加茯苓汤合甘草干姜汤加细辛、五味子，干姜合半夏、茯苓即小半夏加茯苓汤，温肺散寒、运脾和胃、化痰渗湿，以干姜易生姜则增强温肺脾胃之力；细辛温肺散寒，助姜温肺散寒化饮之力；五味子用南五味子，散寒降逆、下气止咳，善治肺寒咳嗽、益阴润肺，防姜、辛化燥。干姜合茯苓、甘草又温脾健脾、和胃益气，以绝痰源。姜、辛、五味配伍是温肺化饮之角药，合半夏是温肺化痰之隅药。肺朝百脉，输布津液，寒饮停肺必致肺失宣肃，脉络郁滞，津液停聚为痰饮，桂枝既可散寒，又通经脉，故没有必要去桂枝。本方去半夏即《圣济总录》细辛散。临证可加杏仁、桔梗增强宣肺化痰湿之力，胸闷加瓜蒌、薤白、苏梗宣通胸阳，痰多加白芥子、苏子、贝母、葶苈子泻肺化痰，便溏加苍术、白豆蔻、厚朴温中燥湿。

　　【附方】小半夏加茯苓汤：半夏一升、生姜半斤、茯苓三两（一法四两），以水七升，煮取一升五合，分温再服。

　　二陈汤：半夏、橘红各五两，白茯苓三两，甘草（炙）一两半。为散，每服四钱，用水一钱，生姜七片，乌梅一个，同煎六分，去滓，热服。

　　加味二陈法（《时病论》）：白茯苓三钱，陈广皮一钱，制半夏二钱，生甘草五分，生米仁三钱，杏仁（去皮尖研）三钱，加生姜二片、饴糖一匙为引。

　　细辛散（《圣济总录》）：细辛（去苗叶）、甘草（炙）、干姜（炮）、五味子各三两，赤茯苓（去黑皮）四两。为散，每服二钱匕，沸汤点服，日三。

　　3. 寒饮停肺证

　　【证候原文】咳逆倚息，短气不得卧，其形如肿，谓之支饮……支饮不得息，葶苈大枣泻肺汤主之。（《金匮要略》）

　　咳而上气，喉中水鸡声，射干麻黄汤主之。（《金匮要略》）

　　【治法】温肺散寒，宣肺行水。

　　【方药】葶苈大枣泻肺汤：葶苈（熬令黄色，捣丸如弹子大），大枣十二枚，先以水三升，煮枣取二升，去枣，纳葶苈，煮取一升，顿服。

　　射干麻黄汤：射干十三枚（一法三两），麻黄、生姜各四两，细辛、紫菀、款冬花各三两，五味子半升，大枣七枚，半夏大者八枚（洗，一法半升）。以水一斗二升，先煮麻黄两沸，去上沫，纳诸药，煮取三升，分温三服。

　　【阐述】本证又称肺郁水停证。寒邪郁肺，肺失输布，津液停滞为饮，留于肺中；或少阴伤寒，寒邪壅肾，气化不利，津液停滞，上犯于肺；或冷饮过度，阻于胸膈，困阻脾胃，升降失司，饮浊上逆于肺则寒饮停肺。寒饮停肺，肺失宣肃则咳嗽痰多、清稀色白，津液停滞则小便不利，饮阻气机则胸闷不舒，饮邪犯胃则喜唾涎沫，饮泛溢肌肤则面目、肌肤浮肿（形肿）。

本证多见于急性呼吸道疾病和急性肾小球炎、急性肾盂肾炎，辨证以咳嗽气喘、咯痰量多、质清稀色白，或喜唾涎沫，胸满不舒，小便不利或肌肤水肿，舌苔白滑、脉弦滑为要点。本证应与寒湿壅肺鉴别，寒湿壅肺是津液凝聚成痰湿，寒与湿合，表现为咳嗽、咯痰质黏，兼恶心、便溏、头晕，治宜温肺散寒、化痰消饮，方用小半夏汤、苓甘五味姜辛半夏汤等；寒饮停肺是津液停滞、寒与水结，表现为咳嗽气喘，咯痰量多质稀或喜唾涎沫，小便不利，肌肤水肿，治宜温肺散寒、宣肺行水，方用葶苈大枣泻肺汤、射干麻黄汤。

葶苈大枣泻肺汤以味辛苦之葶苈子破坚逐邪、泻肺行水、祛痰平喘，但性寒可伤阳与损肺脾胃，故熬令色黄以制寒，是舍性取用，配甘温之大枣以补中益气和制葶苈子之弊，二药配伍是相杀之用，为泻肺平喘之药对。《千金方衍义》云："葶苈破水泻肺，大枣护脾通津，乃泻肺而不伤脾之法，保全母气以为向后复长肺叶之根本。然肺胃素虚者，葶苈亦难轻试，不可不慎。"

射干麻黄汤含小半夏汤，君以射干、麻黄开宣肺气以利水化饮、降逆平喘、散结化痰，相须为用，是宣肃肺气、化痰降逆、止咳平喘药对。以小半夏汤温化痰饮、降逆止呕；细辛温肺散寒，助姜温肺化饮，五味子（南五味子）散寒降逆、下气止咳、益阴润肺和防姜、辛化燥。姜、辛、五味子配伍为温肺化饮角药，合半夏是温肺化痰隅药。款冬花温肺宣肺、化饮止咳，紫菀温肺散寒、泻肺降逆祛痰，二者配伍，一宣一降，是宣肃肺气、化痰止咳药对；大枣合五味子补益中气、生化气血以荣肺，为佐使。诸药配伍，温肺化饮、下气降逆、止咳平喘。

葶苈大枣泻肺汤泻肺逐水力大而温宣力弱，射干麻黄汤温宣开肺力大而逐水力弱，临证可合用。痰多呕恶加苏叶、苏子、炒薏苡仁渗湿化痰、降逆止呕，咳甚喘急、胸胁满胀加苏子、杏仁、厚朴、陈皮宣肺肃肺、降气止咳。

【附方】细辛散（《圣济总录》）：细辛（去苗叶）、甘草（炙）、干姜（炮）、五味子各三两，赤茯苓（去黑皮）四两。为散，每服二钱匕，沸汤点服，日三。

4. 凉燥舍肺证

【证候原文】肺受燥凉，咳而微喘，气郁不下，润肺降气汤主之。（《医醇賸义》）

干咳者，乏痰而咳逆也。此因秋分之后，先伤乎燥，燥气内侵乎肺，当时未发，交闭藏之令乃发，斯为金寒水冷之咳也……是为燥之伏气。其证咳逆乏痰，

即有痰亦清稀而少，喉间干痒，咳甚则胸胁引疼，脉沉而劲，舌苔白薄而少津，当用温润辛金法治之。(《时病论》)

【治法】润燥肃肺，温肺降逆。

【方药】润肺降气汤：沙参、蒌仁各四钱，桑皮、苏子、郁金、合欢花各二钱，杏仁三钱，旋覆花(绢包)、橘红各一钱，鲜姜皮五分。

温润辛金法：紫菀(蜜水炒)、百部(蒸)、陈广皮(蜜水炒)各一钱，松子仁三钱，款冬花一钱五分，杏仁(去皮尖用)二钱，加冰糖五钱为引。如胸胁痛者，可加旋复、橘络；咳逆艰难者，再加松子、款冬。

【阐述】外感凉燥，内舍于肺则肺气失宣肃，故胸闷咳嗽。鼻为肺窍，咽为肺系，燥胜则干，故鼻燥咽干，喉中干痒，痒则咳嗽，声音嘶哑、唇燥、皮肤干燥。凉燥属寒，故口干不渴、舌苔白、脉紧。

本证见于流行性感冒、急性上呼吸道感染、百日咳、慢性支气管炎急性发作等，辨证以咳嗽痰少、鼻咽干燥、咽痒、舌干苔白、脉弦或紧为要点。本证应与凉燥犯卫证鉴别，凉燥犯卫是邪犯肺卫肌表，必恶寒发热；凉燥舍肺是表解而邪气内传或直中于肺，邪在肺气分之里证，无发热。本证治遵《素问》"燥者濡之""燥淫于内，治以苦温，佐以甘辛，以苦下之"的原则，若专事辛温发散则助燥，专事甘润则碍气机，故当辛开温润，润燥肃肺，宣肺降逆，方用润肺降气汤、温润辛金法。

润肺降气汤以沙参、瓜蒌仁润肺止咳，桑白皮、苏子、杏仁、橘红宣肺降气、化痰止咳，且杏仁润肺，旋覆花、郁金、合欢花肃肺降气，鲜姜皮辛温散寒，合苏子、橘红温肺化痰。诸药配伍，共奏润肺降气、散寒行滞之功。

温润辛金法以百部、紫菀、款冬花温肺润肺、止咳化痰，松子仁、冰糖润燥润肺，陈皮、杏仁理气化痰。《时病论》云："肺属辛金，金性刚燥，所以恶寒冷而喜温润也。紫菀温而且润，能畅上焦之肺。百部亦温润之性，暴咳久咳咸宜。更加松子润肺燥，杏仁利肺气。款冬与冰糖，本治干咳之单方。陈皮用蜜制，去其燥性以理肺。肺得温润，则咳逆自然渐止。"

【附方】苏子煎(《外台秘要》引《深师方》)：苏子、生姜(汁)、白蜜、生地黄(汁)、杏仁各二升。捣苏子，以地黄、姜汁浇之，绢绞取汁，更捣，以汁浇，复绞，如此六七过，令味尽，去滓，熬杏仁令黄黑，捣令如脂，又以向汁浇之，绢绞取汁，往来六七过，令味尽，去滓，纳蜜和，置铜器中，于重汤中煎之，令如饴，煎成。一服方寸匕，日三夜一。

止嗽散(《医学心悟》)：桔梗、白前、百部、紫菀各一钱五分，橘红一钱，甘草(炙)五分。为末，每服三钱，食后临卧开水调下。

　　附刘绪银医案：余某，女，3 岁，2019 年 11 月 9 日初诊。2 周前受凉后咳嗽，一直未愈。现阵发性咳嗽，夜间及遇冷则甚，咳时气促喘息，痰少，大便稍干，小便正常。舌淡红、苔厚腻淡黄，指纹达风关，淡紫。辨证为外感凉燥，内含于肺，肺失宣肃。治以润燥肃肺、温肺降逆为法，方用止嗽散合润肺降气汤加减：桑叶、南五味子、沙参、瓜蒌仁各 5g，桔梗、桑白皮、百部、紫菀各 4g，僵蚕、地龙、浙贝母、苏梗、杏仁、陈皮、甘草各 3g，蝉蜕 2g。1 日 1 剂，水煎 2 次，药液混匀，分 2 次服，药渣煎水泡足 10 分钟，7 剂而愈。

二、心实寒证

　　心实寒是因阴寒之邪由表传里或直中于心所致，表现以心痛、心悸为主，治以温里散寒、宣通心阳为主。

（一）提纲

　　【证候原文】心中寒者，其人苦病心如啖蒜状，剧者心痛彻背，背痛彻心，譬如蛊注。其脉浮者，自吐乃愈。（《金匮要略》）

　　【治法】温里散寒，宣通心阳。

　　【阐述】心居胸中而主血脉，寒邪内舍于心则收敛凝滞血脉，故胸闷、心悸、心胸疼痛或心痛彻背、面色晦暗或苍白。寒凝血脉则形寒肢冷、脉沉紧或迟。《素问·举痛论》云："经脉流行不止，环周不休，寒气入经而稽迟。泣而不行，客于脉外则血少，客于脉中则气不通，故卒然而痛……或心与背相引而痛者。"《圣济总录》云："正经不受邪，其支别之络脉，为风寒邪气所乘，令人心痛，盖寒邪之气，痞而不散，内干经络则发为心痛，乍间乍甚，乃其证也。"肺朝百脉，与心相连，寒凝心脉则肺失宣肃、津液停滞为痰，故胸满咳喘、咯痰、咽喉不利。血不利则为水，水壅于心则心胀，水滞胸胁腹内则胸胁支满、腹胀、肌肤浮肿。

　　对于外感心气分寒实，历代医家论述较少，当今医家及教材也没有明确提出，只是在论述胸痹心痛时提及外感寒邪可诱发心痛。但一些感染性疾病可出现心气分寒实的病理变化，辨证以胸闷心悸、心痛、面色晦暗、形寒肢冷、舌淡苔白、脉沉紧或迟为要点。治宜遵《素问》"寒者热之""结者散之"的原则，以温阳散寒、宣通心阳为法，常用附子、桂枝、细辛、薤白、川芎之类。

　　心气分寒实应与心虚寒相鉴别，两者均表现心悸、心痛、形寒肢冷。但心气分寒实是因阴寒之邪内舍所致，发病有冒受寒冷史，表现为心痛剧烈、心痛彻背、背痛彻心、苔白、脉沉紧或沉迟；心虚寒是因年老体衰、久病导致心之阳气虚损所致，表现为平素畏寒肢冷，心隐痛而活动后加重，舌淡胖、脉沉细。

（二）常见证治

1. 寒凝心脉证

【证候原文】心痛彻背，背痛彻心，乌头赤石脂丸主之。（《金匮要略》）

【治法】温阳散寒，通络止痛。

【方药】乌头赤石脂丸：蜀椒一两（一法二分），乌头一分（炮），附子（炮）半两（一法一分），干姜一两（一法一分），赤石脂一两（一法二分）。末之，蜜丸如梧子大，先食服一丸，日三服（不知，稍加服）。

【阐述】《素问·气交变大论》云："岁火不及，寒乃大行……民病胸中痛，胁支满，两胁痛，膺背肩胛间及两臂内痛，郁冒朦昧，心痛暴暗。"心主血脉，诸阳受气于心胸而转输于背。寒邪内客心脉，血脉凝滞则胸闷心痛、心痛彻背、背痛彻心、面色晦暗或苍白、脉沉紧或弦紧。寒遏阳气，血脉不利则形寒肢冷、四肢不温，阴寒内盛则舌苔白。

本证多见于感染性疾病并发心肌炎、心内膜炎及急性冠状动脉综合征，辨证以受寒后卒然心痛、四肢不温、苔白、脉紧为要点。治当温阳散寒、通络止痛。乌头赤石脂丸中乌头大辛大热，驱散阴寒，温经止痛；蜀椒、干姜辛温散寒；附子合干姜即干姜附子汤，破阴回阳，温经止痛，药力峻猛。赤石脂色赤入心，收敛心气。尤在泾《金匮要略心典》云："心背彻痛，阴寒之气偏满阳位，故前后牵引作痛。沈氏云：邪感心包，气应外俞则心痛彻背；邪袭背俞，气从内走则背痛彻心。俞脏相通，内外之气相引则心痛彻背，背痛彻心。即经所谓寒气之客于背俞之脉，其俞注于心，故相引而痛是也。乌、附、椒、姜同力协济，以振阳气而逐阴邪，取赤石脂者，所以安心气也。"临证可加川芎、丹参、降香、冰片芳香通络、活血止痛，疼痛汗出淋漓、脉微细合生脉饮（人参、五味子、麦冬）益气敛阴，心痛剧烈先含服苏合香丸或冠心苏合丸、麝香保心丸、速效救心丸。

2. 浊蔽心阳证

【证候原文】胸痹之病，喘息咳唾，胸背痛，短气，寸口脉沉而迟，关上小紧数，栝蒌薤白白酒汤主之。（《金匮要略》）

胸痹不得卧，心痛彻背者，栝蒌薤白半夏汤主之。（《金匮要略》）

胸痹心中痞，留气结在胸，胸满，胁下逆抢心，枳实薤白桂枝汤主之。（《金匮要略》）

【治法】温通胸阳，行气祛痰。

【方药】栝蒌薤白白酒汤：栝蒌实（捣）一枚，薤白半升，白酒七升。同煮，取二升，分温再服。

栝蒌薤白半夏汤：栝蒌实一枚，薤白三两，半夏半斤，白酒一斗。同煮，取四升，温服一升，日三服。

枳实薤白桂枝汤：枳实四枚、厚朴四两、薤白半斤、桂枝一两、栝蒌实（捣）一枚，水五升，先煮枳实、厚朴，取二升，去滓，纳诸药，煮数沸，分三次温服。

【阐述】寒遏气机导致津液运化输布失常则停聚为痰浊，痰浊阻滞心脉，痹阻胸阳则胸闷心悸、心痛短气。《血证论》云："心中有痰者，痰入心中，阻其心气，是以心跳不安。"痰浊壅痹上焦则咳喘、吐涎沫、舌苔白腻、脉弦滑。

本证多见于感染性心肌炎、心包炎、心内膜炎等病，辨证以胸闷心悸、心痛、舌苔白腻、脉弦滑为要点。治宜温通胸阳、行气祛痰，方用栝蒌薤白白酒汤、栝蒌薤白半夏汤、枳实薤白桂枝汤，后二者是前者化裁而成。栝蒌薤白白酒汤君以栝蒌实理气宽胸、涤痰散结、开通痹塞；薤白辛散苦降、温通滑利，善散阴寒之凝滞，行胸阳之壅结，为治胸痹要药，为臣；瓜蒌实配薤白，既祛痰结，又通阳气，相辅相成，为治胸痹对药；佐以白酒辛散温通、行气活血，既轻扬上行而助药势，又加强薤白行气通阳之力；三药配伍，共奏散寒通阳、祛痰宽胸之功。痰浊甚加半夏、石菖蒲、陈皮、厚朴燥湿化痰，胸闷脘痞腹胀加枳实、陈皮、生姜、白术、厚朴理气散滞、除满消痞，《肘后备急方》云："胸痹之病，令人心中坚痞忽痛，肌中苦痹。绞急如刺，不得俯仰，其胸前皮皆痛，不得手犯，胸满短气，咳嗽引痛，烦闷自汗出，或彻引背膂，不即治之。数日害人，治之方……橘皮半斤、枳实四枚、生姜半斤，水四升，煮取二升，分再服。"寒盛加肉桂、干姜、附子温阳散寒。腹胀满而逆气上冲加厚朴、枳实、白术下气除满，加桂枝平冲降逆。舌质暗红或有瘀斑者，加丹参、红花、赤芍、川芎活血祛瘀，心悸加龙骨、牡蛎定悸，呕吐加生姜、陈皮化痰止呕。

3. 寒湿蕴心证

【证候原文】胸痹缓急者，薏苡附子散主之。（《金匮要略》）

【治法】散寒利湿，缓急止痛。

【方药】薏苡附子散：薏苡仁十五两，大附子十枚（炮）。杵为散，服方寸匕，日三服。

【阐述】"缓急"，尤怡《金匮要略心典》和何任《金匮要略通俗讲话》谓胸痹疼痛"或缓或急"，冯世伦等《经方传真》称为"时缓时急"，周扬俊《金匮玉函经二注》谓缓解紧急之痛。我们认为既云"胸痹"则胸痛，胸痹疼痛是经脉拘急所致，不治则死，故缓急即缓其急。

《素问•痹论》云："风寒湿三气杂至，合而为痹也……脉痹不已，复感于邪，内舍于心。"寒湿内舍心胸，或外感病脏腑气化失常，湿从内生，上聚于心胸则阻滞心脉。寒湿郁阻，血脉拘急不畅则胸闷心悸、心痛。寒湿郁阻上焦气机，肺失宣肃则咳嗽上气、喉间痰鸣、咳吐涎沫。寒湿阻滞,清阳不升和不实四肢,则头身困重、眩冒、关节疼痛肿胀。寒湿内盛则舌淡苔白滑、脉濡缓。

本证多见于感染性心肌炎、心包炎、心内膜炎、风湿性心脏病、胸膜炎等,辨证以胸闷心悸、心胸闷痛、头身困重、舌苔白滑、脉濡为要点。治当温阳利湿,方用薏苡附子散。薏苡仁味甘微寒,渗湿利水、除痹散结,缓经脉拘急以止痛。附子味辛性大热,温阳化气、散寒止痛,配薏苡仁温运水湿,所谓"病痰饮者,当以温药和之"。本方温阳通阳、散寒化湿仍显不足,临证应合用温化痰湿、宣通胸阳之方,如苓桂术甘汤、瓜蒌薤白半夏汤。胸背刺痛、唇舌紫暗加川芎、丹参活血止痛,胸脘痞闷、呕恶多痰加半夏、生姜燥湿化痰、和胃止呕,咳喘加瓜蒌、苏子、桔梗、杏仁宣肺降逆、化痰止咳,气短乏力加人参益气,心悸加龙骨、牡蛎或合《伤寒论》桂枝甘草龙骨牡蛎汤温阳定悸,便溏加茯苓、白术健脾化湿,形寒肢冷、肢节疼痛加桂枝、细辛温经止痛。

附刘绪银医案:孙某,男,51 岁,1986 年 12 月诊。既往有冠心病史,一直未愈。因洗澡受寒后胸前区疼痛,以"冠心病心绞痛"入住某院治疗,予西药及丹参注射液等,2 天后发生心肌梗死,经抢救脱离危险。胸闷隐痛,牵涉胸背部,脘痞恶心,喜吐涎沫,手足凉,大便稍溏,尿清长,舌暗淡,边有涎沫,苔白滑腻,脉沉细缓。辨证为寒湿内聚,脉络不通。治以温阳散寒、化湿通络为法,薏苡附子散合瓜蒌薤白半夏汤加减:炒薏苡仁 30g,丹参、茯苓各 15g,附子(先煎)、瓜蒌、薤白、桂枝、姜半夏各 8g,甘草 6g。1 日 1 剂,水煎 2 次,药液混匀,分 3 次温服。5 剂后,脘痞恶心平伏,胸闷痛减轻,二便正常,仍手足凉,舌暗淡、苔白稍腻,脉沉细缓。守原续服 7 剂,诸症平伏而出院。

4. 寒饮停心证

【证候原文】风寒湿三气杂至,合而为痹也……心痹者,脉不通,烦则心下鼓,暴上气而喘,嗌干善噫,厥气上则恐。(《素问·痹论》)

水在心,心下坚筑,短气,恶水不欲饮。(《金匮要略》)

心水者,其身重而少气,不得卧,烦而躁,其人阴肿。(《金匮要略》)

【治法】温阳散寒,化气行水。

【方药】苓桂术甘汤(《金匮要略》):茯苓四两,桂枝、白术各三两,甘草二两。以水六升,煮取三升,分温三服,小便则利。

【阐述】"心下鼓"指上腹部膜胀,"心下坚筑"指上腹部痞硬。外感寒湿,内传脏腑,气化失调则津液停而为饮。饮壅滞于心则阻遏心阳,心血郁滞,故胸闷心悸怔忡、心胀心痛。心与肺以脉相连,水饮滞心脉则肺宣肃失常,故喘满、气急气短。心血郁滞则一身血脉郁滞,血不利则为水,故肌肤水肿、心下鼓、下肢肿胀。水饮阻滞气机则清阳不升、浊气不降，故昏眩、恶心呕吐、吐涎沫、小便不利。寒饮内积，气血郁滞则形寒肢冷、舌淡苔白滑或白腻、脉弦滑或沉细。

本证多见于感染性心肌炎、心内膜炎、心包炎和急性心衰等，辨证以心悸怔忡、胸闷短气、浮肿、舌淡苔白滑为要点。治宜温阳散寒、化气行水，方用苓桂术甘汤。《伤寒论》茯苓甘草汤（茯苓、桂枝、甘草、生姜）治伤寒水气乘心、厥而心下悸，本方以白术易生姜，重用甘淡之茯苓合白术、甘草渗湿化饮、健脾益气、崇土制水。桂枝合甘草即桂枝甘草汤，温振心阳、温阳化气、平冲降逆、通利血脉，苓桂相合是温阳化气利水药对，术苓相须是健脾祛湿药对，茯苓、桂枝、白术相配是温阳健脾化湿角药。张锡纯加人参、附子、干姜、威灵仙，以治寒饮凝滞。《医学衷中参西录》云："用苓桂术甘汤，以助上焦之阳。即用甘草协同人参、干姜，以助中焦之阳。又人参同附子，名参附汤……协同桂枝，更能助下焦之阳……三焦阳气宣通，水饮亦随之宣通，而不复停滞为患矣。至灵仙与人参并用，治气虚小便不利甚效……而其通利之性，又能运化术、草之补力，俾胀满者服之，毫无滞碍，故加之以为佐使也。"心悸怔忡加煅龙骨、煅牡蛎镇惊定悸，恶心呕吐加半夏、生姜燥湿化痰、和中止呕，形寒肢冷加附子温阳散寒，头目昏眩加泽泻利水降逆，心痛加川芎、丹参、瓜蒌、薤白宣通心阳、活血止痛，胸腹胀满加厚朴燥湿理气、散滞除满，咳喘上气加苏子、杏仁宣肺降逆、止咳平喘，肌肤水肿加泽泻、猪苓、车前子利水消肿。

【附方】加味苓桂术甘汤（《医学衷中参西录》）：于术、干姜、人参各三钱，桂枝尖、茯苓片、乌附子各二钱，甘草一钱，威灵仙一钱五分。

三、寒湿结胸证

【证候原文】病在阳，应以汗解之，反以冷水潠之，若灌之，其热被劫不得去，弥更益烦，肉上粟起，意欲饮水，反不渴者，服文蛤散。若不差者，与五苓散。寒实结胸，无热证者，与三物小陷胸汤，白散亦可服。（141）

【治法】温阳逐水，涤痰散结。

【方药】三物白散（《外台秘要》名桔梗白散）：桔梗三分，巴豆一分（去皮心，熬黑，研如脂），贝母三分。三味为散，内巴豆，更于臼中杵之，以白饮和服，强人半钱匕，羸者减之。病在膈上必吐，在膈下必利，不利，进热粥一杯，利过不止，进冷粥一杯。

【阐述】结胸证是有形之邪阻结胸膈病证。"无热证"指无发热、潮热、口不烦渴等热象的证候表现。"潠"同"噀"，喷出之义；"以冷水潠之"是古代退热方法，指以冷水喷洒。方有执《伤寒论条辨》云："在阳，谓表未罢热未除也。潠，喷之也。灌，溉之也。被，蒙也。言邪蒙冒于溅灌之水，郁闭而不散，热怅烦恼益甚也。粟起，言肤上粒起如粟。水寒郁留于表而然也。意欲得水而不渴者，邪热虽甚，反为水寒所制也。"

三物小陷胸汤即小陷胸汤（黄连一两、半夏半升、栝蒌实大者一个），文蛤散独用文蛤，二方性偏寒，与本证不符。柯韵伯《伤寒来苏集》云："太阳表热未除，而反下之，热邪与寒水相结，成热实结胸。太阴腹满时痛，而反下之，寒邪与寒药相结，成寒实结胸。无热证者，不四肢烦疼者也。名曰三白者，三物皆白，别于黄连小陷胸也。旧本误作三物，以黄连、栝蒌投之，阴盛则亡矣。又误作白散。是二方矣。黄连、巴豆，寒热天渊，云亦可服，岂不误人。"《医宗金鉴•订正仲景全书•伤寒论注》云："无热证之下，与三物小陷胸汤，当是三物白散，小陷胸汤四字，必是传写之误。桔梗、贝母、巴豆三物，其色皆白，有三物白散之义，温而能攻，与寒实之理相属。小陷胸汤乃栝蒌、黄连皆性寒之品，岂可以治寒实结胸之证乎。亦可服三字亦衍文也。"

原文虽曰是外感发热误用冷水降温所致，但稽之临床，寒湿内舍胸胁，或外感寒邪，肺失宣肃，津液输布障碍而为痰湿，寒与痰湿互结，结于胸胁亦成寒湿结胸病变。寒湿结于胸胁，气机郁阻则心胸膈间痞硬胀满疼痛、脉沉紧、大便闭结、恶心呕吐。寒湿内盛，阳气郁遏，故身不热、不渴、肢冷恶寒、舌白苔滑。

本证多见于呼吸道感染和消化系统疾病，如胸膜炎、胸腔积液、肺炎、肺脓疡、肠梗阻、胆囊炎等，辨证以胸膈间痞硬、胀满疼痛、大便不通、舌苔白腻、脉沉滑为要点。治宜遵《素问》"寒者热之""结者散之"的原则，以温阳逐水、涤痰散结为法，方用三物白散。以辛热之巴豆温散寒实、攻逐痰水，贝母涤痰散结，桔梗开泄肺闭。全方药性峻猛，巴豆辛热有毒，攻泻甚烈，且能催吐，故病位偏上则因吐而减，病位偏下则因利而解。巴豆油泻下作用峻烈，过量可致死，巴豆去皮心熬（炒）即炒熟之意，可减少巴豆油而使性缓。药后未泻进热粥以促进肠蠕动，则泻下甚速；药后泻不止进冷粥以镇静肠黏膜，粥又护胃益气而防药伤胃损气。《医宗金鉴》云："是方治寒实痰水结胸，极峻之药也。君以巴豆极辛极烈，攻逐寒水，斩关夺门，所到之处无不破也。佐以贝母开胸之结，使以桔梗为之舟楫，载巴豆搜逐胸邪，膈上者必吐，膈下者必利，使其邪悉尽无余矣。然惟知任毒以攻邪，不量强羸，鲜能善其后也，故羸者减之。不利进热粥，利过进冷粥，盖巴豆性热，得热则行，得冷则止，不用水而用粥者，藉谷气以保胃也。"

四、寒饮停胸膈证

【证候原文】太阳中风，下利，呕逆，表解者，乃可攻之。其人漐漐汗出，发

作有时，头痛，心下痞，鞕满，引胁下痛，干呕，短气，汗出，不恶寒者，此表解里未和也，十枣汤主之。（152）

饮后水流在胁下，咳唾引痛，谓之悬饮……脉弦数者，有寒饮，冬夏难治。脉沉而弦者，悬饮内痛。病悬饮者，十枣汤主之。（《金匮要略》）

支饮不得息，葶苈大枣泻肺汤主之……支饮上壅胸膈，直阻肺气，不令下降，呼息难通，非用急法不可……饮家反渴，必重用辛，上焦加干姜、桂枝。（《温病条辨》）

悬饮者，水流胁下，咳吐引痛。胁乃肝胆之位，水气在胁则肝气拂逆，而肺金清肃之令不能下行，故咳而引痛也。椒目瓜蒌汤主之。（《医醇賸义》）

【治法】温里散寒，泻下逐水。

【方药】十枣汤：芫花（熬）、甘遂、大戟。上三味，等分，各别捣为散。以水一升半，先煮大枣肥者十枚，取八合，去滓，内药末，强人服一钱匕，羸人服半钱，温服之，平旦服。若下少病不除者，明日更服，加半钱，得快下利后，糜粥自养。

椒目栝蒌汤：椒目五十粒，瓜蒌实五钱，桑皮、葶苈子、茯苓各二钱，橘红一钱，半夏、苏子各一钱五分，蒺藜三钱，姜三片。

【阐述】"太阳中风"指伤寒表虚证，"下利、呕逆"是里证，原文"太阳中风，下利，呕逆"是表里同病证，治当先表后里或表里双解，切不可先后失序，故曰"表解者，乃可攻之"。"其人漐漐汗出"至"十枣汤主之"是水饮内停胸胁证治。《素问•至真要大论》云："湿淫所胜则埃昏岩谷，黄反见黑，至阴之交。民病饮积心痛……太阴之复，湿变乃举，体重中满，食饮不化，阴气上厥，胸中不便，饮发于中，咳喘有声。"寒湿之邪内传则郁遏气机，气化失调，津液输布障碍而为饮，或内有水饮寒湿，外感阴寒之邪，内外合邪，积于胸胁则成寒饮停胸病变。寒饮阻滞胸胁，胸阳不宣，肺气不利，脉络不畅，则咳喘气促、胸胁疼痛、短气、肋间胀满或一侧胸廓隆起。寒饮内滞则舌苔白滑、脉沉弦。饮停胸胁，阻碍气机，胃失和降则心下痞硬满、引胁下痛、呕逆。津停为饮而不上润则渴，水饮下走肠间则下利，水饮上干头则头痛，饮溢肌肤则浮肿。寒饮壅滞络脉，营卫不和则微微汗出、发作有时，此与太阳中风相似，应注意加以鉴别，切不可误为太阳中风。太阳中风必有恶寒发热等症，当表解。水饮停聚胸胁，因水饮上下走窜，虽"汗出"而没有发热恶寒，是"表解里未和也"。

本证多见于感染性胸膜炎和外感病并发胸腔积液，以胸胁疼痛、肋间胀满、呼吸急促、舌苔白滑、脉沉弦为辨证要点。治当温里散寒、泻下逐水，方用十枣汤、姜桂十枣汤、椒目栝蒌汤。

十枣汤中甘遂善行经隧水湿，大戟善泄脏腑水湿，芫花善消胸胁伏饮痰癖，三药峻猛有毒，易伤正气，故配伍甘温之大枣缓和诸药毒性、益气护胃、培土制水，本方是治水饮内停的基本方。痰浊偏盛，胸胁满闷、苔浊腻，加薤白、杏仁宣肺化痰通阳。胸胁支满、体弱食少加苍术、白术健脾化湿，胸胁胀满痛甚加香附、桃仁、旋覆花通络止痛。方中大戟、甘遂苦寒，虽芫花辛温、大枣甘温，但总体上偏寒，温阳散寒之力不足，故临证应加辛温散寒、温化痰饮之品，《温病条辨》加干姜、桂枝温里散寒、温经止痛、温脾运湿，所谓"病痰饮者，当以温药和之"。十枣汤虽治悬饮疗效较好，但药有毒性，攻力猛峻，不适宜常服及阳虚体弱者，故《医醇賸义》制椒目瓜蒌汤。椒目瓜蒌汤中椒目辛辣气香，走窜通络、利水消肿、祛痰平喘；瓜蒌、桑皮、葶苈子、苏子宣肺肃肺、下气利水、化痰平喘；生姜温散寒湿，且和中以制椒目、葶苈子伤胃之弊；茯苓、橘红、半夏、生姜相合含二陈汤之意，燥湿化痰；蒺藜为风药，疏利脉络，荡涤水湿。焦树德老以椒目瓜蒌汤为基础制源堤归壑汤（全瓜蒌、冬瓜皮各30g，川椒目6～9g，杏仁、枳壳、广橘红各9g，茯苓15～25g，淡猪苓15g，车前子9～15g，泽泻12g，桂枝5g）。

第二节　中焦实寒证治

中焦关联脾胃肝胆，寒邪郁遏中焦则脾胃升降失常和肝胆疏泄失职，表现为胁胀胁痛、腹胀腹痛、恶心呕吐、腹泻。治当遵《素问》"寒者热之""木郁达之""土郁夺之"的原则，以温中散寒、疏利气机为法。

一、太阴阳明寒实证

脾属太阴，阳明包括胃与大肠，脾主运化升清，胃主受纳腐熟、降浊，大肠主传导，胃与大肠以通降为顺。寒湿郁遏气机则脾胃运化腐熟失职、升降失常，大肠传导失职，表现为腹胀痛、食纳不振、恶心呕吐、腹泻或便秘。治当温中散寒，调畅气机。

（一）证治提纲

【证候原文】寒气客于肠胃之间、膜原之下，血不得散，小络急引故痛。按之则血气散，故按之痛止……寒气客于肠胃，厥逆上出，故痛而呕也。（《素问·举痛论》）

【治法】温中散寒，健脾和胃。

【阐述】寒湿毒邪内传太阴阳明，或饮食寒冷而寒湿毒邪直入脾胃，则产生太阴阳明寒实病变。寒凝太阴阳明则脾胃运化腐熟障碍，清气不升，浊气不降，故脘腹冷痛、胀满、恶心呕吐或呕吐食物、呃逆、嗳酸腐、腹泻或完谷不化或便秘。寒遏脾胃阳气，运化无力，津液内停则为饮，饮停胃肠则肠鸣辘辘。寒凉内积，气血郁滞，清阳不实四肢则肢体冷、舌淡苔白、脉紧。

太阴阳明实寒证多见于急性胃肠道炎，辨证以脘腹胀满冷痛、恶心呕吐、腹泻、肢体冷、舌淡苔白、脉紧为要点。治以温中散寒、行气散滞为法，常用附子、桂枝、生姜、干姜、豆蔻仁、砂仁、木香。寒湿困阻则必致脾失健运，胃腑滞满，食纳不化，水湿痰浊内生，故当重视健脾开胃、消食化浊。健脾运脾用黄芪、茯苓、白术、苍术，开胃消食常用山楂、神曲、生姜、莱菔子，化湿浊常用藿香、佩兰、苏叶、半夏、陈皮、厚朴、苍术、枳实、生姜。

胃为阳土，喜润恶燥，以降为顺，受纳饮食。《素问·生气通天论》曰："脾气不濡，胃气乃厚。"《临证指南医案》云："太阴湿土，得阳始运，阳明燥土，得阴自安，以脾喜刚燥，胃喜柔润也。"脾得阳气温煦则运化健旺，胃得阴柔滋润则通降正常。故应注意顺脾胃之性，燥润兼顾，稍佐甘润，以顾护脾胃之阴，培中宫、通滞涩而不燥。

（二）常见证治

1. 寒邪客胃证

【证候原文】谷入于胃，胃气上注于肺。今有故寒气与新谷气，俱还入于胃，新故相乱，真邪相攻，气并相逆，复出于胃，故为哕。（《灵枢·口问》）

【治法】温中散寒，行气止痛。

【方药】香苏散（《太平惠民和剂局方》）：香附子（炒香，去毛）、紫苏叶各四两，甘草（炙）一两，陈皮二两。为末，每服三钱，水一盏煎七分，去滓，热服，不拘时候，日三服。若作细末，只服二钱，入盐点服。加沉香名沉香饮子。

【阐述】《三因极一病证方论·九痛叙论》云："若十二经络外感六淫，则其气闭塞，郁于中焦，气与邪争，发为疼痛，属外所因。"寒邪由口鼻吸入，或脘腹受凉，或饮食寒凉，则寒邪直中于胃。寒客胃则胃气失和降，胃气郁滞则痛，上逆则呕哕。中阳被遏则身寒、脘腹冷痛、得温痛减、遇寒痛重、口淡不渴或喜热饮，舌淡苔白，脉弦紧。

本证多见于急性胃肠道炎和慢性胃肠道疾病急性发作，辨证以脘腹冷痛，得温痛减，遇寒加重，舌淡苔白，脉弦紧为要点。治当温中散寒、行气止痛，方用香苏散。对于香苏散，医家多认为苏叶是君药，所主证候是外感风寒兼气滞证，如《医方集解》云："此手太阴药也。紫苏疏表气而散外寒，香附行里气而消内壅，橘红能兼行表里以佐之（橘红利气，兼能发表散寒，盖气行则寒散，而食亦消矣），甘草和中，亦能解表为使也。"我们认为方名香苏散，香附亦是君药。

香附味辛微苦微甘性平，入肝、脾、三焦经，炒用则性温，加强温散作用，以温中散寒、行气开郁。《本草纲目》云："香附之气平而不寒，香而能窜，其味多辛能散，微苦能降，微甘能和。"苏叶辛温，归肺脾经，既温中驱寒，又轻扬散滞，且芳香醒脾开胃，助香附温中散寒、行气散滞。《名医别录》云苏叶"主下气，除寒中"。《本草纲目》云苏叶"行气宽中，消痰利肺，和血，温中，止痛"。香附配苏叶是温胃散寒、行气散滞的基本药对，共为君。胃失和降则浊气不降为湿浊，故佐陈皮，既助香苏行气散滞以畅气机，又化湿浊。使以甘草健脾和中、化湿、和药。诸药配伍，使胃寒得解，气机得畅。临证加高良姜，与香附为伍，则合良附丸之意，增强温中散寒、行气止痛作用。脘腹拘急掣痛拒按或隆起如拳状加吴茱萸、干姜、丁香、桂枝温中散寒止痛，脘腹胀满加木香行气散滞、脘痞不食、嗳气呕吐加生姜、枳壳、神曲、鸡内金、半夏消食导滞、温胃降逆，呃逆加刀豆子、旋覆花、代赭石理气降逆，兼表寒加荆芥、防风、羌活、生姜解表散寒。《医学心悟》加荆芥、秦艽、防风、蔓荆子、川芎、生姜，治四时感冒之头痛项强、鼻塞流涕、身体疼痛、发热恶风寒、无汗、舌苔薄白、脉浮者。《保命歌括》加苍术、川楝子，治小肠气、肾核胀痛。《医略六书》加藿香、砂仁，治妊娠暑月外感、肝胃受病之吐泻不已、胎动不安。董建华教授以苏梗易苏叶，加枳壳、厚朴、延胡索、川楝子等，治胃肠气血郁滞胀满疼痛。

【附方】香苏散（《世医得效方》）：香附子（炒去毛）五两，紫苏（去根）二两半，陈皮、甘草、苍术各二两。锉散，每服四钱，水盏半，生姜三片，葱白二根煎，不拘时候，得汗为妙。治四时伤寒伤风，伤湿伤食，大人小儿皆可服。

香苏散（《博济方》《普济方》名紫苏散）：紫苏叶（拣择净、焙干）、肉豆蔻（去壳）、天雄（锉碎，以盐一分同炒令黄色住）、青皮（去白）、缩砂仁、川芎、甘草各一分，蛮姜（炮）半分，白术（锉细，微炒黄色）半两。每服二钱，以水一盏，加生姜三片，同煎至五分，温服，日三服。

附刘绪银医案：李某，男，46岁，2014年12月10日初诊。2日前受凉后恶寒发热、胃脘隐痛，恶心呕吐2次，腹泻1次，自服藿香正气水后恶寒发热止，但仍胃脘隐痛，既往有慢性胃炎病史，未愈。刻诊：胃脘隐痛，喜按，胁腹稍胀，恶心欲呕，大便溏，日3次，舌淡红、苔白稍腻，脉弦。诊断为胃脘痛（西医诊断为慢性胃炎），辨证为寒邪客胃，治以温中散寒、行气止痛为法。方用香苏散加减：香附子、陈皮、紫苏叶（后下）各10g，苏梗、法半夏各8g，甘草6g。服3剂而症状平伏，嘱注意调养，食当温软熟。

2. 寒湿困阻证

【证候原文】平胃散治脾胃不和，不思饮食，心腹胁肋胀满刺痛，口苦无味，胸满短气，呕哕恶心，噫气吞酸，面色萎黄，肌体瘦弱，怠惰嗜卧，体重节痛，常多自利，或发霍乱，及五噎八痞，膈气反胃，并宜服。常服调气暖胃，化宿食，消痰饮，辟风、寒、冷、湿四时非节之气。（《太平惠民和剂局方》）

胃苓汤：夏秋之间，脾胃伤冷，水谷不分，泄泻不止。（《丹溪心法》）

足太阴寒湿，痞结胸满，不饥不食，半苓汤主之。（《温病条辨》）

【治法】温中散寒，行气燥湿。

【方药】平胃散：苍术五斤（去粗皮，米泔浸二日），浓朴（去粗皮，姜汁制，炒香）、陈皮（去白）各三斤二两，甘草三十两（炒）。为细末，每服二钱，以水一盏，入生姜二片，干枣二枚，同煎至七分，去姜枣，带热服，空心食前，入盐一捻，沸汤点服亦得。

胃苓汤：甘草、茯苓、苍术、陈皮、白术、官桂、泽泻、猪苓、厚朴，上锉，每服五钱，水煎，姜五片，枣二枚。

半苓汤方：半夏、茯苓块各五钱，川连一钱，浓朴三钱，通草八钱。水十二杯，煮通草成八杯，再入余药煮成三杯，分三次服。

【阐述】淋雨涉水，居处潮湿，或饮食寒凉生冷，以致寒湿侵淫，内困中焦脾胃。寒湿内困则气机郁滞，故脘腹胀满疼痛。寒湿内阻则中阳被遏，清阳不实四肢则形寒肢冷、脘腹冷。寒湿困阻脾胃则脾失健运，胃失和降，故纳食不香、恶心呕吐、完谷不化。湿性趋下，寒湿内盛则水谷并走大肠，故大便溏或腹泻如水样，或痢下赤白黏冻。寒湿内盛则舌淡苔白腻、脉紧或滑。

本证又称寒湿困脾证、太阴寒湿证、湿困脾阳证，多见于急性肠炎、霍乱、副霍乱等，辨证以脘腹胀满冷痛、便溏或下痢、头身困重、舌淡苔白腻、脉滑或沉紧为要点。治当温中散寒、燥湿理气，方用平胃散、胃苓汤、半苓汤。

平胃散君以芳香味苦性温之苍术燥湿化湿、运脾开胃；脾气之转输，湿邪之运化，皆赖于气之运行，湿邪易阻碍气机，气滞则湿郁，故臣以芳香辛苦性温之厚朴行气消满、燥湿化湿，与苍术配伍，燥湿以健脾，行气以化湿，湿气去则脾得运化，是温中燥湿理气药对；佐以陈皮理气和胃、芳香醒脾，助苍术、厚朴之力。甘草和中化湿，合生姜温中和胃、化痰湿，且甘草调和诸药。煎加姜枣，温中兼调和脾胃。全方燥湿运脾、行气除满，《成方便读》云："夫土曰稼穑，不及为之卑监，太过则曰敦阜。平胃者，平胃中之敦阜也……故用苍术辛温燥湿，辟恶强脾，可散可宣者，为化湿之正药。厚朴苦温，除湿而散满；陈皮辛温，理气而行痰，以佐苍术之不及。但物不可太过，过刚则折，当如有制之师，能戡祸乱而致太平。故以甘草中州之药，能补能和者，赞辅之，使湿去而土不伤，致于平和也。"临证可加干姜、草果温化寒湿，湿盛泄泻加茯苓、泽泻、薏苡仁渗湿止泻，食滞加神曲、炒莱菔子、枳实化食消痞。张景岳认为"凡呕吐等证，多有胃气虚者，一闻苍术之气，亦能动呕"，故以干姜易苍术制和胃饮，"治寒湿伤脾，霍乱吐泻，及痰饮水气，胃脘不清，呕恶、胀满、腹痛等证"（《景岳全书·新方八阵》）

胃苓汤由平胃散合五苓散而成，但含茯苓甘草汤、苓桂术甘汤之意。方以平胃散燥湿运脾、行气除满，以五苓散温阳化气、利水渗湿，作用强于平胃散，适用于寒湿内阻而腹鸣泄泻如水、小便不利者。

半苓汤源于叶天士经验，以辛温之半夏燥湿运脾、消痞散结、和胃降逆，辛温之厚朴醒脾化湿、行气除满，甘淡之茯苓、通草通调水道而导湿下行，三药配伍含小半夏加茯苓汤之意，稍佐黄连燥湿和防湿郁化热。诸药合用，辛温甘淡相合，燥化淡渗并举，令湿有去路。脾虚去黄连加白豆蔻温中健脾，呕恶加藿香、苏梗芳香开胃、降逆止呕，纳差加山楂、鸡内金、炒谷麦芽消食。

【附方】平胃散（《嵩崖尊生》）：苍术、厚朴、陈皮、甘草、白术、防风。

平胃散（《麻症集成》）：苍术、厚朴、陈皮、建曲、谷芽、砂仁、木香。

3. 寒结中焦证

【证候原文】本太阳病，医反下之，因尔腹满时痛者，属太阴也，桂枝加芍药汤主之。大实痛者，桂枝加大黄汤主之。（279）

腹痛，脉弦而紧，弦则卫气不行，即恶寒；紧则不欲食，邪正相搏，即为寒疝。绕脐痛，若发则白汗出，手足厥冷，其脉沉紧者，大乌头煎主之。（《金匮要略》）

寒疝腹中痛，逆冷，手足不仁，若身疼痛，灸刺诸药不能治，抵当乌头桂枝汤主之。（《金匮要略》）

足太阴寒湿，舌白滑甚则灰，脉迟，不食，不寐，大便窒塞，浊阴凝聚，阳伤腹痛，痛甚则肢逆，椒附白通汤主之。（《温病条辨》）

【治法】温中散寒，通络止痛。

【方药】桂枝加芍药汤：桂枝（去皮）、生姜各三两，芍药六两，甘草二两（炙），大枣十二枚（擘）。以水七升，微火煮取三升，去滓，适寒温，服一升。

桂枝加大黄汤：桂枝（去皮）、生姜各三两，芍药六两，甘草二两（炙），大黄一两，大枣十二枚。以水七升，煮取三升，去滓，温服一升，日三服。

大乌头煎方：乌头大者五枚（熬去皮），以水三升，煮取一升，去滓，内蜜二升，煎令水气尽，取二升，强人服七合，弱人服五合。不差，明日更服，不可一日再服。

抵当乌头桂枝汤：乌头大者五枚（熬，去皮），桂枝（去皮）、芍药、生姜各三两，甘草二两（炙），大枣十二枚。乌头以蜜二斤，煎减半，去滓，以桂枝汤五合解之,得一升后,初服二合,不知,即取三合;又不知,复加至五合。其知者,如醉状,得吐者,为中病。

椒附白通汤:生附子(炒黑)三钱,川椒(炒黑)、淡干姜各二钱,葱白三茎,猪胆汁(去渣后调入)半烧酒杯。水五杯,煮成二杯,分二次凉服。

【阐述】"时痛"指阵发性痛。疝从疒从山,指胀满如山支撑疼痛。王冰注《素问·大奇论》云:"疝者,寒气结聚之所为也。"《说文》云:"疝,腹痛也。""大实痛"是与"腹满时痛"相比较的持续性疼痛、疼痛拒按。

对于"若发则白汗出",医家认识不一。陈纪藩主编的《中医药学高级丛书·金匮要略》云:"白汗:因痛剧而出的冷汗。"《湖北中医杂志》1981年3期《〈金匮要略〉断句一则》句读为"若发则白,汗出""'白'者系指面色苍白;'汗出'则指冷汗出",并称"再看其他中医典籍……未曾出现'白汗'一词"。考古籍,"白汗"早有记载。《素问·经脉别论》云:"厥气留薄,发为白汗。"《论衡·言毒篇》云:"孔子见阳虎,却行,白汗交流。"《战国策·楚策》云:"蹄申膝折,尾湛胕溃,漉汁洒地,白汗交流"。《淮南子·修务训》云:"挈一石之尊,则白汗交流。"鲍彪注:"白汗,不缘暑而汗出也。"阳加于阴则汗,暑为热之极,"暑则皮肤缓而腠理开"(《灵枢·岁露论》),故汗出。不缘于阳加和暑热所致之汗,是他故迫津外出则称为"白汗","白"通"迫","若发则白汗出"指疼痛发作则迫汗出。

对于本证,医家认识不一。成无己《注解伤寒论》认为是太阳病"表邪未罢,医下之,邪因乘虚,传于太阴,里气不和,故腹满时痛,与桂枝汤以解表,加芍药以和里。大实大满,自可除下之,故加大黄,以下大实"。《伤寒来苏集·伤寒论附翼》认为"若大实痛,是太阳阳明并病"。《伤寒论》云:"太阴之为病,腹满而吐,食不下,自利益甚,时腹自痛。若下之,必胸下结硬。"腹满时痛是太阴病特征性表现,桂枝汤之芍药(赤芍)苦而微寒以泄邪,治实不治虚,故条文所言的"腹满时痛"是因误下而邪气内陷,困遏太阴所致的实性疼痛,不是太阴里虚寒所致的虚性疼痛。大实痛是阴寒内结、气血瘀滞所致,故不可下。

《素问》云"脾与胃以膜相连耳……足太阴者三阴也,其脉贯胃属脾,络嗌,故太阴为之行气于三阴"(《太阴阳明别论》),"经脉流行不止,环周不休,寒气入经而稽迟。泣而不行,客于脉外则血少,客于脉中则气不通,故卒然而痛……寒气客于脉外则脉寒,脉寒则缩蜷,缩蜷则脉绌急,绌急则外引小络,故卒然而痛。得炅则痛立止,因重中于寒则痛久矣……寒气稽留,炅气从上,则脉充大而血气乱,故痛甚不可按也。寒气客于肠胃之间,膜原之下,血不得散,小络急引故痛……寒气客于小肠膜原之间,络血之中,血泣不得注入大经,血气稽留不得行,故宿昔而成积矣"(《举痛论》)。太阳伤寒当汗解,但医者失察,误用下法则寒邪内陷，导致脾气郁滞、脉络不通，故腹满时痛。脾为胃行津液，寒邪内陷，遏抑脾阳，温运无力则津液气血停积于脾胃之间的膜原，导致气血瘀滞，故为大实痛、痛不可按。胃失和降则呕而饮食不入。小肠连胃下口，胃失和降则小肠气滞，故绕脐痛。《金匮要略》云："夫瘦人绕脐痛，必有风冷，谷气不行，而反下之，其气必冲，不冲者，心下则痞也。"寒凝气郁，气逆上冲则皮起有头足。寒遏气滞，血脉不利，阳气不能外达则手足厥冷、身痛、脉沉紧。寒结中焦，气机郁滞则浊气内结而大便秘结，但不是必然见症。

对于本证，原文是太阳病误下所致，但稽之临床，冒寒露腹或过食寒冷，亦可导致。本证以腹胀满疼痛或疼痛拒按、舌紫暗、脉沉紧或弦为辨证要点。治当温中散寒、通络止痛，方用桂枝汤加减。方以桂枝辛温散寒、温中通阳；芍药（赤芍）味苦酸性微寒，入手足太阴、厥阴、少阳之经，能泻能散，调肝脾、和营血、散瘀血、止疼痛，为臣；佐以辛温之生姜温中散寒、和胃降逆止呕、除湿化痰消痞，甘温之大枣益脾胃、调营卫。甘草味甘性平，补脾益气、缓急止痛、调和诸药，为使，合桂枝（桂枝甘草汤）辛甘化阳、温中助阳。诸药配伍，温中散寒，鼓舞脾胃，振复中焦阳气，通经络，缓急止痛。本证是寒遏中焦、气血凝滞，故芍药用赤芍，赤芍活血止痛作用强于白芍。桂枝加芍药汤重用芍药以增强通经止痛之力，本方倍芍药含小建中汤义，因已腹满，故不用饴糖，以防滋腻生满。

桂枝加大黄汤是桂枝加芍药汤再加大黄。对本方证，医家多认为是太阴兼腑实，用大黄是通腑泻实。大实痛不是腑实疼痛，是腹满持续性疼痛，大黄不单纯是通腑泻实，而且祛瘀活血。《神农本草经》云："主下瘀血、血闭、寒热、破癥瘕积聚、留饮、宿食，荡涤肠胃，推陈致新，通利水谷，调中化食，安和五脏。"气能行血，血载气而行，气血瘀滞则腹满持续性疼痛、疼痛拒按，故少佐大黄祛瘀下气止痛。寒壅内结，气机郁滞，清阳不实四肢则四肢逆冷、手足不仁、身疼痛，故以桂枝汤加乌头温中散寒、温经止痛，名抵当乌头桂枝汤，但《千金翼方》与程本《金匮要略》无"抵当"二字，《医宗金鉴》认为"抵当"二字系衍文。原文乌头缺剂量，徐镕据《千金方》补入。乌头有大毒，故以白蜜煎解其毒，且白蜜润燥益虚、缓急止痛。

椒附白通汤源于叶天士经验，是《伤寒论》白通汤改变剂量加川椒（蜀椒），以川椒燥湿除胀、消食、止痛；附子合干姜即干姜附子汤，能散寒湿、破阴结、通经脉、止痛；葱白通阳散寒湿。浊阴凝结则有格阳之势，故反佐味苦之猪胆汁以泄邪、滋阴和阳。

【附方】甘草干姜汤（《疝气证治论》）：甘草、干姜各五分，蜀椒、附子各三分。

4. 寒饮中阻证

【证候原文】腹中寒气,雷鸣切痛,胸胁逆满,呕吐,附子粳米汤主之。(《金匮要略》)

水走肠间,沥沥有声,谓之痰饮……夫心下有留饮,其人背寒冷如手大……病痰饮者,当以温药和之。心下有痰饮,胸胁支满、目眩,苓桂术甘汤主之。(《金匮要略》)

卒呕吐、心下痞、膈间有水、眩悸者,小半夏加茯苓汤主之。(《金匮要略》)

【治法】温中散寒,降逆消饮。

【方药】附子粳米汤:附子一枚(炮),半夏、粳米各半升,甘草一两,大枣十枚。以水八升,煮米熟,汤成,去滓,温服一升,三日服。

苓桂术甘汤:茯苓四两,桂枝、白术各三两,甘草二两。以水六升,煮取三升,分温三服,小便则利。

小半夏加茯苓汤:半夏一升,生姜半斤,茯苓三两(一法四两)。以水七升,煮取一升五合,分温再服。

【阐述】寒湿之邪内舍中焦,困阻脾胃则脾胃运化不利,津液停滞为饮,寒与饮合,留滞中焦;或饮食寒凉,直中胃肠,胃失和降,饮留滞中焦;或太阳病误下,寒凉伤遏中阳,脾失健运,胃失和降,津液停滞,则产生寒饮中阻病变。寒饮内阻气机则心下脘腹痞满、腹痛或痛如刀割。寒饮奔走于肠胃之间则肠鸣如雷。胃失和降,寒饮随气上逆则呕唾清水或伴不消化食物,上犯心胸则胸胁胀满、心悸。寒饮内阻,清阳不升则目眩,清阳不外实肢体则背寒肢冷。寒凝滞气血,饮性滑利,故舌淡苔白滑、脉沉紧或沉滑。

本证多见于急性胃肠炎、胃肠型感冒、胰腺炎、腹膜炎等,辨证以肠鸣、腹胀满疼痛、呕吐、舌淡苔白滑为要点。治当遵"寒者热之""病痰饮者,当以温药和之"的原则,以温中散寒、降逆消饮为法,方用苓桂术甘汤、附子粳米汤、小半夏加茯苓汤。

苓桂术甘汤重用甘淡之茯苓为君,健脾渗湿化饮,既消已聚之痰饮,又平饮邪之上逆;桂枝为臣,温阳化气、平冲降逆;苓桂相合为温阳化气、利水平冲药对。白术为佐,健脾燥湿,苓术相须是健脾祛湿药对,桂术同用是温阳健脾药对。炙甘草为佐使,既合桂枝(桂枝甘草汤)辛甘化阳、温中助阳,又合白术益气健脾、崇土制水,同时调和诸药。

若饮偏盛,呕吐、眩晕、心悸明显,用小半夏加茯苓汤。重用半夏温化寒饮、降逆和胃,重用辛温之生姜宣阳化饮、和胃止呕,以甘淡之茯苓利水消饮、宁心安神。三药相协,使寒饮得祛,气机调和,则诸症自愈。

寒盛腹痛甚用附子粳米汤,君以辛热之附子温中祛寒、温经止痛;臣以半夏温化寒饮、和胃止呕;甘草、大枣、粳米三味,一是合附子以辛甘化阳,助温中之力,并逗留附子热力;二是益气健脾和胃,崇土以制水;三是调和诸药,解附子、半夏之毒,制附子、半夏之燥烈。喻嘉言云:"腹中阴寒奔迫,上攻胸胁以及预胃而增呕逆,顷之胃气空虚,邪无所砥,则入阳位则殆矣。是其除患之机,所重全在胃气。承其邪初犯胃,尚能自食,而用附子、粳米之法,温飨其胃,胃气温飨则土厚而邪难上越,胸胁逆满之浊阴,得温无感留恶,必还以下窍而出,旷然无余,此扶危扶颠之手眼也。"《王旭高医书六种》云:"半夏、甘草、粳米、大枣,皆脾胃药,加入附子一味,通彻上下,上下散寒止呕,下可温经定痛。"兼气虚加人参益气,中焦虚寒加干姜温中散寒。必须指出,附子与乌头是同体所生,与半夏是十八反中的相反药,同用可增强毒性,应严密观察用药反应,故我们临证常用苓桂术甘汤合小半夏汤加干姜。

【附方】实脾饮(《济生方》):厚朴(姜制,炒)、白术、木瓜(去瓤)、木香、草果仁、大腹子、附子(炮,去皮脐)、茯苓(去皮)、干姜(炮)各一两,甘草半两。咬咀,每服四钱,水一盏半,生姜五片,枣子一枚,煎至七分,去滓,温服,不拘时候。

5. 肠道寒湿证

【证候原文】下利腹胀满,身体疼痛者,先温其里……温里宜四逆汤。(372)

不换金正气散治四时伤寒,瘴疫时气,头疼壮热,腰背拘急;五劳七伤,山岚瘴气,寒热往来,五膈气噎,咳嗽痰涎,行步喘乏;或霍乱吐泻,脏腑虚寒,下痢赤白,并宜服之。(《太平惠民和剂局方》)

【方药】四逆汤:甘草(炙)二两,干姜一两半,附子一枚(生用)。以水三升,煮取一升二合,去滓,分温再服,强人可大附子一枚、干姜三两。

不换金正气散:厚朴(姜汁制)、藿香(去枝)、甘草(炙)、半夏(煮)、苍术(米泔浸)、陈皮各等分,锉散,每服三钱,水一盏半,生姜三片、枣子二枚,煎至八分,去滓,食前稍热服。忌生冷、油腻、毒物。

【阐述】本证多因外感寒湿之邪内传肠道或饮食生冷所致。寒湿困阻则气滞,气滞则腹满疼痛,清浊不分则飧泄、便溏、下利,浊气不降则生满胀、呕吐、嗳气。《素问·举痛论》云:"寒气客于小肠,小肠不得成聚,故后泄腹痛矣。"《灵枢·邪气脏腑病形》云:"大肠病者,肠中切痛而鸣濯濯,冬日重感于寒即泄,当脐而痛……小肠病者,小腹痛,腰脊控睾而痛。"寒湿夹毒邪,毒损脉络则便血下痢。寒湿遏阻阳气,凝滞气血则腹冷痛、四肢不温。寒湿内盛则舌淡苔白腻、脉沉滑或沉迟。

本证多见于急性胃肠炎、痢疾等，辨证以腹胀疼痛、大便溏或腹泻或下痢白色稀脓、舌淡苔白腻为要点。治当温中燥湿，寒盛腹痛用四逆汤，湿盛泄利用不换金正气散。

四逆汤君以附子温中祛寒、温经止痛，通行十二经而振奋一身之阳，生用则逐阴之力大；臣以干姜辛温散寒、燥湿化饮，并通行十二经而振奋一身之阳。干姜合附子（干姜附子汤）是温中散寒药对。佐使甘草甘缓和中、缓急止痛、温养阳气、化痰饮，并缓和姜附刚燥之性，甘草伍干姜（甘草干姜汤）温中益气化饮。临证加茯苓淡渗利湿，加苍术燥湿。

不换金正气散是平胃散加味，以平胃散温中散寒、燥湿行气，加藿香芳香化湿、醒脾开胃，加半夏温化寒饮、和胃止呕；半夏合生姜即小半夏汤，燥湿化痰、降逆消痞。

【附方】不换金正气散（《奇效良方》）：苍术、橘皮、半夏曲、厚朴（姜制）、藿香各二钱，炙甘草一钱。水二钟，生姜五片，红枣二个，煎至一钟，食前服。

不换金正气散（《外科精要》）：苍术（米泔浸，炒）、厚朴（姜汁拌炒）各四两，橘红（焙）三两，粉甘草（炙）、藿香叶、半夏（姜制）各二两，木香（湿纸裹煨）、人参、白茯苓各一两。每服五钱，加生姜、大枣，水煎服。

6. 寒结腑闭证

【证候原文】病者腹满，按之不痛为虚，痛者为实，可下之……胁下偏痛，发热，其脉紧弦，此寒也，以温药下之，宜大黄附子汤。（《金匮要略》）

有寒结，冷气隐于肠胃，阴凝不运。津液不通，故结也，脉沉迟，不能食，腹痛，即仲景所谓阴结也。寒而实者，备急丸、温脾汤。（《医碥》）

【治法】温里散寒，通腑导滞。

【方药】大黄附子汤：大黄三两，附子三枚（炮），细辛二两。水五升，煮取二升，分温三服。强人煮取二升半，分温三服，服后如人行四五里，进一服。

三物备急丸（《肘后备急方》）：大黄、干姜、巴豆各一两，捣，筛，蜜和，丸如小豆，服三丸。未知，更与三丸。腹当鸣转，即吐下，便愈。

【阐述】寒邪传胃肠，气血凝滞则腹痛。气滞津凝则肠道传导失职，大便不通，《医述》云："冷秘者，冷气凝结，津液不通，如天寒地冻、水结成冰之义。"寒凝聚于厥阴则气郁而胁下偏痛。积滞留阻，阳气怫郁则发热，阳气不能布达四肢则手足厥逆。寒气内结则舌苔白腻、脉弦紧。

本证多见于急性阑尾炎、急性肠梗阻、睾丸肿痛、胆绞痛等病，辨证以腹痛便秘、手足厥冷、舌苔白腻、脉弦紧为要点。治当温散寒凝以开闭结，通下大便以除积滞，方用大黄附子汤、三物备急丸。

大黄附子汤重用辛热之附子温里散寒、温经止痛，以苦寒泻下之大黄泻下通便、荡涤积滞、祛瘀止痛，二药配伍是温中散寒通腑药对。细辛辛温宣通、散寒止痛，助附子温里散寒，附子配细辛是治寒邪伏于阴分药对。大黄性味苦寒，得附子、细辛则寒性被制而泻下之功犹存，为舍性取用之法。三味协力，是温散寒凝、苦辛通降的角药。冷痛甚加干姜、小茴香、肉桂温里祛寒止痛，腹胀满加枳实、厚朴、木香行气导滞，体虚或积滞轻用制大黄缓泻，体虚加党参、当归益气养血润肠。

三物备急丸以辛热之巴豆峻下通闭，辛热之干姜温中散寒；大黄苦泄通降，既助巴豆泄下通腑，又制巴豆辛热之毒，大黄之寒得巴豆、干姜之热则性大减。三药配伍是攻逐寒积之角药。本方峻下力猛，临床应用以心腹卒暴胀痛、痛如锥刺、气急口噤、大便不通为辨证要点。《医方集解》云："此手足阳明药也。大黄苦寒以下热结，巴豆霜辛热以下寒结，加干姜辛散以宣通之。三药峻厉，非急莫施，故曰备急。"

【附方】温脾汤（《备急千金要方》）：甘草、附子、人参、芒硝各一两，当归、干姜各三两，大黄五两。以水七升煮取三升，分服，日三。

温脾汤（《备急千金要方》）：大黄、桂心各三两，附子、干姜、人参各一两。以水七升煮取二升半，分三服。

温脾汤（《备急千金要方》）：大黄四两，人参、甘草、干姜各二两，附子（大者）一枚。以水八升煮取二升半，分三服，临熟下大黄。

二、厥阴肝实寒证

肝实寒证是寒凉之邪内舍肝经肝脏所致，以胁痛、少腹痛、疝气为主要表现，主要有寒滞肝经、寒湿困阻肝胆证。

（一）寒滞肝经证

【证候原文】寒气客于厥阴之脉，厥阴之脉者，络阴器，系于肝。寒气客于脉中则血泣脉急，故胁肋与少腹相引痛矣。（《素问·举痛论》）

暴感寒湿成疝，寒热往来，脉弦反数，舌白滑，或无苔不渴，当脐痛，或胁下痛，椒桂汤主之。（《温病条辨》）

寒疝少腹或脐旁，下引睾丸，或掣胁，下掣腰，痛不可忍者，天台乌药散主之。（《温病条辨》）

【治法】辛温散寒，暖肝散滞。

【方药】椒桂汤：川椒（炒黑）、桂枝、柴胡各六钱，小茴香、吴茱萸各四钱，良姜、广皮、青皮各三钱，水八碗煮成三碗，温服一碗，覆被令微汗佳；不汗，服第二碗，接饮生姜汤促之；得汗，次早服第三碗，不必覆被再令汗。

天台乌药散：乌药、木香、茴香（盐炒）、高良姜（炒）、青皮各五钱，槟榔二个，川楝子十个，巴豆七十一粒。先以巴豆微打破，同川楝麸炒黑，去麸及巴豆，同余药为末，酒下一钱。

【阐述】肝在体合筋。足厥阴肝经起于足大趾，沿足背内侧向上，过内踝前，上行小腿内侧交足太阴脾经、足少阴肾经于三阴交，至内踝上八寸处交出于足太阴脾经之后，至膝内侧沿大腿内侧中线，进入阴毛中，绕生殖器，至小腹，夹胃两旁，属肝，络胆，向上过横膈，分布于胁肋，沿喉咙之后上入鼻咽部，连目系，向上经前额到达颠顶与督脉交会。寒袭肝经则凝敛血脉，经脉收引挛急，故少腹牵引阴器收缩痛或坠胀冷痛或颠顶冷痛，形寒肢冷，遇寒则剧，得热则缓，脉沉紧或弦紧。

本证是以肝经循行部位冷疼为特征，辨证以少腹、前阴、颠顶拘挛冷痛和形寒肢冷、舌淡苔白、脉沉紧或弦紧为要点。本证应与肝虚寒证相鉴别，肝虚寒证是肝之阳气亏虚而生内寒，肝实寒是外感寒邪或饮食生冷所致。肝实寒所致疼痛是阵发性疼痛、攻撑拘急痉挛性疼痛，由轻至重，肝虚寒所致疼痛是隐隐疼痛、痛势绵绵。肝实寒之脉是拘急而弦紧，肝虚寒之脉是空虚而细弦。寒滞肝经治以辛温散寒、暖肝散滞为法，方用椒桂汤、天台乌药散。

椒桂汤君以川椒温中散寒；吴茱萸、小茴香直入肝脏之里，芳香化浊行气、暖肝散寒；桂枝、高良姜散寒止痛，共为臣。柴胡既疏肝理气、散滞止痛，又从少阳领邪出表，为臣使。陈皮、青皮疏肝理气，为佐。《温病条辨》："方以川椒、吴萸、小茴香直入肝脏之里，又芳香化浊流气；以柴胡从少阳领邪出表，病在肝治胆也；又以桂枝协济柴胡者，病在少阴，治在太阳也，《经》所谓病在脏治其腑之义也，况又有寒热之表证乎！佐以青皮、广皮，从中达外，峻伐肝邪也；使以良姜，温下焦之里也，水用急流，驱浊阴使无留滞也。"

天台乌药散中乌药辛温，入厥阴肝经，疏肝行气、散寒止痛，为君；青皮疏肝理气，小茴香暖肝散寒，高良姜散寒止痛，木香行气止痛，四药辛温芳香，合用则增强行气疏肝、散寒止痛之功，为臣；槟榔行气导滞，直达少腹而破坚，苦寒之川楝子与辛热之巴豆同炒，去巴豆而用川楝子，既可制其苦寒之性，又增行气散结之力，为佐使。本方集众多辛温行气疏肝、散寒通滞之品于一方，重在温经散寒、行气破滞，则肝络调和，疝痛自愈。

【附方】椒桂汤（《普济方》）：鸡粪（蚕沙代）一合，肉豆蔻（去壳）一钱，胡椒一钱，桂心半两，木瓜三钱。为粗散，每服四钱，以水一中盏，加生姜半分，煎至六分，去滓，不拘时候热服。

甘草干姜汤（《疝气证治论》）：甘草、干姜各五分，蜀椒、附子各三分。

（二）寒湿困阻肝胆证

【证候原文】足太阴寒湿，舌灰滑，中焦滞痞，草果茵陈汤主之；面目俱黄，四肢常厥者，茵陈四逆汤主之。（《温病条辨》）

【治法】暖肝健脾，化湿利胆。

【方药】草果茵陈汤：草果一钱，茵陈、茯苓皮各三钱，厚朴、猪苓、大腹皮各二钱，广皮、泽泻各一钱五分。水五杯，煮取二杯，分二次服。

茵陈四逆汤：附子三钱（炮）、干姜五钱、炙甘草二钱、茵陈六钱，水五杯，煮取二杯，温服一杯。

【阐述】本证多因寒湿毒邪内舍肝胆所致。寒湿郁滞肝胆气机则胁腹疼痛。胆汁不循常道，外溢则面目肌肤黄。寒湿内阻，阳气被遏则身冷、形寒背冷。湿胜则身重，湿趋下则小便自利。寒湿内阻肝胆，肝胆郁滞不疏土则脾胃运化失常，气机不畅，故痞满食少、腹胀便溏。寒湿内阻则舌淡苔白腻。

本证以右胁疼痛、痞满食少、神疲畏寒、腹胀便溏，或身目俱黄、口淡不渴，舌淡苔白腻，脉濡缓或沉迟为要点。治当暖肝健脾、化湿利胆，方用草果茵陈汤、茵陈四逆汤。二方均以茵陈除湿利胆退黄，但茵陈四逆汤配附子、干姜温中散寒，配甘草补脾益气、解毒化湿、调胃和药，方含甘草附子汤、甘草干姜汤、四逆汤之义。茵陈四逆汤是四逆汤加茵陈，以四逆汤温中散寒，以茵陈利湿退黄。

草果茵陈汤源于叶天士经验，是茵陈五苓散（茵陈、泽泻、猪苓、茯苓、白术、桂心）化裁而成，茵陈五苓散清热利水退黄而主治湿热内蕴，本证是寒湿内蕴肝胆，故当温化散滞、燥化渗利，以茵陈利湿退黄，以辛温之草果温中燥湿，以苦辛温之厚朴、陈皮燥湿理气，茯苓皮、猪苓、泽泻、大腹皮渗湿利水，诸药合用，温化燥湿散寒，行气除满，利湿退黄，适宜于寒轻湿重者。对于本证，胁痛甚加郁金、赤芍活血止痛，恶心呕吐加姜汁炒竹茹降逆止呕，胁下痞块加鳖甲、生牡蛎软坚散结，胁腹胀满加柴胡、郁金疏肝理气，纳差加鸡内金、山楂开胃消食，便溏加薏苡仁、土茯苓渗湿止泻；身倦乏力加党参、黄芪健脾益气。

【附方】茵陈术附汤（《医醇賸义》）：茵陈三钱，白术二钱，附子一钱，茯苓二钱，当归二钱，广皮一钱，半夏一钱，砂仁一钱，苡仁八钱，姜皮八分。

茵陈术附汤（《医学心悟》）：茵陈、甘草（炙）各一钱，白术二钱，附子、干姜各五分，肉桂三分（去皮）。

第三节 下焦实寒证治

下焦关联肾与膀胱，肾为水藏而开窍于二阴，膀胱为州都之官而储藏排泄尿液。寒湿秽浊毒邪从二阴而入，或他脏腑寒湿秽浊毒邪下注则形成下焦实寒病变。下焦实寒导致气化不利，津液代谢障碍，表现为形寒、小便失调、少腹胀、肌肤水肿。治当温阳散寒，淡渗利湿，化气利水。

一、太阳蓄水证

【证候原文】太阳病，发汗后，大汗出，胃中干，烦躁不得眠，欲得饮水者，少少与饮之，令胃气和则愈。若脉浮，小便不利，微热消渴者，与五苓散主之。(71)

发汗已，脉浮数，烦渴者，五苓散主之。(72)

脉浮，小便不利，微热消渴者，宜利小便发汗，五苓散主之。渴欲饮水，水入则吐者，名曰水逆，五苓散主之。(《金匮要略》)

足太阴寒湿，腹胀，小便不利，大便溏而不爽，若欲滞下者，四苓加厚朴秦皮汤主之，五苓散亦主之。(《温病条辨》)

【治法】温阳化气，淡渗利水。

【方药】五苓散：猪苓（去皮）、白术、茯苓各十八铢，泽泻一两六铢，桂枝半两（去皮）。为末，以白饮和，服方寸匕日三服，多饮暖水，汗出愈。

四苓加厚朴秦皮汤：茅术、厚朴各三钱，茯苓块五钱，猪苓、泽泻各四钱，秦皮二钱。水八杯，煮成八分三杯，分三次服。

【阐述】膀胱属太阳，故本证又称膀胱蓄水证。寒邪内入膀胱，郁遏气机，气化不利，一则小便不利；二则津液不得上承则渴欲饮水。水饮内盛，郁遏气机，气化不利，则饮入之水不得输布而上逆则水入即吐，故称"水逆证"。水泛溢肌肤则水肿，水积胸腹则胸腔积液、腹水、胸腹胀满，水溢注大肠则大便溏或泻，大肠气机不利则溏而不爽或滞下。水湿稽留肠胃，升降失常，清浊相干则吐泻。水饮内动则心下悸，饮上犯心肺则心悸、咳喘。水湿郁遏阳气，清阳不外达则形寒肢冷。

对于本证，医家多据太阳病、发热、脉浮数和方中桂枝，认为是表邪未解而里已蓄水的表里同病证。我们认为发热、脉浮数亦见于里证。水蓄积于下，郁遏气机，升降失常，阴阳失调，水不化津液上润则烦渴，气机怫郁而阳气不能潜降则发热、脉浮。津血同源，互资并行，脉外之津可入脉内，气化不利则五经不布，津液蓄积于脉则脉盛而浮。桂枝味辛甘性温，不单纯发汗解表，而且温里散寒、温阳化气。

本证多见于急性感染性膀胱炎、尿潴留、急性肠炎、肾炎等病,辨证以小便不利、少腹膀胱胀、形寒肢冷、舌淡苔白、脉浮为要点。治当遵"寒者热之""中满者泻之""病痰饮者,当以温药和之"的原则,以温阳化气、淡渗利水为法,方用五苓散。方重用甘淡之泽泻利水渗湿;茯苓、猪苓淡渗,助泽泻利水渗湿;白术、茯苓健脾运化水湿,桂枝温阳化气以助利水。诸药相伍,甘淡渗利、温阳化气,使水湿从小便而去。因桂枝能开腠理,药后寒散湿化、阳气舒展、津液四布,又多饮暖水,则自然腠理开而汗出,使水饮分消。呕吐加生姜、苏梗和胃降逆止呕,腹泻加藿香梗、厚朴、苍术燥湿止泻,咳喘加葶苈子、杏仁泻肺利水降逆,心悸、脐下悸动加紫石英、煅龙骨、煅牡蛎定悸。朱丹溪去桂枝名四苓散(《丹溪心法》),重在淡渗健脾,主治水湿内停之泄泻。

湿邪偏盛,水停为湿,走窜肠道,证见小便不利、大便溏泄,方用四苓加厚朴秦皮汤。本方源于叶天士经验,以四苓散(五苓散去桂枝)淡渗利水、健脾利湿,加茅术(茅山苍术)、厚朴温中燥湿、理气散郁,秦皮燥湿止泻。

【附方】茯苓甘草汤(《伤寒论》):茯苓二两,桂枝二两,生姜三两,甘草一两。以水四升,煮取二升,去滓,分温三服。

二、风水搏肾证

【证候原文】风者,善行而数变,腠理开则洒然寒,闭则热而闷……以冬壬癸中于邪者为肾风……肾风之状,多汗恶风,面𤻊然浮肿,脊痛不能正立,其色炲,隐曲不利,诊在肌上,其色黑。(《素问·风论》)

【治法】疏利气机,温阳利水。

【方药】麻附五皮饮(《重订通俗伤寒论》):麻黄、生姜皮各一钱,淡附片八分,浙苓皮、五加皮各三钱,大腹皮二钱,细辛五分,新会皮一钱半。

【阐述】"风"泛指外邪。肾开窍于二阴,二阴为人身隐蔽之处,故隐曲不利指小便不利。寒湿毒邪郁肺,肺失宣肃,水道不利,邪毒与水湿搏结循经入肾,或寒湿毒邪从二阴逆上入肾,气化不利则水液停滞,邪与水搏结则成风水搏肾病变。气化不利则小便不利,水泛肌肤则水肿、身重。肾经不利则腰痛。寒性收敛,寒水充溢血脉则脉紧。水内盛则口不渴。

本证多见于急性肾炎、肾盂肾炎,辨证以眼睑头面先肿,继而遍及全身,上半身肿甚,来势迅速,皮肤薄而发亮,小便短少,舌苔薄白,脉紧为要点。治当疏利气机、利水消肿,方用麻附五皮饮。《重订通俗伤寒论》云:"寒郁下焦而成水肿者,《金匮》所谓石水正水是也,每用麻附五皮饮。"本方是《医方集解》所载罗氏五皮饮(陈皮易《太平惠民和剂局方》五皮散之地骨皮,亦有人称五皮饮源于《中藏经》)合麻黄附子细辛汤化裁而成,以麻黄附子细辛汤温阳散寒,开腠理以泄肌表之水湿,宣肺以通调水道而利水湿,温通经脉以助水湿运化;五皮饮中陈皮理气健脾,茯苓皮健脾渗湿,二味相伍使气行脾健,水湿自化;桑白皮肃降以使水道通调,大腹皮消胀化湿,生姜皮发散水气。诸药共成温阳化气、健脾化湿、理气消肿之剂。水肿甚加泽泻、牛膝、薏苡仁、车前子利水消肿,咳喘加桔梗、杏仁宣肺止咳平喘,伴恶寒发热加荆芥、防风、苍术解表散邪。本证可用麻杏苡甘汤加减。

【附方】麻黄杏仁薏苡甘草汤(《金匮要略》):麻黄(去节)半两(汤泡),甘草一两(炙),薏苡仁半两,杏仁十个(去皮尖,炒)。锉麻豆大,每服四钱匕,水盏半,煮八分,去滓,温服,有微汗,避风。

三、寒湿着肾证

【证候原文】肾着之病,其人身体重,腰中冷,如坐水中,形如水状,反不渴,小便自利,饮食如故,病属下焦,身劳汗出,衣(一作"表")里冷湿,久久得之,腰以下冷痛,腹重如带五千钱,甘姜苓术汤主之。(《金匮要略》)

【治法】温阳散寒,渗利水湿。

【方药】甘草干姜茯苓白术汤(《备急千金要方》名肾着汤,《外台秘要》名甘草汤,《三因病证极一方》名除湿汤,《医方类聚》名苓姜术甘汤,《奇正方》名茯苓干姜白术甘草汤):甘草、白术各二两,干姜、茯苓各四两。以水五升,煮取三升,分温三服,腰中即温。

【阐述】腰为肾之府,寒湿痹阻腰部,肾受冷湿,着而不去,故名肾着。本证多因劳动汗出之后,衣里冷湿,或居处潮湿所致。寒湿之邪侵淫腰间肾经,痹阻经络则腰以下冷痛,如坐水中,腰困重而冷。未伤及脾胃则饮食如故。湿性重着趋下,寒湿内盛则小便自利、身重、腹重。

本证以腰腿冷痛、困重、舌淡苔白滑或白腻、脉沉滑为辨证要点。邪虽外受,但无表证,故非汗法所宜,宜温化寒湿,方用甘草干姜茯苓白术汤。本方含甘草干姜汤之义,以干姜之辛热散寒温通经脉、温化水湿,所谓"病痰饮者以温药和之";以甘淡之茯苓淡渗利湿、健脾运湿,两者配伍,一热一利,热以胜寒,利以渗湿。脾属土而制水,故佐以术健脾燥湿。甘草健脾化湿利尿,合干姜即甘草干姜汤以温阳化湿,且甘草益气和药。四药配合,祛寒除湿。必须指出,汉晋时术不分苍术、白术,多以苍术入药,白术是林亿校正时所改,苍术发散水湿之力强于白术,同时干姜发散水湿之力弱于生姜,故《易简方》苍术、白术同用,并加生姜。身痛手足凉加附子、桂枝、独活温散寒湿、温经止痛，小便不利加泽泻、猪苓利尿，腹胀加厚朴理气燥湿，肌肤水肿加泽泻、猪苓、白茅根、泽兰、车前子、川牛膝利水消肿。

【附方】《易简方》肾着汤：干姜三两，苍术、白术、甘草、茯苓各一两。每服四钱，水一盏半，加生姜三片、大枣一枚，煎至六分，去滓，食前温服。

附刘绪银医案：李某，女，40岁。2008年12月20日初诊。素有腰椎间盘突出，5天前淋雨后腰腿酸胀隐痛，尿频尿急，服感冒药和抗生素2天，无效。某院诊为泌尿系感染、腰椎间盘突出症，输液治疗3天，反逐日加重。腰腿酸胀隐痛而左侧甚，弯腰及辗转受限，尿急尿频，无汗，纳差，大便可，舌淡暗苔白滑，脉沉细。辨证寒湿着肾。治宜温散寒湿、通经止痛，肾着汤加减：干姜、附子各15g（先煎），茯苓、苍术、泽泻、猪苓各10g，甘草5g。3剂，日1剂，水煎，温服，药渣煎水泡足10分钟及外敷腰部。二诊：腰腿痛减轻，尿频尿急好转，口干。附子、干姜改10g，3剂。药后尿频尿急消失，活动正常。

第八章

危 证 证 治

危证指病情严重多变，危及生命的证候。外感病危证见于外感病极期，常因正气虚弱，邪毒壅盛峻猛，严重损伤脏腑气血阴阳所致。治应遵循辨证论治、急则治标、众术共成等原则，以救危护命为急。同时应重视中西医协同，多学科联动，以提高危重病证诊疗水平和急救能力。

中药是中医急救的重要方法，疗效与药物配伍、剂量密切相关，对于危证应灵活应用重剂，《知医必辨》云："用药之道，惟危急存亡之际，病重药轻不能挽救，非大其法不可。"重剂包括药量大、药性猛、药味多、药质重等，病证单一者宜味少量大，病证复杂宜药味多，邪毒壅盛、痰浊内积宜药性猛峻。诚然，是药三分毒，有些药物起效剂量与中毒量相近，药效反应与中毒反应区别不大，所谓"药不瞑眩，厥疾弗瘳"，必须胆大心细。

危证相对于慢性疾病而言，病情极不稳定，疾病演变于顷刻之间，故应严密观察病情变化和治疗后反应，及时调整救治方案，做到逐日更方、逢变更方、取效即止，不可多日一方一法，发现不良反应则及时处理。

第一节　内闭昏妄证治

《灵枢·天年》云："失神者死，得神者生也。"神是生命活动的集中体现，神识昏妄是病情危笃的标志。昏指神识昏乱又称"昏愦""昏迷""昏蒙""昏厥""谵昏"，指神识活动模糊或丧失，对环境刺激缺乏反应。妄指神识活动异常，主要是言语狂乱、荒诞、胡乱，是对环境刺激的不合理反应。

《金匮玉函经》曰："头者，身之元首，人神所注。"《黄庭内景经》曰："神在头曰泥丸宫，总众神也。"脑为元神之府而总众神，心藏神而神明出焉，《尔雅义疏》云："从囟自心，如丝相贯，心囟二体皆慧知所藏，人之思虑生于心而属于脑。"心神是元神之用，邪毒内陷或导致气血逆乱，痰浊瘀蒙塞清窍则谵妄神昏。治以开窍醒神为法，应辨寒热，热者清开，寒者温开。

一、毒热内陷证

【证候原文】太阴温病，不可发汗，发汗而汗不出者，必发斑疹，汗出过多者，必神昏谵语……神昏谵语者，清宫汤主之，牛黄丸、紫雪丹、局方至宝丹亦主之。(《温病条辨》)

阳明温病，舌黄燥，肉色绛，不渴者，邪在血分，清营汤主之。(《温病条辨》)

阳明温病，斑疹、温痘、温疮、温毒、发黄、神昏谵语者，安宫牛黄丸主之。(《温病条辨》)

手厥阴暑温，身热不恶寒，清神不了了，时时谵语者，安宫牛黄丸主之，紫雪丹亦主之。(《温病条辨》)

风温证：身大热，口大渴，目赤唇肿，气粗烦躁，舌绛齿板，痰咳，甚至神昏谵语，下利黄水者，风温热毒，深入阳明营分，最为危候。用犀角、连翘、葛根、元参、赤芍、丹皮、麦冬、紫草、川贝、人中黄，解毒提瘟，间有生者。(《外感温病篇》)

【治法】清热开窍。

【方药】清宫汤或清营汤送服安宫牛黄丸或紫雪丹、至宝丹。清宫汤：犀角尖(磨冲)、连翘心、竹叶卷心各二钱，元参心、连心麦冬各三钱，莲子心五分。热痰盛加竹沥、梨汁各五匙，咯痰不清加栝蒌皮一钱五分，热毒盛加金汁、人中黄，渐欲神昏加银花三钱、荷叶二钱、石菖蒲一钱。加知母三钱、银花二钱、竹沥五茶匙，即加味清宫汤。

清营汤：犀角、元参、麦冬、银花各三钱，生地五钱，竹叶心一钱，丹参、连翘(连心用)各二钱，黄连一钱五分。水八杯，煮取三杯，日三服。

安宫牛黄丸：牛黄、郁金、犀角、黄连、黄芩、山栀、朱砂、雄黄各一两，梅片、麝香各二钱五分，真珠五钱。为细末，炼老蜜为丸，每丸一钱，金箔为衣，蜡护。

紫雪丹：滑石、石膏、寒水石、升麻、元参各一斤，磁石二斤，羚羊角、木香、犀角、沉香各五两，丁香一两，炙甘草半斤。共捣锉，入前药汁中煎，去渣入后药。朴硝、硝石各二斤，提净，入前药汁中，微火煎，不住手将柳木搅，候汁欲凝，再加辰砂三两(研细)、麝香一两二钱(研细)，入煎药拌匀，合成退火气，冷水调服一二钱。

至宝丹：犀角(镑)、朱砂(飞)、琥珀(研)、玳瑁(镑)各一两，牛黄五钱，麝香五钱。以安息重汤炖化，和诸药为百丸，蜡护。

【阐述】"血者，神气也"(《灵枢·营卫生会》)，"凡为七窍之灵，为四肢之用，为筋骨之和柔，为肌肉之丰盛，以至滋脏腑，安神魂，润颜色，充营卫，津液得以通行，二阴得以调畅，凡形质所在，无非血之用也"(《景岳全书·血证》)。脑为元神之府，故毒热内陷营血，煎血为瘀，瘀热搏结，上灼伤神明，瘀塞清窍，导致神失明，轻者烦躁，重者神昏谵语或昏愦不语。邪热内陷则壮热、舌红苔黄燥、脉数。

心藏神，心主血，血属营，故本证又称热入心营证、热陷心脑证。"宫"乃心之宫城，即心包，心包护卫心。《灵枢·邪客》云："心者，五脏六腑之大主也，精神之所舍也。其脏坚固，邪弗能容也。容之则心伤，心伤则神去，神去则死矣。故诸邪之在于心者，皆在于心之包络。"温病学派受"心藏神""心不受邪"的影响，又称本证为热犯心包证、逆传心包证。

本证多见于乙型脑炎、流行性脑脊髓膜炎、毒血症、肠伤寒或感染性疾病并发脑病，辨证以高热神昏、烦躁谵语、面赤气粗、舌红绛而干、苔黄或焦黄、脉数为要点。治当清热解毒、开窍醒神，方用清宫汤或清营汤送服安宫牛黄丸、紫雪丹、局方至宝丹。

清宫汤、清营汤源于叶天士经验。清宫汤犀角取尖，余皆用心，意在同类通气入心。方以犀角、玄参清热解毒、凉血养阴，连翘、竹叶卷心清心热、透热转气，莲子心清心安神，连心麦冬补养心阴。诸药合用，清热解毒、凉血养阴。痰多黏滞加瓜蒌皮、竹沥清热化痰，高热加石膏、知母、金银花、牛黄清热解毒，神昏加石菖蒲、郁金芳香开窍醒神，惊厥抽搐加羚羊角、钩藤、地龙息风止痉。

热伤营血则肌肤斑疹隐隐、舌绛而干、脉细数，当清热开窍、凉血散血，方用清营汤。清营汤含犀角地黄汤之义，君以犀角清解营分之热毒；臣以生地黄凉血活血、滋阴养血，麦冬清热养阴生津，玄参滋阴降火解毒，三药共用，既清热养阴，又助清营凉血解毒，且润肠通便，是凉血散血、滋阴和营、润肠通便之角药。金银花、连翘、竹叶清热解毒、透邪外达，此即"透热转气"。黄连清心解毒活血，丹参凉血散瘀、清心安神，两者配伍是清心活血药对。痉厥抽搐加羚羊角、钩藤、地龙息风止痉，痰多黏滞加竹沥、天竺黄、川贝母清热涤痰。热盛重用金银花、连翘、黄连或加石膏、知母、大青叶、板蓝根、贯众，增强清热解毒之力。

安宫牛黄丸中牛黄味苦性凉，清心解毒、豁痰开窍；麝香通行十二经，开窍通关，为开窍醒神回苏之要药；水牛角代犀角，清心凉血解毒、定惊；黄连、黄芩、栀子配伍含黄连解毒汤之意，助牛黄清热泻火解毒；冰片、郁金芳香辟秽、通窍开闭，助麝香开窍；朱砂镇心安神，珍珠清心安神、除烦躁不安，雄黄豁痰解毒；蜂蜜和胃调中；金箔为衣，取其重镇安神。本方清心泻火，凉血解毒与芳香开窍结合，是凉开的代表方。

紫雪丹以石膏、滑石、寒水石甘寒清热，羚羊角清肝息风止痉，犀角清心解毒，麝香芳香开窍醒神，升麻、甘草清热解毒，玄参清热解毒、养阴生津，朱砂、磁石、黄金重镇安神，青木香、丁香、沉香芳香行气、宣通清窍，朴硝、硝石泄热散结。诸药合用，清热解毒、息风镇痉、开窍安神。

【附方】犀羚竹石汤（《重订通俗伤寒论》）：犀角八分，羚羊角一钱，鲜竹叶心三钱，石膏六钱，赤芍、连翘、紫草各二钱，银花露二两（冲）。

二、腑实热闭证

【证候原文】阳明病，谵语发潮热，脉滑而疾者，小承气汤主之。（214）

阳明病，谵语有潮热，反不能食者，胃中必有燥屎五六枚也。若能食者，但鞭耳，宜大承气汤下之。（215）

阳明温病，面目俱赤，肢厥，甚则通体皆厥，不瘛疭，但神昏，不大便，七八日以外，小便赤，脉沉伏，或并脉亦厥，胸腹满坚，甚则拒按，喜凉饮者，大承气汤主之。（《温病条辨》）

阳明温病，下之不通……邪闭心包，神昏舌短，内窍不通，饮不解渴者，牛黄承气汤主之。（《温病条辨》）

【治法】通腑泄热，开窍醒神。

【方药】小承气汤：大黄四两，厚朴二两，大枳实三枚。水四升，煮取一升二合，去滓，分温二服。初服汤，当更衣，不尔者，尽饮之；若更衣者，勿服之。

大承气汤：大黄四两（酒洗），厚朴半斤，枳实五枚，芒硝三合。以水一斗，先煮二物，取五升，去滓，内大黄，煮取二升，去滓，内芒硝，更上微火一两沸，分温再服。得下，余勿服。

牛黄承气汤：安宫牛黄丸二丸，化开，调生大黄末三钱，先服一半，不知再服。

【阐述】温热毒邪灼伤津液，肠道失润则屎燥内结，故腹满坚硬、便秘、不能食、脉滑疾或沉实有力、口舌干燥、喜凉饮、饮不解渴、小便短赤。浊与热搏结，上蔽清窍则谵语、神昏、面目红赤、舌苔黄燥或起芒刺。阳郁不外达则肢厥。热蒸腾则潮热，迫津外出则汗出。

本证多见于各种急性传染病，如乙脑、流行性脑膜炎，辨证以身热、神昏、四肢厥逆、便秘、腹满痛拒按、舌謇、苔黄燥、脉沉数有力为要点。本证应与热入心营、热入心包相鉴别，热入心营、热入心包属营分证，证见身热夜甚或肌肤斑疹、舌红绛，治宜清热解毒、凉营散血、开窍醒神；腑实热闭是气分证，是燥屎内结、浊热蒸腾，证见腹满便秘、潮热、舌黄燥，治宜通腑泄热、开窍醒神，方用承气汤类方。大、小、牛黄三承气汤均以大黄通腑泄热；大、小承气汤再配厚朴、枳实，行气除满力强，大承气汤并配芒硝以通腑泻下、软解散结，泻下力最强；牛黄承气汤以生大黄末攻下腑实燥结，泻热存阴，使津气相承，诚如吴鞠通所说的"以承气急泻阳明，救足少阴之消"，安宫牛黄丸与具有承气作用的生大黄末共用，故称牛黄承气汤，清热开窍力最强。临证腹满甚用小承气汤，腹满痛甚用大承气汤，神昏为主用牛黄承气汤。大、小承气汤泻下力峻猛，可耗伤津液，当便通即止，体虚和正气伤者不可用，《伤寒论》云："因与承气汤一升，腹中转气者，更服一升；若不转气者，勿更与之。明日又不大便，脉反微涩者，里虚也，为难治，不可更与承气汤也。"

三、湿热蒙蔽证

【证候原文】吸受秽湿，三焦分布，热蒸头胀，身痛呕逆，小便不通，神识昏迷，舌白，渴不多饮，先宜芳香通神利窍，安宫牛黄丸；续用淡渗分消浊湿，茯苓皮汤。（《温病条辨》）

湿温久羁，三焦弥漫，神昏窍阻，少腹硬满，大便不下，宜清导浊汤主之。（《温病条辨》）

【治法】清热化湿，开窍醒神。

【方药】茯苓皮汤：茯苓皮、生薏仁各五钱，猪苓、大腹皮、白通草各三钱，淡竹叶二钱。水八杯，煮取三杯，分三次服。

宣清导浊汤：猪苓五钱，茯苓、寒水石各六钱，晚蚕沙四钱，皂荚子三钱（去皮）。水五杯，煮成两杯，分二次服，以大便通快为度。

【阐述】湿热郁蒸，蒙蔽神明则神志昏蒙、时清时昧或似清似昧、时有谵语。湿热内蕴则舌红苔黄腻、脉滑数。湿性黏滞，故身热不扬、汗出粘手。湿性润趋下，湿偏盛则大便溏泄。湿遏气机，浊气不降则腹满、呕恶。湿热熏蒸肝胆，胆汁逆乱则黄疸。

本证多见于肠道感染性疾病，辨证以神志呆滞、时昏时醒、身热不扬、舌苔厚腻、脉滑数为要点。治当清热化湿、开窍醒神，方用源于叶天士经验的茯苓皮汤、宣清导浊汤。

茯苓皮汤以茯苓皮、猪苓、薏苡仁、通草、淡竹叶泄热利湿，大腹皮理气化湿；诸药配伍，泄热利湿，湿去则气畅窍开神醒。宣清导浊汤以猪苓、茯苓渗利湿浊，寒水石降浊渗湿清热，晚蚕沙化浊升清，皂荚子宣上窍、通下窍；诸药配伍，既逐有形之湿，又化无形之气。吴鞠通云："合之前药，俾郁结之湿邪，由大便而一齐解散矣，二苓、寒石化无形之气，蚕沙、皂子逐有形之湿也。"湿去浊化则闭开窍通神醒。两方开窍力弱，临证加石菖蒲、郁金芳香化湿、辟秽开窍。少腹胀满拘急、便秘加杏仁、瓜蒌、槟榔宣通三焦、理气化湿。神识昏蒙合用至宝丹丸芳香开窍、辟秽化湿，高热加黄芩、连翘、栀子清热解毒，合用安宫牛黄丸清热开窍。黄疸加茵陈清热利湿退黄，腹满便溏加白蔻仁、厚朴行气宽中化湿，寒热往来加青蒿、草果和解化湿。

四、痰热蒙蔽证

【证候原文】风温证：热渴烦闷，昏愦不知人，不语如尸厥，脉数者，此热邪内蕴，走窜心包络。当用犀角、连翘、焦远志、鲜石菖蒲、麦冬、川贝、牛黄、至宝之属，泄热通络。（《外感温病篇》）

痰迷清窍，神识昏蒙者，急与玳瑁郁金汤，以清宣包络痰火。服后如犹昏厥不语，急用犀羚三汁饮，以清宣心窍络痰瘀热，调下至宝丹，或冲入牛黄膏，其闭自开。（《重订通俗伤寒论》）

【治法】清热豁痰，开窍醒神。

【方药】玳瑁郁金汤：生玳瑁（研碎）、细木通各一钱，生山栀三钱，淡竹沥两瓢（冲），广郁金、青连翘（带心）、粉丹皮各二钱，生姜汁两滴（冲），鲜石菖蒲汁两小匙（冲），紫金片三分（烊，冲）。先用野菰根二两、鲜卷心竹叶四十支、灯心两小帚（重五六分），用水六碗煎成四碗，取清汤分作二次煎药。

菖蒲郁金汤（《温病全书》）：石菖蒲、炒栀子、鲜竹叶、牡丹皮各三钱，郁金、连翘、灯心各二钱，木通一钱半，淡竹沥五钱（冲），紫金片五分（冲）。

犀羚三汁饮：犀角尖一钱，带心连翘二钱，东白薇、广郁金、天竺黄各三钱，皂角刺三分，羚角片、粉丹皮各一钱半，淡竹沥、生藕汁各两瓢，鲜石蒲汁两匙（三汁和匀同冲）。先用犀羚二角、鲜茅根五十支、灯心五分、活水芦笋一两，煎汤代水，临服调入至宝丹四丸，和匀化下。

至宝丹：犀角（镑）、朱砂（飞）、琥珀（研）、玳瑁（镑）各一两，牛黄、麝香各五钱。以安息重汤炖化，和诸药为丸，一百丸，蜡护。

【阐述】热炼液为痰，痰热搏结，闭阻包络，蒙蔽清窍则神志昏迷、谵语狂乱。痰热内结，气机不畅，阳气不外达则肢厥，肺失宣肃则咳嗽气喘、咯痰黄稠或喉间痰鸣，痰热引动肝风则抽搐。

本证多见于呼吸道感染、流行性乙型脑炎、流行性脑脊髓膜炎等，辨证以身热、神昏谵语、手足厥逆、气喘、喉间痰鸣、舌苔黄腻、脉滑数为要点。治当清热豁痰、开窍醒神，方用菖蒲郁金汤、玳瑁郁金汤、犀羚三汁饮。三方均以石菖蒲、郁金芳香化湿、辟秽开窍，二药配伍是芳香化湿、辟秽开窍的基本药对；牡丹皮清血分之热，连翘、灯心、竹叶清心透热，竹沥清热化痰以助菖蒲郁金化痰开窍。菖蒲郁金汤、玳瑁郁金汤再配玉枢丹（紫金锭）、生姜汁以增解毒辟秽、化痰开窍之力，配木通、栀子增清热利湿之力；玳瑁郁金汤再加野菰根、玳瑁清热解毒，且玳瑁镇惊，《本草纲目》云玳瑁"解痘毒，镇心神，急惊客忤，伤寒热结，狂言"。犀羚三汁饮配犀角清热凉血、解毒息风，天竺黄、白薇清热化痰，皂角刺辛散瘀滞、活血托毒，生藕汁、茅根、芦笋清热益气、养阴生津，且茅根止血利湿。三方比较，菖蒲郁金汤清热解毒力弱，适用于痰热蒙蔽轻证；玳瑁郁金汤清热化痰开窍力大，适用于痰热蒙蔽痰盛证；犀羚三汁饮清热养阴、解毒息风力大，适用于痰热蒙蔽热盛证。胸腹灼热、四肢厥冷加黄芩、黄连、柴胡清热解毒，抽搐加地龙、钩藤清热息风止痉。程门雪所云："痰浊蒙闭心包，仍归属气分，所谓气分，指以气分为主，并非与营分无涉。不过主次之分而已。辨证关键，在舌苔黄垢腻和身热不扬。治宜涤痰开窍，用菖蒲郁金汤加减。菖蒲配郁金，芳香开窍，竹沥、姜汁豁痰开窍，力嫌单薄，应增入胆星、竺黄，以增药力；银花、连翘清温解毒；竹叶、滑石渗利湿热；山栀、丹皮泻火凉营。方中菊花、牛蒡子似与病情无涉，可去。玉枢丹泄化痰水，芳香通神，却邪解毒，如用之不应，热重者易至宝丹，湿重者易白金丹。"（《书种室歌诀二种》）

至宝丹以牛黄清热解毒、利窍豁痰，以犀角清热凉血解毒、透包络之热，共为君。玳瑁协助犀角清热解毒，麝香、龙脑香、安息香芳香开窍辟秽，助牛黄豁痰化浊开窍，为臣。雄黄祛痰解毒，琥珀、朱砂镇心安神，为佐。金银箔入心经，重镇宁心，为使。诸药配伍，化浊开窍，清热解毒。本方药物贵重，疗效明显，故名"至宝丹"。

本证可用黄连温胆汤加石菖蒲、郁金，叶天士常以石菖蒲、郁金、竹沥、连翘、栀子、莲子心等加减治湿热神昏。

【附方】涤痰汤（《寒温条辨》）：栝楼（捣烂）五钱，胆星、半夏各二钱，橘红一钱五分，茯苓、枳实（麸炒）、黄芩、黄连、石菖蒲、竹茹各一钱，甘草（炙）五分，生姜三钱。水煎，温服。痰闭呃甚用白矾一两，水二钟，煎一钟，入蜜三匙，少煎，温服即吐；如不吐，饮热水一小盏，未有不吐者，吐后呃即止。

五、痰浊蒙蔽证

【证候原文】苏合香丸治卒心痛，霍乱吐利，时气……瘴疟，赤白暴利，瘀血月闭……小儿吐乳。（《太平惠民和剂局方》）

【治法】豁痰降浊，开窍醒神。

【方药】苏合香丸（《太平惠民和剂局方》）：苏合香、龙脑（冰片）、熏陆香（乳香）各一两，麝香、安息香、青木香、香附、白檀香、荜茇、丁香、沉香各二两，白术、诃黎勒、朱砂、乌犀屑（水牛角代）各二两。

涤痰汤（《奇效良方》）：南星（姜制）、半夏（汤洗七次）各二钱半，枳实（麸炒）

二钱,茯苓(去皮)二钱,橘红一钱半,石菖蒲、人参各一钱,竹茹七分,甘草半钱。水二钟,加生姜五片,煎至一钟,食后服。

【阐述】外感时行瘴疠秽浊毒邪,气化失调则痰浊湿浊壅盛,上蒙清窍则神志呆滞、朦胧昏昧。痰浊内盛则喉间痰鸣、口角流涎、舌淡苔厚浊腻、面色晦暗、脉濡滑。温煦无力,清阳不实四肢则肌肤凉、四肢厥冷、汗出。气机闭阻,清气不升,浊气不降则呕吐痰涎、胸腹胀满、便秘或腹泻或便溏,小便不利。

本证多见于感染性疾病导致呼吸衰竭、肾衰者,辨证以神志昏昧、呕吐痰涎、舌淡苔浊腻、脉濡滑为要点。治宜化痰降浊、开窍醒神,以苏合香丸豁痰开窍醒神,以涤痰汤化痰降浊开窍。苏合香丸以苏合香、安息香芳香透窍、逐秽化浊、开闭醒神;麝香、冰片芳香开窍通闭、辟秽化浊,善通全身诸窍;香附、丁香、青木香、沉香、白檀香辛香行气畅血、温通降逆、宣窍开郁,气顺则痰消;熏陆香(乳香)行气兼活血,使气血运行通畅;本方集十香一体,开窍启闭。荜茇温中散寒,增强诸香药止痛行气开郁之力;心为火脏,不受辛热之气,故配水牛角清心解毒,以防热药化火上扰,性虽凉,但气清香透发,寒而不遏;朱砂镇心安神、解毒;白术健脾和中、燥湿化浊;诃黎勒(诃子)温涩敛气,以防辛香走窜耗散太过。

涤痰汤含小半夏汤、小半夏加茯苓汤、二陈汤、温胆汤之意,以半夏、橘红、天南星燥湿祛痰,枳实、橘红利气散滞化痰,竹茹和胃降逆化痰,石菖蒲化痰开窍。半夏、天南星有毒而伤胃伤正,脾胃为生痰之源,故以人参、茯苓、甘草、生姜益气护正、健脾开胃而治痰之源;天南星姜制既可增强化痰散结力,又可解天南星毒,甘草、生姜制半夏、南星之毒。

【附方】苏合香丸(《苏沈良方》):苏合香、白术、朱砂、沉香、诃子肉、丁香、木香、香附子、白檀香、乌犀屑、乳香、荜茇、安息香各一两,麝香、龙脑各半两。为末,炼蜜丸,如鸡头实大。每服一丸,温酒嚼下,人参汤亦得。

导痰汤(《严氏济生方》):半夏四两,天南星(炮,去皮)、橘红、枳实(去瓤,麸炒)、赤茯苓各一两,甘草(炙)半两。为散,每服四钱,水二盏,生姜十片,煎至八分,去滓,温服,食后。

涤痰汤(《奇效良方》):南星(姜制)、半夏(汤洗)各二钱半,枳实(麸炒)、茯苓(去皮)各二钱,橘红一钱半,石菖蒲、人参各一钱,竹茹七分,甘草半钱。水二钟,生姜五片,煎至一钟,食后服。

六、瘀热交阻证

【证候原文】神犀丹……温热暑疫诸病,邪不即解,耗液伤营,逆传内陷,痉厥昏狂,谵语发斑等证。但看病患舌色干光,或紫绛,或圆硬,或黑苔,皆以此

丹救之。(《温热经纬》)

犀珀至宝丹……专治一切时邪内陷血分，瘀塞心房，不省人事，昏厥如尸，目瞪口呆，四肢厥冷等症，又治妇人热结血室。(《重订广温热论》)

凡治邪热内陷，里络壅闭，堵其神气出入之窍而神识昏迷者，不问蒙闭痉厥，首推瓜霜紫雪、犀珀至宝丹。(《重订广温热论》)

【治法】清热解毒，化瘀开窍。

【方药】神犀丹：乌犀角尖(磨汁)、石菖蒲、黄芩各六两，真怀生地(冷水洗净浸透，捣绞汁)、银花(鲜者捣汁用尤良)各一斤，粪清、连翘各十两，板蓝根(可青黛代)九两，香豉八两，元参七两，花粉、紫草各四两。以犀角、地黄汁、粪清和捣为丸，每重三钱，凉开水化服，日二次，小儿减半。如无粪清，可加人中黄四两，研入。

犀珀至宝丹：白犀角、羚羊角各五钱，广郁金、琥珀、血竭、连翘心、石菖蒲、粉丹皮各三钱，炒川甲、桂枝尖各二钱，蟾酥五分，飞辰砂、真玳瑁、藏红花各五钱，当门子一钱。研细，猪心血为丸，金箔为衣，每丸计重五分，大人每服一丸，小儿每服半丸，婴孩每服半丸之半。

【阐述】温热毒邪入营血，灼津煎血为瘀，热与瘀血搏结，闭塞脑窍则元神失明而狂躁不安或神昏，热灼营阴则壮热夜甚、肌肤热。瘀热内结，脉络不通则唇青甲紫、舌深绛或紫暗、脉沉实。

本证多见于西医感染性脑病，辨证以壮热、狂躁不安或神昏、唇青甲紫、舌深绛或紫暗、脉实为要点。治当清热解毒、凉血散血、开窍醒神，方用神犀丹、犀珀至宝丹。

神犀丹源于叶天士经验，以犀角、生地黄清心凉血，元参、天花粉养阴生津，金银花、连翘、黄芩清热泻火，紫草、板蓝根、金汁凉血解毒，菖蒲芳香开窍，豆豉宣泄透邪，诸药配伍，清热解毒、活血凉血、开窍醒神，但开窍力弱，适宜于瘀热闭窍轻证。犀珀至宝丹乃《太平惠民和剂局方》至宝丹(生乌犀屑、朱砂、雄黄、生玳瑁屑、琥珀、麝香、龙脑、牛黄、安息香、金箔、银箔)化裁而来，以犀角、玳瑁、琥珀、麝香、朱砂清心开窍，羚羊角、牡丹皮清热息风，藏红花、血竭、山甲、琥珀、牡丹皮、桂枝尖祛瘀散血，连翘心、石菖蒲、郁金、麝香芳香通窍、透脑络、醒脑通神。诸药配伍，清热祛瘀、芳香通络、开窍醒神，清热凉血、通络开窍力强，何廉臣云"此丹大剂通瘀，直达心窍，又能上清脑络，下降浊阴"。

七、颅脑水瘀证

【证候特征】身热肢厥，神昏谵语或嗜睡昏蒙，呕吐，喉间痰鸣，目光呆滞，目珠固定,瞳仁大小不一,舌苔腻,脉弦滑。

【治法】活血利水,开窍醒神。

【方药】通窍活血利水汤:丹参、白茅根各 30g,黄酒 30～90g,茯苓 20g,川牛膝 15g,桃仁、红花、川芎、赤芍各 10g,水蛭 6g,葱白 3 寸,麝香 0.1g。

【阐述】热毒炽盛,上炎清窍,内入脑络,灼伤血脉,煎熬血为瘀,血不利则为水,水瘀互结于脑则神昏谵语或嗜睡昏蒙、目光呆滞、目珠固定、瞳仁大小不一。水受热炼为痰,故喉间痰鸣。热瘀水内结,气机闭阻,清阳不实四肢则身热肢厥,浊气不降则呕吐、便秘。瘀水内结则舌暗苔腻、脉沉实。

本证是恩师张学文国医大师提出,多见于西医各种感染性脑病出现脑水肿者,辨证以神昏、呕吐、目珠固定为要点。治当活血利水、开窍醒神,以安宫牛黄丸、紫雪丹、至宝丹清热开窍,汤剂用通窍活血利水汤。通窍活血利水汤是张大师经验方,由王清任《医林改错》通窍活血汤(赤芍、川芎、桃仁、大枣、红花、老葱、鲜姜、麝香、黄酒)化裁而成,以麝香芳香通窍、通阴达阳,川芎行气活血开窍,赤芍、桃仁、红花活血化瘀,丹参养血活血,水蛭活血化瘀通络、息风止痉,茯苓、白茅根利水降压,川牛膝活血通络、引水血下行,葱白、黄酒活血通脉、通达阴阳,引药上达病所。如缺麝香,用郁金、白芷代替。呕吐、痰鸣加竹沥、竹茹、天竺黄化痰,发热加黄连、黄芩、金银花、连翘清热,便秘加大黄通腑祛瘀。

第二节 厥脱证治

《素问·厥论》云:"阳气衰于下则为寒厥,阴气衰于下则为热厥……或令人腹满,或令人暴不知人……阴气盛于上则下虚,下虚则腹胀满,阳气盛于上,则下气重上,而邪气逆,逆则阳气乱,阳气乱则不知人也。"《伤寒论》云:"凡厥者,阴阳气不相顺接,便为厥。厥者,手足逆冷者是也。"厥脱证见于外感病极期,表现为四肢厥冷、大汗淋漓、表情淡漠或烦躁不安或神昏、脉细弱,相当于现代医学感染性休克和脏器功能衰竭,当辨寒热虚实论治。

一、热厥证

【证候原文】伤寒一二日,至四五日而厥者,必发热,前热者,后必厥,厥深者,热亦深,厥微者,热亦微,厥应下之,而反发汗者,必口伤烂赤。(335)

伤寒脉滑而厥者,里有热,白虎汤主之。(350)

热厥者,初中病,必身热头痛外,别有阳证,二三日乃至四五日方发厥……其脉虽伏,按之而滑者,为里热,其人或畏热,或饮水,或扬手掷足,烦躁不

得眠，大便秘，小便赤，外症多昏愦者，知其热厥也。白虎、承气汤随证用之。（《医学纲目》）

【治法】清热泄毒。

【方药】白虎汤：知母六两、石膏一斤、甘草二两、粳米六合。以水一斗，煮米熟，汤成，去滓，温服一升，日三服。

小承气汤：大黄四两，厚朴二两，枳实三枚（大者）。以水四升，煮取一升二合，去滓，分温二服。初服汤，当更衣，不尔者，尽饮之；若更衣者，勿服之。

大承气汤：大黄四两（酒洗），厚朴半斤，枳实五枚，芒硝三合。以水一斗，先煮二物，取五升，去滓，内大黄，煮取二升，去滓，内芒硝，更上微火一两沸，分温再服。得下，余勿服。

调胃承气汤：大黄四两（清酒浸），甘草二两，芒硝半斤。以水三升，煮取一升，去滓，内芒硝更上火微煮，令沸，少少温服。

【阐述】一二日至四五日指病程大概日程。毒热壅盛，深伏脉络，导致气机不畅，阴阳之气不相顺接，阳气内郁不能外达四肢则手足厥冷。热伏郁重则四肢厥冷愈甚，热郁较轻则四肢厥冷亦轻。热灼伤津液则口渴、喜饮冷、尿黄短，肠道失津润则屎燥内结，故便秘、腹满，热蒸迫津液则大汗淋漓。

本证多见于西医感染性休克、中毒性休克，辨证以发热、烦躁不安、四肢逆冷、大汗、胸中烦热、口渴、小便短赤、舌红苔薄黄、脉数为要点。治以清泄邪热为法，"厥应下之"包括清泄、清解等法，不是专指攻下之法。热邪深伏不可发汗，如误发其汗，势必劫夺津液助热，使热邪更炽，发生诸如口伤烂赤等变证。临证应根据病情轻重、证候表现，采用不同方药。有形热结，阳明腑实则表现为高热、烦躁、大汗、四肢逆冷、腹满便秘、脉实有力，治宜攻下，用承气汤之类泄热通腑。无形热郁则表现为高热、烦躁、四肢逆冷、口渴、大汗、气促，治宜清泄，用白虎汤清泄里热，脉虚数加人参益气生津。

二、寒厥证

【证候原文】伤寒脉微而厥，至七八日肤冷，其人躁无暂时安者，此为脏厥。（338）

伤寒六七日，脉微，手足厥冷，烦躁，灸厥阴，厥不还者死。（343）

手足厥寒，脉细欲绝者，当归四逆汤主之。（351）

若其人内有久寒者，宜当归四逆加吴茱萸生姜汤。（352）

大汗，若大下利而厥冷者，四逆汤主之。（354）

恶寒脉微而复利，利止亡血也，四逆加人参汤主之。（385）

【治法】回阳救逆。

【方药】四逆汤：甘草二两（炙），干姜一两半，附子一枚（生，去皮，破八片）。水三升煮取一升二合，去滓，分温再服，强人可大附子一枚、干姜三两。

当归四逆汤：当归、桂枝、芍药、细辛各三两，甘草（炙）、通草各二两，大枣二十五枚（一法十二枚）。以水八升，煮取三升，去滓，温服一升，日三服。

【阐述】阴寒直中或大汗、下利不止，或误用汗、下法，导致阳气虚衰，阴寒内盛，阴阳不相交接则产生寒厥证。阳气虚衰，清阳不实四肢，肌表不固，则汗出、四肢厥冷、脉微。阴寒内盛，三焦气化无力，津液直下则腹泻、下利清谷、尿多或尿失禁。阴寒内盛，脉络拘急则腹痛。

本证多见于感染性疾病末期，辨证以手足厥冷、下利、腹中拘急疼痛、脉微细欲绝为要点。治当回阳救逆，急用灸法，方用四逆汤。四逆汤以辛温大热之附子破阴回阳，干姜温中散寒，甘草甘温调中补虚。如下利，津液亡于下，加人参益气生津。

若素体血虚，或下血亡阳，表现为手足厥寒、脉细欲绝，当补血温经、回阳救逆，方用当归四逆汤。当归四逆汤虽以四逆名，实为桂枝汤去生姜加当归、细辛、通草，方中当归养血活血、通脉散逆，桂枝、细辛温通经脉以散血分之寒。甘草、大枣、芍药资气血、调和营卫，通草利九窍通关节。诸药配伍，破瘀滞、散厥寒。腹痛呕吐加吴茱萸、生姜温中散寒、降逆止呕。

三、痰厥证

【证候原文】病人手足厥冷，脉乍紧者，邪结在胸中，心下满而烦，饥不能食者，病在胸中，当须吐之，宜瓜蒂散。（355）

伤寒厥而心下悸者，宜先治水，当服茯苓甘草汤，却治其厥；不尔，水渍入胃，必作利也。（356）

【治法】祛痰利水，通阳救逆。

【方药】瓜蒂散：瓜蒂（熬黄）、赤小豆各等分，各别捣筛，为散已，合治之，取一钱匕。以香豉一合，用热汤七合，煮作稀糜，去滓，取汁和散，温顿服之。不吐者，少少加，得快吐乃止。

茯苓甘草汤：茯苓、桂枝（去皮）各二两，生姜（切）三两，甘草一两（炙）。以水四升，煮取二升，去滓，分温三服。

【阐述】外感病脏腑气化受损则津液停滞为痰涎，痰涎壅滞气机则阳气不宣，故手足厥冷、脉乍紧、胸中痞硬、懊恼不安、心下悸、欲吐不出、气上冲咽喉而不得息。

本证多见于肺部感染和并发肺部炎症之严重阶段，辨证以喉间痰鸣、胸膈痞硬、懊憹不安、手足逆冷、脉紧为要点。治当先因势利导，遵《素问·阴阳应象大论》所言"其高者，因而越之"的原则，以瓜蒂散涌吐祛痰，茯苓甘草汤温中化饮、通阳利水。瓜蒂味苦，善于涌吐痰涎宿食；赤小豆味酸性平，祛湿除烦满；君臣配伍，相须相益，酸苦涌泄，增强催吐之力；以豆豉煎汤调服，取其轻清宣泄之性，宣解胸中邪气，利于涌吐，又安中护胃。《医宗金鉴》云："凡胸中寒热，与气与饮郁结为病，谅非汗下之法所能治，必得酸苦涌泄之品，因而越之，上焦得通，阳气得复，痞硬可消，胸中可和也。瓜蒂极苦，赤豆味酸，相须相益，能疏胸中实邪，为吐剂中第一品也。而佐香豉汁合服者，借谷气以保胃气也。服之不吐，少少加服。得快吐即止者，恐伤胸中元气也。此方奏功之捷胜于汗下，所谓汗吐下三大法也。今人不知仲景子和之精义，置之不用，可胜惜哉。"本方为涌吐法代表方，但瓜蒂苦寒有毒，易伤气败胃，非体质强壮和实证及痰涎不在胸膈禁用。

茯苓甘草汤含桂枝甘草汤，以茯苓淡渗利湿、益气健脾以培土制水，杜痰之源；甘草补中化痰、缓急，生姜开胃和中、化痰止呕；桂枝温中土，以助运化痰饮，所谓"病痰饮者，当以温药和之"，且桂枝温阳散寒、通脉行气血，使阳气布达四肢以制厥。四药配伍，温阳化气、化痰利水、散寒通脉。《伤寒附翼》云："此厥阴伤寒发散内邪之汗剂，凡伤寒厥而心下悸者，宜先治水，后治其厥，不尔，水渍入胃，必作利也。此方本欲利水，反取表药为里症用，故虽重用姜、桂，而以里药名方耳。厥明伤寒，先热者后必厥，先热时必消渴。今厥而心下悸，是下利之源，斯时不热不渴可知矣。因消渴时饮水多，心下之水气不能入心为汗，蓄而不消，故四肢逆冷而心下悸也。肺为水母，肺气不化则水气不行。茯苓为化气之品，故能清水之源……桂枝、生姜则从辛入肺，使水气通于肺，以行营卫阴阳，则外走肌表而为汗矣；佐甘草以缓之，汗出周身，而厥自止，水精四布，而悸自安。以之治水者，即所以治厥也……伤寒心悸无汗而不渴者，津液未亏，故也用此方大发其汗……用姜、桂与茯苓等分，而不用芍药、大枣，是大发其汗。佐甘草者，一以协辛发汗，且恐水渍入胃也。"

四、阴盛格阳证

【证候原文】少阴病，下利清谷，里寒外热，手足厥逆，脉微欲绝，身反不恶寒，其人面色赤，或腹痛，或干呕，或利止脉不出者，通脉四逆汤主之。（317）

既吐且利，小便复利而大汗出，下利清谷，内寒外热，脉微欲绝者，四逆汤主之。（389）

【治法】温里回阳。

【方药】通脉四逆汤：甘草二两（炙），附子大者一枚（生，去皮，破八片），干姜三两（强人可四两）。以水三升，煮取一升二合，去滓，分温再服。其脉即出者愈。面色赤者，加葱九茎。腹中痛者，去葱，加芍药二两。呕者，加生姜二两。咽痛者，去芍药，加桔梗一两。利止脉不出者，去桔梗，加人参二两。

【阐述】外感病因阳气受损导致阴寒盛于内，逼阳浮越于外则产生内真寒而外假热的病变。阴寒内盛，中阳虚衰，升降失职，清气不升则下利清谷。阳气浮越，真阳之气外泄欲脱，故外见浮热、口渴、手足躁动不安、脉洪大等假热症状。病人身虽热，却反喜盖衣被；口虽渴而饮水不多，喜热饮或漱水而不欲饮，手足躁动，神志清楚；脉虽洪大，但按之无力。阴盛于下，虚阳浮越则面红如火，称为戴阳。治当"热因热用"，方用通脉四逆汤。本方含甘草干姜汤、甘草附子汤，是四逆汤重用干姜温散阴寒，附子温阳散寒，甘草益气和药。冉雪峰云："此方与四逆汤三药同，但加重干姜。上方名四逆汤，此方名通脉四逆汤，是其所以通，端在干姜，原无疑义。窃干姜守而不走，其何能通？而此能通者，盖谷入于胃，脉道乃行，中气鼓荡，是为行脉之本。若下焦脉绝，本为不治。但仅寒邪凝阻而脉不通，则加干姜温暖中气，以鼓舞之，兴奋体工，由中以达四末，脉即可复。不通之通，乃妙于通，仲景用干姜之神化如此。脉资生于中焦谷气，此方已求到资生源头，是此方通脉，较强心以复脉，尤深一层。"面赤加葱，旨在引药入肺，宣通营卫。柯韵伯云："葱体空味辛，能入肺以行营卫之气，姜附参甘得此以奏捷于经络之间，而脉自通矣。"

五、热深劫阴证

【证候原文】温病误表，津液被劫，心中震震，舌强神昏，宜复脉法复其津液，舌上津回则生；汗自出，中无所主者，救逆汤主之。（《温病条辨》）

热邪深入，或在少阴，或在厥阴，均宜复脉。（《温病条辨》）

暑邪深入少阴消渴者，连梅汤主之，入厥阴麻痹者，连梅汤主之；心热烦躁神迷甚者，先与紫雪丹，再与连梅汤。（《温病条辨》）

【治法】甘润生津，滋阴救逆。

【方药】加减复脉汤（《温病条辨》）：炙甘草、干地黄、生白芍各六钱，麦冬（不去心）五钱，阿胶三钱，麻仁三钱。水八杯，煮取八分三杯，分三次服。剧者加甘草至一两，地黄、白芍八钱，麦冬七钱。

救逆汤：加减复脉汤去麻仁，加生龙骨四钱、生牡蛎八钱。水八杯，煮取八分三杯，分三次服。脉虚大欲散者，加人参二钱。

连梅汤：云连、阿胶各二钱，乌梅（去核）、麦冬（连心）、生地各三钱。水五杯，煮取二杯，分二次服。脉虚大而芤者，加人参。

【阐述】"心中震震"即心动悸。原文虽说是由温病误汗所致，但稽之临床，因邪热壅盛所致者亦多。津血互济，热盛伤津则津血俱耗，气失所依，导致心之气阴两伤。心气伤则心动悸，心液伤则心脉挛急而舌强语謇。热迫津外泄和气伤不摄津则汗出淋漓。热灼神明，气阴伤而神无所依，故神昏。气阴伤耗太甚，阳随阴泄则有阴阳脱离之势，病势转危。气阴津血耗伤则舌干瘪、肌肤干瘪、脉虚。热深劫阴，风气内动则挛急则项强、肢体抽搐。

本证多见于外感温热病极期或后期，辨证以低热、心悸，舌干或舌强语謇或神昏，或项强，或肢体抽搐，汗出，脉虚为要点。治当甘润存津，令舌上津回则生，庶可转危为安，方用复脉汤法复其津液，如见汗自出而心中无所主，是气阴伤耗太甚，阳随阴泄之阴阳脱离现象，当用救逆汤。加减复脉汤源于叶天士经验，由《伤寒论》炙甘草汤（复脉汤）化裁而成。因热灼阴伤，故去益气温阳之参、枣、桂、姜，加养血敛阴之白芍，变阴阳气血双补为滋阴养液。以炙甘草益气养阴，生地黄、白芍、阿胶补阴血，麦冬生津增液，合甘草以甘润存津。汗出而心中无所主，是阴津外泄、阳随津脱之势，故用龙骨、牡蛎固涩敛汗。诸药配伍，阴津得补，津气得固。临证加山茱萸敛阴，脉虚大欲散加人参大补元气、生津液。

连梅汤源于叶天士经验，以黄连清心泻火，阿胶、生地黄滋肾液，麦冬养肺阴以滋津液之上源，乌梅酸甘敛阴养阴生津，乌梅合黄连酸苦泄热，乌梅合生地黄、麦冬酸甘化阴，诸药配伍，清热养阴敛阴。临证加知母清热坚阴，脉虚无力加人参益气生津。

六、气阴衰脱证

【证候原文】手太阴暑温……汗多脉散大，喘喝欲脱者，生脉散主之。（《温病条辨》）

暑邪久热，寝不安，食不甘，神识不清，阴液元气两伤者，三才汤主之。（《温病条辨》）

【治法】益气生津，敛汗固脱。

【方药】生脉散：人参三钱，麦冬（不去心）二钱，五味子一钱。水三杯，煮取八分二杯，分二次服，渣再煎服，脉不敛，再作服，以脉敛为度。

三才汤：人参三钱，天冬二钱，干地黄五钱，水五杯，浓煎两杯，分二次温服。欲复阴者，加麦冬、五味子。欲复阳者，加茯苓、炙甘草。

【阐述】外感病热盛汗出不止，气随液耗则气阴衰脱。气虚则气喘、神疲、体倦乏力、气短懒言或神昏不语。热盛伤津则口渴、舌干红少苔、脉虚数。

本证多见于感染性休克、脏器衰竭，辨证以汗出不止、神疲体倦、气短懒言、舌干少苔、脉虚数为要点。治当益气固脱、生津敛汗，方用生脉散、三才汤加减。两方均君以人参益气生津，生脉散臣以甘寒之麦冬养阴清热生津，佐以酸甘之五味子敛气止汗、生津止渴；一补一润一敛，益气养阴，生津止渴，敛阴止汗，三药配伍是益气生津救逆之角药，使气复津生，汗止阴存，气津充而脉复，故名"生脉"。热在血分，气阴耗伤，舌红赤、口渴，加牡丹皮二钱、细生地三钱，以凉血散血、养阴和营，即《温病条辨》加味生脉散。三才汤源于叶天士经验，人参配天冬补肺阴，地黄滋补肾精、凉血活血，心肺肾同补，是叶天士治气阴耗伤的基本方，但生津力不足。气血津液互济，气阴耗伤则必血脉虚涩，故临证可两方合用，酌加养阴生津、凉血活血之品，如丹参、葛根、玄参、甘草、怀山药、石斛。口渴加天花粉、石斛生津，大汗加煅龙骨、煅牡蛎、山茱萸、乌梅敛汗固脱。

七、阳气暴脱证

【证候原文】夹阴伤寒，内外皆阴，阳气顿衰，必须急用人参健脉以益其元，佐以附子温经散寒。拾此不用，将何以救之？（《古今医彻》）

【治法】益气回阳，救逆固脱。

【方药】参附汤（《医方类聚》引《济生续方》，《医统》名附参汤，《叶氏女科》名转厥安产汤）：人参半两，附子（炮）一两。

【阐述】外感病邪毒壅盛，或大汗大泻，暴损阳气，或久治不愈，阳气耗衰，则导致阳气暴脱。阳气暴脱失固则津液外渗而冷汗淋漓，阳衰不实四肢则肢体厥冷、形寒蜷缩，阳衰温煦鼓动无力则呼吸微弱、面色苍白、脉微欲绝。

本证多见于感染性休克、脏器衰竭，辨证以汗出黏冷、四肢不温、呼吸微弱、面色苍白、脉微欲绝为要点。治当益气回阳、救逆固脱，方用参附汤。方以人参甘温大补元气，生津养阴以资阳生；附子大辛大热，温壮元阳；二药配伍是益气回阳救逆基本药对。《世医得效方》治下痢鲜血、滑泄不固、欲作厥状，加肉豆蔻、生姜、大枣温脾暖胃、化湿止泻；《医寄伏阴论》治伏阴病吐利后，头汗出、微喘、呃声连连，加刀豆子降逆；《婴童类萃》治元气虚脱慢惊风加丁香、生姜温脾暖胃。阳气暴脱则血脉失温运，加当归补血活血，桂枝温通经脉。叶天士常加龙骨、牡蛎、桂枝、白芍以回阳固脱，加龙骨、牡蛎、白芍、炙甘草名参附龙牡汤，是敛汗潜阳、扶正固脱的常用方剂。附子有毒，可损伤脾胃，加大枣、生姜健脾和胃以制其毒，调和营卫以敛汗。《医略六书》云："附子补真阳之虚，人参扶元气之弱，姜、枣调和营卫，领参、附以补真阳之不足而卫外为固也。水煎温服，使真阳内充，则卫气自密而津液无漏泄之虞，何致厥冷不暖，自汗不止哉？"大汗淋漓加黄芪、煅龙骨、煅牡蛎、山茱萸益气敛汗固脱。

八、气衰喘脱证

【证候原文】少阴病，六七日，息高者死。（299）

手太阴暑温……汗多脉散大，喘喝欲脱者，生脉散主之。（《温病条辨》）

【治法】益气救逆，敛肺固脱。

【方药】生脉散送服黑锡丹。

生脉散：人参三钱，麦冬（不去心）二钱，五味子一钱。水三杯，煮取八分二杯，分二次服，渣再煎服，脉不敛，再作服，以脉敛为度。

黑锡丹（《太平惠民和剂局方》）：黑锡、硫黄各二两，金铃子、胡芦巴、木香、附子、肉豆蔻、破故纸（补骨脂）、沉香、茴香、阳起石各一两，肉桂半两。为末，酒糊丸如梧桐子大，每服3～9g，温开水送下。

【阐述】"息高"指气逆而上，张口抬肩、鼻翼煽动，不能平卧。"喘喝"指气喘有吼声。

外感病脏腑受损，尤其是脾肾肺损伤则可出现气衰喘脱病变。肺肾气衰，摄纳肃降无权则呼多吸少、气息难续、张口抬肩、鼻翼煽动、不能平卧，动则喘剧欲绝。气衰鼓动无力则心慌动悸、面青唇紫、脉浮大无根或歇止，或模糊不清。气衰不行津则津液停聚成痰，故痰涎壅盛，喉间痰鸣。气衰卫阳不固则腠理玄府洞开，故汗出如珠。

本证见于感染性疾病呼吸衰竭，辨证以呼多吸少、气息难续、张口抬肩、鼻翼煽动、不能平卧、心慌动悸、面青唇紫、脉浮大无根为要点。治当益气救逆、敛肺固脱，以生脉散送服黑锡丹。以生脉散益气生津救逆，可加龙骨、牡蛎、山茱萸收敛气机、敛肺镇逆。黑锡丹以甘寒质重入肾之黑锡坠痰解毒、镇心安神，以辛热之硫黄解毒祛痰，二药配伍，阴阳并调；附子、肉桂、阳起石、破故纸、胡芦巴温肾纳气，茴香、沉香、肉豆蔻理气散寒，金铃子（川楝子）理气并监制诸药之温燥；诸药合用，补肾纳气、升降阴阳、坠痰定喘。黑锡丹有毒，不宜长时间服用，孕妇禁服。

九、阴阳衰绝证

【证候原文】少阴病，下利，脉微者，与白通汤；利不止，厥逆无脉，干呕，烦者，白通加猪胆汁汤主之。服汤，脉暴出者死，微续者生。（315）

吐已，下断，汗出而厥，四肢拘急不解，脉微欲绝者，通脉四逆加猪胆汁汤主之。（390）

【治法】回阳救阴。

【方药】白通加猪胆汁汤：葱白四茎，干姜一两，附子一枚（生，去皮，破八片），人尿五合，猪胆汁一合。以水三升，煮取一升，去滓，内胆汁、人尿，和令相得。分温再服。若无胆，亦可用。

通脉四逆加猪胆汁汤：甘草二两（炙），干姜三两（强人可四两），附子（大者）一枚（生，去皮，破八片），猪胆汁半合（无猪胆，以羊胆代之）。以水三升，煮取一升二合，去滓，内猪胆汁，分温再服。

【阐述】外感病因邪盛损正，或汗、吐、利无度，则导致阳气暴伤，津液枯竭，从而阴阳俱竭。阳气暴伤，阴寒内盛则四肢厥冷、拘急不解。中阳虚衰则利不止、呕吐。脉络失温失充则脉微欲绝或无脉。阴液枯竭，阴不敛阳，虚阳浮越则心烦，或面红烦热、口渴、狂躁不安。阴液枯竭则干呕无物。

本证多见于感染性休克、脏器衰竭，辨证以四肢厥冷拘急、脉微欲绝或无脉为要点。治当回阳救阴，方用白通加猪胆汁汤、通脉四逆加猪胆汁汤。两方均是四逆汤化裁而成，以辛热之姜、附资火回阳、温中散寒，甘草缓阴气之逆、护中州。白通汤以葱白易四逆汤之甘草，葱辛滑行气，通阳散寒。通脉四逆汤与四逆汤药味相同，唯姜、附量大，以速破阴寒。佐咸苦之人尿、猪胆汁，既制姜、附之辛散以防加重虚阳浮越，又滋润以从阴引阳而敛降浮越之虚阳。《伤寒来苏集》云："下利脉微，是下焦虚寒，不能制水故也，与白通汤以通其阳，补虚却寒而制水。服之利仍不止，更厥逆，反无脉，是阴盛格阳也。如干呕而烦，是阳欲通而不得通也。法当取猪胆汁之苦寒为反佐，加入白通汤中，从阴引阳，则阴盛格阳者，当成水火既济矣。脉暴出者，孤阳独行也，故死；微续者，少阳初生也，故生。论中不及人尿，而方后反云：无猪胆汁亦可服者，以人尿咸寒，直达下焦，亦能止烦除呕矣。"临证加人参、麦冬、五味子、煅龙骨、煅牡蛎、山茱萸，以益气救阴、潜阳敛脱。

第三节　其他危证证治

一、热盛动风证

【证候原文】邪热传入厥阴脏证……若火旺生风，风助火势，头晕目眩，胸胁胀痛，四肢厥冷，烦闷躁扰，甚则手足瘛疭，状如痫厥，便泄不爽，溺赤涩痛，舌焦紫起刺，脉弦而劲。此肝风上翔，邪陷包络，厥深热亦深也。法当熄风开窍，羚角钩藤汤加紫雪（五分或八分）急救之。（《重订通俗伤寒论》）

【治法】清热息风，增液舒筋。

【方药】羚角钩藤汤：羚角片钱半（先煎），霜桑叶二钱，京川贝四钱（去心），鲜生地、淡竹茹（与羚角先煎代水）各五钱，双钩藤（后入）、滁菊花、茯神木、生白芍各三钱，生甘草八分。

【阐述】本证又称肝风内动证、厥阴动风证。热盛则高热持续，热扰心神则烦躁不安、谵语或神昏。热灼伤津则筋脉失养拘挛，故四肢抽搐、颈项强直、两目上视、角弓反张、牙关紧闭。热灼营阴则舌红绛、苔黄燥、脉弦数。

本证见于感染性疾病，辨证以高热、神昏、抽搐、舌红或绛、苔黄为要点。治宜清热息风、增液舒筋，因热炼液为痰，故佐以化痰。羚角钩藤汤含芍药甘草汤，羚羊角、钩藤是清热息风止痉药对，为君；臣以桑叶、菊花辛凉疏泄透热，以加强清热息风之力。《本草经疏》云："菊花专制肝木，故为祛风之要药。"鲜生地、白芍药、生甘草配伍则酸甘化阴、滋阴增液、柔肝舒筋、敛阴缓急，与羚羊角、钩藤等并用，标本兼顾，加强息风止痉之功；川贝母、鲜竹茹是清热化痰药对；茯神木宁心安神，俱为佐。生甘草清热解毒化痰、和中调药，为使。热盛烦躁加石膏、知母或合白虎汤清热。舌绛加水牛角、赤芍、牡丹皮、大青叶清热凉血活血，口渴加麦冬、玄参、石斛、阿胶、天花粉滋阴增液，痰鸣加天竺黄、竹茹、胆南星、姜汁清热豁痰，抽搐加全蝎、蝉蜕、天麻息风止痉，神昏送服紫雪丹或安宫牛黄丸清热开窍。

【附方】钩藤饮（《万氏家抄方》）：全蝎（炙）、蝉蜕、僵蚕（炒）、明天麻、犀角、胆星、青黛、辰砂各八分，为末，猪胆汁为丸，如绿豆大。

钩藤饮（《圣济总录》）：钩藤三分，蚱蝉二枚（去头足翅，炙），犀角屑半两（微炒），麦门冬半两（去心），升麻半两，石膏三分（捣碎），柴胡半两（去苗），甘草一分（微炙）。

钩藤子芩汤（《圣济总录》）：钩藤、黄芩、沙参各三分，知母（焙）、升麻、犀角（镑）各一两，蚱蝉二枚（炙，去翅头足），蛇蜕皮三寸（炙），柴胡（去苗）、甘草（炙，锉）、白术各半两。

二、痰热动风证

【证候原文】风温证：身热痰咳，口渴神迷，手足瘛疭，状若惊痫，脉弦数者，此热劫津液，金囚木旺。当用羚羊、川贝、青蒿、连翘、知母、麦冬、钩藤之属，以息风清热。（《外感温病篇》）

【治法】清热化痰，息风止痉。

【方药】黄连温胆汤加减：川黄连、竹茹、枳实、半夏、陈皮、甘草、生姜、茯苓、石菖蒲、地龙、僵蚕、钩藤。

【阐述】外感湿热浊毒之邪，湿浊聚成痰，或邪蕴化热炼液成痰，热与痰湿浊相搏，闭阻心脑，燔灼筋脉则产生痰热动风病变。痰热闭阻心脑则神昏。热燔灼筋膜则筋脉拘挛，故四肢抽搐、颈项强直、两目上视、角弓反张、牙关紧闭。痰热内盛则面红气粗、痰鸣、舌红苔黄腻、脉弦滑数。

本证多见于流行性乙型脑炎、流行性脑脊髓膜炎、流行性感冒、风湿热、肺炎等，辨证以发热、神昏、喉中痰鸣、口角流涎、四肢抽搐、舌红苔黄腻、脉滑数等要点。治宜清热化痰、息风止痉，方用黄连温胆汤。本方含小半夏汤、小半夏加茯苓汤、二陈汤等意，以入心经之黄连清热以宁心，燥湿以祛痰；半夏燥湿化痰、和胃止呕，二药配伍是清热化痰药对，共为君。臣以竹茹清热化痰，陈皮理气行滞、燥湿化痰，枳实降气导滞、消痰浊，地龙、僵蚕化痰止痉，钩藤清热息风，石菖蒲芳香化湿、开窍通络。佐以茯苓健脾渗湿，以杜生痰之源；煎加生姜、大枣调和脾胃，且生姜制半夏毒性。使以甘草清热解毒化痰、益中和药。高热加羚羊角、水牛角清热，抽搐加天麻、全蝎化痰止痉，喉间痰鸣加天竺黄、川贝母清热化痰，痰湿蕴阻气机加厚朴理气燥湿，胸腹灼热加黄芩、栀子清泄三焦之热，神昏谵语送服紫雪丹、安宫牛黄丸开窍醒神。

三、毒热瘀交加证

【证候原文】阳明斑者，化斑汤主之。（《温病条辨》）

清瘟败毒饮……此十二经泄火之药也。凡一切火热，表里俱盛，狂躁、烦心、口干、咽痛，大热干呕，错语不眠，吐血衄血，热甚发斑，不论始终，以此为主方……若疫证初起，恶寒发热，头痛如劈，烦躁谵妄，身热肢冷，舌刺唇焦，上呕下泄。六脉沉细而数，即用大剂；沉而数者，即用中剂；浮大而数者，用小剂。（《温热经纬》）

【治法】清热解毒，凉血散血。

【方药】化斑汤：石膏一两，知母四钱，生甘草、元参各三钱，犀角二钱，白粳米一合。水八杯，煮取三杯，日三服，渣再煮一钟，夜一服。

清瘟败毒饮（《疫疹一得》）：生石膏（大剂六两至八两，中剂二两至四两，小剂八钱至一两二钱），小生地（大剂六钱至一两，中剂三钱至五钱，小剂二钱至四钱），乌犀角（大剂六钱至八钱，中剂三钱至五钱，小剂二钱至四钱），真川连（大剂四钱至六钱，中剂二钱至四钱，小剂一钱至一钱半），栀子、桔梗、黄芩、知母、赤芍、元参、连翘、甘草、牡丹皮。鲜竹叶先煮石膏数十沸，后下诸药，犀角磨汁和服。

【阐述】外感温热毒邪，既耗伤津液，又煎熬血液为瘀，迫血妄行而血溢脉外。离经之血留而不去则瘀，热愈甚瘀更甚，瘀则阳怫化热，从而瘀热交加搏结。毒热内炽则身热，营阴耗伤则夜热甚。毒热内损阴络则呕血、吐血、尿血。毒热外损阳络则肌衄、紫斑。血脉瘀滞则唇甲青紫，瘀热内结则舌绛红或紫暗、苔黄，热伤营血则脉细数。《医林改错》云："受瘟疫至重，瘟毒在内烧炼其血，血受烧炼，其血必凝，血凝色必紫，血死色必黑。"

本证多见于乙型脑炎、流行性出血热、登革热、斑疹伤寒、钩端螺旋体病和其他感染性疾病所致败血症、毒血证，辨证以身热、肌衄斑疹、呕血、便血为要点。治当清热解毒、凉血散血。化斑汤是白虎汤加味，以白虎汤清气分之热而保津液，加犀角、玄参清热解毒凉血，玄参兼养阴，诸药配伍，清热凉血，散血化斑，临证加紫草、赤芍、牡丹皮、生地黄凉血活血、养血和营。《类证活人书》化斑汤是白虎加人参汤加玉竹，《丹溪心法》化斑汤是白虎加人参汤加玄参，但均凉血散血化斑力弱。故毒热瘀交加以《温病条辨》化斑汤为宜，高热加金银花、连翘或合黄连解毒汤清热解毒，出血加侧柏叶、阿胶补血止血，抽搐加羚羊角、钩藤息风止痉，斑疹不透加升麻、大青叶解毒透疹，气阴已伤加人参、玉竹益气养阴。

清瘟败毒饮是白虎汤、桔梗汤、黄连解毒汤、犀角地黄汤等合方化裁而成，以石膏、知母清气分热，以犀角地黄汤凉血散血，以黄连、黄芩、栀子清热解毒。桔梗清利肺气，竹叶清心热、渗利湿热，合用则清上引下；连翘、元参清热解毒、透解营血郁热，生地黄、知母清热凉血、养阴救阴；甘草解毒泻火、和胃调药，合桔梗清利咽喉胸膈。诸药配伍，乃大寒清热解毒、凉血散血之剂。心烦懊恼加豆豉、瓜蒌霜合栀子清热除烦，口渴加天花粉、白茅根、石斛、沙参、麦冬养阴生津液，黄疸加茵陈清热利胆退黄，呕血、便血、尿血、咯血加茜根、侧柏叶、白茅根止血，便秘加大黄或合调胃承气汤、抵当汤通腑祛瘀，气阴已伤加西洋参、麦冬、五味子、沙参益气养阴生津液，神昏谵语加石菖蒲、连翘、郁金或用《温病条辨》清营汤、清宫汤清热开窍、凉血散血。

【附方】化斑汤（《镐京直指》）：黑犀角一钱，元参、石膏各六钱，鲜生地一两，大青叶、知母、银花各三钱，人中黄、黄连各一钱。

化斑汤（《广嗣纪要》）：人参、知母、石膏、玄参、大青叶、甘草。

化斑汤（《痘疹会通》）：黄柏、黄芩、生地、川连、元参、青黛、知母、生甘草、连翘、花粉、牛蒡子、蝉蜕。

四、热陷喘促证

【证候原文】阳明温病,下之不通……喘促不宁,痰涎壅滞,右寸实大,肺气不降者,宣白承气汤主之。(《温病条辨》)

喘咳息促,吐稀涎,脉洪数,右大于左,喉哑,是为热饮,麻杏石甘汤主之。(《温病条辨》)

【治法】清热化痰,宣肺降逆。

【方药】麻杏石甘汤、宣白承气汤、桑白皮汤。

【阐述】毒热内遏肺气,炼液成痰,痰热壅阻,宣肃失常则喘逆。或邪气损伤脏腑,气化失调,津液停聚,浊气不降,上壅肺则喘。肺与心以脉相连,痰浊壅肺则血脉瘀滞,血不利则为水,水聚成痰,热煎血为瘀,痰窜血脉则血瘀,以致痰瘀水热互结,病情日趋危重,表现为呼吸困难、咳喘、咯黄痰、胸闷胀、张口抬肩、鼻翼煽动、端坐不能平卧。痰瘀壅心则心慌动悸、烦躁不安、面青唇紫、舌红绛、苔黄腻或灰浊、脉滑数。热伤津液则肠道失润,又痰热郁阻气机,从而腑气不通,故腹胀满、大便闭结。痰浊上蒙清窍则烦躁不安或谵语神昏。

本证多见于各种肺炎、感染性心脏病等,相当呼吸窘迫综合征,辨证以发热、咳喘咯黄痰、张口抬肩、鼻翼煽动、端坐不能平卧、舌红绛、苔黄腻或灰浊、脉滑数为要点。治当清热化痰、宣肺降逆。毒热壅肺则喘促气粗、鼻翼煽动、高热面赤、汗出、躁动不宁甚或谵语神昏、咯痰黄稠、舌质红绛苔黄腻、脉滑数,以黄连解毒汤合麻杏石甘汤清热解毒、宣肃肺气,加桑白皮、杏仁、桔梗宣肺化痰利气,口渴加芦根、天花粉生津止渴。痰热壅盛则喘咳气涌、胸部胀痛、痰多质黏色黄、烦闷身热、舌质红、舌苔薄黄或腻、脉滑数,以桑白皮汤(桑白皮、半夏、苏子、杏仁、贝母、山栀、黄芩、黄连)清热化痰、宣肺利气,加全瓜蒌、葶苈子、海蛤粉泻肺化痰,痰有腥味加鱼腥草、冬瓜仁、薏苡仁解毒化痰,或用泻白散或千金苇茎汤合葶苈大枣泻肺汤加减。痰盛腑闭则发热、呼吸困难、胸腹胀满、大便闭结,治宜清热化痰、通腑降逆,用宣白承气汤泄热宣肺通腑,加桑白皮、贝母、桔梗、厚朴宣肺化痰利气。面唇青紫加丹参、地龙、赤芍、牡丹皮凉血活血,咽喉痛加射干、连翘、马勃解毒利咽。气阴耗伤,大汗、口渴、神疲、脉微弱,合生脉饮益气养阴。

五、关格证

【证候原文】寸口脉浮而大,浮为虚,大为实。在尺为关,在寸为格。关则不得小便,格则吐逆。(《伤寒论·平脉法》)

趺阳脉伏而涩,伏则吐逆,水谷不化,涩则食不得入,名曰关格(《伤寒论·平脉法》)

关格者……既关且格,必小便不通,旦夕之间,徒增呕恶,此因浊邪壅塞三焦,正气不得升降,所以关应下而小便不通,格应上而生呕吐,阴阳绝闭,一日即死,最为危候。(《证治汇补》)

【治法】扶正降浊,通利三焦。

【方药】偏热者用生脉饮合茵陈五苓散汤,偏寒者用济生肾气丸,寒热错杂用黄连汤、生姜泻心汤、半夏泻心汤、甘草泻心汤。

济生肾气丸(《严氏济生方》):附子二两(炮),白茯苓(去皮)、泽泻、山茱萸肉、山药(炒)、车前子(酒蒸)、牡丹皮(去木)各一两,官桂(不见火)、川牛膝(酒浸)、熟地黄各半两。为细末,炼蜜为丸,如梧桐子大,每服七十丸,空心。米饮下。

半夏泻心汤:半夏半升(洗),黄芩、干姜、人参各三两,黄连一两,大枣十二枚,甘草三两(炙)。以水一斗,煮取六升,去滓,再煎,取三升,温服一升,日三服。

甘草泻心汤:甘草四两(炙),黄芩三两,干姜三两,半夏半升(洗),大枣十二枚,黄连一两,以水一升,煮取六升,去滓,再煎取三升。温服一升,日三服。

生姜泻心汤:生姜四两,甘草(炙)、人参、黄芩各三两,干姜、黄连各一两,半夏半升(洗),大枣(擘)十二枚。以水一斗,煮取六升,去滓,再煎取三升,温服一升,日三服。

黄连汤:黄连、甘草(炙)、干姜、桂枝各三两,人参二两,半夏半升(洗),大枣十二枚(擘)。以水一斗,煮取六升。去滓,温服,昼三次,夜二次。

附子泻心汤:大黄二两、黄连一两、黄芩一两、附子一枚(炮,别煮取汁),以麻沸汤二升渍三味,须臾绞去滓,纳附子汁,分温再服。

【阐述】《杂病源流犀烛》云:"关格,即《内经》三焦约病也,约者不行之谓,谓三焦之气不得通行也,惟三焦之气不行,故上而吐逆曰格,下而不得大小便曰关。"邪毒损伤脏腑,耗伤气阴,气化不利,水湿内停,浊气不降,则产生关格病变。浊毒弥漫三焦,郁阻气机,脾胃升降逆乱则纳差、恶心、呕吐、大便不通,上蒙清窍则心烦不安、循衣摸床、神昏抽搐,凌心犯肺则心悸、喘满不得卧,气化不利则小便不利、尿少。湿热毒损伤脉络则尿血、鼻衄、齿衄、肌衄、呕血、便血,浊毒内盛则苔厚腻、脉濡滑。

本证见于感染性肝病、肾病和感染性疾病并发肝肾损害者,辨证以二便不通、胸腑胀满、恶心呕吐为要点,治当扶正降浊、通利三焦。偏热者则口干、口苦、五心烦热，或耳鸣、小便赤、大便秘结、舌苔黄腻或焦褐，当清热利水、益气养阴，以生脉饮益气养阴救逆，以茵陈五苓散清热利湿降浊，加金银花、连翘、蒲公英解毒，牡丹皮、益母草、泽兰活血利水。呕吐痰涎加生姜、竹茹、苏梗、佩兰和胃降逆、化浊止呕，大便秘结加大黄、厚朴、枳实通腑泄热。衄血（鼻衄、齿衄、肌衄）、呕血、便血则合犀角地黄汤凉血止血，或加仙鹤草、茜草、牡丹皮、生侧柏叶、蒲黄炭、藕节炭、地榆炭、三七粉凉血化瘀止血。躁动不安、循衣摸床、惊厥抽搐等，合羚角钩藤汤或安宫牛黄丸、紫雪丹、至宝丹。

偏寒者则形寒肢冷、腰痛脚软、舌暗边有齿痕、苔白腻或厚如积粉，当温阳化气、益肾利水，所谓"益火之源，以消阴翳"，方用济生肾气丸。济生肾气丸出自《严氏济生方》，是《金匮要略》肾气丸（后世名桂附八味丸）加车前子、川牛膝。方以大辛大热之附子温阳补火，辛甘温之官桂温通阳气，二药相合，补肾阳，助气化。肾内藏真阴真阳，阳无阴则不化，"善补阳者，必于阴中求阳，则阳得阴助，而生化无穷"，故重用干地黄滋阴补肾生精，配山茱萸、山药补肝养脾益精，阴生则阳长。方中补阳药少而滋阴药多，所谓"少火生气""阴者藏精而起亟"。泽泻、茯苓、车前子利水渗湿，配官桂温化痰饮；牡丹皮、川牛膝活血散瘀，伍官桂散血分之滞，且川牛膝益肝肾、利湿，川牛膝配车前子引水湿下行，此五味寓泻于补，俾邪去而补药得力，并制诸滋阴药碍湿之虞。诸药合用，温阳以化水，滋阴以生气，使肾阳振奋，气化复常。畏寒肢冷甚重用桂、附，痰饮咳喘加干姜、细辛、半夏温肺化饮，尿浊加萆薢、巴戟天、益智仁、金樱子、芡实温阳固气化浊，神疲气短加人参、黄芪、白术健脾益气，呃逆加旋覆花、苏梗降逆，呕恶加苏梗、佩兰、竹茹和胃降逆化浊，衄血（鼻衄、齿衄、肌衄）、呕血、尿血、便血加伏龙肝、仙鹤草、茜草、牡丹皮、蒲黄炭、藕节炭、地榆炭、三七粉化瘀止血，心悸加龙骨、牡蛎镇悸，胸闷加瓜蒌、薤白宣通胸阳，水肿甚加猪苓或合五苓散温阳化气、利水消肿，咳喘不得卧加葶苈子、杏仁泻肺平喘，脘腹胀满加枳实或合枳术丸降气除满。

寒热错杂当寒温并用、辛开苦降，方用半夏泻心汤、甘草泻心汤、生姜泻心汤加减。半夏泻心汤君以半夏散结消痞、降逆止呕；臣以干姜温中散寒、温脾开胃，黄芩、黄连苦寒泄热消痞；佐以人参、大枣健脾益气，使以甘草解毒化痰、益气和药。甘草泻心汤即半夏泻心汤重用甘草，以益中补虚。生姜泻心汤即半夏泻心汤减干姜二两，重用生姜和胃降逆、宣散水气，黄连汤即半夏泻心汤重用黄连清上热，以桂枝易黄芩而温中下。附子泻心汤中三黄苦寒清热燥湿，以麻沸汤浸渍绞汁，取其味薄气轻，以清泻上热而消痞，以辛热之附子温中下。诸泻心汤均寒温并用、辛开苦降，半夏泻心汤适宜兼中虚而以脘腹痞满、下利、呕为主者,生姜泻心汤适宜兼中虚食滞水气而以痞、干噫、食臭为主者,甘草泻心汤适宜中虚重证而以脘腹痞满、少气为主者,附子泻心汤适宜下虚而以脘腹痞满、形寒肢冷、汗出为主者。水肿甚加茯苓、泽泻、白茅根或合五苓散利水消肿,呃逆呕吐加佩兰、苏梗、刀豆、竹茹、旋覆花化浊降逆,衄血(鼻衄、齿衄、肌衄)、呕血、尿血、便血加仙鹤草、茜草、蒲黄炭、藕节炭、地榆炭、三七粉化瘀止血,脘腹胀满加枳实或合枳术丸降气除满,气虚加人参益气,抽搐加钩藤、白蒺藜、地龙、僵蚕息风止痉,神昏加石菖蒲、郁金或送服至宝丹芳香开窍。

第九章

恢复期证治

中医治病主要是以药物性、味、势、用祛邪纠偏，过度使用则会矫枉过正，导致机体发生新的阴阳失衡，故祛邪应有度，"大毒治病，十去其六，常毒治病，十去其七，小毒治病，十去其八，无毒治病，十去其九"（《素问·五常政大论》），可导致邪毒未尽，这是恢复期的特征之一。邪毒未尽分为一过性未尽和永久性未尽。一过性邪毒未尽是治疗过程中为防矫枉过正而暂时没有祛尽之邪，以及因外感邪毒破坏机体环境诱生的邪毒，通过后期调治可以祛尽。永久性邪毒未尽是由邪毒本身特性所决定的不可能祛尽，常与组织紧密亲合在一起，多见于慢性迁延性疾病，常导致疾病复发。

外感病因邪毒损伤脏腑经络，耗伤气血津液，故恢复期常导致脏腑经脉功能减弱与气血津液不足。脏腑经络功能减退分为一过性减退和永久性减退。一过性减退主要气化功能暂时低下，通过后期调治可以恢复；永久性减退主要是邪毒损伤脏腑经络形态结构，通常表现为并发症、后遗症。气血津液不足分为消耗性不足和生化性不足，消耗性不足主要是指正邪交争过程中的气血津液消耗所致的一过性不足，通过后期调理可以恢复；生化性不足主要是因脏腑经络形态结构损害而气化无力所致的不足，难以恢复，通常表现为并发症、后遗症。

外感病恢复期因邪毒留伏和正气虚弱，证候特征主要是虚实夹杂，以虚为主。治当有邪则剔之，虚则补之，虚实夹杂则扶正剔邪并举。恢复期剔邪与早期极期祛邪不同，不可猛峻攻伐，应以药性平和、宣疏轻透为主，通过宣畅气机，疏达膜府，条达气血，使邪毒化解。恢复期补虚扶正与内伤虚损疾病不同，不宜峻补滋腻，宜平补淡补，以免滋腻恋邪和矫枉过正，同时应调畅气机，以恢复气化功能，促进气血津液生化。脾胃为气血津液生化之源，故应重视健脾开胃、食养食治，以资化源，所谓"谷肉果菜，食养尽之"（《素问·五常政大论》）。

第一节　里虚寒证治

邪盛伤正则虚，阳虚则寒。外感寒湿或过用汗、吐、下诸法，或外感温热过用寒凉，皆可损伤阳气，导致里寒虚，表现为畏寒、怕冷、四肢凉、出汗、神疲、舌淡苔白、脉沉细。血遇寒则凝，水得寒则凝，故虚寒证常兼瘀血、痰湿、水饮。治当遵"虚则补之"和"寒则温之"的法则，以温补阳气为主，佐以活血、化痰、利水。肾为先天之本，脾胃为后天之本，故治又多从脾肾论治。

一、上焦虚寒证

上焦虚寒以心肺阳虚为主，分别采用温振心阳、温润肺脏之法。

（一）心虚寒证

气属阳，外感病心气虚与心阳虚不能分开。心主血脉，以动为候，心阳气不足则鼓动无力，血脉不利，表现为心悸、胸闷或痛、神疲、面色淡白、舌淡苔白、脉虚。阳虚则寒，血寒则凝，心阳虚则心胸憋闷或胸痛、恶寒肢冷或冷汗淋漓、口唇青紫，舌淡或青紫等。汗为心液，心阳虚进一步发展则心阳暴脱，表现为大汗淋漓、肢体厥冷、呼吸衰微、精神涣散、神志模糊或昏迷、脉微细欲绝之象。治当补益心气、温振心阳。

1. 心（胸）阳不振证

【证候原文】发汗过多，其人叉手自冒心，心下悸，欲得按者，桂枝甘草汤主之。（64）

【治法】温振心阳。

【方药】桂枝甘草汤：桂枝四两（去皮），甘草二两（炙），以水三升，煮取一升，去滓，温服。

【阐述】"冒"有遮挡、覆盖义。叉手自冒心指两手交叉按于心部，表示喜按。汗为心液而源于津液，阳加于阴谓之汗，汗出过多则导致心阳气虚。原文虽说是发汗所致的误治变证，但验之临床，因邪毒损伤正气，外感病恢复期常见本证。心阳气不足，鼓动无力则血脉不利，故心下悸动不安、脉沉细。血脉不利，胸阳失宣则胸闷、形寒肢冷；按之则阳气内敛，血脉通畅而舒，故喜叉手自冒心。

本证多见于感染性心脏损害和感染性心脏病，辨证以心悸怔忡、胸中憋闷喜按、舌淡苔白、脉沉细为要点。治当温振心阳、宣通经脉，方用桂枝甘草汤。桂枝味辛甘性温，温振心阳，温通经脉；甘草甘温益气补阳；二药配伍，是温补心阳、养心定悸的药对。桂枝用量大，一次顿服，温补宣通力强，柯韵伯称为补心阳"峻剂"。本方益气力弱，宜加人参、黄芪、白术益气，加干姜温阳散寒，即桂枝人参汤；心悸加龙骨、牡蛎、龙齿镇心定悸。

【附方】桂枝人参汤：桂枝（去皮）、甘草（炙）各四两，白术、人参、干姜各三两。水九升，先煮四味，取五升，内桂更煮，取三升，温服一升，日再，夜一服。

养心汤（《仁斋直指方论》）：黄芪（炙）、茯神（去木）、白茯苓（去皮）、半夏曲、当归、川芎各一钱半，远志（去心，姜汁淹，焙）、酸枣仁（去皮，隔纸炒香）、辣桂、柏子仁、五味子、人参各一钱，甘草（炙）半钱。水二盏，生姜五片，大枣二枚，煎一盏，食前服。加槟榔、赤茯苓，治停水怔悸。

2. 心阳浮越证

【证候原文】伤寒脉浮，医以火迫劫之，亡阳，必惊狂，卧起不安者，桂枝去芍药加蜀漆牡蛎龙骨救逆汤主之。（112）

火逆下之，因烧针烦躁者，桂枝甘草龙骨牡蛎汤主之。（118）

寸口脉动而弱，动即为惊，弱则为悸……火邪者，桂枝去芍药加蜀漆牡蛎龙骨救逆汤主之。（《金匮要略》）

【治法】温敛心阳，潜镇心神。

【方药】桂枝甘草龙骨牡蛎汤：桂枝一两（去皮），甘草（炙）、牡蛎（熬）、龙骨各二两。以水五升，煮取二升半，去滓，温服八合，日三服。

桂枝去芍药加蜀漆牡蛎龙骨救逆汤（《金匮要略》名桂枝救逆汤）：桂枝、生姜、蜀漆（洗去腥）各三两，炙甘草二两，大枣（擘）十二枚，牡蛎五两，龙骨四两。水一斗二升，先煮蜀漆，减二升，内诸药，煮取三升，去滓，温服一升。

【阐述】阴者藏精而为阳之守，阳者卫外而为固。外感寒邪发汗太过，阳随液耗，或误用火疗耗伤阴液，阳失阴之资守，或误用攻下，寒降直折阳气，则可导致心阳虚损，虚阳浮越。原文是伤寒太阳病误治变证，但验之临床，外感病因邪毒损伤正气，恢复期亦可见本证。心阳气不足，鼓动无力则心悸动不安，血脉不利则胸闷、形寒肢冷。心藏神，心阳浮越则烦躁不安，阳虚心神不定则易惊狂、卧起不安，阳虚而浮则脉浮散无力。

本证多见于感染性心脏病及感染性疾病并发心脑损害者，辨证以心悸怔忡、烦躁不安、神志失常、舌淡苔白或白腻、脉虚大为要点。治当温敛心阳、潜镇心神，方用桂枝甘草龙骨牡蛎汤、桂枝救逆汤。桂枝甘草龙骨牡蛎汤以桂枝甘草汤辛甘化阳，温复心阳，桂枝仅用一两，分三次服，炙甘草倍于桂枝，意在补虚益气为主，以甘缓急；龙骨、牡蛎质重味甘涩性微寒，潜阳敛阴，收敛浮越之阳，安神止烦。诸药配伍，阴阳相济，标本同治。《伤寒贯珠集》云："桂枝、甘草，以复心阳之气；牡蛎、龙骨，以安烦乱之神。"神疲乏力、汗出加人参、芍药、大枣、乌梅益气敛阴、调和营卫。

阳虚生痰湿方用桂枝救逆汤，本方是桂枝甘草龙骨牡蛎汤化裁而来，以桂枝甘草龙骨牡蛎汤温复心阳、潜敛心阳、安定心神；因芍药阴柔，味酸性微寒，收敛气机，不利祛痰，故去之；加蜀漆祛痰，加生姜、大枣振奋中焦营卫生化之源，助桂枝甘草温复阳气，生姜助蜀漆涤痰。本证是火逆为病，故方名"救逆汤"。

3. 心阳虚瘀滞证

【证候原文】风寒湿三气杂至，合而为痹也……心痹者，脉不通，烦则心下鼓，暴上气而喘，嗌干善噫，厥气上则恐。（《素问·痹论》）

烧针令其汗，针处被寒，核起而赤者，必发奔豚，气从少腹上冲心者，灸其核上各一壮，与桂枝加桂汤，更加桂二两也。（117）

【治法】温补心阳，活血降逆。

【方药】桂枝加桂汤：桂枝五两（去皮），芍药、生姜各三两，甘草二两（炙），大枣十二枚（擘）。以水七升，煮取三升，去滓，温服一升。

【阐述】原文中是伤寒太阳病误治变证，但验之临床，外感病恢复期可见本证。对于本证，多数医家基于奔豚认为是心阳虚损、下焦寒气上逆。我们认为奔豚当活看，豚即小猪，奔豚指小猪奔走，古人援物类比将气从少腹上冲心称为奔豚，实际上是《素问·痹论》所言的"心下鼓，暴上气而喘"，病机主要是气血郁滞逆乱。心阳气虚衰，鼓动温煦无力则血脉运行不畅，气血郁滞则心下鼓。心肺以脉相连，血脉不利则导致肺气郁逆，津液停滞为饮，水饮内积则胸腹闷满、尿少。水饮、瘀血、气滞交加，壅于肺则上气咳喘，饮泛肌肤则肌肤浮肿。

本证多见于风湿性心脏病、病毒性心肌炎等，辨证以心悸怔忡、咳喘、胸闷或痛、形寒肢冷、唇甲紫暗、舌淡、脉沉细涩为要点。治当温补心阳、活血降逆，方用桂枝加桂汤。本方是桂枝汤重用桂枝，与甘草相配，以温补心阳、强壮君火；且桂枝温通经脉，开腠理玄府，助阳化气以透散水湿；佐生姜、大枣辛甘化阳，以助桂枝甘草温阳功效；芍药用赤芍，活血化瘀，芍药合甘草即芍药甘草汤，缓气逆上冲之急和止痛，仲景治心阳虚诸证大多不用芍药，此方用芍药，即此意。本方活血降逆力较弱，宜加瓜蒌、杏仁、丹参、川芎、降香活血降逆、宣肃肺气。胸闷痛加薤白宣通胸阳，咳喘加苏子降逆平喘，肢冷以干姜易生姜，水肿加茯苓、猪苓、泽泻、葶苈子利水消肿，或用真武汤合四物汤加减。

（二）肺虚寒证

肺主气，气属阳，肺气虚与肺阳虚难以截然分开。肺主宣肃，敷布津液，肺朝百脉而以脉与心相连，肺合皮毛。肺阳气虚弱则鼓动温煦无力，卫阳不固，宣肃不力，津血凝滞，表现为咳喘、咯痰、胸闷、唇青、形寒肢冷、汗出。治宜温肺化饮。肺为娇嫩之脏，不耐寒热，故用药当温而不燥，以温润为主。

1. 肺虚表疏证

【证候原文】肺风之状，多汗恶风，色皏然白，时咳短气，昼日则差，暮则甚，诊在眉上，其色白。(《素问·风论》)

【治法】温肺润肺，益气固表。

【方药】玉屏风散(《黎居士简易方》引《究原方》)：黄芪(蜜炙)、白术各二两，防风一两。为散，每三钱重，水盏半，煎七分，去滓，食后热服。

【阐述】"差"同"瘥"，指病情减轻。肺敷布卫气以温腠理、固肌表，外感病久治不愈，肺气损伤则卫阳虚弱，肌表不固，腠理疏松，故自汗、恶风怕冷。肺虚宣肃失权则咳嗽短气。白昼阳气旺，夜间阳气弱，故昼差暮甚。阳虚鼓动无力则血运无力，故脉弱、舌淡苔白、面色白。

本证辨证以自汗、恶风怕冷、面色白、舌淡苔白、脉弱为要点。肺为娇嫩之脏，不耐寒热，喜润恶燥，故治当温阳润肺、益气固表，方用玉屏风散。方中重用味甘性微温而入肺脾之黄芪，温养肺阳、益气实卫、固表止汗，为君。但黄芪重用可助阳化火，故以蜜炙，蜜味甘性平，润肺益气、和营卫，黄芪蜜炙既增强补虚益气之力，又润肺以缓黄芪助阳化火之势。白术健脾益气，助黄芪益气固表，为臣。防风引药入表，御风，为佐。诸药合用，补中有散，温而不燥，温肺益气，固表止汗。临证加五味子、煅牡蛎、浮小麦，以增强益气固表、敛汗之力。气喘加胡桃肉、蛤蚧补肾纳气，气虚甚加人参益气，形寒肢冷加锁阳、巴戟天温补阳气，夹湿加薏苡仁、怀山药、茯苓健脾化湿。

2. 肺虚冷证

【证候原文】肺痿吐涎沫而不咳者，其人不渴，必遗尿，小便数，所以然者，以上虚不能制下故也。此为肺中冷，必眩，多涎唾，甘草干姜汤以温之。(《金匮要略》)

【治法】温肺益气，化痰止咳。

【方药】甘草干姜汤(《朱氏集验方》名二神汤)：炙甘草四两、炮干姜二两，以水三升，煮取一升五合，去滓，分温再服。

【阐述】邪毒损伤肺脏，耗伤阳气则导致肺虚寒。肺阳虚则宣肃障碍，津液失温失布而凝，水饮内停则吐涎沫，饮犯清窍则头眩。津液失于温化而直下，则遗尿、小便数。肺失温煦则鼓动无力，故肺叶不举而痿。阳虚内寒则经脉凝滞，清阳不实四肢，故形寒肢冷、胸痛、唇青面暗。

本证多见于感染性疾病导致的肺纤维化、间质性肺炎、肺不张、肺硬变等，辨证以咯吐涎沫、清稀量多、不渴、头眩、神疲短气、形寒肢冷、面白虚浮、小便数或遗尿、舌质淡苔白、脉虚弱为要点。治当温肺益气、化痰止咳，方用甘草干姜汤。方以甘草益气化痰，干姜温阳散寒化饮。甘草二倍于干姜，意在补阳而不伤阴。但益气之力不足，临证加黄芪、人参、白术、茯苓、大枣温补肺气。吐涎加半夏、陈皮化饮降逆，遗尿、小便数加肉桂、山茱萸温肾固摄，头眩加天麻、泽泻、半夏化饮止眩，大便溏加扁豆、莲子肉健脾止泻，肢冷加桂枝、当归温通经脉，唇青面暗、胸痛加川芎、当归活血止痛。

【附方】保元汤（《博爱心鉴》）：黄芪三钱，人参、甘草一钱，肉桂五分至七分。

补肺汤（《外台秘要》引《深师方》）：五味子三两，干姜、款冬花各二两，桂心一尺，麦门冬一升（去心），大枣一百枚（擘），粳米二合，桑根白皮一斤。以水一斗二升，先煮枣并桑白皮、粳米五沸，后纳诸药煮取三升，分三次服。

温肺汤（《太平惠民和剂局方》）：白芍药六两，五味子（去梗，炒）、干姜（炮）、肉桂（去粗皮）、半夏（煮熟，焙）、陈皮（去白）、杏仁、甘草（炒）各三两，细辛（去芦，洗）二两。粗散，每服三大钱。水一盏半，煎至八分，以绢滤汁，食后服，两服滓再煎一服。

（三）胸阳虚浊遏证

【证候原文】夫脉当取太过不及，阳微阴弦，即胸痹而痛，所以然者，责其极虚也。今阳虚知在上焦，所以胸痹心痛者，以其阴弦故也。（《金匮要略》）

胸痹心中痞，留气结在胸，胸满，胁下逆抢心，枳实薤白桂枝汤主之；人参汤亦主之。（《金匮要略》）

【治法】温阳益气，宣通胸阳。

【方药】枳实薤白桂枝汤：枳实四枚，厚朴四两，薤白半斤，桂枝一两，栝蒌实（捣）一枚，以水五升，先煮枳实、厚朴，取二升，去滓，内诸药，煮数沸，分温三服。

人参汤：人参、甘草、干姜、白术各三两，以水八升，煮取三升，温服一升，日三服。

【阐述】"阳微"指阳脉微，即轻取脉细弱；"阴弦"指阴脉如琴弦，即沉取脉弦紧。上焦宣布卫气，敷布津液。外感病日久，邪毒损伤胸阳则胸阳虚衰，阳虚则宣敷无力、津液失温，从而津液停聚成痰浊，痰浊郁遏心脉则胸满而痛或胸痛彻背。肺失宣降则咳唾喘息、短气。胸阳虚弱不制阴则阴寒之气上逆，气从胁下冲逆，上攻心胸。胸阳虚遏则肌表失温，清阳不实四肢，故形寒肢冷。

本证多见于外感病损伤心肺者和后遗症，辨证以胸闷痛或心痛彻背、气短喘息、形寒肢冷、冷汗出、面色白、苔薄白、脉细弱或弦细为要点。治当温阳益气、通阳散结、祛痰下气，方用枳实薤白桂枝汤合人参汤。枳实薤白桂枝汤系栝蒌薤白汤加味，瓜蒌、薤白是涤痰散结、温通胸阳基本药对；枳实下气破结、消痞除满，厚朴燥湿化痰、理气除满，二者同用，助瓜蒌、薤白宽胸散结、下气除满、通阳化痰；桂枝辛温散寒，温振胸阳，温通经脉；诸药配伍，使胸阳振，痰浊降，阴寒消，气机畅，则胸痹可愈。人参汤以人参、甘草、白术益气，甘草干姜汤温阳散寒、化痰饮，白术合甘草健脾化湿，诸药配伍，辛甘助阳，甘温益气，化痰浊，通胸阳。枳实薤白桂枝汤补益力弱，人参汤温通经脉、散结胸阳力弱，故应合用，合用则含桂枝人参汤，增强温补温通作用。

二、中焦虚寒证

外感病中焦阳虚主要是脾胃肝胆阳气受损，表现为脘腹冷、形寒肢冷。治当温中补虚，常用桂枝、干姜、人参、党参、黄芪、白术之类。阴阳互根互资，脾与胃以膜相连，脾为胃行津液，脾属太阴，胃属阳明，《素问·太阴阳明论》云："阳者天气也，主外；阴者地气也，主内。故阳道实，阴道虚。"故《伤寒论》将中焦虚证归太阴病，中焦实证归为阳明病，柯韵伯则进一步提出"实则阳明，虚则太阴"，故后世言中焦虚寒则多论脾阳虚。

（一）脾阳虚证

脾为太阴，阳虚则寒，脾阳虚又称太阴虚寒。《伤寒论》云"太阴之为病，腹满而吐，食不下，自利益甚，时腹自痛""自利不渴者，属太阴，以其脏有寒故也。当温之，宜服四逆辈"。太阴主湿，外感病寒凉之邪内传或直中太阴，或误汗误下、久病不愈，耗伤脾阳则成脾阳虚病变。太阴虚寒则运化无力，升降失司，寒湿内阻，气机郁滞，故腹满时痛；浊气不降反逆则呕吐、食不下，清阳不升反下陷则自利腹泻便溏，寒湿内盛则口不渴。治当温中补虚，方用四逆辈。四逆汤由甘草、附子、干姜组成，温里散寒、回阳救逆，故四逆辈指由干姜、附子为主组成的方剂。若误认"腹满而吐、食不下""时腹自痛"为阳明胃家实而下之，则中阳被伐而阳气更虚，寒湿浊阴凝结脘腹则"自利益甚"和"胸下结硬"。

气属阳，脾阳虚与脾气虚不能截然分开，轻者称脾气虚，重者称脾阳虚。

1. 脾阳虚湿困证

【证候原文】大病差后，喜唾，久不了了，胸上有寒，当以丸药温之，宜理中丸。（396）

湿伤脾胃两阳，既吐且利，寒热身痛，或不寒热，但腹中痛，名曰霍乱。寒多，不欲饮水者，理中汤主之。（《温病条辨》）

自利腹满，小便清长，脉濡而小，病在太阴，法当温脏，勿事通腑，加减附子

理中汤主之。(《温病条辨》)

自利不渴者属太阴,甚则哕,冲气逆,急救土败,附子粳米汤主之。(《温病条辨》)

【治法】温中益气,健脾化湿。

【方药】理中丸:人参、炙甘草、白术、干姜各三两,为末,蜜和丸,如鸡黄大,以沸汤数合,和一丸,研碎,温服之。日三服,夜二服,腹中未热,益至三四丸,然不及汤。汤法用水八升,煮取三升,去滓,温服一升,日三服。

附子粳米汤:人参三钱,附子、干姜、炙甘草各二钱,粳米一合。水五杯,煮取二杯,渣再煮一杯,分三次温服。

加减附子理中汤:白术、茯苓各三钱,附子、干姜、厚朴各二钱。水五杯,煮取二杯,分二次温服。

【阐述】"利"指下利腹泻,"久不了了"即久病不愈,"不用水"指口不渴而不欲饮水,"喜唾"即呕吐涎沫,"脐上筑"即脐上悸动。霍乱指呕吐下利,《伤寒论》云:"呕吐而利,此名霍乱。"

本证多因寒湿内传或直中太阴,伐伤脾阳,或病久脾阳受损而水湿不运所致。脾为太阴而主湿,"诸湿肿满,皆属于脾"(《素问·至真要大论》)。《灵枢·师传》云:"脾者,主为卫。"脾主四肢,脾阳虚则运化失常,卫气不足,清阳不实四肢,则肌表腠理不固、脏腑失于温煦,故"自汗出、小便数、心烦、微恶寒、脚挛急"。治当温中补虚,若误为是伤寒表虚证(太阳中风证),以桂枝汤发汗解表则阳气随汗而衰,产生厥逆。阳虚内寒则脘腹冷或冷痛、形寒肢冷。阳虚则水湿不化,津液停滞为痰饮,上逆则吐涎沫,渍于心肺则胸闷、心悸、咯痰白稀量多,积滞胃肠则肠鸣,下走则腹泻或便溏,湿遏清阳则头眩。阳虚湿盛则舌淡苔白腻、脉沉或濡或滑。

本证多见于感染性胃肠道疾病,如急性胃肠道炎、霍乱、伤寒、副伤寒等,辨证以脘腹胀满或冷痛、肠鸣、腹泻或便溏、形寒肢冷、舌淡苔白为要点。治宜遵"寒者热之""虚则补之"的原则,以温中益气、健脾化湿为法,方用理中丸(《金匮要略》又称人参汤,《备急千金要方》名治中汤,《鸡峰普济方》名理中煎,《校注妇人良方》名人参理中汤)。《伤寒论》原文并没有把理中丸(汤)作为太阴病主方,太阴病以吐、利、腹痛、腹满为特征,属太阴脾虚寒证,《伤寒论》认为"当温之""宜服四逆辈",四逆汤由附子、干姜、甘草组成,理中丸由人参、白术、干姜、炙甘草组成,加减法中有腹满去术加附子一枚,寒者加干姜,故本方属"四逆辈",后世以此方为太阴病主方。理中丸含甘草干姜汤,以甘草干姜汤温振脾胃、散寒化饮,人参甘温助阳、益气健脾,白术健脾益气化湿,炙甘草又益气和中、缓急止痛、调和诸药。四药配伍，温补中焦之阳气，祛中焦之寒邪，健中焦之运化，故方名"理中"。脐上筑为冲气上逆之兆，去生满滞之白术，加桂枝降逆平冲。呕吐频繁为胃气上逆之候，原文去白术而加生姜和胃止呕，实际上白术可不去，加茯苓、半夏即合小半夏加茯苓汤之意，和胃化湿、降逆止呕。心下悸、小便少，系夹有蓄饮，加茯苓甘淡渗利小便。口渴欲饮水属脾虚而津液不布，重用白术补脾以行津液。胃气衰败以粳米易白术，以顾护胃气，名附子粳米汤。中寒甚而腹痛者，重用干姜，加附子以暖脾寒，消阴寒之凝结。腹隐痛加当归、白芍、陈皮、厚朴、川芎，入姜煎，名温胃汤，以温中散、理气活血、缓急止痛。腹痛、形寒肢冷，加附子温散阴寒之凝结，名附子理中丸。若湿重而腹满重、下利者，则去易致壅满之人参、甘草，加厚朴行气化湿、茯苓淡渗利湿，兼以运脾，名加减附子理中汤，《温病条辨》云："阳明寒湿，舌白腐，肛坠痛，便不爽，不喜食，附子理中汤去甘草加广皮浓朴汤主之。"腹胀、大便不爽加枳实、茯苓，以消滞下气、健脾化湿，名枳实理中丸。腹泻不止加陈皮、茯苓、藿香燥湿止泻，腹胀满加青皮、陈皮、厚朴理气消满，食不化加砂仁、炒山楂消食。

【附方】黄芽汤（《四圣心源》）：人参三钱，甘草（炙）二钱，茯苓二钱，干姜二钱，煎大半杯，温服。

2. 脾阳虚水停证

【证候原文】伤寒若吐若下后，心下逆满，气上冲胸，起则头眩，脉沉紧，发汗则动经，身为振振摇者，茯苓桂枝白术甘草汤主之。（67）

病痰饮者，当以温药和之。心下有痰饮，胸胁支满，目眩，苓桂术甘汤主之。（《金匮要略》）

寒湿伤脾胃两阳，寒热，不饥，吞酸，形寒，或脘中痞闷，或酒客湿聚，苓姜术桂汤主之。（《温病条辨》）

【治法】温脾化饮。

【方药】苓桂术甘汤：茯苓四两，桂枝三两，白术二两、甘草（炙）各二两。以水六升，煮取三升，去滓，分温三服。《金匮要略》白术用三两。

苓姜术桂汤：茯苓块五钱，生姜、炒白术、桂枝各三钱。水五杯，煮取四杯，分温再服。

【阐述】"心下"即心窝下胃脘部，"逆"指上逆，"满"指满闷满胀，"经"一指动经气，一则通"痉"，"痉"即肌肉紧张、不自主地抽搐，"振振摇"即颤抖。《伤寒论》原文指外感误治所致，但验之临床，寒湿内侵，久病不愈则常见本证。水饮之病有阴阳之分，有从外而起者为阳水，从内而生者为阴水，阳水可通过发汗开腠理治之，阴水当从内而之。误治损伤脏腑所致者属阴水，不可发汗。汗出津伤则筋脉失润养而颤抖，故"发汗则动经，身为振振摇"。

中焦阳虚，脾失健运则津液停滞为饮，所谓"太阴所至为积饮"（《素问·六元正纪大论》）。饮随气动，无处不到，停于胸胁则胸胁支满，上犯清窍则头晕目眩，上凌心肺则心悸、短气而咳，饮走肠道则肠鸣、腹泻或便溏下利，饮泛肌肤则肌肤浮肿。阳虚温煦鼓动无力则神疲乏力、脉沉弱。《金匮要略》云："脾水者，其腹大，四肢苦重，津液不生，但苦少气，小便难……寸口脉沉而迟，沉则为水，迟则为寒，寒水相搏。趺阳脉伏，水谷不化，脾气衰则鹜溏，胃气衰则身肿。"脾阳虚则内寒，故脘腹冷、形寒肢冷。脾失健运，水饮内停，气机不畅则脘腹胀满或胀痛、纳呆。水饮内盛则舌胖淡边有齿痕、苔白腻。

本证以脘腹胀满、气冲、肠鸣腹泻、头眩、脉沉紧为辨证要点。治当温脾化饮，方用苓桂术甘汤、苓姜术桂汤。苓桂术甘汤含桂枝甘草汤、茯苓甘草汤，是《伤寒论》温中化饮、通阳利水之茯苓甘草汤去生姜加白术而成，重用甘淡之茯苓为君，健脾益气、渗湿利水，既消已聚之痰饮，又平饮邪之上逆。桂枝为臣，温阳化气，温通经脉，以行气血津液，通阳输水走皮毛。苓桂相合是温阳化气、活血行水、利水降逆的药对。白术为佐，健脾燥湿，苓术相须是健脾祛湿利水药对，桂术同用是温阳健脾药对。炙甘草合桂枝辛甘化阳，是温中益气化饮药对，合白术益气健脾、崇土以利制水，且甘草调和诸药。四药配伍，温阳健脾以化饮，淡渗利湿以降逆，温而不燥，利而不峻，标本兼顾，是治疗痰饮之温和剂。咳嗽痰多加半夏、陈皮燥湿化痰、理气止咳，心下痞或腹中有水声加枳实、生姜消痰散水。但必须指出，生姜温中开胃、化饮止呕，本方仍可用生姜，故叶天士仍用生姜开胃化饮，不用可致壅满之甘草，制定苓姜术桂汤。形寒肢冷甚加附子合干姜，以温肾暖脾、温阳化气、扶阳抑阴，干姜、附子是温中逐寒、温肾暖脾药对。腹胀加木香散脾胃之滞气，腹泻甚加厚朴理气化湿，腹痛加芍药柔肝理脾、缓急止痛，肌肤浮肿加大腹皮、生姜皮、薏苡仁、车前子渗湿利水，下肢肿加大腹皮、车前子、泽泻、猪苓利尿，兼肾阳虚加淫羊藿、巴戟天补肾温阳，咳喘加葶苈子、杏仁宣肺利水平喘。

【附方】实脾散（《严氏济生方》）：厚朴（姜制）、白术、木瓜、木香、草果仁、大腹子、附子（炮）、白茯苓（去皮）、干姜（炮）各一两，甘草（炙）半两。为散，每服四钱，水一盏半，生姜五片，枣子一枚，煎至七分，去滓，温服，不拘时候。

3. 脾虚积滞证

【证候原文】脾泄则呕吐而腹胀注下，如食后饱满，泻出即宽，宜香砂六君子汤。（《重订通俗伤寒论》）

【治法】温中健脾，行气消滞。

【**方药**】香砂六君子汤：党参、于术、茯苓、制香附各二两，姜半夏、广皮、炙甘草各一两，春砂仁两半。水法为丸，每服两三钱。

【**阐述**】阳主动，阴主静。邪气暴伐脾阳，或迁延日久，内伤脾阳，温煦运化无力，气机郁滞则成脾虚积滞病变。脾虚运化失职则饮食积滞，气机郁滞则升降失司，故不思饮食、食后饱胀、脘腹痞满喜按、腹痛隐隐而得温则舒、呃逆嗳气、呕吐馊食，大便溏薄不爽而夹不消化物。脾虚不能化水谷精微为气血，则神倦乏力、面色萎黄、形体消瘦、唇舌色淡。阳虚积滞则苔白腻、脉沉细而滑。《冯氏锦囊秘录》云："脾虚不运则气不流行，气不流行则停滞而为积，或作泻痢，或成癥痞，或致饮食减少，五脏无所资禀，血气日以虚衰。"

本证以脘腹痞满、腹痛隐隐、喜按喜温、不思饮食、呃逆嗳气甚或呕吐酸腐、大便溏薄不爽、神倦、舌淡苔白腻为辨证要点。治宜温中健脾、行气消滞，方用香砂六君子汤。本方即六君子（人参、茯苓、白术、甘草、陈皮、半夏）加木香、砂仁，六君子汤即四君子汤加姜半夏、陈皮，四君子汤是温阳健脾、淡渗利水之苓桂术甘汤去桂枝加人参而成，因脾气亏虚为主，故以甘温之人参易桂枝，温阳益气、健脾助运，四药配伍，健脾益气，脾健则气运。姜半夏实际上小半夏汤之意，姜半夏合茯苓即小半夏加茯苓汤，和胃化饮、降逆止呕；加陈皮合半夏、茯苓、甘草即二陈汤之意，燥湿化痰、理气和中。再加木香、砂仁温中散寒、行气止痛、健脾开胃、消食导滞、芳香化湿。八药配伍，有温中健脾益气、行气消痞、化痰湿之功。不思食、完谷不化加鸡内金、山楂、神曲、麦芽消食，神疲加黄芪益气，脘腹痛加吴茱萸、高良姜温中止痛，形寒肢冷加肉桂、干姜温经散寒，吐酸加煅瓦楞子、海螵蛸制酸，腹泻加白豆蔻、厚朴、益智仁温中化湿止泻。

【**附方**】六君子汤（《嵩崖尊生》）：人参、白术、茯苓、半夏、陈皮、炙草、神曲、山楂、麦芽。

香砂六君子汤（《口齿类要》）：香附、砂仁、人参、白术、茯苓、半夏、陈皮、木香、白豆蔻、厚朴、益智仁、甘草、生姜、大枣，水煎服。

香砂六君子汤（《张氏医通》）：白术、人参、茯苓、半夏、炙甘草、橘皮、木香、砂仁、生姜、乌梅、大枣。

香砂六君子汤（《景岳全书》）：人参、茯苓、白术、炙甘草、半夏、陈皮、藿香、砂仁、生姜。

香砂六君子汤（《增补万病回春》）：人参、茯苓、白术、姜半夏、炙甘草、陈皮、香附、砂仁、木香、厚朴、益智仁、生姜、白豆蔻、大枣。

附刘绪银医案：刘某，男，38岁，1994年12月5日诊。2日前受凉后恶寒、发热、恶心呕吐、腹痛腹泻，自服感冒药，恶寒发热已去，但仍恶心欲呕、呃逆嗳酸、腹胀隐痛、便溏不爽、神疲乏力、纳差不思饮食，食后腹胀甚。舌淡、苔白，脉弦。辨证为脾胃不和，升降失职。予香砂六君子汤加减：党参15g、苍术8g、白术10g、茯苓15g、香附8g、姜半夏8g、陈皮10g、苏梗8g、砂仁（打烂）5g、鸡内金15g、甘草5g，日1剂，水煎2次，混匀，分2次温服，药渣外敷腹部，3剂而愈。

4. 脾虚失摄证

【证候原文】下血，先便后血，此远血也，黄土汤主之。（《金匮要略》）

【治法】温中补虚，益气固摄。

【方药】黄土汤：甘草、干地黄、白术、附子（炮）、阿胶、黄芩各三两，灶中黄土半斤。以水八升，煮取三升，分温二服。

【阐述】脾主运化升清，主统摄。寒湿内伐脾阳，或外感病过用寒凉苦降，折伤脾阳，或病久泄利，阳气耗伤，则致脾阳气虚衰，清阳不升，统摄失司。《景岳全书》云："泄泻之本，无不由于脾胃……脾弱者，因虚所以易泻，因泻所以愈虚，盖关门不固，则气随泻去，气去则阳衰，阳衰则寒从中生……凡脾胃气虚而有不升不固者，若复以寒之，复以逐之，则无有不致败者。"脾虚升举统摄无力则腹坠胀、腹泻便溏、内脏下垂、脱肛。统摄无力，血脉失约则便血、吐血、妇女崩漏、月经提前而量多色淡。津液失约摄则小便频数、尿多。脾虚中气不运，不能化水谷精微为气血则纳呆、神倦乏力、面色萎黄、形体消瘦、唇舌色淡。阳虚积滞则苔白腻、脉沉细而滑。

本证以腹坠胀、腹泻便溏、内脏下垂、脱肛、便血、吐血、崩漏、月经提前而色淡、小便频数、尿多、神倦乏力、面色萎黄、唇舌色淡、苔白腻、脉沉细为要点。治宜温中补虚、益气固摄，方用黄土汤。《景岳全书》云："凡治血证，须知其要，而血动之由……若胸腹膨膨，不知饥饱，食饮无味，多涎沫者，此病在脾也……脾病者，宜温中不宜酸寒。"

脾阳虚运化无力则生水湿，故黄土汤以白术附子汤（白术、附子、甘草、生姜、大枣）温脾运脾益气，既恢复阳气统摄之权，又防脾虚生湿；脾属土，土可吸湿治漏，故加灶心黄土温暖脾阳以恢复脾运，又收敛止血止泻；失血则虚，故加生地黄、阿胶补血止血。对于方中黄芩，医家多认为用药过于温燥易助火动血，故以黄芩监制诸药。我们认为此说不妥，理中汤、甘草干姜汤亦止血，为何又不反佐寒凉？盖血属阴，肝藏血而体阴用阳，出血过多则肝阴血不足而阳旺，阳旺则有化火动血之势，故伍苦寒之黄芩清肝，以调理肝藏功能而使血不妄行，所谓以苦坚阴，相反相成。诸药配伍，温阳健脾，益气固摄、养血止血。《金匮玉函经二注》云："欲崇土以求类，莫如黄土，黄者，土之正色，更以火烧之，火乃土之母，其得母燥而不湿，血就温化，则所积者消，所溢者止；阿胶益血，以牛是土畜，亦是取物类；地黄补血，取其象类；甘草、白术养血补胃和平，取其味类；甘草缓附子之热，使不僭上。是方之药，不惟治远血而已，亦可治久吐血，胃虚脉迟细者，增减用之。盖胃之阳不化者，非附子之善走，不能通诸经脉，散血积也；脾之阴不理者，非黄芩之苦，不能坚其阴以固其血之走也；黄芩又制黄土、附子之热，不令其过，故以二药为使。"若下血腹泻严重，神疲乏力、汗出、脉虚细数，加甘温之人参、黄芪温中健脾、益气升阳，加少许升麻升举清阳，出血加侧柏叶、仙鹤草、三七、乌贼骨止血，腹泻加诃子、乌梅收涩止泻，腰腹冷痛加补骨脂、艾叶温阳强肾，形寒肢冷加附子、肉桂温通经脉，内脏下坠、脱肛加乌梅、文蛤收涩固脱。

【附方】举元煎（《景岳全书》）：人参、黄芪（炙）各三五钱，炙甘草、白术（炒）各一二钱，升麻（炒）五七分。水一盏半，煎七八分，温服。兼阳气虚寒者，桂、附、干姜随宜佐用。兼滑脱者，加乌梅二个，或文蛤七八分。

归脾汤（《正体类要》）：人参、白术、当归、白茯苓、黄芪（炒）、龙眼肉、远志、酸枣仁（炒）各一钱，木香五分，甘草（炙）三分，姜枣水煎服。

补中益气汤（《脾胃论》）：黄芪一钱，甘草（炙）五分，人参、当归身、白术各三分，橘皮、升麻、柴胡各二分或三分。水二盏，煎至一盏，去渣，食远，稍热服。

（二）胃虚寒证

外感病过用苦寒、泻下和误汗，或久病伤及胃阳，则胃阳虚而寒。阳虚内寒则气机凝滞，故胃脘冷痛绵绵、喜温喜按，得温则缓。胃主受纳腐熟、降浊，以通降为顺，胃阳虚则水谷不化，浊气不降，胃气上逆，故食少、呕吐清水或夹不消化食物。治宜温中和胃，佐以消食、降逆，药宜灵动以顺胃之性，不可呆滞。《临证指南医案》云："胃阳受伤，腑病以通为补，与守中必致壅逆。"

1. 胃寒气滞证

【证候原文】发汗后，腹胀满者，厚朴生姜甘草半夏人参汤主之。（66）

【治法】温中理气，和胃降逆。

【方药】厚朴生姜甘草半夏人参汤：厚朴（去皮）、生姜、半夏（洗）各半斤，人参一两，甘草二两。以水一斗，煮取三升，去滓，温服一升，日三服。

【阐述】寒湿内传阳明，或外感病误汗误吐误下伐伤胃阳，通降失司则气机郁滞，浊气不降，导致胃虚寒气滞。胃阳虚弱则受纳腐熟障碍，胃失和降，气机郁滞，故纳差食少、脘腹冷、痞胀或胀痛而喜按、食后胀满甚。胃气上逆则嗳气酸腐、恶心呕吐，上逆冲膈动肺则呃逆、胸膈满胀、咳喘、咽喉不利，肺失宣肃则胸阳失宣而心痛痞满，浊气上扰清窍则头眩。胃失和降，气机逆乱攻窜则腰痛、屈伸不便。阳虚气郁浊滞则舌淡苔白腻、脉弦滑。《素问·至真要大论》云:"太阳之复,厥气上行……心胃生寒,胸膈不利,心痛否满,头痛善悲,时眩仆食减,腰脽反痛,屈伸不便……上冲心,唾出清水及为哕噫,甚则入心。"

本证辨证以纳差、脘腹冷胀痛而食后尤甚、恶心呕吐、呃逆嗳气、舌淡苔白腻、脉弦滑为要点,治当温中理气、和胃降逆,方用厚朴生姜甘草半夏人参汤。厚朴生姜甘草半夏人参汤是小半夏汤加味,以小半夏汤开胃散滞、化痰导滞、降逆止呕,加苦温之厚朴温胃理气、泄满燥湿,加甘温之人参健脾益气、生津润胃,甘草合人参益气,且甘草和中缓急、和药。诸药配伍,补而不壅,消而不损,消补兼施。腹胀冷痛加木香、高良姜、香附温中理气、祛寒暖胃,呕吐腹泻加茯苓、陈皮燥湿化痰、理气和中,加白术、苍术健脾化湿,脘腹痞满、纳差、完谷不化加神曲、麦芽、鸡内金消食和胃,呃逆加丁香、柿蒂温胃降逆,形寒肢冷加附子、桂枝温通经脉。

【附方】丁香五套丸(《太平惠民和剂局方》):南星(每个切作十数块,同半夏先用水浸三日,每日易水,次用白矾二两,研碎,调入水内,再浸三日,洗净,焙干)、半夏(切破)各二两,干姜(炮)、白术、良姜、茯苓各一两,青皮、丁香(不见火)、木香、陈皮(去白)各半两。为细末,用神曲一两,大麦蘖二两,同研取末,打糊和药为丸,如梧桐子大。每服五十丸至七十丸,温熟水送下,不拘时候。

千金五套丸(《仁斋直指方》):南星(白矾制)、半夏(白矾制)各二两,良姜、干姜(炮)、白术、茯苓各一两,丁香、木香、青皮、橘红各半两。

丁香柿蒂汤(《万病回春》):丁香、柿蒂、良姜、官桂、半夏(姜汁炒)、陈皮、木香(另磨)、沉香(另磨)、茴香、藿香、厚朴(姜汁炒)、砂仁各等分,甘草减半,乳香为末。锉一剂,姜三片,水煎,磨沉、木香,调乳香末同服。寒极手足冷、脉沉细加附子、干姜,去良姜、官桂。

2. 胃虚湿滞证

【证候原文】伤寒大吐大下之,极虚,复极汗者,其人外气怫郁,复与之水,以发其汗,因得哕。所以然者,胃中寒冷故也。(380)

【治法】温中行气,燥湿除满。

【方药】厚朴温中汤(《内外伤辨惑论》):厚朴(姜制)、橘皮各一两,甘草(炙)、草豆蔻仁、茯苓、木香各五钱,干姜七分。为粗末,每服五钱匕,水二盏,生姜三片,煎至一盏,去渣,温服,食前,忌一切冷物。

【阐述】寒湿壅盛或误下、寒凉过度则伤胃阳,久病不愈,邪气留恋则成胃虚湿滞病变。胃虚湿滞则脘腹胀满或疼痛、喜按、嗳气、吐清水,受纳腐熟障碍则纳差,食后脘腹胀甚,湿盛则便溏腹泻,湿盛成水而流走肠道则肠鸣。湿遏清阳则清阳不实四肢，故四肢倦怠、形寒肢冷。阳虚湿盛则舌淡苔白腻，脉濡滑。

本证以脘腹胀满或疼痛、吐清水、肠鸣腹泻或便溏、四肢倦怠、舌苔白腻为辨证要点，治当温中行气、燥湿除满，方用厚朴温中汤。李东垣《内外伤辨惑论》云厚朴温中汤"治脾胃虚寒，心腹胀满，及秋冬客寒犯胃，时作疼痛"。李东垣擅用平胃散（苍术、厚朴、陈橘皮、甘草）治脾胃湿盛病证，《内外伤辨惑论》补中益气汤方后云："如脉缓，体重节痛，腹胀自利，米谷不化，是湿胜，以平胃散主之。苍术苦辛温，泻湿为主也。"李东垣用药重视"必先岁气，无伐天和""随时用药"。从药类法象分析，苍术、陈皮、甘草属"湿化成"类，厚朴、草豆蔻仁、干姜、木香属"热浮长"类，茯苓属"燥降收"类。厚朴温中汤以"热浮长"类药物为主，重在以味厚发热之品治"客寒"，秋冬不宜风药升浮，反宜"以淡泄之"，故用"燥降收"之茯苓。厚朴温中汤是平胃散去大枣，以草豆蔻仁易苍术，加茯苓、木香、干姜，亦可看作是茯苓甘草汤去桂枝加味，但含甘草干姜汤。以甘草干姜汤加生姜温中和胃、化湿降逆；因湿滞为主，故以苦温之厚朴易辛温之桂枝，以温胃行气、燥湿除满，加草豆蔻合干姜、生姜温中散寒、芳香化湿，厚朴合陈皮、木香宽中行气和胃，茯苓淡渗利湿、健脾和胃，茯苓合陈皮、甘草理气和胃、化痰利湿，茯苓合甘草又健脾益气利湿。诸药配伍则胃得温，寒湿得除，气机得畅则胀痛自解。寒甚加桂枝、吴茱萸、高良姜温中散寒，呕吐加半夏止呕，腹痛甚加川楝子、延胡索行气活血止痛，纳差加山楂、麦芽消食和胃，腹泻甚加白豆蔻、藿香梗芳香化湿止泻。

【附方】沉香温胃丸（《内外伤辨惑论》）：附子（炮）、巴戟天（酒浸）、干姜（炮）、茴香（炮）各一两，官桂七钱，沉香、甘草（炙）、当归、吴茱萸、人参、白术、白芍药、白茯苓、良姜、木香各五钱，丁香三钱。为细末，用好醋打面糊为丸，如梧桐子大，每服五七十丸，热米饮送下，空心，食前，日进三服，忌一切生冷物。

（三）肝胆虚寒证

肝属厥阴，肝阳虚又称厥阴虚寒。气属阳，肝阳虚与肝气虚不能截然分开。肝主疏泄，其性升发，喜条达恶抑郁，舒畅全身气机，推动血液和津液运行。肝阳虚则疏泄无力，气不行水则水液内停，故水肿臌胀；血行不畅则妇女月经不调。肝疏泄胆汁，助脾胃运化，胆汁排出不畅则纳呆便溏、黄疸。肝主疏泄，调畅情志，为将军之官而主谋略，肝阳虚则意志消沉、多疑善虑。肝主藏血，肝阳虚则肝血不温而手足厥冷、脉细迟欲绝。足厥阴经起于足大趾丛毛之际，上循阴器，抵小腹，布胸胁，会于颠，其支脉环唇内，故肝阳虚则颠顶空痛而晕，胁肋痞硬或隐痛绵绵不止，少腹拘急不适，男子囊冷或寒疝。肝为女子之先天，肝阳虚则冲任受损，妇女漏下、月经不调或腰骶少腹冷痛。肝主筋，其华在爪，肝筋失其温养则其人动作迟缓、不耐劳作、膝胫酸软,不为休息所减,或爪甲不荣、粗糙无华。肝开窍于目,肝气不升,气血不能上布于目则视物不清或不耐久视。《医学求是》云:"肝为五脏之贼。"《知医必辨》云:"他脏有病,不过自病……惟肝一病即延及他脏。"肝阳虚证易兼他脏症状,如脾失健运、肺失肃降、心失温煦、肾阳不足,临证当细辨。

1. 肝虚阳郁证

【证候原文】少阴病,四逆,其人或咳,或悸,或小便不利,或腹中痛,或泄利下重者,四逆散主之。(318)

【治法】疏肝解郁,透达郁阳。

【方药】四逆散:甘草(炙)、枳实(破,水渍,炙干)、柴胡、芍药各十分,捣筛,白饮和,服方寸匕,日三服。咳加五味子、干姜各五分,并主下利。悸加桂枝五分,小便不利加茯苓五分,腹痛加附子一枚;泄利下重者,先以水五升,煮薤白三升,煮取三升,去滓,以散三方寸匕,内汤中,煮取一升半,分温再服。

【阐述】"四逆"指四肢逆冷、手足不温。原文虽曰"少阴病",但厥阴肝在体合筋,《伤寒论》少阴病主症是"脉微细、但欲寐",厥阴病主症是"手足逆冷",故原文所言实是厥阴病。

寒邪遏伤肝气,或寒凉太过直伐肝气,导致肝气虚弱,鼓动无力,气机郁滞。肝阳虚郁则情志不畅,清阳不实四肢和不出上窍,故四肢厥冷、悒悒不乐、眼生黑花、视物不明。肝郁则脾胃升降失常,故胁下坚胀、胀满不食、腹痛、便泄尿涩。肝虚阳郁则肺失宣肃,胸阳失宣,故咳嗽、心悸。此外,阳气内郁可化热。

本证以四肢冷、悒悒不乐、胁腹满胀疼痛、舌苔白、脉弦细为辨证要点,治宜疏肝解郁、透达郁阳,方用四逆散。四逆散仅柴胡、芍药、枳实、甘草四味,但组方精妙,包含芍药甘草汤、枳实芍药散及小柴胡汤之意。《本经疏证》引邹澍云:"小柴胡汤七味,五味皆可加减,惟柴胡、甘草无可加减,以安内攘外,不容偏废也。"方中柴胡味苦平,"禀少阳之气,动于子而发于寅,故得从坚凝闭密之地,正中直达,万化为之一新"(《本草乘雅》),条达肝木,发肝之清阳,疏肝理气解郁,畅达脾土通路,推陈致新,携引肾中真水上达。甘草味甘平,"含章土德,为五味之长,故治居中之府藏"(《本草乘雅》),炙后则性温,重在温中补气,"能缓其中气不足"(《本草求真》),以资肝清阳之气;二药配伍,实为助肝用、补脾体、疏肝气、畅脾道。芍药合甘草即《伤寒论》芍药甘草汤,当代《金匮要略》大家何任教授认为"四逆散是芍药甘草汤加味而来"。肝藏血,体阴用阳,故配芍药苦泄邪气、活血养血,条达肝脾血分郁结,宣通脏腑积聚主气,芍药甘草相伍酸甘化阴以生津血、和营阴,阴中求阳。枳实合芍药即《金匮要略》枳实芍药散,治"产后腹痛,烦满不得卧"和"主痈脓"。枳实苦寒,具"疏通决泄破结实之义"(《本草衍义补遗》),枳实入脾胃泻滞消积、破气,味酸入肝"肝木郁于地下,则不能条达而胁痛,得其破散冲走之力"(《本草经疏》),"入肝脾血分,消食泻痰,滑窍破气",合芍药开达肝脾阴结、宣畅气机。柴胡、枳实、芍药相伍是大柴胡汤的重要组成部分,故日本汉方医家和田东郭等认为"四逆散是大柴胡汤的变方",枳实合柴胡调气机升降,柴胡合芍药行气活血,枳实合芍药消滞活血。四药配伍,阳升阴降,升降相宜,流通百骸,宣布阳气。张景岳柴胡疏肝散,王清任血府逐瘀汤、加味四逆散均是此方衍化而来。心悸加桂枝温通胸阳、温通经脉,咳加五味子、细辛、半夏、干姜温阳化饮止咳,小便不利加茯苓淡渗利尿,腹冷痛加附子、桂枝温中止痛,泄利加厚朴、薤白通阳化湿。

【附方】加味四逆散(《重订通俗伤寒论》):川柴胡、清炙草各八分,炒枳实、生白芍各一钱,干姜五分,北五味三分,桂枝尖、淡附片各五分,浙茯苓四钱,干薤白五枚。用水两碗,煎成一碗,去渣温服。

2. 肝寒胃逆证

【证候原文】干呕,吐涎沫,头痛者,吴茱萸汤主之。(378)

【治法】温肝暖胃,补虚降逆。

【方药】吴茱萸汤(《金匮要略》名茱萸汤):吴茱萸一升(汤洗七遍),人参三两,生姜六两,大枣十二枚(擘),以水七升,煮取二升,去滓,温服七合,日三服。

【阐述】胃主降浊,故《伤寒论》云:"食谷欲呕,属阳明也。"寒邪内伐肝阳,或寒凉太过伤肝阳,则导致肝阳不足。肝属木,脾胃属土,脾主运化升清,胃主受纳腐熟降浊,木疏土达。阳主动,肝阳不足不仅气机郁滞,而且传寒于脾胃,导致运化腐熟无力,清气不升,浊阴不降,故胸满脘痛、食后泛泛欲吐、或呕吐酸水、或干呕、或吐清涎冷沫、大便泄泻。厥阴肝脉夹胃上行,与督脉会于头顶部,胃中浊阴循经上扰则颠顶头痛。阳虚内寒则舌淡苔白滑、脉沉弦而迟。

本证以食后泛泛欲吐,或呕吐酸水,或吐清涎冷沫,畏寒肢冷,舌淡苔白滑,脉沉弦或迟为辨证要点。治当温肝暖胃、补虚降逆,方用吴茱萸汤。方君以味辛苦性热之吴茱萸温肝暖胃、降逆止呕,臣以生姜温中散寒、降逆止呕,佐以人参、大枣益气健脾、培土资木。呕吐加半夏、陈皮、砂仁和胃止呕,头痛加川芎活血止痛,脘腹冷痛、泄利加干姜、小茴香温里祛寒,手足厥冷加当归、桂枝温通经脉,肢冷身痛加附子温经止痛。《金镜内台方议》云:"干呕,吐涎沫,头痛,厥阴之寒气上攻也。吐利,手足逆冷者,寒气内盛也;烦躁欲死者,阳气内争也。食谷欲呕者,胃寒不受也。此以三者之症,共用此方者,以吴茱萸能下三阴之逆气为君,生姜能散气为臣,人参、大枣之甘缓,能和调诸气者也,故用之为佐使，以安其中也。”

【附方】吴茱萸汤（《备急千金要方》）：吴茱萸、半夏、小麦各一升，甘草、人参、桂心各二两，生姜八两，大枣二十枚。以酒五升，水三升，煮取三升，分三服。

吴茱萸汤（《备急千金要方》）：吴萸、生姜各三两，半夏四两，人参、桂心各二两，甘草一两，大枣二十枚。以水九升，煮取三升，去滓，分三服，日三。

3. 肝虚血寒证

【证候原文】寒疝腹中痛及胁痛里急者，当归生姜羊肉汤主之。（《金匮要略》）

【治法】暖肝补虚，养血活血。

【方药】当归生姜羊肉汤：当归三两，生姜五两，羊肉一斤。以水八升，煮取三升，温服七合，日三服。寒多加生姜成一斤，痛多而呕加橘皮二两、白术一两。加生姜者加水五升，煮取三升二合，服之。

温经汤（《金匮要略》）：吴茱萸三两，当归、芎䓖、芍药、人参、桂枝、阿胶、生姜、牡丹皮、甘草各二两，半夏半升，麦门冬（去心）一升。以水一斗，煮取三升，分温三服。

【阐述】《备急千金要方》云：“左手关上脉阴虚者，足厥阴经也。病苦胁下坚，寒热，腹满不欲饮食，腹胀悒悒不乐，妇女月经不利，腰腹痛，名曰肝虚寒也。”肝藏血，体阴用阳。外感病日久耗伤气血，或攻伐伤肝，导致肝脏虚损，气血不荣，虚寒内生则成肝虚血寒病变。肝外合筋，开窍于目，肝虚血寒则疏泄失职，气机不畅，情志不舒，经脉不通，机体失温养，故两胁胀满、筋脉拘急、四肢厥冷、心腹胀满疼痛、悒悒不乐、胸中不利、眼目昏暗、面色肌肤青、脉弦细。肝寒及脾胃则运化腐熟无力，故不欲饮食。厥阴肝脉过阴器，肝虚血寒则女子月经不调、痛经或不孕，男子阴冷阳痿。血脉不利则机体失濡润，故唇口干燥。

本证以身痛、筋脉拘急、四肢厥冷、喜温喜按、心腹胁胀满疼痛、舌质暗红，脉细涩为辨证要点。治当暖肝散寒、补虚祛瘀，方用当归生姜羊肉汤、温经汤。当归生姜羊肉汤以当归、羊肉温补气血，当归兼以活血，生姜宣散寒气，当归合生姜散寒通脉、养血活血止痛。寒甚重用生姜或加肉桂、附子、桂枝温经散寒，呕吐加橘皮、白术、半夏健脾和胃、降逆止呕，痛剧加乌药、沉香、川楝子行气止痛，气虚加黄芪、人参益气补虚，瘀血内阻加桃仁、红花、丹参活血化瘀，肝肾不足加枸杞子、菟丝子、锁阳滋养肝肾。

温经汤原本治“妇人年五十，所病下利数十日不止，暮即发热，少腹里急，腹满，手掌烦热，唇口干燥”，女子以血为本，肝藏血，故本方可用于肝虚血寒证。本方是桂枝汤合吴茱萸汤、小半夏汤、芍药甘草汤、当归芍药散化裁而成，因是肝寒血虚，故去健脾利湿之泽泻、茯苓、白术；肝寒则气滞，故去易致壅满之大枣。以桂枝、川芎辛温散寒、通经脉，以芍药甘草汤养血敛阴、柔肝止痛、调和肝脾，以吴茱萸暖肝散寒、暖胃降逆，以当归芍药散养血调肝、调和肝脾、活血调经，以小半夏汤辛温散结、通降胃气，以助祛瘀，助吴茱萸、桂枝温经散寒；以牡丹皮活血散瘀，阿胶、芍药、麦冬合当归养血滋阴、阴中求阳，并制吴茱萸、桂枝之温燥；人参、甘草益气健脾，以资生化之源，阳生阴长，气旺血充。温补药与少量寒凉药配伍，温而不燥，刚柔相济，共奏温养化瘀之功。腹冷疝气加小茴香、荔核散寒理气，脘腹胀满疼痛加香附、乌药理气止痛，肢冷身痛加干姜、附子温经散寒止痛，女子漏下不止加炮姜、艾叶温经止血，神疲倦怠加黄芪、白术益气，不欲食加山楂、麦芽消食。

【附方】补肝汤（《备急千金要方》）：甘草、桂心、山茱萸（《千金翼》作乌头）各一两，细辛、桃仁（《千金翼》作蕤仁）、柏子仁、茯苓、防风各二两，大枣二十四枚。以水九升，煮取五升，去滓，分三服。

暖肝煎（《景岳全书》）：当归二三钱，枸杞三钱，茯苓、小茴香、乌药各二钱，肉桂一二钱，沉香（木香亦可）一钱。水一盅半，加生姜三五片，煎七分，食远温服。如寒甚者加吴茱萸、干姜，再甚者加附子。

4. 肝胆虚寒湿证

【证候原文】又有寒湿之黄，黄如熏黄色，暗而不明，或手脚厥冷，脉沉细，此名阴黄……阴黄者，茵陈五苓散，如不应，用茵陈姜附汤……其间有女劳疸，乃阴黄之类，宜用姜附汤加参、术补之。（《医学心悟》）

【治法】温中暖肝，散寒化湿。

【方药】茵陈姜附汤（又名茵陈术附汤）：茵陈、甘草（炙）各一钱，白术二钱，附子、干姜各五分，肉桂三分（去皮），水煎服。

茵陈四逆汤（《伤寒微旨论》）：茵陈、甘草（炙）各二两，干姜一两半，附子一个（炮），为末，水四升，煮取二升，去滓放温，作四服。

【阐述】湿热内传肝胆而苦寒攻下太过，或寒湿耗伤肝胆阳气，则成肝胆虚寒湿病变。肝胆阳虚，寒湿内滞，疏泄决断失职，气机不畅，情志不舒，则胁腹胀满或隐痛绵绵、心烦郁闷不乐、心烦不眠、惊悸不安。肝胆气逆，胆汁外溢则呕苦胆汁、肌肤面目暗黄。阳虚而郁，清阳不升则头晕、腹泻、呕吐，清阳不实四肢手脚厥冷、脉沉细。

本证多见于慢性病毒性肝炎、慢性胆囊炎，辨证以惊悸不安、形寒肢冷、头晕、心烦不寐、呕苦、面目暗黄、大便不实或溏、小便色黄不利、舌质淡苔白腻、脉象沉细或弦细为要点。治当温中暖肝、散寒化湿，方用茵陈四逆汤、茵陈姜附汤。两方均是四逆汤加味，但含甘草干姜汤、甘草附子汤、干姜附子汤等方，以四逆汤（附子、干姜、炙甘草）温中祛寒，加茵陈清肝利胆退黄，四药配伍，共奏温中散寒、利湿退黄之效，为治疗阴黄之良方。肝肾同源，故茵陈术附汤加肉桂温肾以暖肝祛寒；《金匮要略》云"见肝之病，知肝传脾，当先实脾"，故加白术益气温中燥湿；诸药合用，共奏温中暖肝、散寒化湿之功。后世医家在此二方基础上，加减变化制定了许多方剂。神疲乏力加黄芪、党参甘温益气补肝，呕吐加陈皮、半夏和胃止呕，胁腹胀满加柴胡、郁金、青皮、枳壳理气散滞，腹泻便溏加厚朴、白豆蔻燥湿，纳差加鸡内金、山楂消食，肝脾肿大加鳖甲、桃仁、浙贝母、生牡蛎活血散结。

【附方】茵陈术附汤（《医醇賸义》）：茵陈三钱，白术二钱，附子一钱，茯苓二钱，当归二钱，广皮一钱，半夏一钱，砂仁一钱，苡仁八钱，姜皮八分。

茵陈理中汤（《伤寒全生集》）：茵陈、白术、人参、干姜，加生姜，水煎服。

理中加茵陈汤（《伤寒图歌活人指掌》）：人参、白术、甘草、干姜、茵陈各二钱，水二盏，煎至八分，去滓服。

茵陈附子干姜汤（《卫生宝鉴》）：附子（炮，去皮脐）三钱，干姜（炮）二钱，茵陈一钱二分，白术四分，草豆蔻（面裹煨）一钱，白茯苓（去皮）、陈皮（去白）各三分，枳实（麸炒）、半夏（汤泡七次）、泽泻各半钱，生姜五片。水一盏半，煎至一盏，去渣，凉服。

5. 胆寒痰湿证

【证候原文】大病后虚烦不得眠，此胆寒故也（《备急千金要方》）。

【治法】温胆舒阳，理气化痰。

【方药】温胆汤：半夏、竹茹、枳实各二两，橘皮三两，甘草一两，生姜四两。以水八升煮取二升，分三服。

【阐述】《诸病源候论》云："大病之后，脏腑尚虚，荣卫未和，故生于冷热。阴气虚，卫气独行于阳，不入于阴，故不得眠……若但虚烦而不得眠者，胆冷也。"胆为清净之府，属少阳而为气机之枢，性喜宁谧而恶烦扰。胆为寒湿困扰，或过服、久服苦寒之剂，遏伤胆腑清阳之气则成胆虚寒湿病变。胆寒则胆怯易惊、情志不舒、心烦不眠、夜多异梦、惊悸不安。枢机不利则津液停聚为痰，胆胃不和而浊气反逆，痰浊上逆则呕吐痰涎或呃逆，上扰清窍则为眩晕、癫痫。《诸病源候论》云："胆气不足，其气上溢而口苦，善太息，呕宿汁，心下澹澹，如人将捕之，嗌中介介，数唾，是为胆气之虚也。"《备急千金要方》云："手关上脉阳虚者，足少阳经也。病苦眩厥痿，足趾不能摇，不能起，僵仆，目黄失精，名曰胆虚寒也。"

本证以情志不舒、心烦不寐、眩悸呕恶、苔白腻、脉弦滑为辨证要点。治宜温胆舒阳、理气化痰，方用温胆汤。温胆汤含《伤寒论》小半夏汤和《备急千金要方》小半夏汤（半夏、生姜、陈皮），许多医家及方剂学教材认为温胆汤"理气化痰、清胆和胃"，不妥。本方除枳实、竹茹微寒外，均为辛温之品。以辛温之小半夏汤温中散寒、燥湿化痰、降逆止呕、消痞散结，甘草炙用温中益气，加苦辛温之陈皮理气健脾、燥湿化痰，加苦辛之枳实行气破气、消积散痞，加味甘微寒之竹茹化湿除烦止呕。本方重用辛温之生姜四两，全方未用寒凉、苦寒、大寒之品，微寒与性温之品比为2∶4，寒温剂量之比为4∶10，以辛温为主，辛甘温相合则温散寒湿，苦能泄气降浊，辛温辛苦相合则辛开苦降，温舒少阳枢机。徐灵胎《兰台轨范》云："方中一味生姜，足以散胆中之寒。"《三因方》温胆汤减生姜之量，加茯苓、大枣，仍以辛温为主，主治仍为"胆寒"。情志不舒加豆豉散滞除烦，失眠加琥珀粉、远志宁心安神，惊悸加珍珠母、生牡蛎、生龙齿重镇定惊，呕呃加苏叶或苏梗、旋覆花降逆止呕，眩晕加天麻平肝息风，癫痫抽搐加全蝎、蜈蚣息风止痉。

三、下焦虚寒证

寒湿毒邪入里或病久不愈，耗伤下焦阳气则下阳虚而寒。下焦关联肾、膀胱、大肠、女子胞、男子精室。肾藏精藏元阳，又为水脏。膀胱贮存和排泄水液，大肠传化物而排泄糟粕，女子胞、精室藏生殖之精，故下焦虚寒表现为津液代谢、大小便、生殖等方面功能低下，治当温壮。《圣济总录》云："论曰下焦如渎……其气虚寒则津液不固，大小便利不止，少腹痛，不欲闻人语，治宜温之。"

（一）肾虚寒证

肾为少阴，肾虚寒证又称少阴虚寒证、少阴寒化证。肾藏真阳而为诸阳之根。肾又为脉之根，血行脉中，得热而行，遇寒则泣，阳虚温煦鼓动无力则脉微细或沉细或沉迟，气血不上充养心脑则精神不振而欲寐。《伤寒论》云："少阴之为病，脉微细，但欲寐也。"

肾阳虚则气化不利，水津不化，津不上润则口渴。肾开于二阴，肾阳虚水津不化，二阴失固，水直下则尿多、尿频、尿失禁，水走肠道则腹泻下利，水泛溢肌肤则面目肌肤浮肿。

肾阳虚则诸阳不足，机体失温，卫阳不固，故形寒肢冷蜷缩、汗出。《伤寒论》云"少阴病，欲吐不吐，心烦，但欲寐，五六日，自利而渴者，属少阴也，虚故引水自救。若小便色白者，少阴病形悉具。小便白者，以下焦虚有寒，不能制水，故令色白也""病人脉阴阳俱紧，反汗出者，亡阳也，此属少阴……少阴病，恶寒，身蜷而利，手足逆冷"。

肾藏先天之精，内寄天癸，主生殖，故男子肾阳虚则性欲低下、阳痿、遗精、早泄、精少，女子肾阳虚则宫寒、性冷淡、痛经、经少、经迟、不孕。

肾阳虚治当遵《素问》"寒者热之""虚则补之"的原则，以温肾壮阳为主。

1. 肾阳虚水盛证

【证候原文】太阳病发汗，汗出不解，其人仍发热，心下悸，头眩，身𤸷动，振振欲擗地者，真武汤主之。（82）

少阴病，二三日不已，至四五日，腹痛，小便不利，四肢沉重疼痛，自下利者，此为有水气，其人或咳，或小便利，或下利，或呕者，真武汤主之。（316）

【治法】温阳利水。

【方药】真武汤：茯苓、芍药、生姜各三两，白术二两，附子一枚（炮，去皮，破八片）。以水八升，煮取三升，去滓，温服七合，日三服。后加减法：若咳者，加五味半升，细辛、干姜各一两。若小便利者，去茯苓。若下利者，去芍药，加干姜二两。若呕者，去附子，加生姜，足前成半斤。

【阐述】"心下"指剑突以下，"悸"指悸动，心下悸指因水饮内停而逆乱引起的腹中震动。振振欲擗地指站立不稳，需以杖柱地的状态。

外感寒湿，病久入肾则耗伤肾阳。肾阳虚水不化气则致水湿内停，故小便不利，水湿泛溢四肢则沉重疼痛或肢体浮肿，水湿流窜肠间则腹痛下利，水饮上逆动肺胃则或咳或呕，水饮内停则动时激荡而腹内悸动，水气凌心则心悸。水湿中阻，清阳不升则头眩。太阳病发汗太过则耗阴伤阳，阳失温煦，加之水渍筋肉，则身体筋肉𤸷动、站立不稳。阳虚则形寒身蜷、脉沉细，阳虚水泛则舌淡胖或边有齿痕、苔白滑。

本证多见于外感病并发心肾功能损害者，辨证以小便不利、肢体沉重或浮肿、舌质淡胖、苔白脉沉为要点。治宜温阳利水，方用真武汤。真武汤含白术附子汤之意，君以辛热之附子温肾助阳、化气行水，暖脾以温运水湿。臣以茯苓利水渗湿而使水邪从小便去，白术健脾化湿。佐以辛温之生姜，助附子温阳散寒，合苓术宣散水湿；芍药用赤芍，活血利水、活血止痛，且制附子之燥热。白术附子汤主治风湿搏结筋骨、营卫不和之身体疼烦，故用生姜配大枣、甘草发散表湿、调和营卫。本证是肾阳虚而水湿内盛，故以淡渗利湿之茯苓配酸苦涌泄坚阴之芍药。诸药配伍，温阳除饮，所谓"病痰饮者，当以温药和之"（《金匮要略》）。《古今名医方论》引赵羽皇语云："真武一方，为北方行水而设。用三白者，以其燥能治水，淡能伐肾邪而利水，酸能泄肝木以疏水故也。附子辛温大热，必用为佐者何居？盖水之所制者脾，水之所行者肾也，肾为胃关，聚水而从其类。

倘肾中无阳，则脾之枢机虽运，而肾之关门不开，水虽欲行，孰为之主？故脾家得附子，则火能生土，而水有所归矣；肾中得附子，则坎阳鼓动，而水有所摄矣。更得芍药之酸，以收肝而敛阴气，阴平阳秘矣。若生姜者，并用以散四肢之水而和胃也。"咳喘加干姜、细辛、五味子温肺化饮止咳，下利去芍药加干姜温里散寒，呕者重用生姜加吴茱萸、半夏温胃止呕。腰膝酸软无力、形寒肢冷、小便不利、肌肤水肿，用济生肾气丸。

【附方】济生肾气丸（《严氏济生方》，又名资生肾气丸）：附子（炮）二两，白茯苓（去皮）、泽泻、山茱萸肉、山药（炒）、车前子（酒蒸）、牡丹皮各一两，官桂（不见火）、川牛膝（酒浸）、熟地黄各半两。为细末，炼蜜为丸，如梧桐子大，每服七十丸，空心。米饮下。

2. 肾虚寒凝证

【证候原文】少阴病，得之一二日，口中和，其背恶寒者，当灸之，附子汤主之。（304）

少阴病，身体痛，手足寒，骨节痛，脉沉者，附子汤主之。（305）

【治法】温阳补气。

【方药】附子汤：附子二枚（炮，去皮，破八片），茯苓、芍药各三两，人参二两，白术四两。以水八升，煮取三升，去滓，温服一升，日三服。

【阐述】"口中和"指口不渴、能知味，表示脾胃未伤。外感寒湿，病久不愈，耗伤肾阳，一则寒湿凝滞四肢经脉，气血运行不畅则身体痛、手足寒、骨节痛、脉沉弦；二则寒滞胞宫，胞脉瘀滞则妇人少腹冷痛。

本证多见于风湿性关节炎、类风湿关节炎、慢性肾炎、慢性肝炎、慢性肠炎、盆腔炎等，辨证以背恶寒、手足冷、身痛、骨节痛，或腹胀、少腹冷、带下、神疲欲寐，舌淡苔白腻、脉沉细或弦细为要点。治以温阳补气治本为主，除湿止痛治标，方用附子汤。方以辛甘大热之炮附子补火助阳、散寒止痛；肾受诸脏之精而藏之，故以甘温之白术健脾益气，以后天补先天元气，人参大补元气、益气化阳；茯苓、白术健脾化湿，且白术可增强附子去寒湿之功；芍药活血和营止痛，监附子之悍。关节疼痛加桂枝、当归、秦艽温经通络、活血止痛，少腹胀满冷痛加小茴香理气散滞止痛，妇女宫寒腹痛、痛经、经迟、经少加当归、熟地黄、阿胶补血活血，带下加艾叶、芡实、怀山药固带。

附子汤与真武汤都用茯苓、芍药、附子、白术，都主治肾阳虚水湿证，但一为有形之寒水泛滥于三焦表里上下，一为无形之湿气弥漫于筋肉骨节之间。真武汤证是肾阳虚水湿浸渍内外，附子汤证是肾阳虚寒湿凝滞于筋肉骨节之间，故真武汤配生姜发散水湿，附子汤重用附子、白术加人参温补阳气。

【附方】附子汤(《备急千金要方》):附子三枚,茯苓、人参、甘草、桂心、芍药各三两,白术四两。以水八升,煮取三升,分三服。

3. 肾阳虚湿伏证

【证候原文】湿久不治,伏足少阴,舌白身痛,足胕浮肿,鹿附汤主之。(《温病条辨》)

湿久,脾阳消乏,肾阳亦惫者,安肾汤主之。(《温病条辨》)

【治法】温肾壮阳,淡渗利湿。

【方药】鹿附汤:鹿茸、茯苓各五钱,附子、菟丝子各三钱,草果一钱。水五杯,煮取二杯,日再服,渣再煮一杯服。

安肾汤:鹿茸、胡芦巴、补骨脂、菟丝子、茯苓各三钱,韭子一钱,大茴香、附子、茅术各二钱。水八杯,煮取三杯,分三次服。大便溏者,加赤石脂。

【阐述】"茅术"即产于茅山的苍术。外感寒湿,病久不愈,寒湿留恋,耗伤肾阳,或寒湿日久损伤脾胃之阳,脾胃虚则肾失资而虚,产生肾阳虚湿伏病变。肾阳虚则形寒身蜷、神疲欲寐、脉沉细,湿盛下注则足胕浮肿,湿阻经脉关节则关节疼痛。

本证多见于风湿性关节炎、类风湿关节炎、慢性肾炎、风湿性心脏病等,辨证以形寒肢冷、下肢关节肿痛、舌淡胖、苔白滑或白腻、脉沉为要点。治当温肾壮阳、淡渗利湿,方用鹿附汤、安肾汤。两方均系整理归纳叶天士用药经验而成。督脉根于少阴而总督诸阳,故君以鹿茸温壮肾督,此阳升则诸阳振;臣以附子温补肾中真阳、通行十二经、散寒湿;佐以菟丝补肾而升发少阴之气;草果醒脾阳以运化水湿,疏达膜府以行水湿;茯苓淡渗利湿,利小便。诸药配伍,肾阳得振,经脉得通,水湿得化,故痛止肿消。兼脾虚加苍术健脾燥湿;真阳乏源,去草果加补骨脂、韭子、小茴香,以温补真阳之力而安肾,故名安肾汤。《温病条辨》云:"凡肾阳惫者,必补督脉,故以鹿茸为君,附子、韭子等补肾中真阳,但以苓、术二味,渗湿而补脾阳,釜底增薪法也。其曰安肾者,肾以阳为体,体立而用安矣。"腹泻下利加赤石脂止利。

4. 阴盛阳浮证

【证候原文】下之后,复发汗,昼日烦躁,不得眠,夜而安静,不呕不渴,无表证,脉沉微,身无大热者,干姜附子汤主之。(61)

【治法】破阴回阳。

【方药】干姜附子汤:干姜一两,附子一枚(生用)。以水二升,煮取一升,去滓,顿服。

【阐述】"无表证"即无太阳病之恶寒、发热、脉紧等。肾内藏真阴真阳,阴阳互根互用，阴寒盛于内则格阳浮越。阴盛生寒则身痛蜷缩、肢冷不温、脉沉微。阳浮则热，但热不盛，此非必然之症。白昼外阳盛，体内阳气得外阳之助而复，与阴争则昼日烦躁。夜则阳潜藏而不与阴争，故夜而安静。阴盛则不渴。阴盛于下则鼓动无力，气难上逆则不呕，但非必然之症。阳虚则肌腠不固，故汗出。

原文曰是苦寒泻下，内伐阳气所致。但证之临床，外感病后期因脏腑功能衰竭常见本证，辨证以汗出、形寒身蜷、烦躁而昼作夜静、舌苔白、脉沉微为要点。治当破阴回阳，方用干姜附子汤（《外台秘要》名姜附汤）。干姜、附子皆大辛大热之品，一次服下，意在急救肾阳于暴衰。药后阳气稍复则当用四逆汤等巩固疗效。如继续服纯辛温之姜附则辛温化燥伤阴，阳根耗伤而无以资化，难以使疗效持续。临证可加人参益气。

【附方】干姜附子汤（《伤寒全生集》）：干姜、附子、人参、白术、甘草、生姜，水煎服。

（二）肠道虚寒下利证

【证候原文】伤寒服汤药，下利不止，心下痞硬。服泻心汤已，复以他药下之，利不止，医以理中与之，利益甚。理中者，理中焦，此利在下焦，赤石脂禹余粮汤主之。复利不止者，当利其小便。（159）

少阴病，二三日至四五日，腹痛，小便不利，下利不止便脓血者，桃花汤主之。（307）

下痢无度，脉微细，肢厥，不进食，桃花汤主之。（《温病条辨》）

久痢阳明不阖，人参石脂汤主之。（《温病条辨》）

【治法】温阳益气，分清别浊。

【方药】赤石脂禹余粮汤：赤石脂、禹余粮各一斤，碎，以水六升，煮取二升，去滓，分温三服。

桃花汤：赤石脂一斤（一半全用，一半筛末），干姜一两，粳米一斤。以水七升，煮米令熟，去滓，温服七合，内赤石脂末，方寸匕，日三服。若一服愈，余勿服。

人参石脂汤：人参、赤石脂（细末）各三钱，炮姜二钱，白粳米（炒）一合。水五杯，先煮人参、白米、炮姜令浓，得二杯，后调石脂细末和匀，分二次服。

【阐述】《灵枢·本输》云："大肠小肠皆属于胃，是足阳明经也。"《素问·举痛论》云："寒气客于肠胃，厥逆上出，故痛而呕也。寒气客于小肠，小肠不得成聚，故后泄腹痛矣。"脾主运化升清，胃主受纳腐熟降浊，清气不升则腹胀泄泻，肠道通土气，肺为太阴而合大肠，肾为少阴而主封藏，肾为胃之关，肾开窍于二阴，故《伤寒论》将本证归于少阴病,《温病条辨》归于太阴病、阳明病。

外感寒湿,饮食生冷,或过服寒凉药物,病久不愈则耗伤阳气,导致肠道功能失调,产生肠道虚寒病变。阳虚不足,阴寒内盛,肠道气机不畅则腹痛绵绵而喜温喜按、畏寒肢冷。阳虚内寒则经脉拘急,可痛引少腹。阳虚火衰则完谷不化、纳少,食后腹痞闷。小肠虚寒则泌别清浊功能减弱而水湿内盛、清浊不分,水液下渗膀胱则小便频数清长,水湿下走大肠则肠鸣腹泻。《金匮要略》云:"大肠有寒者,多鹜溏。""鹜"即野鸭,"鹜溏"指大便水粪相杂、青黑如鸭粪。水湿不化,经脉失温运,则舌质淡、苔薄白、脉缓弱。

本证多见于慢性结肠炎、慢性肠炎、盆腔炎等,辨证以腹胀冷痛,肠鸣腹泻下利,形寒肢冷,舌淡苔白、脉细弱为要点。治当温阳益气、分清别浊、涩肠止利,方用赤石脂禹余粮汤、桃花汤、人参石脂汤。三方均君以味甘酸涩、性温之赤石脂温中散寒、涩肠止利;赤石脂禹余粮汤配甘涩之禹余粮涩肠止利,是相须之用,为涩肠止泻药对,《寓意草》云:"禹余粮甘平,消痞硬,而镇定其脏腑;赤石脂甘温,固肠虚而收其滑脱也。"桃花汤因赤石脂色红而名,臣以辛热之干姜温中祛寒,佐以粳米养胃和中益气,助赤石脂、干姜以厚肠胃。但赤石脂禹余粮汤温阳益气力不足,桃花汤益气力不足,久利则气虚,以桃花汤加人参益气固摄,名人参赤石脂汤。腹泻、完谷不化,食后加重,加黄芪、白术、茯苓、山楂或合参苓白术散,以温运中阳、淡渗分消水湿;腹痛引少腹、形寒肢冷加附子、肉桂、吴茱萸、小茴香或合理中丸,以温中散寒止痛;久泄不止加补骨脂、乌梅、肉豆蔻、吴茱萸、诃子温阳止泻。

【附方】赤石脂散(《太平惠民和剂局方》):赤石脂、甘草各五两,缩砂仁二十两,肉豆蔻(面裹,煨熟)四十两。为末,每服二钱,温粟米饮调下,食前,空心服。

真人养脏汤(《太平惠民和剂局方》):人参、当归、白术各六钱,肉豆蔻(面裹,煨)半两,白芍一两六钱,诃子(去核)一两二钱,肉桂、炙甘草各八钱,木香(不见火)一两四钱,罂粟壳(去蒂萼,蜜炙)三两六钱。为粗末,每服二大钱,水一盏半,煎至八分,去滓食前温服。

(三)肠道虚寒便秘证

【证候原文】凡下焦阳虚则阳气不行,阳气不行则不能传送而阴凝于下,此阳虚而阴结也。下焦阴虚则精血枯燥,精血枯燥则津液不到而肠脏干槁,此阴虚而阴结也。故治阳虚而阴结者,但益其火则阴凝自化……虚而兼寒者,当责其气分,此要法也……若欲兼温兼补,似不若八味地黄丸及理阴煎之属为更妙。(《景岳全书》)

便闭有不得不通者,凡伤寒杂证等病,但属阳明实热可攻之类,皆宜以热结治法,通而去之。若察其元气已虚,既不可泻,而下焦胀闭又通不宜缓者,但用济川煎主之,则无有不达。(《景岳全书》)

【治法】温阳散寒,润肠通腑。

【方药】理阴煎:熟地三五七钱或一二两,当归二三钱或五七钱,炙甘草一二钱,干姜(炒黄色)一二三钱,或加肉桂一二钱。水二盅,煎七八分,热服。

济川煎:当归三五钱,牛膝二钱,肉苁蓉(酒洗去咸)二三钱,泽泻一钱半,升麻五七分或一钱,枳壳一钱(虚甚者不必用)。水一盅半,煎七八分,食前服。如气虚者,但加人参无碍;如有火,加黄芩;如肾虚,加熟地。

【阐述】外感寒邪或饮食生冷,寒犯于大肠,病久不愈则耗伤阳气,从而产生肠道虚寒病变。阳虚温煦鼓动无力则气机不畅,故少腹冷痛而喜按喜温、形寒肢冷、脉沉细或沉迟。阳虚气化不足则津液不布,故小便清长;阳虚浊滞则便秘。

本证多见于慢性肠炎、肠结核、细菌性痢疾、肠痉挛、霍乱等,辨证以少腹冷痛、便秘、形寒肢冷、舌淡苔白、脉沉细或沉迟为要点。治当温阳散寒、润肠通腑,方用理阴煎、济川煎。理阴煎以甘温之当归、熟地黄补血润肠,炮姜温中逐寒,甘草和中补土及缓炮姜之燥烈。《景岳全书》云:"此理中汤之变方也。凡脾肾中虚等证,宜刚燥者,当用理中、六君之类;宜温润者,当用理阴、大营之类。欲知调补,当先察此……此方加附子,即名附子理阴煎;再加人参,即名六味回阳饮,治命门火衰,阴中无阳等证……若治脾肾两虚,水泛为痰,或呕或胀者,于前方加茯苓一钱半,或加白芥子五分以行之;若泄泻不止及肾泄者,少用当归,或并去之,加山药、扁豆、吴茱萸、破故纸、肉豆蔻、附子之属;若腰腹有痛,加杜仲、枸杞;若腹有胀滞疼痛,加陈皮、木香、砂仁之属。"

济川煎君以甘咸温之肉苁蓉温阳散寒、润肠通便;臣以当归补血润燥、润肠通便,牛膝活血行气、下气通便;佐以枳壳下气宽肠以助通便,泽泻泄浊;妙用升麻升清阳,合牛膝、枳壳调气机之升降,清阳升则浊阴自降,相反相成,以助通便。诸药合用,温阳活血、下气散滞、润肠通便。《重订通俗伤寒论》云:"夫济川煎,注重肝肾,以肾主二便,故君以苁蓉、牛膝滋肾阴以通便也。肝主疏泄,故臣以当归、枳壳,一则辛润肝阴,一则苦泄肝气。妙在升麻升清气以输脾,泽泻降浊气以输膀胱,佐蓉、膝以成润利之功。"腹痛加乌药理气止痛,气虚加人参、黄芪益气,肾虚加熟地黄补肾,便秘日久加麻仁、桃仁、瓜蒌仁润肠通便。

(四)膀胱虚寒证

【证候原文】膀胱气不足则寒气客之,胞滑,小便数而多也,面色黑,是膀胱

气之虚也，则宜补之。（《诸病源候论》）

【治法】温阳暖脬。

【方药】菟丝子丸（《济生方》）：菟丝子（酒蒸，焙）、牡蛎（煅，取粉）、肉苁蓉（酒制）各二两，五味子、附子（炮）、鹿茸（酒炙）各一两，鸡内金、桑螵蛸（酒炙）各半两。为细末，酒糊为丸，如梧桐子大，每服七十丸，食前，盐酒、盐汤任下。

济生肾气丸：附子（炮）二两，白茯苓、泽泻、山茱萸肉、山药（炒）、车前子（酒蒸）、牡丹皮各一两，官桂（不见火）、川牛膝（酒浸）、熟地黄各半两。为细末，炼蜜为丸，如梧桐子大，每服七十丸，空心，米饮下。

【阐述】《素问·灵兰秘典论》云："膀胱者，州都之官，津液藏焉，气化则能出矣。"外感寒湿，遏伤阳气，或病久阳气耗伤，导致膀胱功能减退，产生膀胱虚寒病变。肾合膀胱，膀胱虚寒常兼肾虚寒。阳虚不能温化水湿则水湿内盛，膀胱失约则水湿直下而尿多、遗尿、尿清长。阳虚温运无力则郁而不能出，表现为少腹胀痛、小便点滴不爽或癃闭。阳虚则少腹冷、身冷、四肢不温。阳虚鼓动气血无力则舌淡苔白、脉沉细无力。阳虚气血不利，足太阳筋失养，则可腰腿拘急冷痛，《备急千金要方》云："左手尺中神门以后脉阳虚者，足太阳经也。病苦脚中筋急，腹中痛，引腰背不可屈伸，转筋恶风偏枯，腰痛，外踝后痛，名曰膀胱虚冷也。右手尺中神门以后脉阳虚者，足太阳经也。病苦肌肉振动，脚中筋急，耳聋，忽忽不闻，恶风飕飕作声，名曰膀胱虚冷也。"

本证多见于膀胱炎，辨证以尿清长、尿频、遗尿，或点滴，或癃闭，少腹冷、四肢不温、舌淡苔白、脉沉细无力为要点。治当温阳暖脬，随证而治。尿多、尿频、遗尿当温脬涩尿，方用菟丝子丸，《严氏济生方》云："菟丝子丸治小便多或不禁。"方以菟丝子、肉苁蓉、附子、鹿茸温肾壮阳以暖脬，牡蛎、五味子、桑螵蛸、鸡内金固涩缩尿。肢体逆冷加肉桂、巴戟天、锁阳温壮阳气，少腹冷痛加小茴香、沉香温阳理气止痛，尿频清长不断加益智仁、覆盆子益肾固涩，腰腿拘急冷痛加附子、杜仲、细辛、牛膝、芍药温肾通经、缓急止痛。

小便点滴不爽或癃闭当温阳暖脬、化气利尿，方用济生肾气丸。济生肾气丸是《金匮要略》肾气丸加车前子、川牛膝，肾气丸由附子汤变化而来，方以附子温阳补火，官桂温通阳气，二药相合是补肾阳、助气化药对。肾为水火之脏，内舍真阴真阳，阳气无阴则不化，"善补阳者，必于阴中求阳，则阳得阴助而生化无穷"，故重用干地黄滋阴补肾生精，配山茱萸、山药补肝养脾益精，阴生则阳长。方中补阳药少而滋阴药多，非峻补元阳，乃在于微微生火，鼓舞肾气，所谓"少火生气"。泽泻、茯苓利水渗湿，配官桂温化痰饮；牡丹皮活血散瘀，伍官桂则散血分之滞，此三味寓泻于补，俾湿去而补药得力，并制诸滋阴药碍湿之虞。车前子、川牛膝活血利尿。诸药合用，助阳以化水，滋阴以生气，活血利尿，使肾阳振奋，气化复常，尿液外出。畏寒肢冷较甚，重用桂附，以增温补肾阳之效。腰腿拘急冷痛加杜仲、细辛、牛膝、芍药温通经脉、缓急止痛。

【附方】肾气丸：干地黄八两，薯蓣、山茱萸各四两，泽泻、茯苓、牡丹皮各三两，桂枝、附子（炮）各一两。末之，炼蜜和丸，梧子大，酒下十五丸，加至二十五丸，日再服。

菟丝子丸（《太平惠民和剂局方》，别名大菟丝子丸）：菟丝子（酒浸）、泽泻、鹿茸（酥炙）、石龙芮、肉桂、附子（炮）各一两，石斛、熟干地黄、白茯苓、牛膝（酒浸）、续断、山茱萸、肉苁蓉（酒浸）、防风、杜仲、补骨脂（酒炒）、荜澄茄、沉香、巴戟、茴香（炒）各三分，五味子、桑螵蛸（酒浸）、芎䓖、覆盆子各半两。为细末，以酒煮面糊为丸，如梧桐子大。

菟丝子丸（《严氏济生方》）：菟丝子（酒制）三两，车前子、鹿茸（酥炙令微黄）、桂心、肉苁蓉（酒制）、牛膝、附子（炮）各二两，熟干地黄五两。捣为末，炼蜜和丸，如桐子大，每服空心，及晚食前，温酒下三十丸。

第二节　里虚热证治

温热燥毒之邪耗伤阴液，或外感寒湿而温散过度，或外感病吐泻日久，或汗、吐、下耗伤阴液，则产生里虚热的病理变化。里虚热证分四种情形：一是阴液阴精亏耗而邪热留恋，虚实夹杂，多见于外感病恢复期，表现为发热、口渴喜饮、大便干结、舌干少津、苔薄黄、脉细数，治当生津增液、清热透邪，但应辨虚实轻重，正虚为主则生津增液佐以祛邪，邪实为主则祛邪透热佐以生津增液，药宜甘寒甘凉；二是久病后阴精阴血亏虚而阳亢，阳亢化火，多见于外感病后遗症，表现为两颧红赤、形体消瘦、潮热盗汗、五心烦热、夜热早凉、口燥咽干、舌红少苔，治当滋阴潜阳降火，所谓"壮水之主以制阳光"，药宜甘平甘淡，因血与津液属阴，临证当辨血虚、津亏，血虚者养血补血以滋阴，津亏宜滋阴润燥；三是正气耗伤，气机虚郁，郁而化热，所谓气虚发热，表现为发热而伴烦闷、神疲乏力、气短少言，治当益气补虚、理气散滞；四是虚阳浮越化热，表现为自觉发热、烦躁不安、四肢逆冷、舌淡苔白，治当壮阳敛阳。

一、上焦虚热证

上焦关联心肺，心主血，血属阴；肺主气而输布津液，津液属阴。上焦虚热证主要是邪热耗伤阴血津液，导致心阴血不足、肺阴液不足。血为气之母，津血互济,气随津伤,故上焦虚热多见气阴两伤,治以益气养阴、养血和血、生津润燥为主,常用沙参、麦冬、人参、当归、北五味子之类。

(一)心阴虚热恋证

【证候原文】大病之后,脏腑尚虚,荣卫未和,故生于冷热。阴气虚,卫气独行于阳,不入于阴,故不得眠。若心烦不得眠者,心热也。(《诸病源候论》)

心热,微按之皮毛之下,肌肉之上乃得,心主血脉也,日中尤甚。必兼烦心掌热而呕,善笑,善忘,善惊,不寐,筑筑然动,舌破,消渴,口苦,心胸间汗。(《杂病源流犀烛》)

【治法】清心养阴。

【方药】清心莲子饮(《太平惠民和剂局方》):黄芩、麦门冬(去心)、地骨皮、车前子、甘草(炙)各半两,石莲肉(去心)、白茯苓、黄芪(蜜炙)、人参各七两半。锉散,每三钱,麦门冬十粒,水一盏半煎取八分,去滓,水中沉冷,空心食前服,发热加柴胡、薄荷煎。

【阐述】邪热未尽,心阴血已耗,则成心阴虚热恋病理变化。邪热未尽则低热、热伤津血则口渴。阴血不足,虚热内扰则心悸、心烦、失眠、多梦。阴虚失润则口燥咽干、形体消瘦,心火下移则尿短赤涩通。阴虚生热则手足心热、潮热盗汗、颧红、舌红少苔少津、脉细数。

本证多见于感染性脑病、病毒性心肌炎、心内膜炎、慢性泌尿道感染、慢性肾炎等病,辨证以心悸、心烦失眠、口燥咽干、形体消瘦、发热、舌红少苔乏津、脉细数为要点,邪热未尽发热以低热为主,阴血亏虚发热以潮热兼盗汗为主。治当滋阴清热、养血安神,方用清心莲子饮。方以石莲子清心养阴,麦冬清心除烦、滋阴生津,地骨皮清虚热,黄芩清上焦之热,车前子、茯苓渗利而导心热从小便而解,人参、黄芪益气生津、收敛浮阳。湿热未尽加苦参、淡竹叶清热利湿,失眠加丹参、酸枣仁、柏子仁养心安神,心悸加生龙骨、生牡蛎镇心定悸,口渴加沙参、石斛、葛根清热生津,低热不退加柴胡散郁热,薄荷透热。

【附方】茯神丸(《圣济总录》):茯神、麦门冬(去心焙)、熟干地黄(焙)各一两,牡丹皮、人参、黄芪各三分,桂、甘草(炙)、牛膝、泽泻各半两。为末,炼蜜和捣三五百杵,丸如梧桐子大,食前温酒下二十丸。

清心莲子饮(《仁斋直指方》卷十):石莲肉、白茯苓各一两,益智仁、远志(水浸,取肉,姜制,炒)、麦门冬(去心)、人参各半两,石菖蒲、车前子、白术、泽泻、甘草(微炙)各一分。为散,每服三钱,加灯心一握,水煎服。有热加薄荷。

（二）阴虚火旺证

【证候原文】少阴病，得之二三日以上，心中烦，不得卧，黄连阿胶汤主之。（303）

少阴温病，真阴欲竭，壮火复炽，心中烦，不得卧者，黄连阿胶汤主之。（《温病条辨》）

【治法】滋阴清火。

【方药】黄连阿胶汤：黄连四两，黄芩二两，芍药二两，鸡子黄二枚，阿胶三两（一云三挺）。以水五升，先煮三物，取二升，去滓，内胶烊尽，小冷，内鸡子黄，搅令相得，温服七合，日三服。

【阐述】"不得卧"即失眠。少阴包括心肾，心主神明，心烦不得卧是心神不安的表现。外感病邪热未尽，阴血耗伤则阴虚火旺。阴血虚则心神失养，火旺扰动心神则心烦、不得卧、烦热。机体失滋养，燥热内炽，则口咽干燥、牙龈红肿、口舌生疮、五心烦热或低热、舌红少苔、脉细数。燥热迫津外出则汗出。

本证多见于感染性脑病、肺结核、口腔感染、病毒性肝炎、肾炎、手足口病、白塞病等，辨证以心烦不眠、口干咽燥、舌红少苔、脉细数为要点。治当滋阴清火，方用黄连阿胶汤。以苦寒入心经之黄连、黄芩清热泻火；酸甘之芍药配甘补之阿胶、鸡子黄，酸甘化阴、滋阴养血，收敛浮越之火气；鸡子黄为血肉有情之品，生用养心滋肾。本方主治邪热未尽而阴血虚证，单纯阴血亏虚所致虚火当慎用。《伤寒附翼》云："此少阴之泻心汤也。凡涤心必藉芩、连，而导引有阴阳之别。病在三阳，胃中不和而心下痞者，虚则加参、甘补之，实则加大黄下之；病在少阴而心中烦，不得卧者，既不得用参、甘以助阳，亦不得用大黄以伤胃矣。用芩、连以直折心火，佐芍药以收敛神明，所以扶阴而益阳也……鸡子黄禀南方之火色，入通于心，可以补离宫之火，用生者搅和，取其流动之义也；黑驴皮禀北方之水色，且咸先入肾，可以补坎宫之精，内合于心而性急趋下，则阿井有水精凝聚之要也，与之相溶而成胶；用以配鸡子之黄，合芩、连、芍药，是降火引元之剂矣。《经》曰：火位之下，阴精承之；阴平阳秘，精神乃治。斯方之谓欤。"兼肾阴虚加枸杞子、女贞子育阴滋肾，心胸烦热加栀子、竹叶清心火，大便干结加麻仁、麦冬滋阴生津润燥，失眠加酸枣仁、柏子仁滋阴安神，多梦加朱茯神、菖蒲、远志宁心安神。

【附方】黄连阿胶汤（《丹溪手镜》）：黄连一两三钱，黄芩三钱，芍药六钱，阿胶一两，鸡子黄八分三个，先煎，后入黄柏。上和匀作三服。

阿胶黄连汤（《重订通俗伤寒论》）：陈阿胶一钱半（烊冲），生白芍二钱，小川连六分（蜜炙），鲜生地六钱，青子芩一钱，鸡子黄一枚（先煎代水）。

（三）肺虚热证

【证候原文】火逆上气，咽喉不利，止逆下气者，麦门冬汤主之。（《金匮要略》）

燥伤肺胃阴分，或热或咳者，沙参麦冬汤主之。（《温病条辨》）

诸气膹郁，诸痿喘呕之因于燥者，喻氏清燥救肺汤主之。（《温病条辨》）

手太阴肺病，有因悲哀伤肺，患背心、前胸肺募间热，咳嗽咽痛，咯血，恶寒，手大拇指循白肉际间上肩背，至胸前如火烙，宜百合固金汤。（《周慎斋遗书》）

【治法】养阴退热，生津润肺。

【方药】麦门冬汤：麦门冬七升，半夏一升，人参三两，甘草二两，粳米三合，大枣十二枚。以水一斗二升，煮取六升，温服一升，日三夜一服。

沙参麦冬汤：沙参、麦冬各三钱，玉竹二钱，冬桑叶、生扁豆、花粉各一钱五分，生甘草一钱。水五杯，煮取二杯，日再服。久热久咳者，加地骨皮三钱。

清燥救肺汤：霜桑叶三钱，石膏二钱五分，麦冬（不去心）二钱，胡麻仁、甘草一钱，人参、杏仁各七分，阿胶八分，枇杷叶（去净毛，炙）六分。水一碗，煮六分，频频二三次温服。痰多加贝母、栝蒌，血枯加生地黄，热甚加犀角、羚羊角或加牛黄。

百合固金汤：熟地黄、生地黄、归身各三钱，白芍、甘草各一钱，桔梗、玄参各八分，贝母、麦冬、百合各半钱。如咳嗽，初一二服加五味子二十粒。

【阐述】肺为娇嫩之脏，喜润而恶燥。邪热未尽，肺阴津耗伤则产生肺燥虚热病理变化。邪热留恋，灼液成痰，胶固难出，则干咳无痰或痰少而黏。肺阴亏虚不能濡养则肌肉消瘦、口咽干燥、声音嘶哑，虚热内炽则五心烦热，虚火上炎则颧红，热扰阴营则盗汗，热灼肺络则痰中带血。阴虚内热则舌红少津、脉细数。

本证多见于肺部感染后期，辨证以干咳、痰少难咯、潮热、盗汗等为要点。治当养阴退热、生津润肺，方用麦门冬汤、沙参麦冬汤、清燥救肺汤、百合固金汤。麦门冬汤重用麦冬为君，甘寒清润，既养肺阴，又清肺虚热。臣以人参益气生津。佐以甘草、粳米、大枣益气养胃，合人参益胃生津，胃津充足，自能上归于肺，此正"培土生金"之法。虚火上炎则气机逆上，灼津为涎，故佐以半夏降逆下气、化痰涎，虽属温燥之品，但用量很轻，与大剂麦门冬配伍，则其燥性减而降逆之用存，且能开胃行津以润肺，又使麦门冬滋而不腻，相反相成。使以甘草润肺利咽，调和诸药。津伤甚加沙参、玉竹养阴液；胃痛、脘腹灼热加石斛、白芍养阴益胃。叶天士以本方变化治咳嗽、吐血等病证。

清燥救肺汤系麦门冬汤去辛温助燥之半夏、甘温助火之粳米加味而成。重用桑叶质轻性寒，轻宣肺燥，透邪外出，为君；臣以辛寒之石膏清泄肺热，甘寒之麦冬养阴生津润燥；石膏虽沉寒，但用量轻于桑叶，则不碍君药之轻宣；麦冬虽滋润，但用量不及桑叶之半，自不碍君药之外散；两者配伍是清宣润肺的常用药对。佐以人参益气生津，合甘草以培土生金；胡麻仁、阿胶助麦冬养阴润肺，肺得滋润则治节有权；杏仁、枇杷叶苦降肺气。使以甘草清热、调和诸药。全方宣、清、润、降四法并用，气阴双补，宣散不耗气，清热不伤中，滋润而不腻。

沙参麦冬汤源于叶天士经验，以沙参、麦冬清肺滋阴生津，玉竹、天花粉清热生津解渴，生扁豆、生甘草益气培中以资生化，桑叶轻宣燥热。诸药配伍，清养肺胃、生津润燥。

百合固金汤含百合地黄汤、桔梗汤，君以甘苦微寒之百合滋阴清热、润肺止咳；臣以生地黄、熟地黄滋肾壮水以润肺，生地黄兼以凉血止血；甘寒之麦冬助百合滋阴清热、润肺止咳；咸寒之玄参助二地滋阴壮水以清虚火，兼利咽喉。肺朝百脉，肺燥则血滞，故佐以当归、白芍养血和血、润肺散滞，且白芍敛降上逆之气；佐以贝母清热润肺、化痰止咳。使以桔梗宣肺利咽、化痰散结，并载药上行；生甘草清热泻火、化痰止咳、调和诸药。全方以百合润肺为主，兼以凉血止血、宣肺化痰，使阴血充、虚火清、痰化咳止，以达固护肺阴目的，故名"百合固金汤"。痰多色黄加胆南星、黄芩、瓜蒌皮、桑白皮清肺化痰，咳喘加杏仁、五味子、款冬花止咳平喘，咯血去当归加白及、白茅根、仙鹤草止血。

四方均养阴润肺，但麦门冬汤清热力不足，适宜于肺气阴两伤、虚热较轻之咳嗽上气、咽喉不适者。沙参麦冬汤与清燥救汤均有桑叶、麦冬、甘草，功用类似，但沙参麦冬汤配伍玉竹、沙参、天花粉，生津力强，适宜于以肺津耗伤为主之干咳、咽喉干燥、口渴者；清燥救肺汤配伍石膏、人参、阿胶、胡麻仁，不仅清泄力较强，且益气补阴力大，适宜于邪热未尽、气阴两伤明显之身热、干咳无痰、气喘、脉虚大而数者。百合固金汤滋养润燥、凉血止血，适宜于阴虚而虚火上炎而致咳嗽痰血者。

【附方】阿胶散（《小儿药证直诀》，又名补肺散）：阿胶（麸炒）一两五钱，鼠黏子（炒香）、甘草（炙）各二钱五分，马兜铃（焙）五钱，杏仁（去皮尖炒）七个，糯米（炒）一两。为末，每服一二钱，水一盏煎至六分，食后温服。

二、中焦虚热证

中焦关联脾胃肝胆，中焦虚热常因邪热壅盛，或吐泻过度，或泻下过度，耗伤阴液所致，常见阴虚热恋、阴虚内热两类。中焦为气机升降之枢，水谷腐熟运化之所，中焦虚热证常兼气滞、水湿，治当养阴退热为主，佐以理气化湿。

（一）脾胃虚热证

脾属太阴，胃属阳明，脾与胃以膜相连而为胃行津液。脾胃为气血生化之源，脾胃阴津亏虚则气血生化不足而机体失养。脾主运化升清，胃喜润而主降浊，脾胃阴津亏虚，中焦虚热则升降失职。中焦虚热表现为口渴、呃逆、烦热、大便秘结、舌干苔黄少津、脉细数。治当遵"虚则补之"和"热则寒之"，药宜甘淡甘寒酸甘，常用沙参、麦冬、天花粉、葛根、石斛、生地黄、当归之类。

1. 胃虚热恋证

【证候原文】伤寒解后，虚羸少气，气逆欲吐，竹叶石膏汤主之。（397）

太阴温病，口渴甚者，雪梨浆沃之；吐白沫黏滞不快者，五汁饮沃之。（《温病条辨》）

阳明温病，脉浮而促者，减味竹叶石膏汤主之。（《温病条辨》）

【治法】清热生津，益气和胃。

【方药】竹叶石膏汤：竹叶二把，石膏一斤，半夏半升（洗），麦门冬一升（去心），人参二两，甘草二两（炙），粳米半升。以水一斗，煮取六升，去滓，内粳米，煮米熟，汤成，去米，温服一升，日三服。

减味竹叶石膏汤：竹叶五钱，石膏八钱，麦冬六钱，甘草三钱。水八杯，煮取三杯，一时服一杯，约三时令尽。

五汁饮：梨汁、荸荠汁、鲜苇根汁、麦冬汁、藕汁（或蔗浆），和匀凉服，不甚喜凉者，重汤炖温服。

【阐述】热入阳明，耗伤胃津，余热未尽则产生胃虚热恋的病理变化。余热留恋则身热有汗不解、脉数，余热内扰则心胸烦热，气随津伤则气短神疲、脉虚，津液耗伤则口中燥渴、咽干、唇燥。胃失津润则失和降而气逆，故欲呕吐或呃逆。津亏热恋则舌红少苔少津、脉虚数。

本证以身热、心胸烦热、舌红少苔、脉虚数为辨证要点，治当清热生津、益气和胃，方用竹叶石膏汤、五汁饮加减、减味竹叶石膏汤。竹叶石膏汤由白虎加人参汤化裁而来。白虎加人参汤证为热盛而气津两伤，本证为热势已衰、余热未尽而气津两伤，热既衰而胃气不和，故去苦寒质润的知母，加麦冬益气养阴生津，加竹叶清热除烦，加半夏和胃。半夏虽温，与清热生津药配伍使用，则减其温燥之性，存开胃降逆止呕之用，使人参、麦冬补而不滞，使石膏清而不寒。《医方集解》云："此手太阴、足阳明药也。竹叶、石膏之辛寒以散余热；人参、甘草、麦冬、粳米之甘平以益肺安胃，补虚生津；半夏之辛温以豁痰止呕，故去热而不损其真，导逆而能益其气也。"本方为清补两顾之方，清凉质润，适宜于邪热未尽、气阴已伤之身热多汗、心胸烦热、气逆欲呕、气短神疲、舌红少苔、脉虚数者。胃阴不足，胃火上逆而口舌糜烂者，加石斛、天花粉清热养阴生津；胃火炽盛而消谷善饥、舌红脉数者，加知母、天花粉以增强清热生津之效；气分热犹盛加知母、黄连，以增强清热之力。

减味竹叶石膏汤是竹叶石膏汤去甘温之人参、粳米、半夏。石膏辛寒清热，竹叶辛凉热邪，二药配伍，清中寓透，散余热。麦冬甘凉滋阴增液，兼以制热，热去阴滋则口渴止。甘草味甘，既缓脉之急促，又甘守津回而为麦冬之助。四药同用，清热生津，和中缓急，重在清滋，清泄邪热之力强于竹叶石膏汤，适宜于邪热壅滞阳明而耗伤津液之身热、脉促、口渴、舌红少津者。口渴甚加天花粉、石斛、沙参清热生津，发热加石斛、薄荷、葛根清透余热。

五汁饮皆用鲜汁，取其甘寒退热、生津润燥之功，药效胜于采用饮片煎汤。梨汁甘凉滋润，清肺润燥、益胃生津，《重庆堂随笔》云："凡……烟火、煤火、酒毒，一切热药为患者，啖之立解。温热燥病及阴虚火炽，津液燔涸者，捣汁饮之立效。"鲜苇根汁甘寒清热，益胃生津，清而不遏，滋而不腻，养胃润燥而无留邪之弊。麦门冬汁滋阴清热生津，入肺胃经，救肺胃津伤。藕汁甘寒清热，凉血散瘀。五汁相须为用，共成甘寒生津、清热润燥之功。蔗汁亦属甘润生津之品，故可代藕汁。在古代无输液条件的情况下，运用本方对补充人体水分、维生素，纠正水及电解质平衡失调，具有一定意义。本方益胃生津、养阴润肺，适宜于胃津不足兼肺阴虚而燥，证见口渴甚、吐白沫黏滞不快者。

2. 胃阴不足证

【证候原文】阳明温病，下后汗出，当复其阴，益胃汤主之。(《温病条辨》)

温病愈后，或一月至一年，面微赤，脉数，暮热，常思饮不欲食者，五汁饮主之，牛乳饮亦主之。病后肌肤枯燥，小便溺管痛，或微燥咳，或不思食，皆胃阴虚也，与益胃、五汁辈。(《温病条辨》)

【治法】养阴益胃。

【方药】益胃汤：沙参三钱，麦冬五钱，冰糖一钱，细生地五钱，玉竹一钱五分(炒香)。水五杯，煮取二杯，分二次服，渣再煮一杯服。

【阐述】外感热病，耗伤胃之阴津，或热结腑实而泻下过度，热结虽解，但胃阴已伤则成胃阴不足的病理变化。胃喜润降而恶燥，胃阴不足，虚热内生，热郁于胃，胃失和降则胃脘隐痛而有灼热感、痞胀不适。胃中虚热扰动则消食而嘈杂、有饥饿感或消谷善饥。胃失滋润，纳化迟滞则饥不欲食、吞咽不利。胃失和降，胃气上逆则干呕、呃逆。胃阴亏虚，阴津不上滋则口燥咽干、舌干少苔乏津，不能下润肠道则大便干结、小便短少，阴虚内热则舌红、脉细数。燥热迫津外出则自汗，气随津耗则气短乏力、神疲。

本证以食欲不振或消谷善饥、口干咽燥、舌红少津、脉细数为辨证要点。治当养阴益胃、生津润燥，方用益胃汤。益胃汤是根据叶天士甘寒（凉）益胃的经验制定，《温病条辨》云："温热本伤阴之病，下后邪解汗出，汗亦津液之化，阴液受伤，不待言矣，故云当复其阴。此阴指胃阴而言，盖十二经皆禀气于胃，胃阴复而气降得食，则十二经之阴皆可复矣。欲复其阴，非甘凉不可。汤名益胃者，胃体阳用阴，取益胃用之义也。下后急议复阴者，恐将来液亏燥起，而成干咳身热之怯证也。"君以味甘性寒之生地黄、麦冬养阴益胃、生津润燥；臣以北沙参、玉竹养阴生津，助生地黄、麦冬益胃养阴之力；使以冰糖濡养胃阴、调和诸药。全方甘凉养阴之品，复胃阴，以治病求本。益胃汤与沙参麦冬汤均用沙参、麦冬、玉竹，可治胃阴虚证，但益胃汤用生地黄、冰糖，以滋阴生津为主；沙参麦冬汤用冬桑叶、扁豆、天花粉、甘草，滋阴润肺兼以益气。若气随阴伤，汗多、气短、神疲、乏力，加西洋参、党参、黄芪、五味子益气敛汗；食欲不振、胸膈不舒、食后脘胀，加陈皮、神曲、山楂理气消食；口咽干燥、消谷善饥加石斛、知母、天花粉、粳米，以养阴清热、益胃润燥；恶心干呕加生姜、刀豆、豆蔻花、半夏和胃降逆。

【附方】玉液汤（《医学衷中参西录》）：生山药一两，生黄芪五钱，知母六钱，生鸡内金（捣细）二钱，葛根钱半，五味子、天花粉三钱。

3. 脾阴虚证

【证候原文】阴虚未复，夜寐未安，热退不清，仍宜养阴。自云腹中微微撑痛，此属中虚。治当补益脾阴，兼清心肺之热。（《环溪草堂医案》）

【治法】甘凉滋润，健脾益阴。

【方药】参苓白术散（《太平惠民和剂局方》）：莲子肉（去皮）、薏苡仁、缩砂仁、桔梗（炒令深黄色）各一斤，白扁豆（姜汁浸，去皮，微炒）一斤半，白茯苓、人参、甘草（炒）、白术、山药各二斤。为细末，每服二钱，枣汤调下。

【阐述】《素问·玉机真脏论》云："脾脉者，土也，孤脏，以灌四傍者也"。《灵枢·本神》云："脾藏营。"《素问·五运行大论》云脾"性静兼，其德为濡"。《灵枢·邪客》云："营气者，泌其津液，注之于脉，化以为血，以荣四末，内注五脏六腑。"脾主运化，饮食水谷通过胃之受纳腐熟，其精华通过脾之运化，以化生成营气津血，发挥灌溉脏腑及四肢百骸的作用。外感热病久治不愈，或吐泻太甚，或发汗、利湿太过，则耗伤脾阴而生内热（燥）。脾阴亏虚则机体失于濡养，表现为形体消瘦、肌肉萎缩无力、口咽干燥、面色萎黄或无华、倦怠嗜困、肌肤无润泽。《素问》云："脾病不能为胃行其津液，四肢不得禀水谷气，气日以衰，脉道不利，筋骨肌肉皆无气以生，故不用焉"（《太阴阳明论》），"脾气热则胃干而渴，肌肉不仁，发为肉痿"（《痿论》）。《温病条辨》云："哕，脾阴病也……泄而腹满甚，脾阴病重也。"《素问·生气通天论》云："脾气不濡，胃气乃厚。"胃喜润，脾阴不足而不能为胃行津液则胃气壅滞厚重，故腹胀腹痛、呕哕，津亏则胃肠燥而便秘，阴虚则阳有余而消谷善饥，《灵枢·五邪》云："阳气有余，阴气不足，则热中善饥。"夜间阴静阳潜，胃气更加壅滞，故腹胀，夜剧昼静。脾不为胃行津液则津液停滞为饮，故腹泻、水肿，《症因脉治》云："脾虚身肿之因，大病后，久泻后，脾土之真阴受伤，转输之官失职，不能运化水谷，则诸经凝窒，而肿证作矣。"阴虚则发热、低热、手足心热、舌红少苔少津、脉细数。

本证以舌红少津少苔、口干唇燥、不思饮食、食后腹胀、大便不调、形体消瘦、面色无华、手足心热、脉细无力为辨证要点。治当遵《素问》"欲令脾实……宜甘宜淡""脾欲缓，急食甘以缓之，用苦泻之，甘补之"之旨，以甘淡滋润、健脾益阴为法。《先醒斋医学广笔记》云："胃气弱则不能纳，脾阴亏则不能消。世人徒知香燥温补为治脾虚之法，而不知甘凉滋润益阴之有益于脾也。"《血证论》认为"补脾阴以开胃进食"，以存津液为宗旨，总结出"甘寒益胃阴，甘淡实脾阴"。方用参苓白术散。方以人参、白术、茯苓益气健脾，且人参生津；山药、莲子肉助人参健脾益气养阴，白扁豆、薏苡仁助白术、茯苓健脾益气养阴、渗泻阴火；砂仁醒脾和胃、行气化滞，桔梗宣肺利气以布津液，炒甘草健脾和中、调和诸药。口咽干燥加石斛、天花粉、沙参、麦冬养阴生津润燥，便秘加麻仁、白芍、玄参养阴润肠通便，形体消瘦、肌肉萎缩加黑豆、白芍、黄精、木瓜养阴补血、强壮筋骨，食纳不香加山楂、麦芽消食化谷。

【附方】中和理阴汤（《不居集》）：人参、山药、扁豆各一钱，莲肉二钱，燕窝五钱，老米三钱。

（二）肝胆虚热证

肝藏血，体阴用阳，血属阴，肝阴虚与肝血虚密切相关。阴血亏虚则生内热，阴不涵阳则阳亢化热。胆附于肝，肝之余气精血泄之于胆则为胆汁，胆汁味苦而属火，胆腑郁滞则生内火而耗伤阴血。外感病肝胆受损，邪热未尽，气机郁滞化热，或肝阴血耗伤，阳亢化热，则肝胆阴虚热恋或阴虚生内热。治遵"虚则补之"和"热则寒之""木郁达之"的原则，以养阴柔木、疏利肝胆为法，常用柴胡、白芍、五味子、乌梅、桑葚子、女贞、川楝子、沙参、枸杞子等。

1. 肝虚热证

【证候原文】脉左弦，暮热早凉，汗解渴饮，少阳疟偏于热重者，青蒿鳖甲汤主之。（《温病条辨》）

夜热早凉，热退无汗，热自阴来者，青蒿鳖甲汤主之。（《温病条辨》）

【治法】滋阴养肝,透泄邪热。

【方药】青蒿鳖甲汤(《湿温时疫治疗法》名青蒿鳖甲煎):青蒿、知母各二钱,鳖甲五钱,细生地四钱,丹皮三钱。水五杯,煮取二杯,日再服。

【阐述】外感病热邪炽盛灼伤阴液,耗伤肝阴,后期则产生肝阴虚而邪热未尽的病理变化。肝气应脑,开窍于目而其液为泪,肝阴不足则不上滋口咽头目,故咽燥口干、舌干少津、头晕耳鸣、两目干涩、视力减退。肝主筋,肝阴虚则筋脉失养,故手足麻木、脉弦细。邪热未尽,阴虚内热,则五心烦热、潮热、盗汗、脉数。热内灼则胁肋隐隐灼痛,上炎则面部烘热或颧红。

本证以胁肋隐隐灼痛、两目干涩、面部烘热或颧红、口燥咽干、五心烦热、舌红少津、脉弦细数为辨证要点。治宜滋阴养肝透热,方用青蒿鳖甲汤。本方源于叶天士经验,重用味咸寒之鳖甲,鳖甲为血肉有情之品,直入阴分,滋阴养肝,搜络透热;青蒿芳香而不燥,透络清郁热,引邪外出;两药相配,滋阴养肝,透郁热,共为君药,是养阴透热药对。《温病条辨》云:"此方有先入后出之妙,青蒿不能直入阴分,有鳖甲领之入也;鳖甲不能独出阳分,有青蒿领之出也。"臣以甘寒之生地黄滋阴养血凉血,苦寒质润之知母滋阴坚阴、降火润燥,二药共助鳖甲养阴退虚热。阴液虚而内热则血黏滞,故佐以辛苦性凉之牡丹皮合生地黄活血散滞、凉血泄热。诸药合用,滋清兼备,滋而不腻,清中有透,共奏滋阴养肝透热之功。口渴加天花粉、沙参、麦冬、石斛养阴生津,胁痛加郁金、白芍柔肝疏肝止痛,手足麻木加鸡血藤活血通络,湿热未尽加淡竹叶清热利湿。

【附方】一贯煎(《柳洲医话》):北沙参、麦冬、当归身各三钱,生地黄六钱至一两五钱,枸杞子三钱至六钱,川楝子一钱半。

2. 肝血亏虚证

【证候原文】虚劳虚烦不得眠,酸枣仁汤主之。(《金匮要略》)

【治法】滋养肝血。

【方药】酸枣汤:酸枣仁二升,知母、茯苓、芎劳各二两(《外台秘要》引深师方有生姜二两),甘草一两。以水八升,煮酸枣仁,得六升,内诸药,煮取三升,分温三服。

【阐述】外感热病耗伤津血,或脾胃受损而津血乏源,则肝所藏之血液不足,导致肝血亏虚。肝血亏虚则机体尤其是筋、目、爪甲、肌肤失于濡养,表现为面色无华、两目干涩、爪甲不荣或干枯脆薄、肌肤麻木、舌淡苔白、脉弦细。肝藏魂,肝血不足则魂无血守而虚烦不寐、夜寐多梦;女子以血为本,肝血虚则经少色淡或闭经。肝血虚则阳亢化热,故咽干烘热、潮热盗汗。

本证多见于感染性肝病和感染性出血性疾病恢复期，辨证以面色无华、两目干涩、眩晕耳鸣、少寐多梦、爪甲不荣、舌质淡苔白、脉弦细涩为要点。本证应与肝阴虚证鉴别，两者均属广义肝阴不足病变，表现出眩晕、耳鸣、目干、视力减退、脉弦细等症，肝血虚以头、目、爪甲、筋脉、肌肤失于血液濡养及全身血虚为主；肝阴虚可由肝血虚发展而来，以头目、耳、胁之阴液不充及生内热为主，表现出口干咽燥、心中烦热、潮热、盗汗、舌红少津、脉弦细数等虚火内生之候。

肝血虚治宜滋养，方用酸枣仁汤。《素问•五脏生成》云"肝欲酸"，故重用性平味酸之酸枣仁为君，养肝血、安心神。《名医别录》云酸枣仁"主治烦心不得眠……虚汗烦渴，补中，益肝气"。《金匮要略》云："见肝之病，知肝传脾，当先实脾，四季脾旺不受邪……夫肝之病，补用酸，助用焦苦，益用甘味之药调之。"故臣以甘淡之茯苓，健脾益气以资血之化源，且茯苓宁神。肝藏血而主疏泄，喜条达而恶郁滞，血虚则脉络虚涩而瘀滞，故《素问•脏气法时论》云："肝欲散，急食辛以散之，用辛补之，酸泻之。"佐以辛温芳香之川芎调畅气机、疏达肝气，与酸枣仁相伍，酸收与辛散并用，相反相成，补肝之体，《本草纲目》云川芎乃"血中之气药也，肝苦急以辛补之，故血虚者宜之；辛以散之，故气郁者宜之"。知母味苦甘性寒，入肺、胃、肾经，滋阴坚阴、润燥降火，《日华子本草》云知母"润心肺，补虚乏，安心止惊悸"。《景岳全书•本草正》称其"去火可以保阴，是即所谓滋阴也。故洁古、东垣皆以为滋阴降火之要药"；知母又制川芎辛燥，为佐。甘草合茯苓补益中气以资气血生化，合酸枣仁酸甘合化养肝阴、敛浮阳，且甘草和肝缓急，缓川芎之辛燥。口渴加天花粉、沙参、麦冬养阴生津，头晕目涩加枸杞子、菊花滋阴润目，肢体麻木加当归、鸡血藤、木瓜养血活血，少寐多梦加龙骨、牡蛎、柏子仁重镇安神。

【附方】酸枣仁汤（《证类本草》引《胡洽百病方》）：酸枣仁二升，茯苓、白术、人参、甘草各二两，生姜六两。以水八升，煮取三升，分四服。

酸枣仁汤（《圣济总录》）：酸枣仁（炒）三两，麦门冬（去心，焙）二两，地骨皮（锉）一两。为粗末。每服三钱匕，水一盏，加生姜三片，同煎至七分，去滓温服，不拘时候。

酸枣仁汤（《永类钤方》引《证治准绳》）：酸枣仁（泡，去皮，炒）、净远志肉、黄芪、莲肉（去心）、罗参、当归（酒浸，焙）、白茯苓、茯神各一两，净陈皮、粉草（炙）各半两。哎咀，每服四钱，水一盏半，加生姜三片、大枣一个，瓦器煎七分，临卧一服，每日三次。

三、下焦虚热证

外感病下焦虚热证常因邪热壅盛耗伤阴液所致,治以滋阴退热为主。

(一)肠道虚热证

外感病邪热未尽,或汗、吐、下太过,耗伤津液则肠道失润,燥热内炽,产生肠道虚热的病理变化。肠道失润则肠燥,浊气内结,表现为腹胀满、大便干结。治当遵"虚则补之""燥者润之""热者寒之"的原则,以养阴生津、增液润燥、通腑降浊为法,常用甘凉甘润甘寒多汁之果实、核仁类药。

1. 脾弱胃强证

【证候原文】趺阳脉浮而涩,浮则胃气强,涩则小便数,浮涩相搏,大便则硬,其脾为约,麻子仁丸主之。(247)

疟伤胃阴,不饥不饱,不便,潮热,得食则烦热愈加,津液不复者,麦冬麻仁汤主之。(《温病条辨》)

【治法】滋养阴血,润肠通便。

【方药】麻子仁丸:麻子仁二升,芍药、枳实(炙)各半斤,大黄(去皮)、厚朴(炙,去皮)、杏仁(去皮尖,熬,别作脂)各一斤。为末,炼蜜为丸,桐子大,饮服十丸,日三服,渐加,以知为度。

麦冬麻仁汤:麦冬(连心)五钱,火麻仁、生白芍各四钱,何首乌三钱,乌梅肉、知母各二钱。水八杯,煮取三杯,分三次温服。

【阐述】趺阳脉即足阳明脉,脉浮主热,涩即脉迟涩不利而主气阴不足,胃强指胃阳亢盛和胃热;约指约束。《伤寒论》云:"太阳阳明者,脾约是也,正阳阳明者,胃家实是也,少阳阳明者,发汗,利小便已,胃中燥烦实,大便难是也。"脾主运化而为胃行津液,外感热病胃热未尽,移热于脾,导致脾失健运,脾阴脾津耗伤;或胃热未尽而将脾为胃转输的津液耗伤,犹如是脾为胃行其津液的功能被胃热约束了,故曰脾约。大肠属阳明,肠道津液源于脾胃转输水谷之津液,脾失健运转输,胃热未尽或胃阳亢盛化热则耗伤津液,肠道失润,故大便硬结难出。脾失健运,津液不能运布而直走膀胱则小便数。成无己曰:"约者,结约之约,胃强脾弱,约束津液,不得四布,但输膀胱,故小便数而大便硬,故曰脾约。"阴液不足,阳亢化热或邪热未尽则低热、口干咽燥。《三因极一病证方论》云:"或饮食燥热而成热中,胃气强涩,大便坚秘,小便频数,谓之脾约。"

本证以大便干结、小便数、舌红少苔少津、趺阳脉或寸口脉浮而涩为辨证要点。治当滋养阴血、润肠通便,方用麻子仁丸。麻子仁丸又名脾约丸,君以甘平而多脂质润之麻子仁,滋脾生津,润肠通便;臣以大黄泄热通便;肺与大肠相表里，故臣以杏仁宣降肺气、润肠通便，芍药养血益阴以助火麻仁滋脾生津；佐以枳实、厚朴行气导滞通便，合大黄则含小承气汤之意；使以蜂蜜养阴润肠通便，以蜂蜜为丸，丸者缓也。诸药合用，共奏润肠泄热、行气通便之功。《伤寒明理论》云："约者，结约之约，又约束之约也。《内经》曰：饮入于胃，游溢精气，上输于脾，脾气散精，上归于肺，通调水道，下输膀胱，水精四布，五经并行，是脾主为胃行其津液者也。今胃强脾弱，约束津液，不得四布，但输膀胱，致小便数而大便硬，故曰其脾为约。麻仁味甘平，杏仁味甘温，《内经》曰：脾欲缓，急食甘以缓之。麻仁、杏仁，润物也，《本草》曰：润可去枯。脾胃干燥，必以甘润之物为之主，是以麻仁为君，杏仁为臣。枳实味苦寒，厚朴味苦温，润燥者必以甘，甘以润之；破结者必以苦，苦以泄之。枳实、厚朴为佐，以散脾之结约。芍药味酸微寒，大黄味苦寒，酸苦涌泄为阴，芍药、大黄为使，以下脾之结燥。肠润结化，津液还入胃中，则大便软、小便少而愈矣。"便秘加桃仁、当归养血和血、润肠通便，便血加槐花、地榆凉血止血，燥热伤津较甚加生地黄、玄参、石斛增液通便。津血互济，血得津润而滑利，若津伤血滞，加当归、桃仁、川芎、生地黄养血行血、润肠通便。

若阴津耗伤，阴不涵阳，燥热内盛，方用麦冬麻仁汤。本方源于叶天士经验，由麻仁丸加减而来，以麦冬、白芍、乌梅酸甘养阴生津，知母清热润燥，火麻仁、首乌润肠通便，全方以酸甘为主，体现了吴鞠通"复胃阴者莫若甘寒，复酸味者，酸甘化阴也"的学术思想。口渴加沙参、天花粉生津止渴。

【附方】当归润燥汤（《伤寒全生集》）：当归、芍药、川芎、桃仁、熟地、生地、麻仁。

五仁丸（《世医得效方》）：桃仁半两，杏仁（炒，去皮尖）一两，柏子仁一钱二分五厘，炒郁李仁一钱、松子仁各一钱，陈皮四两（另研末）。将五仁别研为膏，入陈皮末同研匀，炼蜜为丸，如梧桐子大。每服五十丸，食前米饮下。

六成汤（《温疫论》卷上）：地黄五钱，肉苁蓉三钱，当归一钱五分，白芍药、天门冬、麦门冬各一钱。（《温疫论》一方用量不同）

2. 阴虚热结证

【证候原文】阳明温病，下之不通……应下失下，正虚不能运药，不运药者死，新加黄龙汤主之。（《温病条辨》）

阳明温病，无汗，实证未剧，不可下，小便不利者，甘苦合化，冬地三黄汤主之。（《温病条辨》）

【治法】清热养阴，和血润肠。

【方药】新加黄龙汤：细生地、元参、麦冬（连心）各五钱，生大黄三钱，生甘草二钱，人参（另煎）、当归各一钱五分，芒硝一钱，海参二条，姜汁六匙。水八杯，煮取三杯。先用一杯，冲参汁五分、姜汁二匙，顿服之，如腹中有响声，或转矢气者。

冬地三黄汤：麦冬八钱，元参、细生地各四钱，黄连、黄柏、黄芩各一钱，苇根汁、银花露各半酒杯（冲），生甘草三钱。水八杯，煮取三杯，分三次服，以小便得利为度。

【阐述】外感热邪与糟粕相结成里实，故大便秘结，腹中胀满而硬。温热之邪久羁不愈，耗伤气阴津液则神倦少气、口干咽燥、唇干焦裂、苔焦黄燥裂。

本证多见于伤寒、副伤寒、流行性脑脊髓膜炎、乙型脑炎等，辨证以大便秘结、腹胀硬满、口干燥、舌苔焦黄燥裂为要点。本证虚实夹杂，单纯攻下通腑则因正虚不能运药，下之不通；单纯扶正则实邪愈壅，正气难以复常。惟当攻补兼施，邪正兼顾，以清热养阴、和血润肠为法。新加黄龙汤是陶节庵《伤寒六书》黄龙汤去枳实、厚朴、桔梗，加麦冬、玄参、生地黄、海参、姜汁，故名新加黄龙汤。本方以调胃承气汤泻热通便，荡涤肠胃热积；臣以人参、当归益气养血、扶正补虚，且运行药势而利攻积祛邪；佐以甘寒质润之生地黄、玄参、麦冬、海参，滋阴养液、润燥利肠，以助通便，即增水行舟，且生地黄、玄参清热凉血、活血散滞、养血和营；使以甘草清热解毒、益气和中、顾护胃气，又甘缓以制硝、黄峻猛泻下之力；姜汁和胃止呕，既可防止拒药不纳，又降逆以助通降肠胃气机。我们认为枳实可下气导滞开结，兼以润肠，厚朴理气散滞，故仍可少量使用。腹胀满甚加厚朴、莱菔子行气消胀，正虚去芒硝以缓泻下之力。

冬地三黄汤是以黄连解毒汤合增液汤去栀子加味，即三黄汤合增液汤加味，吴鞠通称苦甘合化阴法。以三黄清热解毒、清泄火热；以增液汤甘寒清热养阴，重用麦冬以增阴津，苇根汁甘凉濡润以滋养阴液，津液增则肠润便通，所谓"增水行舟"；金银花清热，其露气味芳香又醒胃悦脾以启化源、助脾胃升降，升降复则清升浊降。该方苦寒甘寒合用，苦寒能化甘寒濡腻之性，甘寒能制苦寒燥烈之气，共奏泄热结、滋阴液之功。吴鞠通云："大凡小便不通，有责之膀胱不开者，有责之上游结热者，有责之肺气不化者。温热之小便不通，无膀胱不开证，皆由上游热结，与肺气不化而然也。小肠火腑，故以三黄苦药通之；热结则液干，故以甘寒润之；金受火刑，化气维艰，故倍用麦冬以化之。"

3. 津亏燥热证

【证候原文】阳明温病，无上焦证，数日不大便，当下之。若其人阴素虚，不可行承气者，增液汤主之。服增液汤已，周十二时观之，若大便不下者，合调胃承气汤微和之。（《温病条辨》）

下后无汗，脉不浮而数，清燥汤主之。(《温病条辨》)

阳明温病，下之不通……津液不足，无水舟停者，间服增液，再不下者，增液承气汤主之。(《温病条辨》)

【治法】清热养阴，生津润燥。

【方药】增液汤：元参一两，麦冬(连心)、细生地各八钱。水八杯，煮取三杯，口干则与饮，令尽，不便，再作服。加大黄三钱、芒硝一钱五分，名增液承气汤。

清燥汤：麦冬、细生地各五钱，知母二钱，人中黄一钱五分，元参三钱。水八杯，煮取三杯，分三次服。咳嗽胶痰加沙参三钱、桑叶一钱五分、梨汁半酒杯、牡蛎三钱、牛蒡子三钱。

【阐述】外感热病迁延日久，耗伤阴津则液涸肠燥，传导不利则大便秘结，所谓"无水行舟"。阴津亏损则口渴、舌干，阴虚内热则舌红、脉细数无力。

本证多见于伤寒、副伤寒、流行性脑脊髓膜炎、乙型脑炎等，辨证以便秘、口渴、舌干、脉细数或沉而无力为要点。此证乃"液干多而热结少者"，其治不可用承气汤重竭其津，当用增液润燥之法，以"增水行舟"。《温病条辨》云："阳明温病，下后二三日，下证复现，脉下甚沉或沉而无力，止可与增液，不可与承气。"增液汤重用玄参为君，玄参咸寒润下，善滋阴降火，润燥生津；臣以甘寒之麦冬滋阴生津润燥，生地黄清热滋阴润燥；三药合而用之，大补阴津，即以增水，水满则舟自行。《温病条辨》云："妙在寓泻于补，以补药之体，作泻药之用，既可攻实，又可防虚。"津亏热结便秘加大黄、芒硝泻下，名增液承气汤；舌光绛、口干唇燥加沙参、玉竹、石斛养阴生津。清燥汤以增液汤滋阴清热，加知母清热润燥，人中黄泻火解毒，方以甘寒清热为主，佐以泻火解毒，属吴鞠通所谓"增水敌火"之法。燥热内炽，津伤血滞，浊瘀热搏结则热不退、口咽干燥、舌苔干黑或色金黄，脉沉有力，去人中黄加大黄、牡丹皮清热祛瘀通便，即《温病条辨》护胃承气汤。津亏及血，血虚血滞加当归、丹参、白芍、桃仁或合四物汤，以养血润肠、活血散滞。

【附方】护胃承气汤：生大黄、元参、细生地、麦冬(连心)各三钱，丹皮、知母各二钱。麦冬、细生地各五钱，知母二钱，人中黄一钱五分，元参三钱。

清燥养荣汤(《温疫论》)：知母、当归、白芍、天花粉、地黄汁、陈皮、甘草、灯心草。

生津代茶饮(《慈禧光绪医方选议》)：青果(研)、荸荠(去皮)各五个，金石斛、甘菊、竹茹各二钱，麦冬、桑叶各三钱，鲜芦根(切碎)二支，鲜藕十片，黄梨(去皮)二个。

4. 阴虚火旺证

【证候原文】春温内陷下痢,最易厥脱,加减黄连阿胶汤主之。(《温病条辨》)

【治法】清热燥湿,滋阴润燥。

【方药】加减黄连阿胶汤:黄连、阿胶各三钱,黄芩二钱,炒生地四钱,生白芍五钱,炙甘草一钱五分。水八杯,煮取三杯,分三次温服。

【阐述】"内陷"指正不胜邪,毒不外泄,反陷入里,客于营血,内传脏腑。厥指厥逆,脱指正气虚脱。外感邪热,正不胜邪,邪毒内陷,损伤下焦肠道,清浊不分,浊与热搏结则导致肠道气血壅滞败坏,故下痢。邪毒壅盛,损伤气机,导致阴阳不相交接则厥,气血耗伤败坏则易致虚脱。

本证多见于肠道感染性疾病后期,辨证以发热、口咽干燥、神疲少食,大便溏薄或下利脓血赤白、舌红少苔、脉细数为要点。治当清热燥湿、滋阴润燥,方用加减黄连阿胶汤。加减黄连阿胶汤源于叶天士经验,是黄连阿胶汤去鸡子黄加生地黄、甘草,以黄连、黄芩清热燥湿,阿胶、生地黄、白芍养阴清热,甘草和中益气、调和诸药,诸药配伍,清热燥湿、滋阴润燥。《温病条辨》云:"春温内陷,其为热多湿少明矣。热必伤阴,故立法以救阴为主。救阴之法,岂能出育阴坚阴两法外哉!此黄连之坚阴,阿胶之育阴,所以合而名汤也。从黄连者黄芩,从阿胶者生地、白芍也,炙草则统甘苦而并和之。"下痢脓血加白头翁、秦皮、地榆清热凉血止痢,高热加连翘、栀子清热解毒,口咽干燥、口渴加天花粉、葛根清热生津,神疲乏力加太子参、沙参、麦冬益气养阴。

【附方】黄连阿胶汤(《镐京直指》):川连、中生地、炙甘草、炒地榆、阿胶珠、炒黄芩、当归、生白芍。

(二)肾虚热证

【证候原文】竹叶黄芩汤治精极实热,眼视无明,齿焦发落,形衰体痛,通身虚热方。(《备急千金要方·肾脏方》)

肾阴虚者,脉洪而数,虚火时炎,小便黄赤,宜壮水之主,地黄汤。(《类证治裁·腰脊腿足痛》)

【方药】竹叶黄芩汤:竹叶(切)二升,黄芩、茯苓各三两,甘草、麦冬、大黄各二两,生姜六两,生地黄、芍药四两。以水九升,煮取三升,去滓,分三服。

地黄汤(《小儿药证直诀》):熟地黄八两,山萸肉、山药各四两,茯苓、丹皮、泽泻各二两(《医宗金鉴》白茯苓、牡丹皮、泽泻各三两)。本方炼蜜丸即六味地黄丸,如桐子大,空心淡盐汤下。

【阐述】"精极"为六极之一,"六极"指气、血、筋、骨、肌、精六种虚损,《诸病源候论·虚劳候》云:"六曰精极,令人少气噏噏然内虚,五脏气不足,发毛落,悲伤喜忘。"《素问·生气通天论》云："阴者,藏精而起亟也。"肾受诸脏腑之精而藏之,精属阴,故精极主要是肾阴精虚。

外感温热耗伤阴精,或外感寒湿病而温燥过度劫阴,或脏腑损伤,生化不足而阴精不足,导致肾无所藏而阴精不足,精亏则生热。肾为先天之本,属水,肾所藏阴精对身体各个脏腑组织器官具有滋养、濡润作用。肾阴不足则咽干口渴、舌燥唇裂、消渴便秘。虚火内炎则五心烦热、潮热盗汗、心悸失眠。肾藏精生髓充骨,精不足则腰膝酸软、耳聋目眩、须发早白、月经不调。

本证以腰膝酸痛、头晕耳鸣、失眠多梦、五心烦热、潮热盗汗、遗精早泄、咽干颧红、舌红少津无苔、脉细数为辨证要点。治遵"培其不足,不可伐其有余"与"壮水之主,以制阳光"的古训,以滋阴降火为法,方用竹叶黄芩汤、地黄汤。

竹叶黄芩汤是黄芩汤合大黄甘草汤去大枣加味,以竹叶清热除烦、生津止渴;黄芩苦寒泻火,《滇南本草》认为黄芩"除六经实火实热";茯苓益脾和胃、宁心安神、益气养阴,渗利而导热下行;麦冬甘微苦微寒,归心肺胃经,养阴生津、润肺止咳,滋肺金以生肾水,滋后天胃土以补先天肾水;地黄滋肾养阴、生津壮水、活血凉血,与竹叶、麦冬合用则含益胃汤之意;大黄配甘草即大黄甘草汤,乃调胃承气汤缓下热结之意;《素问》云"火郁发之",故以味辛微温之生姜发散郁热,且生姜开胃和中以资化源、畅气机,发散郁热。本方清热泻实与滋阴养阴兼顾,适用于肾阴虚热恋而大便干结者。

地黄汤即六味地黄汤,由《金匮要略》肾气丸去辛温之桂附而成,本是治疗小儿发育五迟(立迟、行迟、齿迟、语迟、发迟)之方,后世以此主治肾阴精不足之证。方中重用熟地黄为君,滋阴补肾、填精益髓;臣以山茱萸、怀山药,以山茱萸补养肝肾、涩精,山药补益脾阴、固肾精,三药配伍以滋养肝脾肾,称"三补"。泽泻利湿泄浊和防熟地黄之滋腻,牡丹皮清泄相火和监制山茱萸之温涩,茯苓淡渗脾湿,助山药之健运,三药配伍以渗湿浊、清虚热,平其偏胜以治标,称"三泻"。熟地黄用量是山茱萸与山药之和,故以补肾阴为主。《医宗金鉴》云:"加黄柏、知母,名知柏地黄丸,治两尺脉旺,阴虚火动,午热骨痿,王冰所谓壮水之主,以制阳光者是也。"若虚火内盛,上炎灼伤肺阴,或肺阴不足,金不生水,导致肺肾俱阴虚内热,表现为虚烦劳热、咳嗽吐血、潮热盗汗,加麦冬、五味子以生津敛阴、润肺止咳,名麦味地黄丸(《医部全录》引《体仁汇编》)。肝属木而藏血,肾属水而藏精,水生木,精血同源互化,肾阴精不足而致肝血亏虚,或肝血不足而致肾阴精不足,表现为头晕目眩、视物不清、眼珠涩痛、怕光羞明、迎风流泪,加枸杞子补肾益精、养肝明目,加菊花清利头目、宣散肝经之热、平肝明目,名杞菊地黄丸(《医级宝鉴》)。肾阴虚耳聋耳鸣,加磁石滋水潜阳,加五味子酸甘益气养阴,加石菖蒲芳香通窍开闭,名耳聋左慈丸(《重订广温热论》)。

【附方】左归饮(《景岳全书》):熟地二三钱或加至一二两,山药、枸杞各二钱,炙甘草一钱,茯苓一钱半,山茱萸一二钱(畏酸者少用之)。水二盅,煎七分,空腹服。

左归饮(《罗氏会约医镜》):熟地三钱或七八钱,山药、当归各二钱,枸杞、茯苓、白芍各一钱半,甘草(炙)、枣皮、丹皮各一钱,麦冬一二钱。

大补丸(《丹溪心法》):黄柏(炒)、知母(酒浸炒)各四两,熟地黄(酒蒸)、龟板(酥炙)各六两。末,猪脊髓蜜丸。服七十丸,空心盐白汤下。

四、阴虚动风证

【证候原文】风温、温热、温疫、温毒、冬温,邪在阳明久羁,或已下,或未下,身热面赤,口干舌燥,甚则齿黑唇裂,脉沉实者,仍可下之。脉虚大,手足心热甚于手足背者,加减复脉汤主之。(《温病条辨》)

热邪久羁,吸烁真阴,或因误表,或因妄攻,神倦瘛疭,脉气虚弱,舌绛苔少,时时欲脱者,大定风珠主之。(《温病条辨》)

【治法】滋阴息风。

【方药】加减复脉汤:炙甘草、干地黄、生白芍各六钱,麦冬(不去心)五钱,阿胶、麻仁三钱。水八杯,煮取八分三杯,分三次服。剧者加甘草至一两,地黄、白芍八钱,麦冬七钱,日三夜一服。

小定风珠:鸡子黄(生用)一枚、真阿胶二钱、生龟板六钱、童便一杯、淡菜三钱,水五杯,先煮龟板、淡菜得二杯,去滓,入阿胶,上火烊化,纳鸡子黄,搅令相得,再冲童便,顿服之。

大定风珠:生白芍、干地黄、麦冬各六钱,阿胶三钱,生龟板、生鳖甲、生牡蛎、炙甘草各四钱,麻仁、五味子各二钱,鸡子黄(生)二枚。水八杯,煮取三杯,去滓,再入鸡子黄,搅令相得,分三次服。喘加人参,自汗者加龙骨、人参、小麦,悸者加茯神、人参、小麦。

【阐述】肝藏血,肾主藏精,精血互生。肝主筋,筋有赖于肝肾精血濡养。肝为风木之脏,体阴用阳。精血不足则水亏火旺,易引动肝风。外感热病消灼阴液,或温病后期余热未清;或汗、吐、下太过,阴液大量丧失,消耗营阴则导致水亏火旺,阴不敛阳,虚风内动。若失血过多或化源不足,虚热内生,也可阴虚动风,表现为肢体拘挛、手足蠕动、震颤。

本证多见于感染性脑病,辨证以肢体拘挛、手足蠕动、震颤、两目干涩、口干咽燥、舌质红少津、脉弦细数为要点。治当滋阴息风,方用加减复脉汤、定风珠。加减复脉汤系《伤寒论》炙甘草汤化裁而来，炙甘草汤药用炙甘草、生姜、桂枝、人参、生地黄、阿胶、麦门冬、麻子仁、大枣，为阴阳气血俱补之剂，功能益气滋阴、通阳复脉，主治"伤寒脉结代，心动悸"，病愈则脉恢复正常，故又名复脉汤。本证是因温热邪毒伤阴所致，故去温阳之参、桂、姜、枣，留其滋阴补血之品，加养阴柔肝息风之白芍，名加减复脉汤。以干地黄、白芍、麦冬、阿胶滋阴养血、生津润燥，白芍柔肝息风，炙甘草补益心气、调中和胃，甘草合白芍酸甘化阴，麻仁润肠通便，诸药配伍，养血敛阴、生津润燥、柔肝息风。气虚加人参或太子参益气养阴，夜寐不安则火麻仁改生酸枣仁以安神。吴鞠通还以加减复脉汤化裁制定了救逆汤（加减复脉汤去麻仁加生龙骨四钱、生牡蛎八钱）、一甲复脉汤（加减复脉汤去麻仁加生牡蛎二两）、二甲复脉汤（加减复脉汤加生牡蛎五钱、生鳖甲八钱）、三甲复脉汤（二甲复脉汤加生龟板一两）等，《温病条辨》云"温病误表，津液被劫，心中震震，舌强神昏，宜复脉法复其津液，舌上津回则生；汗自出，中无所主者，救逆汤主之""下后大便溏甚，周十二时三四行，脉仍数者，未可与复脉汤，一甲煎主之；服一二日，大便不溏者，可与一甲复脉汤""下焦温病，但大便溏者，即与一甲复脉汤""热邪深入下焦，脉沉数，舌干齿黑，手指但觉蠕动，急防痉厥，二甲复脉汤主之""下焦温病，热深厥甚，脉细促，心中憺憺大动，甚则心中痛者，三甲复脉汤主之"。

大定风珠、小定风珠源于叶天士经验。小定风珠以血肉有情之鸡子黄、阿胶滋补阴液、息内风，龟板、淡菜滋阴潜阳、降逆平冲，童便降火，诸药合用，共奏滋阴潜阳、息风降逆之功。大定风珠系小定风珠合加减复脉汤去淡菜、童便加鳖甲、生牡蛎益阴潜阳、平肝息风，加五味子收敛欲脱之阴，诸药合用，峻补真阴，潜阳息风，滋阴息风之力强于小定风珠，且可固脱。外感病后期之喘、自汗、心悸为气虚之证，故加人参补气生津，自汗加龙骨、小麦收涩止汗，心悸加茯神宁心定悸。若病久不愈，以熟地黄易大定风珠之生地黄，加人参、茯苓、鲍鱼、海参、莲子、猪脊髓、沙苑蒺藜、白蜜、枸杞子、乌骨鸡、羊腰子、芡实，以滋阴养血、补益肝肾精血，熬膏缓图，即《温病条辨》专翕大生膏。

【附方】专翕大生膏：人参（无力者以制洋参代）、茯苓、鲍鱼、海参、白芍、麦冬（不去心）、阿胶、莲子各二斤，龟板（另熬胶）、鳖甲、牡蛎、猪脊髓、沙苑蒺藜、白蜜、枸杞子（炒黑）各一斤，乌骨鸡一对，五味子半斤，羊腰子八对，鸡子黄二十丸，芡实、熟地黄各三斤。分四铜锅（忌铁器，搅用铜勺），以有情归有情者二，无情归无情者二，文火细炼三昼夜，去渣，再熬六昼夜；陆续合为一锅，煎炼成膏，末下三胶，合蜜和匀，以方中有粉无汁之茯苓、白芍、莲子、芡实为细末，合膏为丸。每服二钱，渐加至三钱，日三服，约一日一两，期年为度。每殒胎必三月,肝虚而热者加天冬一斤、桑寄生一斤,同熬膏,再加鹿茸二十四两为末(本方以阴生于八,成于七,故用三七二十一之奇方,守阴也。加方用阳生于七,成于八,三八二十四之偶方,以生胎之阳也。古法通方多用偶,守法多用奇,阴阳互也)。

第十章

杂　论

第一节　寒热错杂证治

寒热错杂证是疾病过程中的一种特殊病理变化，是寒热之邪夹杂、失治误治导致标本中三气俱病所致，是同时出现寒性和热性病理变化。治当遵《素问·至真要大论》"寒者热之，热者寒之，温者清之，清者温之……辛甘发散为阳，酸苦涌泄为阴"的原则，当寒温并举、辛开苦降。

一、肺热中寒证

【证候原文】伤寒六七日，大下后，寸脉沉而迟、手足厥逆、下部脉不至、咽喉不利、唾脓血、泄利不止者，为难治，麻黄升麻汤主之。（357）

【治法】发越郁阳，清上温中。

【方药】麻黄升麻汤：麻黄二两半（去节），升麻、当归各一两一分，知母、黄芩、萎蕤各十八铢，石膏（碎，绵裹）、白术、干姜、芍药、天冬、桂枝、茯苓、甘草（炙）各六铢。以水一斗，先煮麻黄一二沸，去上沫，纳诸药，煮取三升，去滓，分温三服，相去如炊三斗米顷，令尽，汗出愈。

【阐述】对于本方证，历代医家见解不同。明代许宏《金镜内台方议》认为是厥阴坏证。方有执认为是下后里虚、表里杂乱、阴阳不相接顺之证。喻嘉言《尚论篇》认为是表里错杂之邪致表里同时受病，表里上下寒热相兼，麻黄升麻汤既救其表，又治其里，升举脾胃兼调肝肺。程应旄《伤寒论后条辨》认为因下之误，既伤其阳，复伤其阴，与麻黄升麻汤以升阳调下、清热滋阴。钱潢《伤寒朔源集》认为是阴阳平衡遭到破坏，偏胜偏衰的结果，误下则阴虚生内热，若发热不止，热气有余，热在下焦则便脓血，热在上焦则吐脓血，故以麻黄升麻汤和解之。尤在泾《伤寒贯珠集》认为是"阴阳上下并受皆病，而虚实冷寒热，亦混淆不清"的上热下寒，表里寒热是外受寒邪所侵，表未解而邪入里化热。以麻黄升麻汤治疗，是因为脾胃为气机上下、阴阳升降之枢纽。沈明宗《伤寒六经辨证治法》认为是"误下邪陷厥阴也"。徐彬《伤寒原方发明》认为误治之后而邪入厥阴病。汪琥《伤寒论辨证广注》认为是误治中气不守，邪内陷愈深，脾虚下陷，胃气郁滞而出入升降之机失常。柯琴《伤寒来苏集》认为不纯正，药物繁多而分量轻，非仲景之方，因而弃之不用。日本人丹波元简、程门雪、陆渊雷、任应秋等认为应该废除此方。

我们认为，机体对致病因素的反应是复杂的，本证产生机理有：一是热在上焦肺之气分，误用苦寒攻下，戕伤中焦脾胃阳气；二是湿浊毒邪在中焦，湿浊从太阴湿土化寒，毒从阳明燥土化热而上炎于肺；三是中阳虚弱，邪毒内伏，又外感温热毒邪，邪从口鼻入肺。病机病理特征是肺气郁闭，阳怫化热，毒热损伤肺络，气血壅滞，故"咽喉不利""唾脓血"。阳怫邪蕴化热则发热，阳怫不外达则肢冷厥逆。邪毒内陷，中焦虚弱，脾胃升降失职，清气不升则"泄利不止"。

本证多见于有潜伏期的感染性疾病早期毒血症，辨证以发热、咽不利或疼痛、咳嗽、痰黄带血、腹泻、四肢厥冷、舌淡或淡红、苔白或黄白相间、脉沉细为要点。治当发越郁阳、开闭宣肺、清上温中，方用麻黄升麻汤。本方含麻黄汤、白虎汤、桂枝汤之意，以麻黄开宣肺气、发散郁阳；桂枝既助麻黄发散郁阳，又温通经脉、和营卫；肺气宣则营卫行、津液布，故汗出肢热，邪随汗从腠理外出。《本草正义》："麻黄轻清上浮，专疏肺郁，宣泄气机，是为治感第一要药，虽曰解表，实为开肺，虽曰散寒，实为泄邪，风寒固得之而外散，即温热亦无不赖之以宣通。"升麻发散郁热、解毒利咽，为治咽喉肿痛之要药。以石膏、黄芩、知母、葳蕤、天冬育阴泄热、润肺解毒，当归、赤芍活血凉血，白术、干姜、甘草、茯苓温中健脾，与升麻相合则升清阳而止泻。本方集温、清、补、散于一体，共奏发越郁阳、清上温中之功。

二、肺热腑寒证

【证候原文】黄芩汤疗伤寒六七日发汗不解，呕逆下利，小便不利，胸胁痞满，微热而烦。(《外台秘要》)

【治法】清肺温里。

【方药】黄芩汤：黄芩、桂心各三两，茯苓四两，前胡八两，半夏(洗)半升。以水一斗二升，煮取六升分为六服，日三服，夜三服，间食生姜粥，投取小便利为瘥。

【阐述】伤寒六七日则邪热在里不在卫表分，故汗出不解。对于本证，有人基于桂枝解表和黄芩清少阳，认为是太阳少阳合病，此说不妥，因太阳病属伤寒表证为主而当发汗，而本证发汗不解。有人基于桂心、前胡、半夏温肺，认为是肺寒肠热证,亦不妥,因呕逆是胃气上逆证,桂心亦温中散寒、半夏和胃。有人基于桂心、半夏温胃散寒、降逆消痞,认为是胃寒肠热证,也不妥,因胸胁痞满是上焦病证,半夏配前胡、茯苓宣肃肺气、化痰止咳。我们认为本证是肺热腑寒证,由寒湿毒邪同时侵淫肺胃肠所致。肺下合大肠,咽喉为其系,胃上连咽喉而下通肠道,寒邪从口鼻入肺胃肠道,既寒束肺而肺气悱郁化热,又寒伤胃肠,毒易化热;或寒湿内伏胃肠,先损中阳,又伏而化热上炎,或寒湿内伏而外感温热之邪。《临证指南医案》云:"春温一证,由冬令收藏未固。昔人以冬寒内伏,藏于少阴,入春发于少阳,以春木内应肝胆也。寒邪深伏,已经化热,昔贤以黄芩汤为主方,苦寒直清里热。热伏于阴,苦味坚阴,乃正治也。"心肺居胸中,邪热郁肺,肺气郁滞则胸胁痞满、心烦。肺失宣肃则津液停滞为痰湿,痰热搏结则微热、胸胁痞满、心烦。胃寒失和降则呕逆,津液失布而直下肠道则便溏或下利。肺输布津液而为水之上源,肺气郁闭则小便不利。

本证多见于急性胃肠炎、感染性胸膜炎、慢性支气管炎急性发作、流行性感冒、痢疾等,辨证以烦热、胸胁满闷、咳嗽痰稠、口苦咽干、恶心呕吐、脘腹凉,饮冷则便溏或下利,舌苔黄白相间、脉濡或濡数为要点。治当清肺温腑,方用黄芩汤。以黄芩配前胡清肃上焦肺热,配辛散之半夏化痰止咳;以桂心温里散寒,配茯苓温阳化湿;半夏既开宣肺气、化痰止咳,又燥湿开胃、降逆止呕;半夏合茯苓,间食生姜粥,则含小半夏加茯苓汤之意,以治"卒呕吐,心下痞,膈间有水"。咳嗽痰黄稠加桑白皮,下利如水加藿香、厚朴、苍术,下利赤白加黄连、木香燥湿止利。

附刘绪银医案:刘某,男,51 岁,2019 年 5 月 7 日诊。咳嗽、腹泻 3 天,咯痰稠而时黄时白,心烦口苦、咽干隐痛、声嘶、脘腹凉,舌尖红、苔黄白相间,脉弦数。辨为肺热腑寒,治以黄芩汤:黄芩 10g、桂枝 10g、茯苓 15g、前胡 10g、姜半夏 8g、柴胡 6g、生姜 3 片(约 15g)、桔梗 8g、厚朴 8g、甘草 5g,1 日 1 剂,水煎 2 次,混匀,分 2 次服,药渣煎水泡足 15 分钟,3 剂而愈。

三、肺燥肾寒

【证候原文】小便不利者,有水气,其人若渴,栝蒌瞿麦丸主之。(《金匮要略》)

【治法】温阳化气,利水泄热。

【方药】栝蒌瞿麦丸(《济阳纲目》名瓜蒌瞿麦丸,《普济方》名瞿麦丸):栝蒌根二两,茯苓、薯蓣各三两,附子一枚(炮),瞿麦一两。为末,炼蜜丸梧子大,饮服三丸,日三服,不知,增至七八丸,以小便利,腹中温为知。

【阐述】"若渴",《医统正脉》之前诸本皆为"苦渴"。"苦渴"即为渴所苦,莫可名状,为渴之甚,这与《金匮要略·水气病脉证并治》"苦水"、《金匮要略·痰饮咳嗽病脉证并治》"苦冒眩"、《伤寒论》"苦里急"之"苦"同义。"小便不利"指膀胱气化不行,水液潴留于内。"有水气"为释文,是指小便不利因水气内停膀胱所致。《灵枢·百病始生》云:"清湿袭虚,则病起于下。"肾居下焦,内寄相火,为水火之宅,其气当升。肺为娇嫩之脏,喜润恶燥,不耐寒热。寒湿之邪郁遏下焦,肾为寒湿所困则阴寒内盛,水不上济润肺而肺燥;水火失济,阴寒下盛则逼火上炎肺则肺热。《读医随笔》云:"至于上热下寒,是肺热肾寒,内虚之病也;亦有下受寒湿,逼阳上升者。"肾主水,肺输布津液,肾寒肺热则气化不利,水津内停而小便不利,水泛溢肌肤则肌肤水肿,内停胸腹则为支饮、悬饮、痰饮。津液内停不布则机体失于润养,加之郁热上炎灼伤肺津,故口渴咽干、肌肤干燥。腰为肾之府,肾为寒困则腰腹冷。水饮内停则苔腻。脉根于肾,津入脉则化为血,肾寒肺热则津液停滞,脉失温充,故脉沉细。

本证多见于慢性肾小球肾炎、前列腺炎、尿路感染、慢性膀胱炎等病,辨证以小便不利、腹中寒冷、口干舌燥、舌苔腻、脉沉细无力为要点。治宜温阳化气、利水泄热,方用栝蒌瞿麦丸。以附子温肾壮阳、温阳化气,茯苓淡渗利水,山药润燥止渴,天花粉清热生津润燥,瞿麦通利水道和制附子之燥热,且瞿麦和茯苓导热下行,全方温肾散寒、温阳化气、利尿泄热、生津润燥。《金匮要略心典》云:"此下焦阳弱气冷,而水气不行之证,故以附子益阳气,茯苓、瞿麦行水气。观方后云腹中温为知可以推矣。其人若渴,则是水寒偏结于下,而燥火独聚于上,故更以薯蓣、栝蒌根除热生津液也。夫上浮之焰,非滋不息;下积之阴,非暖不消;而寒润辛温,并行不悖,此方为良法矣。欲求变通者,须于此三复焉。"下元亏虚加肉桂、熟地黄、益智仁、补骨脂温肾壮阳;小便不利、水肿合五苓散温阳利水,加牛膝补肾利水和引热下行;兼脾气亏虚加白术、党参、黄芪健脾益气;口渴甚则重用天花粉、山药,加芦根、五味子润燥止渴。国医大师张琪常以本方治疗难治性泌尿系统疾病。

四、膈热胃寒证

【证候原文】伤寒,医以丸药大下之,身热不去,微烦者,栀子干姜汤主之。(80)

【治法】清膈温中。

【方药】栀子干姜汤:栀子十四个(擘),干姜二两。水煮,去滓,温服。

【阐述】原文虽曰是误下所致,但稽之临床,可因寒邪直中入里,先损中阳,又寒凝滞气机而阳怫化热所致。余热未尽或阳怫化热则身热,热扰胸膈则心烦。中焦阳气受损，脾胃不和，升降失司则呕吐、腹痛，水湿不运则便溏。

本证多见于急慢性胃肠炎、食道炎、慢性痢疾、胆囊炎、胆石症急性发作、胆道蛔虫并发感染等，辨证以身热、溏利、呕吐、微烦为要点。治当寒热并用、清膈温中，方用栀子干姜汤。以苦寒清降之栀子清宣胸膈郁热而除烦，辛热之干姜温暖中焦脾胃以散寒。栀子味苦涌泄，虽非吐剂，却可致吐，故云："得吐者，止后服。"心烦加豆豉宣郁除烦，胃脘痛加枳壳行气止痛，口苦咽干、乏力合小柴胡汤。

五、上热中寒证

【证候原文】伤寒胸中有热，胃中有邪气，腹中痛，欲呕吐者，黄连汤主之。（173）

【治法】平调寒热，和胃降逆。

【方药】黄连汤：黄连、甘草（炙）、干姜、桂枝（去皮）各三两，人参二两，半夏半升（洗），大枣十二枚（掰）。以水一斗，煮取六升，去滓，温服一升，日三服，夜二服。

【阐述】寒邪从口鼻入胸中，邪蕴阳怫则化热，此即所谓"胸中有热"。寒邪直中入中焦，蕴而不化则凝结中焦。或寒邪内伏中焦，日损中阳，再外感温热邪毒，邪入里郁于胸中；或上焦气分热盛，饮食寒凉或用药寒凉苦降过度而药过病所，伐伤中阳，则上热中寒。上热则口苦、咽干、舌苔黄、咳嗽痰黄、心烦；中寒而脾胃不和，气机郁滞，升降失司则腹痛、呕吐、腹泻。

本证多见于幽门螺杆菌感染，各种胃肠炎，辨证以口苦心烦、恶心呕吐、腹痛、腹泻或下痢、舌苔腻淡黄为要点。治当平调寒热、清上温中、健脾和胃，方用黄连汤。黄连汤即半夏泻心汤去黄芩加桂枝，又似桂枝汤去芍药加味，但含甘草干姜汤、小半夏汤、桂枝甘草汤等。以苦寒之黄连上清胸中之热，辛温之干姜温散中焦之寒，桂枝温中升清、发散郁热，半夏和胃降逆，人参、甘草、大枣甘温益气升清、益胃和中。桂枝合甘草即桂枝甘草汤，温振中阳；甘草合干姜即甘草干姜汤，温中散寒化湿；半夏合干姜含小半夏汤之意，温中散寒、开胃散结、降逆止呕。诸药配伍，辛开苦降，寒热并投，上下并治。成无己《注解伤寒论》云："上热者，泄之以苦，黄连之苦以降阳。下寒者，散之以辛，桂、姜、半夏之辛以升阴。脾欲缓，急食甘以缓之，人参、甘草、大枣之甘以益胃。"方有执《伤寒论条辨》云："热搏上焦，黄连清之，非桂枝不解也；寒郁中焦，人参理之，非干姜不散也；甘草大枣，益胃而和中；半夏辛温，宽胸而止呕吐也。"咳甚痰黄稠加桑白皮、百部、竹沥清热宣肺化痰，胃脘痞满、腹痛加苏梗、佛手、香附理气散滞，呕吐加藿香梗、竹茹和胃降逆止呕,腹泻加藿香、厚朴芳香化湿。

六、寒热交夹中阻证

【证候原文】伤寒五六日,呕而发热者,柴胡汤证具,而以他药下之,柴胡汤证仍在者,复与柴胡汤。此虽已下之,不为逆,必蒸蒸而振,却发热汗出而解,若心下满而鞕痛者,此为结胸也,大陷胸汤主之;但满而不痛者,此为痞,柴胡不中与之,宜半夏泻心汤。(149)

呕而肠鸣,心下痞者,半夏泻心汤主之。(《金匮要略》)

伤寒汗出,解之后,胃中不和,心下痞鞕,干噫食臭,胁下有水气,腹中雷鸣下利者,生姜泻心汤主之。(157)

伤寒中风,医反下之,其人下利日数十行,谷不化,腹中雷鸣,心下痞鞕而满,干呕,心烦不得安。医见心下痞,谓病不尽,复下之,其痞益甚,此非结热,但以胃中虚,客气上逆,故使鞕也,甘草泻心汤主之。(158)

狐惑之为病,状如伤寒,默默欲眠,目不得闭,卧起不安,蚀于喉为惑,蚀于阴为狐,不欲饮食,恶闻食臭,其面目乍赤、乍黑、乍白。蚀于上部则声嗄,甘草泻心汤主之。(《金匮要略》)

伤寒本自寒下,医复吐下之,寒格,更逆吐下;若食入口即吐,干姜黄芩黄连人参汤主之。(359)

太阴脾疟,寒起四末,不渴多呕,热聚心胸,黄连白芍汤主之。(《温病条辨》)

【治法】温脾清胃,调和脾胃。

【方药】半夏泻心汤:半夏半升(洗),黄芩、干姜、人参、甘草(炙)各三两,黄连一两,大枣十二枚(擘)。以水一斗,煮取六升,去滓,再煮,取三升,温服一升,日三服。

生姜泻心汤:生姜四两,甘草(炙)、黄芩、人参各三两,黄连、干姜各一两,半夏半升(洗),大枣十二枚(擘)。以水一斗,煮取六升,去滓,再煎取三升,温服一升,日三服。

甘草泻心汤:甘草四两(炙),黄芩、干姜各三两,半夏半升(洗),黄连一两,大枣十二枚(擘)。以水一斗,煮取六升,去滓,再煎取三升,温服一升,日三服。

干姜黄芩黄连人参汤(《外台秘要》名干姜黄芩黄连人参汤,《卫生总微》名四味人参汤,《医学入门》名干姜芩连人参汤,《伤寒大白》名干姜黄连黄芩汤,《麻科活人》名人参黄芩黄连干姜汤):干姜、黄连、黄芩、人参各三两,以水六升,煮取二升,去滓,分温再服。

黄连白芍汤:黄连、黄芩各二钱,半夏、白芍各三钱,枳实一钱五分,姜汁

（冲）五匙。水八杯，煮取三杯，分三次，温服。

【阐述】"心下"指胃上脘部。"狐"即短狐，又名"射工""蜮"，《博物志》："江南山溪中有射工虫，甲虫之类也。长一二寸，口中有弩形，以气射人影，随所着处发疮，不治则杀人。"《抱朴子·登涉》："又有短狐，一名蜮，一名射工，一名射影，其实水虫也。"狐惑病即虫毒引起的疾病。

胃为阳明燥土，喜润恶燥，主受纳腐熟，阴气易伤。脾为太阴湿土，喜燥恶湿，主运化升清，为胃行津液，阳气易损。脾胃以膜相连，燥湿互济，升降相因，为气机升降之枢。邪毒损伤脾胃，脾胃失和，若病后饮食、药物之寒温失宜及情志失调而再伤脾胃，邪蕴胃土则从阳化热，湿困脾土则从阴化寒，从而寒热交夹中阻。脾胃不和，升降失司，中焦气滞则胃脘痞满。胃中郁热则胃脘烧心感，胃气上逆则干呕、嗳气，上扰心则心烦不安，胃热上炎口咽则口咽干燥、糜烂、声嘶。脾胃运化腐熟失职，水谷不化下注则肠鸣腹泻而有残渣。邪毒下注蕴肤则阴部肌肤溃烂。

本证多见于急慢性胃肠炎、慢性结肠炎、消化性溃疡、慢性肝炎、痢疾、慢性肾炎、贝赫切特综合征、手足口病等，辨证以肠鸣下利、水谷不化、心下痞满或脘腹痞痛、嗳气、恶心呕吐、心烦不安、苔薄黄而润滑为要点。治当温脾清胃、调和脾胃。心下痞满不痛、呕吐用半夏泻心汤，本方含小半夏汤、甘草干姜汤之意，君以辛温之半夏散结消痞、降逆止呕，臣以辛温之干姜温中散寒，半夏配干姜即含小半夏汤之意，温中散寒、开胃散结、降逆止呕；臣以黄芩、黄连苦寒泄热消痞；佐以甘温之人参、大枣补脾益气；使以甘草解毒化湿、益中和药，甘草配干姜即甘草干姜汤，温补中阳、散寒化湿；甘草合参枣益气。吴昆《医方考》云："伤寒下之早，胸满而不痛者为痞，此方主之。伤寒自表入里……若不治其表，而用承气汤下之则伤中气，而阴经之邪乘之矣。以既伤之中气而邪乘之，则不能升清降浊，痞塞于中，如天地不变而成否，故曰痞。泻心者，泻心下之邪也。姜、夏之辛，所以散痞气；芩、连之苦，所以泻痞热；已下之后，脾气必虚，人参、甘草、大枣所以补脾之虚。"

若心下痞硬胀满、肠鸣下利、口咽糜烂，方用甘草泻心汤。甘草泻心汤即半夏泻心汤重用甘草，君以甘草甘温益中、解毒化湿；臣以干姜、半夏温中散寒、化湿止泻，黄芩、黄连泄热燥湿；佐使大枣合姜草益气补中、调和诸药。

若腹痛、呕吐，甚而下利，脉濡缓，方用生姜泻心汤。生姜泻心汤即半夏泻心汤减干姜二两加生姜四两，半夏合生姜即小半夏汤，散结开痞、降逆止吐；干姜温中散寒，黄芩、黄连苦寒泄热，党参、大枣、甘草甘温益气补中；甘草配干姜即甘草干姜汤，温补中阳、散寒化湿；芍药合甘草即芍药甘草汤，酸甘化阴，缓急止痛。《医宗金鉴》云："名生姜泻心汤者，其义重在散水气之痞也。生姜、半夏散胁下之水气，人参、大枣补中州之土虚，干姜、甘草以温里寒，黄芩、黄连以泻痞热。备乎虚、水、寒、热之治，胃中不和下利之痞，焉有不愈者乎。"

若气机郁遏，升降失职，脘腹痞胀、恶心呕吐，方用黄连白芍汤。本方源于叶天士经验，由黄芩汤化裁而来。以苦寒之连芩清热燥湿，以小半夏汤温中散寒、散结开痞、降逆止吐，枳实理气化湿、调胃降逆，白芍味苦泄热，半夏合白芍调和阴阳。

若寒热错杂格拒，食入即吐、下利、肢冷、舌淡苔黄腻、脉沉细，方用干姜黄芩黄连人参汤。以辛温之干姜散凝聚脾胃之阴寒，促脾为胃行津液；以芩、连泄热燥湿，除胃中积热；人参甘温补中益气。四药配伍，健脾益气、温中散寒、泄热除痞。

【附方】人参泻心汤（《温病条辨》）：人参、干姜、生白芍各二钱，黄连、黄芩各一钱五分，枳实一钱。水五杯，煮取二杯，分二次服，渣再煮一杯服。

加减人参泻心汤（《温病条辨》）：人参、生姜、牡蛎各二钱，黄连、干姜各一钱五分，枳实一钱。水五杯，煮取二杯，分二次温服。

七、胃肠寒热错杂证

【证候原文】中间有一等盛暑，又复内伤生冷，非连理汤不可。下泄无度，泄后却弹过响，肛门热，小便赤涩，心下烦渴。（《秘传证治要诀及类方》）

【治法】理中逐寒，清热燥湿。

【方药】连理汤：理中汤（《金匮要略》，人参、干姜、炙甘草、白术各三两）加黄连、茯苓，为末，每服二钱，沸汤送服。

【阐述】"心下"即剑突下胃脘，心下烦指脘痞烦闷，"下泄"即腹泻，"泄后却弹过响"指腹泻后肠鸣，"小便赤涩"指小便不利、短赤。暑本是热，暑多夹湿。原文虽云是因先伤于暑，复伤于饮食生冷所致，但稽之临床，外伤于热，因饮食生冷或误用寒凉戕伤中阳，或暑月贪凉饮冷而寒热交侵于内，也可产生胃肠寒热错杂病变。邪热郁滞，耗伤津液则口渴、尿短赤。胃失和降则痞，热扰胸膈则烦。寒困胃肠，气郁乱窜则肠鸣，清阳不升则腹泻。

本证多见于暑湿感冒、胃肠炎、痢疾、霍乱等病，辨证以发热、口渴、脘痞、肠鸣腹泻、舌苔黄腻为要点。治当理中逐寒、和胃清湿，方用连理汤。以理中汤温中散寒、健脾强胃，加黄连清热凉膈、燥湿，加茯苓健脾益气、渗湿止泻。胃脘痞满加厚朴、苏梗理气散滞，肠鸣腹泻加厚朴、苍术、木香、藿香芳香化湿，下痢、肛门灼热加秦皮、白头翁、木香清热止痢，尿短赤加泽泻、猪苓清热利尿。

八、肾寒腑热证

【证候原文】心下痞，而复恶寒汗出者，附子泻心汤主之。（155）

【治法】温肾和胃，清热降浊。

【方药】附子泻心汤：大黄二两，黄连、黄芩各一两，附子一枚（炮，去皮，破，别煮取汁）。以麻沸汤二升渍之，须臾，绞去滓，内附子汁，分温再服。

【阐述】肾为少阴水脏，合膀胱，主气化，司二阴。寒湿困阻于肾则肾寒，肾气化不利而水湿内蕴化热，或素体肾阳虚而感湿热，热与湿合而上漫于胃则产生肾寒胃热病变。湿热壅滞于胃则胃脘痞满、恶心呕吐，湿热扰膈则心烦，湿漫肌肤则浮肿。《素问•水热穴论》云："肾者，胃之关也，关门不利，故聚水而从其类也。上下溢于皮肤，故为胕肿。胕肿者，聚水而生病也。"卫根于下焦，肾寒则卫阳不足，肌腠失于卫固，肢节失于温煦，故恶寒汗出、肢厥冷。湿热上熏则舌苔黄腻、咽喉黏滞。

本证多见于慢性肾炎、肾衰、尿毒症、慢性胃肠炎等，辨证以低热、恶寒汗出、肢冷、胃脘痞满、恶心呕吐、小便不利、舌苔黄腻、脉沉滑为要点。治宜温肾和胃、清热降浊，方用附子泻心汤。本方是大黄黄连泻心汤加黄芩、附子。以苦寒之芩、连、大黄清泻阳明胃肠之热痞，附子辛热温肾扶阳、固表止汗，名附子泻心汤则强调温扶阳气以固表。《伤寒贯珠集》云："邪热有余而正阳不足，设治邪而遗正则恶寒益甚，若补阳而遗热则痞满愈增。此方寒热补泻并投互治，诚不得已之苦心，然使无法以制之，鲜不混而无功矣。方以麻沸汤渍寒药，别煮附子取汁，合和与服，则寒热异其气，生熟异其性，药虽同行，而功则各奏，乃先圣之妙用也。"

九、肝寒胆热证

【证候原文】伤寒，脉微而厥，至七八日，肤冷，其人躁，无暂安时者，此为脏厥，非蛔厥也。蛔厥者，其人当吐蛔。令病者静，而复时烦者，此为脏寒。蛔上入其膈，故烦，须臾复止，得食而呕，又烦者，蛔闻食臭出，其人常自吐蛔。蛔厥者，乌梅丸主之。又主久利。（338）

厥阴三疟，日久不已，劳则发热，或有痞结，气逆欲呕，减味乌梅丸法主之。（《温病条辨》）

暑邪深入厥阴，舌灰，消渴，心下板实，呕恶吐蛔，寒热，下利血水，甚至声音不出，上下格拒者，椒梅汤主之。（《温病条辨》）

【治法】温肝清胆，调和阴阳。

【**方药**】乌梅丸：乌梅三百个，黄连一斤，干姜十两，附子（炮，去皮）、细辛、桂枝（去皮）、人参、黄柏各六两，当归、蜀椒（出汗）各四两。异捣筛，合治之，以苦酒渍乌梅一宿，去核，蒸之五升米下，饭熟，捣成泥，和药令相得，内臼中，与蜜，杵二千下，丸如梧桐子大，先食饮，服十丸，日三服，稍加至二十丸。

减味乌梅丸：半夏、黄连、干姜、吴萸、茯苓、桂枝、白芍、川椒（炒黑）、乌梅。

椒梅汤：黄连、黄芩、干姜、半夏、人参各二钱，白芍（生）、川椒（炒黑）、乌梅（去核）各三钱，枳实一钱五分。水八杯，煮取三杯，分三次服。

【**阐述**】"得食而呕"即食入则呕吐，"心下板实"即胃脘痞硬，"声音不出"指咽喉不利而声嘶哑，"消渴"指口渴。

对于乌梅丸方证，医家认识不一。一是医家及《方剂学》教材将乌梅丸归于"杀虫剂"，限制了乌梅丸运用范围，不合古义，因原文明言"主久利"。二是认为是"上热下寒"，但对"上热"或云"肝火"，或云"胃火炽盛"，或云"心火"；对于"下寒"或云"脾胃虚寒"，或云"肾阳虚损"，或曰"肝寒厥逆"。三是认为"寒热错杂"病机有"肝热脾寒""气机逆乱""正虚邪盛""虚实错杂""阴阳失和""肝风内扰""阴阳两虚""湿阻中焦""胃热肠寒"等诸说。四是认为"肝热阳郁"。五是认为属气化"开阖枢"之"厥阴不阖"。我们认为，《伤寒论》将其列入厥阴病，必须立足厥阴分析。肝为厥阴，胆为少阳。胆附于肝，胆受肝之余气而为胆汁，胆汁味苦属火。厥阴主阖为两阴交尽之义，少阳乃一阳为枢，厥阴是阴尽阳生之阴阳交接之枢，厥阴少阳病可上下内外传变。肝寒则气郁，气郁则胆腑不利而化热。厥阴病转归取决于少阳火气来复与否，有寒厥热厥之变，少阳来复则热，厥阴病由少阳转出则热。邪气内传厥阴少阳，既从厥阴化寒，又从少阳化热，从而肝寒胆热。胆热上扰则心烦、口渴、咽喉干燥不利而声音不出。胆汁郁滞，随火上逆则口苦。胆热横逆犯胃则胃失和降，故心下痞硬、呕吐、食入而呕，内有蛔虫则吐蛔。"肠头上逼胆囊，使其汁流入小肠之中，以融化食物，而利传渣滓。若胆汁不足，则精粗不分，粪色白洁而无黄"（《难经正义》）。胆气郁逆则胆汁不能入于肠以化水谷，清气不升，清浊不分则泄泻下利。肝寒气郁则阳气不外达而肢冷。肝寒气郁则血脉瘀滞，故舌灰暗。

本证多见于肝胆感染性疾病、慢性胃炎、幽门螺杆菌感染、胆汁反流性食道炎、蛔虫病等，辨证以右胁下及脘腹痞满疼痛，时发时止，心烦闷，口苦，咽喉黏滞不利，恶心呕吐或吐蛔，胃中灼热，大便溏薄下利，四肢厥冷，脉弦细为要点。治当温肝清胆、调和阴阳，方用乌梅丸。乌梅丸含干姜附子汤、黄连解毒汤之意，以酸甘入肝之乌梅涩肠止利，生津养阴制火；蜀椒、桂枝、附子、细辛、干姜、人参温补厥阴，细辛合乌梅缓急止痛，黄连、黄柏清热，当归补血，当归合参、梅酸甘化阴以养肝体。全方酸苦辛甘并投，寒温并用，阴阳双调。若是疟疾，劳则发热、呕吐，当去附子、细辛、人参、黄柏、当归，以免温燥助火、补虚恋邪，加吴茱萸温阳降逆止呕，加白芍养血柔肝，即源于叶天士经验的减味乌梅丸。暑入厥阴，故去附子、桂枝、细辛，以免温燥助火；暑多夹湿，湿性黏滞，故去当归以免补虚生腻，加半夏、枳实化湿消滞；暑易耗伤阴津液，加白芍合乌梅、人参酸甘化阴、益气生津，此即源于叶天士经验的椒梅汤。

第二节 毒证证治

一、伤寒阴阳毒证

【证候原文】阳毒之为病，面赤斑斑如锦文，咽喉痛，唾脓血。五日可治，七日不可治，升麻鳖甲汤主之。阴毒之为病，面目青，身痛如被杖，咽喉痛。五日可治，七日不可治，升麻鳖甲汤去雄黄、蜀椒主之。(《金匮要略》)

【治法】解肌泄卫，透邪解毒。

【方药】升麻鳖甲汤：升麻、甘草各二两，当归、蜀椒(炒出汗)各一两，雄黄半两(研)，鳖甲(炙)手指大一片。以水四升，煮取一升，顿服之，老小再服，取汗。

【阐述】"文"通"纹"，《说文》："文，错画也，象交文。""锦"指有彩色花纹的丝织品，"斑斑如锦文"指皮肤如丝织品的彩色花纹一样。

对于阴阳毒病，《脉经》认为是伤寒化毒，《诸病源候论》认为"夫欲辨阴阳毒病者，始得病时，可看手足指，冷者是阴，不冷者是阳"。《肘后备急方》列入"伤寒时气温病"篇，《备急千金要方》《外台秘要》列于"伤寒门"，宋·林亿等校刊《金匮要略》列于杂病，诸家均略于病因病机，以至后世发生争执。徐大椿认为"蜀椒辛热之品，阳毒用，阴毒反去之，疑误"。王孟英认为"雄黄尚属解毒之品，用之治毒，理或有之；至蜀椒岂面赤发斑、咽痛、唾血所可试乎？必有错简，未可曲为之说也"。今之医家有主张阴毒用蜀椒、桂，阳毒去蜀椒、桂。

我们认为《金匮要略》是《伤寒杂病论》的组成部分，汉代伤寒属疫病。《肘后备急方》将阴阳毒与伤寒、时气、温病合论，认为"伤寒有数种""伤寒、时行、温疫，三名同一种耳，而源本小异，其冬月伤于寒，或疾行力作，汗出得风冷，至夏发，名为伤寒，其冬月不甚寒，多暖气，及西风使人骨节缓堕受病。至春发，名为时行。其年岁中有疠气兼挟鬼毒相注，名为温病。如此诊候相似，又贵胜雅言，总名伤寒，世俗因号为时行，道术符刻，言五温亦复殊，大归终止，是共途也，然自有阳明、少阴、阴毒、阳毒为异耳。"阴阳毒病是广义伤寒的一种，是外感寒毒所致，邪气实则直中而发病称为"中毒"。

对于阴毒不用蜀椒与桂，阳毒反用之，诸家疑其有误。我们认为"毒"是本质性概念，指邪毒，诚如赵献可《医贯》所云："此阴阳二毒是感天地疫疠非时之气，沿家传染，所谓时疫证。"阴阳是相对概念，不单纯指病证寒热性质，还表示表里的相对性，故不能与"阴胜则寒，阳胜则热"等同，阳毒并非言其热，阴毒并非言其寒。从临床来看，面赤并非完全是热象，如风疹，因热邪所致者固然疹色红，但冬季因受寒所致者亦疹色红。故将面赤斑斑如锦文与唇青面黑分别和热、寒等同起来是错误的，阴阳当指病位。邪毒郁遏肌表或直中三阳阳络为阳毒，邪毒入里为阴毒。尤怡《金匮要略心典》云："阳毒非必热极，阴毒非必极寒。邪在阳者为阳毒，邪在阴者为阴毒，而此所谓阴阳者，亦非脏腑气血之谓，但以面赤斑斑如锦纹、咽喉痛、唾脓血，其邪着后在表者谓之阳；面目青、身痛如被杖、咽喉痛、不唾脓血，其邪隐而在里者，谓之阴。"《医宗金鉴》认为"异气者，非常灾疠之气也……此气适中人之阳则为阳毒，适中人之阴则为阴毒"。王覆云："阴毒者，非阴毒之病，乃感天地恶毒异气，入于阴经，故曰阴毒。"丹波元坚则认为阴阳毒"则殆是三阳合病，与少阴直中之类"。《肘后备急方》云："少阴病例不发热，而腹满下痢，最难治也。"心属少阴而主血脉，肾属少阴而藏精。肾虚精亏则正气亏虚，邪毒易侵，所谓"藏于精者，春不病温""冬不藏精，春必病温"。少阴乃心肾之属性概括，心属火而主血脉，肾藏精而其经循腹与咽喉。因此，阴毒是邪毒直中少阴所致。毒邪侵淫，郁于肌表，卫阳被遏，正邪交争，故憎寒发热、无汗。邪郁肌表阳络，气血郁滞则肌肤斑疹、头身痛。肺合皮毛，咽喉为其系，毒犯肺卫则咽喉痛、咳嗽。邪毒热深入阴位，损伤脉络，血瘀皮下则皮下广泛青紫如打伤。

本证多见于出疹性疾病，如斑疹伤寒、流行性出血热、麻疹、猩红热等，辨证以憎寒发热、无汗、头身痛或咽喉痛、肌肤斑疹、脉浮为辨证要点。治宜解毒为主，方用升麻鳖甲汤。《神农本草经》：升麻"主解百毒"，故方中重用升麻透邪解毒；甘草清热解毒、益气扶正、调和诸药；当归入手少阴、足太阴、厥阴经，引药入血，补血活血、解毒散滞，又合甘草扶正；鳖甲入肝肾而引药入阴分，善搜剔经脉之邪，行血散瘀，兼以解毒，《神农本草经》谓其"主心腹癥瘕坚积、寒热，去痞、息肉、阴蚀、痔、恶肉"，且养阴清热，合当归、甘草扶正；四药配伍，共奏补血扶正、解毒活血之功。《证治宝鉴》云："以升麻透疠毒，鳖甲泄热守神，当归和调营血，甘草泻火解毒。"中医治病重视顺势而治，在表者汗之，邪在里与经络者散之。中阳毒是邪在阳位肌表，顺势而治，故辛温发散，用蜀椒或桂、雄黄温散寒邪，蜀椒合雄黄解毒，桂枝解表透邪、温经活血止痛，鳖甲合桂枝领诸药出阳分而透邪；邪毒内中于阴，故去蜀椒与桂，以防辛温劫阴。尤怡《金匮要略心典》云："其雄黄、蜀椒二物，阳毒用之者，以阳从阳，欲其速散也；阴毒去之者，恐阴邪不可劫，而阴气反受损也。"《绛雪园古方选注》云："升麻入阳明、太阴二经，升清逐秽，辟百邪，解百毒，统治温厉阴阳二病……但升麻仅走二经气分，故必佐以当归通络中之血，甘草解络中之毒，微加鳖甲守护营神，俾椒、黄猛烈之品，攻毒透表，不乱其神明。阴毒去椒、黄者，太阴主内，不能透表，恐反助厉毒也。"

二、毒蕴肌肤证

邪毒壅滞肌肤，表现以皮肤瘙痒、水疱、斑疹、脓肿为主，治当透邪解毒。

1. 寒毒郁肌肤证

【证候原文】太阳病……面色反有热色者，未欲解也，以其不得小汗出，身必痒，宜桂枝麻黄各半汤。（23）

【治法】透邪散寒，调和营卫。

【方药】桂枝麻黄各半汤：桂枝一两十六铢，芍药、生姜、甘草、麻黄（去节）各一两，大枣四枚（擘），杏仁二十四个。以水五升，先煮麻黄一二沸，去上沫，内诸药，煮取一升八合，去滓，温服六合。

【阐述】"热色"即红色、赤色。寒毒从皮毛而入，或从口鼻入而外窜肌肤，郁滞腠理玄府，导致腠理玄府郁闭，膜络不通，营卫不和，寒毒与气血搏结，攻窜肌肤则肌肤瘙痒如虫行，丘疹风团忽作忽止，遇寒则甚。《金匮要略》云："风气相搏，风强则为瘾疹，身体为痒。"《诸病源候论》云："风瘙痒者，是体虚受风，风入腠理，与血气相搏，而俱往来，在于皮肤之间。邪气数，不能冲击为痛，故但瘙痒也。"邪郁肌腠，卫阳被遏，正邪交争则恶寒、发热。膜络郁滞，气血津液不能渗灌滋养肌肤则肌肤麻木、干燥。不通则痛，故可伴肌肤痛、关节痛。从口鼻入则致咽喉不利，伴咽喉黏滞感、咽痒、咽喉肿痛。

本证多见于风疹、荨麻疹、麻疹、斑疹伤寒、流行性出血热、皮肤感染性疾病等，辨证以肌肤瘙痒、疹子、皮肤干燥、痰核瘰疬、恶寒发热、舌苔薄白、脉浮紧为要点。治当开腠理以透邪外出，通膜络以和营卫，解毒止痒。方用桂枝麻黄各半汤。麻黄汤、桂枝汤发汗开腠理、解表散寒，但麻黄汤擅长发汗解表、宣发肺卫，桂枝汤擅长调和营卫、通络脉，为防发散太过伤正，故各取半量。临证加薄荷、地肤子、蝉蜕、浮萍止痒。咽喉不适、咽痒加桔梗、薄荷解毒利咽，神疲乏力、汗出合玉屏风散益气护卫，皮肤干燥加玉竹、沙参、鸡血藤养血生津润肤，肌肤关节痛加当归、川芎、忍冬藤、徐长卿活血通络止痛。本证可用荆防败毒散，胡希恕老中医常以荆芥、防风代替麻黄治发热恶寒、身痒起疹之皮肤病。

2. 热毒蕴肌肤证

【证候原文】夫风热痰皆发于颈项间，以风温阻于少阳梢络而发。初起寒热，项间酸痛，结核形如鸡卵，根盘散漫，色白坚肿，斯时宜用牛蒡解肌汤……夫烂喉丹痧者，系天行疫疠之毒，故长幼传染者多，外从口鼻而入，内从肺胃而发。其始起也，脉紧弦数，恶寒头胀，肤红肌热，咽喉结痹肿腐，遍体斑疹隐隐，斯时即宜疏表，如牛蒡解肌汤、升麻葛根汤。（《疡科心得集》）

【治法】辛凉透邪，清热解毒。

【方药】升麻葛根汤合牛蒡解肌汤。升麻葛根汤：升麻、白芍、甘草各十两，葛根十五两。为粗末，每服三钱，用水一盏半，煎取一中盏，去滓，稍热服，不计时候，日二三服，以病气去，身清凉为度。小儿量力服之。

牛蒡解肌汤：牛蒡子、薄荷、荆芥、连翘、山栀、丹皮、石斛、玄参、夏枯草。

【阐述】风热毒邪郁滞腠理玄府，与气血搏结，攻窜肌肤则肌肤瘙痒如虫行、肌肤红肿、水疱、丘疹风团色红。正邪交争则发热、脉浮数，风热毒邪上攻则头痛、牙痛、龈痛红肿、目赤流泪、眼胞肿胀难睁、头面部皮肤焮红灼热，经脉不利则颈项不适，热灼津伤则口渴、舌红苔干黄。从口鼻入则壅滞咽喉，故咽喉不适或疼痛、咽喉干涩、咽喉痒、乳蛾肿大、咳嗽。

本证多见于荨麻疹、麻疹、疱疹、水痘、流行性出血热、斑疹伤寒等，辨证以发热、不恶寒、口渴咽干、皮肤瘙痒、红肿或丘疹、水疱、苔薄黄、脉浮数为要点。治当解肌透邪、清热解毒，方用升麻葛根汤、牛蒡解肌汤。升麻葛根汤又名升麻散、升麻汤、四味升麻葛根汤、平血饮、解肌汤、葛根升麻汤、葛根汤、升麻饮、干葛汤、四味干葛汤，君以辛甘寒之升麻解肌透疹、清热解毒，臣以辛甘凉之葛根解肌透邪、生津除热，二药相配，轻扬升散，通行肌表内外，透邪解毒，是透邪解毒药对；芍药（赤芍）苦寒入血分，清热凉血、活血通络，透解血络热毒，为佐；使以甘草解毒、化痰止咳、护中和药；四药配伍，解肌透邪、清热解毒。牛蒡解肌汤以牛蒡子、薄荷、荆芥透泄热毒，连翘、栀子、玄参、夏枯草清热解毒散结，牡丹皮凉血散血，石斛清热生津。诸药配伍，辛凉解肌透邪、清热解毒、散结消肿。升麻葛根汤解毒力弱而解肌透邪力强，牛蒡解肌汤解毒力强而解肌透邪力弱，故合用。肌肤色深红加紫草、大青叶凉血解毒，局部红肿加丹参、生地黄、紫花地丁凉血散血，皮肤水疱加茵陈、车前子、淡竹叶、土茯苓、龙胆草清热利湿，口渴加天花粉、沙参、麦冬清热生津止渴，咽喉痛加射干、贯众、桔梗解毒利咽，痰核瘰疬加蒲公英、贝母、野菊花、紫花地丁解毒散结。

3. 湿毒蕴肌肤证

【证候原文】消风散……治风湿浸淫血脉，致生疮疥，搔痒不绝，及大人小儿风热瘾疹，遍身云片斑点，乍有乍无并效。(《外科正宗》)

【治法】开腠透邪，解毒利湿。

【方药】消风散合五神汤化裁。消风散：当归、生地、防风、蝉蜕、知母、苦参、胡麻仁、荆芥、苍术、牛蒡子、石膏各一钱，甘草、木通各五分。

五神汤(《辨证录》)：茯苓、车前子、紫花地丁各一两，金银花三两，牛膝五钱。

【阐述】湿毒浸淫，郁于肌肤腠理之间则皮肤瘙痒，疹出色红或抓破后流水。湿毒壅滞膜络，气血凝滞，营卫不和，经络瘀滞则肌肤红肿、疼痛，湿毒与血搏结则血败肉腐为脓。

本证多见于荨麻疹、湿疹、水痘、过敏性皮炎、稻田性皮炎、皮肤感染性化脓性疾病，辨证以皮肤瘙痒，疹出色红，或遍身斑点，或肌肤红肿、疼痛、化脓流脓，苔白或黄，脉浮数为要点。治宜开腠透邪、解毒利湿，方用消风散合五神汤。消风散以荆芥、防风、牛蒡子、蝉蜕开腠理、通膜络以透邪外达，苍术健脾燥湿，苦参清热燥湿止痒，木通渗利湿热，石膏、知母清热泻火，当归、生地黄、胡麻仁养血活血润肤，甘草清热解毒、和中调药。五神汤以茯苓健脾运湿，车前子合茯苓渗湿下行，紫花地丁合金银花清热解毒，牛膝活血通络、引湿热下行。消风散解毒力弱，五神汤利湿力弱，故宜两方合用。瘙痒甚加地肤子、白鲜皮利湿止痒。毒热偏盛而身热、口渴者，重用石膏，加黄连、黄芩、栀子、黄柏清热泻火。湿热偏盛而兼胸脘痞满，舌苔黄腻，加地肤子、薏苡仁、茵陈、泽泻清热利湿。血分热重，皮疹红赤、烦热、舌红或绛，重用生地黄，加赤芍、牡丹皮、紫草凉血散血。发于下肢，加萆薢、薏苡仁、赤芍、防己、赤小豆、黄柏清利下焦湿热。

4. 火毒蕴结肌肤证

【证候原文】又有红丝疔，发于手掌及骨节间，初起形似小疮，渐发红丝，上攻手膊，令人寒热往来，甚则恶心呕吐，治迟者，红丝攻心，常能坏人。又有暗疔，未发而腋下先坚肿无头，次肿阴囊睾丸，突兀如筋头，令人寒热拘急，燃热疼痛。又有内疔，先发寒热腹痛，数日间，忽然肿起一块如积者是也。又有羊毛疔，身发寒热，状类伤寒但前心、后心有红点，又如疹形，视其斑点，色紫黑者为老，色淡红者为嫩。以上诸证，初起俱宜服蟾酥丸汗之；毒势不尽，憎寒壮热仍作者，宜服五味消毒饮。(《医宗金鉴》)

【治法】清热凉血，泻火解毒。

【方药】五味消毒饮：金银花三钱，野菊花、蒲公英、紫花地丁、紫背天葵子各一钱二分。

【阐述】火热毒邪侵淫肌肤膜络，邪毒与气血搏结，气血瘀滞，逆于肉里则肉腐血败为肿为脓。《素问·生气通天论》云："营气不从，逆于肉理，乃生痈肿。"《灵枢·痈疽》云："夫血脉营卫，周流不休……血泣则不通，不通则卫气归之，不得复反，故痈肿。寒气化为热，热胜则腐肉，肉腐则为脓。"临床表现为初起发热、皮肤瘙痒疼痛、红肿，或丘疹状如粟粒，色或黄或紫，数日内增大，疼痛加剧。火热毒邪弥散流窜则多处生疮疖疔痈、红肿灼痛，继而形成脓肿而硬结变软、疼痛减轻，溃脓后脓腔塌陷。

本证多见于皮肤感染性化脓性疾病、麻疹、水痘、斑疹伤寒等，辨证以发热、皮肤红肿或疹形如粟，或水疱，灼热疼痛，舌红苔黄，脉数为要点。治当清热泻火、解毒凉血、消肿止痛，方用五味消毒饮。以金银花、野菊花清热透邪、解毒散结；蒲公英、紫花地丁清热解毒，为痈疮疔毒要药，蒲公英兼以渗泄湿热，与紫花地丁相配，善清血分之热结；紫背天葵清热解毒、活血消肿，善清三焦膜府之火。对于金银花，我们主张花与藤同用，以增强解毒散结之力。临证加赤芍、牡丹皮、生地黄、紫草凉血散血，高热、肌肤灼痛加黄连、黄芩、栀子、夏枯草清热解毒，水疱、脓肿加败酱草、红藤、土茯苓、虎杖、泽泻、车前子清热解毒、利湿消肿，脓成痛甚加白芷、皂角刺、薏苡仁、桔梗排脓，脓溃后加生黄芪、当归、皂角刺益气扶正、托毒排脓。

【附方】银花解毒汤（《疡科心得集》）：金银花、地丁、犀角、赤苓、连翘、丹皮、川连、夏枯草。

5. 毒瘀热搏结肌肤证

【证候原文】火丹者，心火妄动，三焦风热乘之，故发于肌肤之表，有干湿不同，红白之异。干者色红，形如云片，上起风粟，作痒发热，此属心、肝二经之火，治以凉心泻肝，化斑解毒汤是也。（《外科正宗》）

【治法】清热解毒，凉血散血。

【方药】化斑解毒汤：玄参、人中黄、知母、生甘草、石膏、牛蒡子、升麻、川连、连翘、淡竹叶。

【阐述】外感温热毒邪或风寒燥湿毒邪蕴结化火，壅滞肌肤膜络，灼伤膜络，迫血妄行则肌肤红肿、疼痛、斑疹、水疱，甚则肉腐为脓、肌肤溃烂。火毒蒸腾游走，故斑疹迅速成片或全身多处可见。《诸病源候论·丹毒病诸候》云："丹者，人身忽然焮赤，如丹涂之状，故谓之丹。或发于足，或发腹上，如手掌大，皆风热恶毒所为。重者，亦有疽之类，不急治，则痛不可堪，久乃坏烂。"毒热壅盛则发热、高热，灼伤津液则口渴咽干、舌干苔黄、尿短赤、大便干结或便秘。热扰心神则心烦不安、谵语，毒热上熏则咽喉不利、目赤胞肿、头面红肿疼痛，毒热夹湿则见水疱。

本证多见于感染性皮炎、斑疹伤寒、流行性出血热、水痘、疱疹、接触性皮炎、急性网状淋巴管炎、皮肤感染性化脓性病等,辨证以发热、口渴、皮肤灼热红肿、斑疹、水疱、丘疹,舌红少津苔黄、脉数为要点。治宜清热解毒、凉血散血,方用化斑解毒汤。本方含白虎汤之意,以玄参滋阴降火、凉血解毒,知母、石膏清热泻火,人中黄、黄连清热解毒、燥湿泻火,升麻、牛蒡子、连翘清热解毒、散肌肤郁热,淡竹叶清热除烦、渗利湿热、导热下出,甘草解毒泻火、缓急止痛,诸药合用,清热解毒、凉血散血。但本方散血化斑力弱,临证宜加赤芍、牡丹皮、生地黄、紫草凉血散血化斑,发于头面加山银花、夏枯草、蒲公英、黄芩、薄荷、柴胡清泄上焦火热,发于躯干加龙胆草、栀子、黄芩、茵陈、车前子清泄中焦火热,发于下焦加黄柏、川牛膝、泽泻、车前子清泄下焦火热,皮肤水疱加茵陈、虎杖、青蒿、薏苡仁、萆薢、土茯苓清热利湿,高热加金银花、黄芩、栀子清热解毒,皮肤瘙痒加苦参、土茯苓、白鲜皮、地肤子清热利湿、解毒止痒,口渴加天花粉、沙参、芦根清热生津,心烦不安、谵语加栀子、丹参、莲子心、水牛角、牛黄清心除烦,便秘加大黄通腑泄热,咽喉不利加桔梗、射干、马勃、薄荷清利咽喉。当代名家赵炳南以本方化裁制定主治丹毒、漆疮、紫癜之化斑解毒汤(黑玄参、生石膏各五钱,肥知母、川黄连各二钱,青连翘、凌霄花、生甘草各三钱,干生地四钱)。

【附方】漏芦连翘汤(《备急千金要方》,又名漏芦汤):漏芦、连翘、黄芩、麻黄、白蔹、甘草各二两,枳实、大黄各三两。以水九升煮取三升,分三服。热盛者可加芒硝二两。

漏芦汤(《医林绳墨大全》):漏芦、紫花地丁、荆芥、当归、连翘、薄荷、白芷、升麻各一钱。

漏芦汤(《古今医统大全》,又名漏芦升麻汤):漏芦二钱,升麻一钱半,大黄(酒浸,量轻重用之)、黄芩(酒洗)各五分,生甘草、蓝叶(如无,用青黛)、黑云参、牛蒡子(炒,研)、苦梗、连翘各一钱。

化斑解毒汤(《麻科活人》):元参、知母、石膏、牛蒡子、连翘、升麻、人中黄(火煅,另研)、大黄(酒蒸)、淡竹叶。

化斑解毒汤(《痘疹传心录》):当归、防风、白芷、赤芍药、连翘、甘草、牛蒡子、丹皮。

附刘绪银医案: 黄某,男,62岁,2006年8月10诊。患糖尿病10年,6天前因左下肢内侧皮肤瘙痒而抓破,3日后左下肢红肿疼痛、溃烂、流黄水,予以抗生素治疗,疗效不明显。左下肢肿胀疼痛,内侧中下部皮肤溃烂、流黄水,周围皮肤色暗、灼热,心烦,口渴,大便秘结,尿黄短而热,舌红苔黄燥,脉弦数。治以清热解毒、凉血活血为法，化斑解毒汤加减：玄参 15g、知母 10g、生甘草 10g、石膏 15g（先煎）、牛蒡子 8g、升麻 8g、川连 5g、连翘 8g、赤芍 10g、牡丹皮 10g、生地黄 15g、淡竹叶 8g，1 日 1 剂，水煎 2 次，混匀，分 2 次服，药渣煎水洗患部。5 剂肿痛减轻，未再流黄水，大便正常，仍稍口苦口渴，舌红苔黄，脉弦，原方去石膏，加紫草 20g，续服 5 剂而愈。

三、毒邪内攻证

毒邪从皮毛肌腠入，内伤脏腑，属外感内科病。邪毒郁阻肌肤导致肌肤疔疮，肌肤疔疮之毒不外泄，反陷入里，客于营血，属并发症，又称毒邪内陷。《疡科心得集》云："外证虽有一定之形，而毒气之流行亦无定位。故毒入于心则昏迷，入于肝则痉厥，入于脾则腹疼胀，入于肺则喘嗽，入于肾则目暗手足冷，入于六腑亦皆各有变象，兼证多端，七恶叠见。经曰：治病必求其本。本者何？曰脏也，腑也，阴阳也，虚实也，表里也，寒热也。得其本，则宜凉、宜温、宜攻、宜补，用药庶无差误；倘不得其本，则失之毫厘，谬以千里，可不慎诸。"辨证以脏腑经络气血阴阳为核心，治以透邪解毒为主。

1. 毒邪内陷证

【证候原文】火陷者，气不能引血外腐成脓，火毒反陷入营，渐致神迷、发痉发厥；干陷者，脓腐未透，营卫已伤，根盘紫滞，头顶干枯，渐致神识不爽，有内闭外脱之象；虚陷者，脓腐虽脱，新肉不生，状如镜面，光白板亮，脾气不复，恶谷日减，形神俱削，渐有腹痛便泄，寒热宛似损怯变象，皆不治之证也。（《疡科心得集》）

【治法】清热解毒，托里透邪。

【方药】火陷用黄连解毒汤合五味消毒饮，干陷用托里消毒散，虚陷用附子理中汤。

托里消毒散（《外科正宗》）：人参、川芎、白芍、黄芪、当归、白术、茯苓、金银花各一钱，白芷、甘草、皂角针、桔梗各五分，水煎服。

附子理中汤（方出《三因极一病证方论》，《医方类聚》卷五十八引《澹寮》名理中汤，《证治准绳类方》卷六名附子补中汤，《医略六书》卷二十六名参附理中汤）：大附子（炮，去皮脐）、人参、干姜（炮）、甘草（炙）、白术各等分，上锉散，每服四大钱，水一盏半，煎至七分，去滓服，不拘时候。口噤则斡开灌之。

【阐述】本证是火热毒邪循膜络内传客于营血，攻窜脏腑所致。火毒炽盛则高热寒战；灼伤津液则壮热、口渴、舌干少津。陷入营血则烦躁不安、神昏谵语、舌红绛、脉细数。灼伤肝胆则引动肝风，胆汁外溢，表现为黄疸、四肢抽搐。

内陷肺则肺失宣肃，表现为气粗喘急或气息低微、胸闷胸痛、咳嗽痰血。损伤脾胃则脾胃不和，升降失职，表现为恶心呕吐、腹胀腹痛、便秘。内陷伤肾则气化失职，开合失常，表现为肌肤水肿、尿少、尿浊、血尿或尿失禁。

本证多见于皮肤严重感染性化脓性疾病、菌毒血症、脓毒血症、败血症等，辨证以肌肤斑疹弥漫、壮热口渴、烦躁不安、舌红绛、苔少而干、脉细数为辨证要点。治当清热泻火、透邪解毒，方用黄连解毒汤合五味消毒饮。以黄连解毒汤清泻三焦之火毒，以五味消毒饮清热解毒，口渴舌干燥加天花粉、玉竹、生地黄、麦冬、沙参清热生津、养阴和营，四肢抽搐加钩藤、地龙、羚羊角清热息风止痉，热扰心神加水牛角、牛黄、莲子心、丹参清心火或用清宫汤，谵语、神昏送服安宫牛黄丸清热开窍，斑疹成片加赤芍、牡丹皮、玄参、三七、生地黄、紫草凉血散血化斑，内陷肺加麻黄、杏仁、石膏、桔梗、桑白皮、葶苈子或合麻杏石甘汤清热泄肺，内陷脾胃加竹茹、厚朴、枳实疏畅气机、和胃降逆，内陷肝胆加茵陈、丹参、虎杖、白花蛇舌草，或用《备急千金要方》大茵陈汤（茵陈、黄柏、大黄、白术、黄芩、甘草、茯苓、栝蒌根、前胡、枳实、栀子）清热利胆，内陷肾加车前子、白茅根、泽兰、淡竹叶、泽泻、川牛膝清热利尿。兼气血亏虚称为干陷，表现为汗出如珠、四肢逆冷、脉搏微细、手撒尿遗。治当益气养阴、托里解毒，方用托里消毒散，神昏谵语送服安宫牛黄丸。托里消毒散以四君子汤（人参、白术、茯苓、甘草）合黄芪健脾益气，茯苓合白术健脾化湿，以当归补血汤（黄芪、当归）合白芍、川芎益气补血活血，以金银花、皂角刺、白芷、甘草、桔梗清热解毒，以白芷、皂角刺、桔梗、黄芪托毒外出，诸药配伍，滋气血，鼓舞正气，以御邪外透。兼阳虚者称为虚陷，表现为疮口腐肉脱尽而疮面肉芽色淡，状如镜面，光白板亮，新肉不生，经久不敛，不知疼痛，伴形寒发热；病趋恶化，或现神疲纳呆，腹痛泄泻，自汗肢冷，舌淡无苔，脉沉细或虚大无力。治当益气扶阳、托里解毒，以附子理中汤补虚回阳、温中散寒，加黄芪、当归益气补血活血、扶正托毒，加白芷、皂角刺合黄芪托毒外出。

2. 毒漫脏腑证

【证候原文】内疏黄连汤治呕哕心逆，发热而烦，脉沉而实，肿硬木闷而皮肉不变色，根深大，病在内，脏腑秘涩，当急疏利之。（《素问病机气宜保命集》）

【治法】清热解毒，凉血散血。

【方药】内疏黄连汤（《外科心法》名黄连内疏汤）：黄连、芍药、当归、槟榔、木香、黄芩、山栀子、薄荷、桔梗、甘草各一两，连翘二两。为末，每服一两，水一盏半，煎至一盏，先吃一二服。次每服加大黄一钱，再服加二钱，以利为度。（《医学入门》无木香、槟榔，有金银花、牡丹皮）

【阐述】《灵枢·痈疽》云:"寒邪客于经络之中则血泣,血泣则不通,不通则卫气归之,不得复反,故痈肿。寒气化为热,热胜则腐肉,肉腐则为脓。"毒邪循膜络内入则壅滞脏腑膜络,与气血搏结,营卫不和,日久则肉腐血败,发为脏腑痈肿。火热内盛则发热、壮热或憎寒壮热;火热灼伤津液则口渴、咽干、大便秘结、尿短赤、舌红少津、苔黄燥、脉数或洪数。毒壅肺则胸痛、咳嗽、气促、痰多腥臭。毒壅肝胆则黄疸、寒热往来、胁痛、恶心呕吐,毒壅脾胃则脘腹胀满、灼痛拒按、恶心呕吐,毒壅肠则腹满疼痛拒按、大便秘结或下痢脓血,毒壅肾则腰胀灼痛、尿短色红浑浊、肌肤水肿,毒壅膀胱则少腹胀满灼痛、刺痛、尿短赤或涩,毒壅胞宫则少腹疼痛、月经异常、带下色黄。

本证见于各种感染性化脓性皮肤病、筋骨病的全身性炎症反应及内脏痈疽,辨证以发热、壮热,胸腹刺痛灼痛、痛处固定、拒按,口渴、便秘或下痢脓血,舌红少津、苔黄燥,脉数为要点。治当清热解毒、凉血活血,方用内疏黄连汤。以黄连、黄芩、栀子清热解毒,连翘、薄荷、桔梗清热透邪、解毒消结,当归、芍药(赤芍)活血和营,槟榔、木香行气散结,大黄活血祛瘀、通腑泻火,甘草解毒和药。高热加石膏清泄气分,口渴加天花粉、麦冬、沙参清热生津。毒壅肺加桑白皮、苇茎、杏仁、竹茹、射干清热宣肺肃肺、化痰止咳,毒壅肝胆加茵陈、虎杖清利肝胆,毒壅脾胃加枳实、竹茹、石膏清热降逆、和胃止呕。便秘加桃仁、牡丹皮、枳实、冬瓜仁、败酱草、红藤清热凉血、解毒散结。毒痈肾加车前子、泽泻、白茅根清热利尿,毒壅膀胱加木通、石韦、车前子、泽泻清热利尿,毒壅胞宫加败酱草、红藤、土茯苓、牡丹皮、生地黄、赤芍清热利湿、凉血散血。

四、邪毒流注证

"流"本指水之行,含"动""移动""散布"等义;"注",从水,本义为灌入、注入,含集中、归附等义。中医取象比类,将邪毒流行移动灌注所致疾病称为"流注"。《诸病源候论》云:"人体虚受邪气,邪气随血而行,或淫奕皮肤,去来击痛,游走无有常所""凡注之言住也,谓邪气居住人身内,故名为注。此由阴阳失守,经络空虚,风寒暑湿、饮食劳倦之所致也。其伤寒不时发汗,或发汗不得真汗,三阳传于诸阴,入于五脏,不时除瘥,留滞宿食;或冷热不调,邪气流注;或乍感生死之气……皆能成此病。其变状多端,乃至三十六种,九十九种,而方不皆显其名也。"后世医家将流注概念缩小,专指是以发生在肌肉深部的转移性、多发性脓肿为表现的感染性疾病,《外科大成》云:"流者行也,由气血壮,自无停息之机;注者住也,乃气血衰,是有凝滞之患。其形漫肿无头,皮色不变,毋论穴次,随处而生。"

热毒流注多有疔疮、痈、疖等病史，表现为四肢或躯干一处或数处肌肉疼痛、肿胀焮热、肿块色白或微红，伴高热、口渴，甚则神昏谵语，便秘尿黄赤，舌质红苔黄，脉洪数。治当清热解毒、和营托毒，以黄连解毒汤或五味消毒饮清热解毒，合凉血地黄汤清热凉血散血，加当归养血和营，加白芷、皂角刺透邪托毒外出，神昏急服安宫牛黄丸清热开窍醒神。

湿毒流注初起恶寒发热、胸闷呕吐、头痛头晕、四肢关节酸痛，胸部可布满白疙瘩，大便秘结或溏泻，小便黄赤，舌质红、苔黄腻，脉滑数。治当解毒化湿，方用《辨证录》五神汤（茯苓、车前子、紫花地丁各一两，金银花三两，牛膝五钱）合六一散加减，以金银花、紫花地丁清热解毒，茯苓、车前子、滑石渗利湿热，且牛膝活血和引湿热下行而从小便出，甘草解毒益气、和药。

痰毒流注多见于各种瘰病，辨证以瘰疬、遍身走注作痛、心胸痞闷、胁腹胀满、恶心呕吐、咳嗽气促、四肢面目浮肿、舌苔厚腻为要点。治当化痰解毒、活血散结，方用木香流气饮、五香流气饮、千金指迷丸。《外科大成》云："结核生于皮里膜外，如果中之核，坚而不痛……由湿痰流注者，宜行气化痰，如五香流气饮、千金指迷丸。"《医宗金鉴》云："流注原有证数般，湿痰瘀风汗后寒，发无定处连肿漫，溃近骨节治难痊，此证本由脾胃弱，留结肌肉骨筋间……若湿痰化成者，脓色黏白……初起湿痰所中者，木香流气饮导之。"木香流气饮（当归、酒炒白芍、川芎、紫苏、桔梗、麸炒枳实、乌药、陈皮、半夏、白茯苓、黄芪、防风、青皮各一钱，大腹皮、槟榔、麸炒枳壳、泽泻、甘草节、木香末各五分，生姜三片，红枣肉二枚，下部加牛膝）以青皮、陈皮、木香、乌药、大腹皮、枳实、枳壳、槟榔理气化滞，桔梗、陈皮、半夏、茯苓、枳壳、枳实利气化痰，川芎、当归、白芍养血活血和营，紫苏、防风透邪解毒化湿，茯苓、大腹皮、泽泻、槟榔利水渗湿消肿，黄芪、大枣、甘草、生姜健脾益气，且甘草解毒化痰、调和诸药。诸药合用，行气活血、燥湿化痰。五香流气饮（金银花二两，僵蚕、连翘、羌活、独活、瓜蒌仁、小茴香各一两五钱，藿香五钱，丁香、木香、沉香、甘草各一钱）以金银花、连翘清热解毒，僵蚕、羌活、独活搜涤发散肌腠经络之痰湿，藿香、丁香、木香、小茴香、沉香芳香通络、辟秽化浊，五香辛温发散，使气流则血行津布，痰湿得化，现代研究表明，芳香药所含之挥发油具有较好的抗菌杀菌作用；甘草解毒化痰、调和诸药；诸药配伍，芳香化湿、行气通络、解毒化痰。千金指迷丸（制半夏四两，白茯苓、麸炒枳壳各三两，风化硝三钱，研末，煮糊为丸，如梧桐子大，每服二钱）以半夏燥湿化痰，茯苓利湿化痰，陈皮、枳壳利气化痰，风化硝软坚散结。诸药配伍，理气化痰、软坚散结。

正虚邪注表现为发作多次、肿势平塌、脓如败浆、新肉难生、隐隐作痛、神疲体瘦、热退不尽、纳差，舌质淡红、苔薄黄，脉细弱。治当补益气血、清解余毒，方用八珍汤（人参、白术、茯苓、当归、川芎、白芍、熟地黄、甘草、生姜、大枣）加黄芪补益气血，合四妙散（苍术、黄柏、牛膝、薏苡仁）清利湿热，加金银花、连翘、皂角刺、紫草、白芷透解余毒。正虚痰湿流注日久，筋骨痛疽久治不愈，用大活络丹益气血、补肝肾、化顽痰、通脉络、透余邪。

第三节 妇女外感证治

妇女以血为本，生理上与男子有差异，故月经和妊娠期间的外感病与男子外感病在病理上有差异，《伤寒论》列"热入血室"，后世医家专列妇女伤寒、妇女温病，体现了因人制宜。

一、血室

《伤寒论》《金匮要略》各有四条"热入血室"条文，各有三条明言妇女，一条前冠"阳明病"，但后世医家发生了争执。

"室"表示止息之处，《说文》："室，实也。从宀，从至。至，所止也。"段玉裁注："室，至者，人所至而止也。说从至之意，至兼形声，屋主会意。""血室"指血液运行的汇聚之所，为脏腑类组织结构。后世医家受文化背景、个人经验等影响，对血室见解不一。一是肝为血室。肝藏血，柯韵伯认为肝为血室，热入血室是男女共有病证。《伤寒来苏集》云："血室者，肝也……阳明热盛，侵及血室，血室不藏，溢出前阴，故男女俱有是证。"二是冲脉为血室。《素问·上古天真论》云："女子……二七而天癸至，任脉通，太冲脉盛，月事以时下，故有子。"《灵枢·海论》云："冲脉者，为十二经之海。"医家据此认为冲脉为血室，喻嘉言《医学三书·尚论篇》云："盖血室者，冲脉也。"成无己《伤寒明理论》云："室者屋室也，谓可以停止之处，人身之血室者，荣血停止之所，经脉留会之处，即冲脉是也。"但成氏基于男女均有冲脉，认为"阳明病，下血谵语，此为热入血室者，斯盖言男子，不止为妇人而言也"。三是冲任二脉共为血室，热入血室是男女共有病证。孙一奎《孙文垣医案》云："岐原曰男子亦有血室乎，予曰血室男女同之，冲任二脉为血之海，二脉附于阳明，今病乃阳明之热，遗入血海也。"四是胞宫（子宫）为血室。妇女胞宫又称子宫，主持月经、孕育胎儿，月经由血所化生，故医家认为胞宫为血室。张介宾《类经附翼》云："子户者即子宫也，俗名子肠，医家以冲任之脉盛于此，则月经以时下，故名血室。"李培生主编的《伤寒论》云："观热入血室三条，皆曰妇人经水适来适断，其适来者，胞宫也，适断者，亦胞宫也,邪热因之而入,自是胞宫无疑。"五是肝脏、冲脉共为血室。沈金鳌《伤寒论纲目》云:"血室之说,成氏主冲,柯氏主肝,二说虽异,其实则同,主冲者就其源头处而言,主肝者,就其藏聚处言……于此二处则为血之室。"六是血室为生理功能系统。南京中医学院伤寒教研组《伤寒论译释》认为冲脉、子宫、肝脏三者关系极为密切,对血室的正确理解,应将冲脉、子宫、肝脏等联系起来。陈纪藩主编的《金匮要略》认为"血室有三种解释,一指冲脉,一指肝,一指子宫(即胞宫)。三者或有经络相连,或在功能上密切相关,故宜合参"。此外,有医家认为血室是血脉血分者,有人认为热入血室是王叔和的旁注。

对于血室的争议,主要由对血液运行储藏的不同理解所致。对于热入血室的性别之争议,主要是因阳明病热入血室证条文未冠"妇人""经水"等所致,把"阳明病下血谵语者,此为热入血室"解释为兼指男女。我们认为,既然"热入血室"条文又见于《金匮要略·妇人杂病》,说明热入血室当专指妇女外感病的一种病理变化,阳明病"热入血室"条文在顺序上是顺承其他三条原文,前三条已明言妇人、经水,后一条是承上省略,这种省略在《伤寒论》《金匮要略》中屡见不鲜,故不能据此认为热入血室是男女共有病证。

月经源于血,肝藏血、主疏泄,肝经脉绕阴器而布两胁,任脉起于胞宫而主月经,冲脉过胞宫而为血海,胞脉上连心而下连胞宫,故血室主要指女子胞,但与肝、胞脉、冲脉、任脉相关。女子生理上有经、产、带、孕等区别于男子的特征,月经由血所化生,每月应时而来,月经期间外感则病理反应与男子不同,《伤寒论》专列"热入血室",称阳明病"热入血室",旨在提醒人们当与阳明内实之"谵语"及其他血证区别治疗。自《伤寒杂病论》提出"热入血室"后,后世医家基于妇女生理病理特点,正式提出妇女伤寒、妇女温病的论治,丰富了外感病学。

二、卫分证治

妇女外感病,邪在卫分,治当解表透邪,此与男子治同。但妇女以血为本,血为营阴,月经由血化而应时外泄,胎由精血所化而赖血养气固,故妇女在经孕产后则精血营阴相对不足,其外感相对男子而言是虚实夹杂,本虚标实而标急,则治法与男子不同。

1. 经期卫分证治 妇女月经期外感,邪在卫分肌腠,当解表透邪,但因月经由血化而外泄,血为营阴,故经期则阴血营阴相对不足,本虚标实而标急。津血同源,汗由津生,故经期外感不可汗解太过,太过则耗伤津血,当标本兼顾,以透泄邪气、调和营卫为主,佐以养血和血。《类证活人书》云:"古人治病,先论其所主,男子调其气,妇人调其血,血室不蓄则二气和谐;血室凝结,水火相刑。

伤寒气口紧盛即宜下，人迎紧盛即宜汗，妇人左关浮紧不可下，当发其汗，以救其血室，荣卫得和，津液自通，浃然汗出而解。"

寒性收敛，束缚肌腠，凝滞经脉，经期外感寒邪则易致月经不畅、色暗或有瘀血块，故表寒证治以辛温解表、发汗透邪为主，佐以养血和营，随证用麻黄汤、桂枝汤、荆防败毒散、麻黄附子细辛汤、葳蕤汤、羌活胜湿汤、杏苏散等，加当归、红花、川芎、干地黄活血行经、养血和血。

经期外感温热之邪，因热邪既灼津煎血为瘀，又迫血妄行，故卫分热证治以辛凉解肌、泄卫透邪为主，佐以凉血散血，随证用银翘散、桑菊饮、桑杏汤、加减葳蕤汤等，加生地黄、赤芍、牡丹皮凉血散血。

2. 妊娠期卫分证治 妊娠期外感，邪在卫分肌表，本当泄卫透邪，但泄卫透邪之药可动胎，而胎赖血养气固，故用药不可猛峻过重，以免耗血动胎，应佐以养血安胎。《圣济总录》云："妊娠感冒寒邪，藏于皮肤。洒然而寒，热而闷，头项痛，腰脊强，脉浮，在表者当汗之，在里者下之。汗下之理，制方宜轻，但非破血伤胎之剂。皆通用之，和其阴阳，正其表里，使经不传，邪无深入，斯无危殆矣。"《冯氏锦囊秘录·妊娠伤寒》云："凡有表症宜汗者，用羌活冲和汤，加柴胡、当归、芍药、苏叶、葱白之类，速散表邪，毋使入内，是即安胎之第一义也。"一般而言，按卫表证论治，但应酌加白术、苍术、当归、白芍、熟地黄养血安胎。《证治准绳·女科》以四物汤（白芍药、当归、熟地黄、川芎）加味，制定诸六合汤："妊娠伤寒，中风表虚自汗、头痛项强、身热恶寒、脉浮而弱，太阳经病，宜表虚六合汤：四物汤四两，桂枝、地骨皮各七钱。若妊娠伤寒，头痛身热无汗、脉浮紧，太阳经病，宜表实六合：四物汤四两，麻黄、细辛各半两。若妊娠伤寒，中风湿之气，肢节烦疼、脉浮而热、头痛，此太阳标病也，宜风湿六合汤：四物汤四两，防风、苍术各七钱。若妊娠伤寒，下后过经不愈，温毒发斑如锦纹，宜升麻六合：四物汤四两，升麻、连翘各七钱……若妊娠伤寒，四肢拘急、身凉微汗、腹中痛、脉沉而迟，少阴病也，宜附子六合汤：四物汤四两，附子（炮去皮脐）、桂各半两。"外感温热毒邪，邪在卫分，以四物汤加金银花、连翘、菊花、桑叶，或用银翘散、桑菊饮加白芍、白术、熟地黄泄卫透邪、养血安胎。

3. 产后卫分证治 妇女产后外感，邪在卫分肌表，当解表透邪，但因生产导致气血已伤、恶浊内生，故当扶正祛邪并举，以透邪泄浊、益气补血为法，药不可猛峻，以免耗伤气血。《碣塘医话》云："至于产后之法，按方书谓慎用苦寒药，恐伤其已亡之阴也。然亦要辨其邪能从上中解者，稍从症用之亦无妨，不过勿犯下焦，且属虚体，当如虚怯人病邪而治。总之毋犯实实虚虚之戒。况产后当气血沸腾之候，最多空窦，邪势必乘虚内陷，虚处受邪，为难治也。"《妇人大全良方》云："妇人新产，去血过多，津液燥少（阴阳俱虚，大凡有疾），如中风、伤寒、时气之类，虽当发汗，如麻黄，谨不可用。取汗毋令过多，以意斟酌。"临证常以四物汤、补中益气汤、小柴胡汤、桂枝汤、葳蕤汤、加减葳蕤汤加减，但剂量要轻，所谓"轻可去实"。《圣济总录》云："论曰产后气血俱弱，邪气易袭，藏于肤膝之间，与正气相搏，则令头痛体疼，发热恶寒，是为产后伤寒之证，汗下之方，比常人用之宜轻，不可一概也。"

三、半表半里证治

妇女经、孕、产后外感，邪遏少阳膜府系统，表现为寒热往来、口苦咽干，治当和解表里、达膜透邪，一般以小柴胡汤类方为基础方，湿浊重以达原饮类方为基础方。但应根据经、孕、产后的生理病理特征，分别佐以调经、养血、安胎、泄浊诸法。经期酌加养血调经之品，如地黄、赤芍、茯苓、白芍。妊娠期加养血安胎之品，如地黄、阿胶、茯苓、白芍、白术。产后加养血化瘀之品，如当归、川芎、赤芍、白芍、地黄、牛膝、阿胶、茯苓、泽泻。《冯氏锦囊秘录·产后伤寒》云："若热邪传至半表半里，用四物汤合小柴胡汤主之。"

四、里证证治

妇女经、孕、产后外感，邪气入里，应在辨证论治基础上，根据经、孕、产后的生理病理特征，分别佐以调经、养血、安胎、泄浊诸法。

寒邪直中入里，当温里散寒，经期加当归、川芎、桂枝养血和营、温通经脉。妊娠期加熟地黄、肉豆蔻、生姜、白术、茯苓、苍术、人参、砂仁养血安胎。《冯氏锦囊秘录·妊娠伤寒》云："设患真寒脉伏厥冷者，则用姜桂附子，盖附桂虽热，然用黄连、甘草制之，则无害矣，况有大寒大热之病，不急为除去，反足以损胎，有病则病当之，但中病即已，毋过其制。"产后加干姜、当归、阿胶、艾叶、川牛膝、姜黄、桂枝温阳养血、活血去浊。

邪蕴化热，当清泄里热，经期加生地黄、玄参、赤芍、牡丹皮凉血散血。妊娠期加黄芩、白术、栀子、茯苓、大青叶透热安胎，热入营血加生地黄、茯苓、玄参凉血安胎。余师愚《疫病篇》："母病热疫，毒火蕴于血中，是母之血，即毒血矣。苟不亟清其血中之毒，则胎能独无恙乎？"《冯氏锦囊秘录·妊娠伤寒》云："若里实热症，大便不通燥渴者，则亦当用大黄转药，须酒制用，更兼四物以护之，则无损于胎矣。"《证治准绳》以四物汤加减，制定妊娠里证诸六合汤："若妊娠伤寒，下后过经不愈，温毒发斑如锦纹，宜升麻六合：四物汤四两，升麻、连翘各七钱。若妊娠伤寒，胸胁满痛、脉弦、少阳头昏、项强，宜柴胡六合：四物汤四两,柴胡、黄芩各七钱。若妊娠伤寒,大便硬、小便赤、气满而脉沉数,阳明太阳本病也,急下之,宜大黄六合:四物汤四两,大黄半两、桃仁十个(去皮尖,麸炒)。若妊娠伤寒,汗下后咳嗽不止,宜人参六合汤:四物汤四两,人参、五味子各半两。若妊娠伤寒,汗下后虚痞胀满者,阳明本虚也,宜浓朴六合汤,亦治咳嗽喘满:四物汤四两,厚朴、枳实(麸炒)各半两。若妊娠伤寒,汗下后不得眠者,宜栀子六合汤:四物汤四两,栀子、黄芩各半两。若妊娠伤寒,身热大渴、蒸蒸而烦、脉长而大者,宜石膏六合:四物汤四两,石膏、知母各半两。若妊娠伤寒,小便不利,太阳本病,宜茯苓六合汤:四物汤四两,茯苓、泽泻各半两。若妊娠伤寒,太阳本病,小便赤如血状者,宜琥珀六合汤:四物汤四两,琥珀、茯苓各半两。若妊娠伤寒,汗下后血漏不止,胎气损者,宜胶艾六合汤:四物汤四两,阿胶、艾各半两……若妊娠伤寒,四肢拘急、身凉微汗、腹中痛、脉沉而迟,少阴病也,宜附子六合汤:四物汤四两,附子(炮去皮脐)、桂各半两。若妊娠伤寒蓄血证,不宜堕胎药下之,宜四物大黄汤:四物汤四两,生地黄、大黄(酒浸)各半两。四物与麻黄、桂枝、白虎、柴胡、理中、四逆、茱萸、承气、凉膈等,皆可作各半汤,不能阐述,此易老用药大略也。"产后加当归、丹参、牡丹皮、赤芍、地黄、川牛膝、淡竹叶、泽兰清泄邪热、养血化瘀。《冯氏锦囊秘录·产后伤寒》云:"至于热邪传里,燥渴便秘,而脉沉实,热甚谵语者,重则下之,用四物加柴胡、黄芩、枳壳、熟大黄,轻则蜜导,下后用四物汤加干姜少许,参术大用,以温补其血气。"

五、热入血室证治

伤寒热入血室与温病热入营血的本质一致,治以凉血散血、养血调经为主。

1. 热入血室经停证

【证候原文】妇人中风,七八日,续得寒热,发作有时,经水适断者,此为热入血室,其血必结,故使如疟状,发作有时,小柴胡汤主之。(144)

【治法】扶正达邪,疏利枢机,养血调经。

【方药】柴胡四物汤(《素问病机气宜保命集》):川芎、熟地黄、当归、芍药各一两半,柴胡八钱,人参、黄芩、甘草、半夏曲各三钱。为粗末,煎服。

【阐述】"经水适断"指妇女经期月经突然中断。月经由血化生,血藏于肝,赖膜府系统运行渗灌。经行期间,因经血外溢,相对而言则血脉空虚,血气虚弱,邪气从皮毛腠理内入少阳膜府,壅滞膜络,与血搏结,故经水适断。邪气壅滞少阳膜府,枢机不利,营卫不和,卫气郁遏,营血郁结,故寒热往来如疟状、少腹满或痛。程云来《金匮要略直解》云:"妇人经行之际,当血弱气尽之时,邪气因入血室，与正气相搏，则经为之断，血为之结也。血结则邪正分争，往来寒热，休作有时。"邪遏少阳膜府，气机不畅则胸胁苦满、心烦、口苦、咽干。

本证多见于妇女经行感冒、妇科感染，辨证以寒热往来、月经中断、少腹满或痛、胸胁苦满、心烦、舌苔白或淡黄、脉弦为要点。治当扶正达邪、疏利枢机、养血调经，方用柴胡四物汤。以小柴胡汤疏利枢机、扶正达邪，以四物汤养血活血以调经，芍药用赤芍以活血散滞。钱天来《伤寒溯源集》云："盖因中风发热恶寒之时，经水适来，以致热入血室。既入之后，邪热阻绝，遂致经水适断，所以其血必结，非后人所谓适来为经之初来，适断为经之已尽，而谓之乘虚而入也。至后血弱气尽，或可言经尽耳。谓之结者，邪与血结，气乖凝聚而不得出也。邪血凝聚于经络胞脉之间，内未入腑，外不在表，而在表里之间，仍属少阳，故使如疟状而发作有时也。当以小柴胡汤主之……虽但曰小柴胡汤主之，而汤中应量加血药，如牛膝、桃仁、丹皮之类……所谓随其实而泻之也。"

2. 热入血室营血证

【证候原文】阳明病，下血谵语者，此为热入血室，但头汗出者，刺期门，随其实而泻之，濈然汗出则愈。(216)

妇女温病，经水适来，脉数耳聋，干呕烦渴，辛凉退热，兼清血分，甚至十数日不解，邪陷发痉者，竹叶玉女煎主之。(《温病条辨》)

【治法】清泄瘀热，凉血散血。

【方药】柴胡地黄汤(《四圣心源》)：柴胡、黄芩、芍药、丹皮、地黄各三钱，甘草二钱。水煎大半杯，温服。

竹叶玉女煎：竹叶三钱，生石膏六钱，干地黄、麦冬各四钱，知母、牛膝各二钱。水八杯，先煮石膏、地黄得五杯，再入余四味，煮成二杯，先服一杯，候六时复之，病解停后服，不解再服。

【阐述】"阳明病"指阳明热盛，阳明热盛则"身热汗自出，不恶寒，反恶热也""脉大"。妇女经期，血脉空虚则邪热乘虚内入血室，扰动神魂，表现为谵语如狂，或昼清夜作，或烦躁不安，夜寐呓语，或神识忽清忽昧。许叔微《普济本事方》云："邪气传入经络，与正气相搏，上下流行，或遇经水适来适断，邪乘虚入于血室，血为邪所迫，上入肝经，肝受邪则谵语而见鬼。"本证之谵语应与阳明病胃家实之谵语相鉴别，阳明胃家谵语多因浊热上扰心神所致，热在气分，多见高热、神志模糊或昏迷，危重时可见风动之证，如循衣摸床、撮空理线，或谵语或谵妄或郑声、言语错乱毫无条理，对外界反应差，呼之不应，应答迟钝或失常。热扰血室谵语则是热扰肝魂，以昼止暮发如见鬼状为特征，谵语多为幻听幻视。热盛既灼伤津液，煎血为瘀，表现为舌红绛、口渴；又灼伤血脉，迫血妄行，表现为月经先期而至，或月经量增多。热盛灼伤肝血，引动肝风则发为痉，表现为四肢抽搐。热蒸迫津外出则汗出。

本证多见于妇女经期、产后感染性，辨证以发热、口渴、谵语、月经量多或先期、舌红苔黄、脉数为要点。治当"随其实而泻之"，原文仅给出刺期门之法。期门属肝经腧穴，为肝之募穴和足太阴、厥阴、阴维之会。肝藏血，主疏泄以畅气机，刺期门以泻法则疏利枢机，达邪外出，泻热和血。《温疫论》云："血因邪结，当刺期门以通其结，以柴胡汤治之，不若刺者功捷。"遗憾的是后世医家不善刺，多以药物治疗，以小柴胡汤加减或创制新方。《医宗金鉴·妇科心法要诀》云："不能刺者，以清热行血汤治之，其方即桃仁、红花、丹皮、五灵脂、生地、甘草、穿山甲、赤芍也。"《伤寒瘟疫条辨》云："不善刺者，以小柴胡汤加栀子、丹皮、归尾、桃仁、红花、益母草、穿山甲以消之。如热盛神昏，但头汗出者，加酒大黄，微利之，以有瘀血，故头汗出也。"《景岳全书·妇人规》提出五种不同证候的治法，"热因外邪由表而入者，宜一柴胡饮或三柴胡饮，或四柴胡饮，或良方黄龙汤加生地酌而用之"。我们认为邪热内盛，虽然迫血妄行，但热盛必灼伤津液，导致血失津润而瘀。热入血室是营血受邪，无太阳表实及阳明腑实，故不可发汗和攻下，《伤寒论》云："妇人伤寒发热，经水适来，昼日明了，暮则谵语，如见鬼状者，此为热入血室。无犯胃气及上二焦，必自愈。"《温热经纬》云："其邪热传营，逼血妄行，致经未当期而至者……宜清热以安营。"血热搏结当散血以祛瘀，瘀去则热随血去，妇女经期热与血搏结，若经行则热随血去，故愈。治宜疏畅气机、清泄瘀热、凉血散血，气机畅达，热去正复则血脉通利，津液和调，自然汗出，故曰"濈然汗出则愈"。方用柴胡地黄汤，以柴胡清泄肝热、疏利气机、透邪外达，黄芩清热兼利胆以泻肝热，芍药（赤芍）、牡丹皮、地黄（生地黄）凉血散血、养血和营，甘草（生）清热解毒、益气和药。诸药配伍，共奏清泄瘀热、凉血散血之功。《四圣心源》云："盖经下之时，血室新虚，风伤卫气，卫气闭敛，营郁热发，热自经络而入血室，势所自然。宜清厥阴少阳之经，泄热而凉血也。"

竹叶石膏煎源于叶天士经验，即玉女煎加竹叶，以石膏、知母、竹叶清气分之热，麦冬、生地黄养阴生津，牛膝引热下行、泄血分热。诸药合用，气血两清、养阴生津。高热、抽搐、谵语用竹叶玉女煎加栀子、水牛角、羚羊角、钩藤清热息风止痉，或用羚羊钩藤汤加减。

【附方】柴胡地黄汤（《鸡峰普济方》）：柴胡八两，人参、黄芩、甘草、地黄各三两，半夏二两。

3. 热入血室血结证

【证候原文】妇人中风，发热恶寒，经水适来，得之七八日，热除而脉迟身凉，

胸胁下满，如结胸状，谵语者，此为热入血室也，当刺期门，随其实而取之。（143）

热病经水适至，十余日不解，舌痿饮冷，心烦热，神气忽清忽乱，脉右长左沉，瘀热在里也，加减桃仁承气汤主之。（《温病条辨》）

【治法】清泄瘀热，活血逐瘀。

【方药】加减桃仁承气汤：大黄（制）、桃仁（炒）各三钱，细生地六钱，丹皮四钱，泽兰、人中白各二钱。水八杯，煮取三杯，先服一杯，候六时，得下黑血，下后神清渴减，止后服。不知，渐进。

【阐述】《伤寒论》云"按之痛，寸脉浮，关脉沉，名曰结胸也""结胸者，项亦强，如柔痉状，下之则和"。结胸证表现为胸胁部或心窝到少腹硬满而痛、触痛、拒按，头项强硬，发热汗出，大便秘结，脉寸浮关沉。"如结胸状"指出现类似结胸的症征。肝经"循股阴，入毛中，环阴器，抵小腹，挟胃，属肝，络胆，上贯膈，布胁肋"（《灵枢·经脉》），热入血室，血脉瘀滞则肝所藏之血不得外泄而瘀，肝气随之郁滞，故胸胁少腹胀满疼痛、触痛、拒按、脉迟。瘀热内盛，上扰心神则心烦热、神气忽清忽乱、谵语。热灼伤津液，血脉瘀滞，筋脉失润养，风气内动则舌痿、头项强硬。

本证多见于妇女经期、产后感染，辨证以身热、胸胁或少腹疼痛拒按、颈项强直、四肢抽搐、口渴、舌暗卷缩、脉沉迟有力为要点。治当"随其实而泻之"，以清热逐瘀为法，方用加减桃仁承气汤。本方源于叶天士经验，是桃核承气汤化裁而来，以大黄清泄瘀热，桃仁、泽兰、牡丹皮凉血散血，生地黄凉血活血、滋阴养血，人中白清热降火、止血化瘀。诸药合用，清泄瘀热、活血逐瘀。疼痛拒按加郁金、当归尾、川楝子活血止痛，便秘腹痛加芒硝软坚散结通腑，项强抽搐加钩藤、地龙息风止痉，口渴加天花粉、沙参、玉竹、麦冬养阴生津止渴，心烦热加栀子清热除烦，高热、谵语、昏妄加水牛角、石菖蒲、郁金清热开窍醒神。

【附方】喻氏桃仁承气汤（《重订通俗伤寒论》）：桃仁三钱，五灵脂（包）、生川军（酒洗）各二钱，生蒲黄钱半，鲜生地八钱，元明粉一钱，生甘草六分，犀角汁（冲）四匙。

桃仁承气汤（《温疫论》）：桃仁三钱，生锦纹、当归、赤芍、丹皮各二钱，元明粉钱半。

4. 热恋血室证

【证候原文】热入血室，医与两清气血，邪去其半，脉数，余邪不解者，护阳和阴汤主之。（《温病条辨》）

热入血室，邪去八九，右脉虚数，暮微寒热者，加减复脉汤，仍用参主之。（《温病条辨》）

【治法】益气养阴补血。

【方药】护阳和阴汤：白芍五钱，干地黄（炒）三钱，人参、炙甘草、麦冬（连心炒）各二钱。水五杯，煮取二杯，分二次温服。

加减复脉汤：生白芍、地黄各六钱，麦冬（不去心）五钱，阿胶、麻仁各三钱，甘草二钱。水八杯，煮取八分三杯，分三次服。

【阐述】热入血室，余热未尽，气血已伤，则低热、心烦、口渴、倦怠无力、便秘、舌红苔少、脉细数。本证多见于妇女外感温热病、产后感染，治以益气养阴清热为法，方用源于叶天士经验的加减复脉汤、护阳和阴汤。加减复脉汤以干地黄、白芍、麦冬、阿胶滋阴养血、生津润燥，炙甘草补益心气、调中和胃，麻仁润肠通便。诸药合用，养血敛阴、生津润燥。护阳和阴汤即加减复脉汤去阿胶、麻仁加人参，以甘温之人参、炙甘草益气助阳，甘凉之白芍、麦冬、干地黄和阴复脉、清余邪。《温病条辨》云："大凡体质素虚之人，驱邪及半，必兼护养元气，仍佐清邪，故以参、甘护元阳，而以白芍、麦冬、生地，和阴清邪也。"夜寐不安加生酸枣仁、丹参养血安神，低热不退加鳖甲、青蒿清虚热，口渴加沙参、麦冬生津止渴。

【附方】加减复脉汤（《重订通俗伤寒论》引叶氏方）：北沙参、龙牙燕、陈阿胶、吉林参、麦冬、大生地、生白芍、清炙草、白毛石斛、鲜茅根。

下 篇

常见外感病辨治

中医外感病发病有明显的邪毒接触史,与气候、环境、体质等密切相关,包括西医各种感染性疾病。瘟疫即西医传染性疾病,随着现代免疫接种预防的广泛应用,既往严重危害人类健康的一些传染病已经逐步得以控制。中医治疗必须坚持整体恒动辨证论治观,四诊合参,辨证论治。

第十一章

肺系外感病

肺居胸中，咽喉为其系，主气，主宣发肃降，司呼吸，输布津液。肺系外感病包括西医各种呼吸道感染，以气机不利、肺宣肃失常、津液输布障碍为基本病机病理，临床以咳嗽、气喘为主要特征，治以泄邪解毒、宣肃肺气、化痰降逆、止咳平喘为原则。

第一节　伤风感冒（急性上呼吸道感染）

伤风感冒是因调摄不慎，冒受风寒暑热燥湿所致的一种肺系病，表现以鼻塞、流涕、喷嚏、咳嗽、头痛、全身不适为主。

【病因病机】

"感冒"病名首见于《仁斋直指方》。中医在很长一段历史时期将伤风感冒归于伤寒类病，以《伤寒论》三阳三阴辨证体系指导治疗。金元时期，朱丹溪《丹溪心法》认为包括伤风感冒在内的许多外感病"与伤寒相类者极多，皆杂证也……初有感冒等轻症，不可便认作伤寒妄治"。明清时期，随着温病学发展，医家将感冒分为伤风感冒与具有传染性的时行感冒。

伤风感冒是常见多发病，个体复发率高，一年四季发病，冬春多发，发病与体质及调摄失当相关。素体虚弱，正气不足，卫外不固，腠理疏松则邪气乘虚而入，导致发病。风为百病之长，性轻扬，"伤于风者，上先受之"（《素问·太阴阳明论》）。肺开窍于鼻，咽喉为其系，宣发卫气以护卫机体，主呼吸而司内外气之交换，主肃降以畅气机、输布津液。肺娇嫩而不耐寒热，故调摄不慎，冒风受凉沐雨、汗出当风、衣裹冷湿、餐凉露宿，则风帅寒热燥湿之邪从皮毛腠理口鼻入侵而首犯肺系，导致肺卫失调、宣肃不利。《杂病源流犀烛·感冒源流》云："风邪袭人，不论何处感受必内归于肺。"邪壅肌腠，卫阳被遏，营卫不和，经气不利，正邪交争则恶寒发热、头身痛。邪壅咽鼻，肺失宣肃，则鼻塞流涕、喷嚏、喉痒咽痛、胸闷咳嗽。肺宣肃不利，津液停聚为痰饮，故咳嗽咯痰。咽喉下连胃，胃下连肠道,肺合大肠,脾与胃以膜相连,故邪可从咽喉下趋导致脾胃不和,升降失司,表现为恶心呕吐、食欲改变、大便稀溏。

小儿因脏腑柔嫩,气血未充则易虚易实,常夹痰、夹食、夹惊。老年人因脏腑功能衰退,气血不足,常虚实夹杂。

【诊断与病类】

本病相当于西医急性上呼吸道感染(简称"上感")。广义上感包括普通感冒、病毒性咽炎、喉炎、疱疹性咽峡炎、咽结膜热、细菌性咽-扁桃体炎,狭义上感指普通感冒。诊断依据为受凉淋雨冒风史,起病急,初起表现为鼻塞流涕、喷嚏,语声重浊或咽喉不适、声嘶、恶风寒、头痛等,继而发热、咳嗽、咽痛、肢节酸重不适。部分病人表现为胸闷、恶心呕吐、食欲减退、大便稀溏等。

【辨治概要】

本病以卫表证为主,治以解表散邪、宣肃肺气为原则。轻型可不药而愈,重症可产生并发症。素体强壮者易康复,素体虚弱者缠绵不已,经久不愈或反复感冒。临证当辨寒热燥湿、体质、兼夹论治。寒证当辛温解表、发汗透邪、宣肃肺气,常用麻黄、桂枝、桔梗、杏仁、荆芥、防风、羌活、葱白、淡豆豉、香薷、细辛、南五味子、生姜。热证当辛凉解肌、泄卫透邪、宣肃肺气,常用桑叶、薄荷、菊花、白芷、柴胡、葛根、桔梗、杏仁、牛蒡子、金银花、连翘。

1. 寒束肺卫

【证候特征】恶寒发热,无汗或汗出,头身疼痛,颈项不适,肢节酸疼,鼻塞声重,时流清涕,喉痒咳嗽,痰稀色白,舌苔薄白,脉紧或浮紧。

【治法】辛温解表,宣肃肺气。

【方药】无汗用麻黄汤加减,有汗用桂枝汤加减。我们常以麻黄汤合桂枝汤化裁,头身痛加川芎、羌活、白芷、细辛解表通络止痛。咳嗽痰多加细辛、南五味子、干姜、半夏温化痰饮,即小青龙汤。咽喉不适加桔梗、甘草,即合桔梗汤,解毒化痰利咽。鼻塞流涕加紫苏、白芷、薄荷芳香通窍,颈项不适加葛根,即合葛根汤、桂枝加葛根汤之意。兼气虚加人参、黄芪益气。兼阴虚加玉竹、麦冬、干地黄养阴,或用葳蕤汤滋阴解表。兼阳虚加附子温阳,或用麻黄附子细辛汤、麻黄附子甘草加味,以温阳解表。兼血虚加当归、玉竹、干地黄或合四物汤养血,或用七味葱白饮,以养血解表。兼气滞加紫苏叶、陈皮、桔梗宣肺理气散滞。本证可用《摄生众妙方》荆防败毒散(羌活、独活、柴胡、前胡、枳壳、茯苓、荆芥、防风、桔梗、川芎、甘草)和《时氏处方》荆防达表汤(荆芥、防风、苏叶、白芷、橘红、茯苓、神曲、杏仁、生姜、葱白)加减。若夏季贪凉而外感风寒,用香薷饮加减,以解表祛暑。

2. 寒湿束卫

【证候特征】恶寒发热，颈项酸楚不适，头身困重，鼻塞流涕，喉痒咽滞，咳嗽，胸膈满闷，脘腹疼痛，恶心呕吐，腹泻，舌苔白腻，脉濡。

【治法】解表祛湿。

【方药】麻黄加苍术汤加羌活、独活、藿香、紫苏叶、生姜、陈皮。头身痛加川芎、白芷通络止痛，咳嗽加桔梗、半夏化痰止咳，颈项酸楚加葛根解肌舒筋，鼻塞流涕加辛夷、白芷通窍，咽喉痒滞加桔梗、薄荷利咽，腹泻加厚朴合苍术燥湿止泻，头痛加蔓荆子、川芎、细辛解表止痛，呕吐加半夏、苏叶和胃止呕。兼气虚加人参、茯苓益气，兼阳虚加桂枝、附子温阳，兼阴虚加沙参、玉竹养阴，兼血虚加当归、地黄、白芍、鸡血藤补血，兼食滞加山楂、鸡内金、神曲消食。兼里湿则腹泻、呕吐，用藿香正气散、不换金正气散加减。若寒湿郁滞经脉筋骨，一身筋骨酸楚疼痛，加秦艽、防己、木瓜、晚蚕沙、细辛、川芎祛湿通络止痛，或用羌活胜湿汤加减。

3. 寒束阳郁

【证候特征】发热恶寒，鼻塞声重，周身酸痛，无汗口渴，咽喉痒痛，咳嗽气急，痰黄黏稠，舌苔黄白相间，脉浮数。

【治法】解表清里。

【方药】大青龙汤或《此事难知》九味羌活汤（羌活、防风、细辛、苍术、白芷、川芎、黄芩、生地黄、甘草）或《医方集解》双解汤（麻黄、防风、荆芥、薄荷、黄芩、栀子、连翘、石膏、桔梗）加减。夹湿加青蒿、藿香芳香化湿，兼气虚加人参益气，兼阴虚加沙参、玉竹、麦冬养阴，兼血虚加当归、地黄、白芍、鸡血藤补血。

4. 风热犯卫

【证候特征】发热，不恶寒，或有汗，鼻塞喷嚏，流稠涕，头痛，咽喉疼痛，咳嗽痰稠，舌苔薄黄，脉浮数。

【治法】解肌透邪，宣肺清热。

【方药】银翘散合桑菊饮加贯众、大青叶。高热加黄芩清热，头痛加蔓荆子清利头目，咽喉肿痛加玄参、射干解毒利咽，咳甚痰黏加桑白皮、浙贝母、杏仁、瓜蒌壳清热化痰，渴甚加天花粉清热生津。兼阴虚加玉竹、沙参、麦冬养阴，或用加减葳蕤汤滋阴解表。兼气虚加人参益气，兼血虚加当归、生地黄养血。

5. 暑湿犯卫

【证候特征】恶寒无汗，或身热、汗出而不畅，身热不扬，身重倦怠，头昏重痛，或鼻塞流涕，咳嗽痰黄，胸闷，恶心欲呕，小便短赤，舌苔腻，脉濡数。

【治法】清暑祛湿。

【方药】新加香薷饮加减。热盛无恶寒加黄连、青蒿、薄荷、鲜荷叶、鲜芦根清暑透邪，咳嗽加杏仁、石菖蒲、桔梗宣肺化痰祛湿，身重、少汗、恶风寒加清豆卷、藿香、佩兰解表透邪、芳香化湿，尿短赤加六一散（滑石、甘草梢）、淡竹叶渗利湿热，兼气虚加人参、土茯苓益气，兼阴虚加沙参、麦冬养阴。

6. 燥犯肺卫

【证候特征】头痛，鼻塞鼻干，口干，咽喉干燥或咽痛，咳嗽少痰，皮肤干燥。凉燥犯卫则恶寒发热、无汗，苔薄白而干，脉紧，温燥犯卫则发热不恶寒，舌边尖红、苔黄，脉浮数。

【治法】宣肺透邪，润燥化痰。

【方药】凉燥用杏苏散加减，温燥用桑杏汤加减。恶寒无汗加荆芥、薄荷、蔓荆子解表透邪，高热加金银花、连翘、薄荷清热解毒，咽喉痛加薄荷、牛蒡子解毒清咽，口咽干燥加天花粉生津润燥，咳嗽加蝉蜕、百部止咳，大便干结加瓜蒌仁、紫菀润肠通便，兼阴虚加玉竹、麦冬养阴，兼气虚加人参、沙参益气，兼血虚加当归、生地黄养血。

7. 湿热犯卫

【证候特征】恶寒发热，头重如裹，咳嗽痰多，肢体酸楚困重疼痛，胸闷脘痞，口黏不渴，恶心呕吐，或肠鸣便溏，舌苔白腻，脉濡缓。

【治法】泄卫透邪，轻宣湿热。

【方药】三仁汤加减。恶寒加荆芥、防风、薄荷、羌活、独活解表祛湿，热重加薄荷、青蒿、金银花、连翘清热透邪，胸闷脘痞加苏梗、枳实、陈皮宽胸散痞，恶心呕吐加生姜和胃止呕，咳嗽痰多加桑白皮、浙贝母化痰，肢体酸楚困重疼痛加木瓜、防己、秦艽、晚蚕沙祛湿。若寒战热炽、骨骱烦疼，用《温病条辨》宣痹汤（防己、杏仁、滑石、连翘、山栀、薏苡仁、半夏、晚蚕沙、赤小豆皮）泄卫透邪、清热化湿。

8. 邪遏少阳膜府

【证候特征】恶寒发热，寒热往来，咳嗽胸闷，口干口苦，咽喉干涩或痒痛，舌淡红、苔白或淡黄，脉弦或数。

【治法】和解少阳，达膜透邪。

【方药】小柴胡汤加减。恶寒甚加麻黄、荆芥、防风解表透邪，咳嗽加杏仁、百部、桔梗、前胡宣肺止咳，胸闷加瓜蒌、桔梗、厚朴理气宽胸，咽喉干涩痒痛加玄参、麦冬、桔梗、薄荷解毒利咽。湿盛加羌活、薄荷、青蒿、厚朴芳香化湿透邪，高热加金银花、连翘、石膏清热，食滞加枳实、槟榔消滞。

9. 热郁三阳

【证候特征】高热寒战，头痛、眼眶痛，鼻咽干燥，心烦不眠，咽红干涩或痛，恶心欲呕，大便干结或秘结，舌苔薄黄，脉浮微洪。

【治法】解肌泄热。

【方药】柴葛解肌汤加减。无汗恶寒加苏叶、荆芥解表透邪，口渴加天花粉、知母清热生津、坚阴，高热加黄连、金银花、连翘清热解毒，衄加白茅根、赤芍、牡丹皮凉血止血，腹胀便秘加大黄、厚朴或合承气类通腑，兼气虚加西洋参益气。

前述是伤风感冒基本证型，但个体并不会表现出标准证候，常是寒热虚实错杂，临床应抓住主证，兼顾夹杂，可用小柴胡汤加减。风寒加荆芥、羌活、葱白、麻黄、桂枝解表散寒，风热加金银花、连翘、薄荷、青蒿、牛蒡子清泄邪热，寒湿加羌活、苍术、藿香、川芎散寒祛湿，湿热加青蒿、茵陈、石菖蒲、薏苡仁、淡竹叶清热化湿，痰多加杏仁、桔梗、贝母、枳壳宣肺化痰，咽痛加桔梗、薄荷清利咽喉，头痛加白芷、川芎、藁本祛邪止痛，项强加葛根解肌舒筋，高热加栀子、石膏、连翘、金银花、薄荷清热，兼阴虚加沙参、玉竹、麦冬养阴，兼血虚加当归、生地黄养血和营，兼阳虚加干姜、细辛、附子温阳。儿童易夹食滞，佐陈皮、山楂理气消食。妇女以血为本，经期加当归、地黄、牡丹皮、赤芍养血调经；孕期加白术或合四物汤养血安胎；产后加黄芪、党参、当归、地黄补益气血。

附刘绪银医案：阳某，女，77 岁，2015 年 7 月 11 日初诊。6 天前因淋雨受凉后恶寒怕冷、头痛、咽喉痛，服阿莫西林、四季青片、抗病毒口服液，静脉滴注抗生素、抗病毒药，无改善。反咳嗽咯痰、痰白量多，恶寒重、头痛头昏、咽喉疼痛、全身酸楚不适、口干喜热饮，舌淡红、苔薄白，脉浮滑，咽喉红稍肿。治以小青龙汤加减：麻黄绒 6g、桂枝 8g、杏仁 10g、细辛 3g、赤芍 10g、升麻 8g、南五味子 15g、法半夏 10g、茯苓 10g、前胡 10g、桔梗 10g、玄参 8g、甘草 5g、生姜 3 片，1 剂，水煎，去上沫，分 2 次服，药渣煎水泡足。服第 1 次药汁后微汗出、恶寒减轻，但口渴烦躁，继服第 2 次后大汗出，恶寒、酸楚消失，咳嗽、咽喉疼痛止。

刘某，男，55 岁，2020 年 11 月 17 日初诊。气候变冷，昨夜受凉，晨起鼻塞、流涕不止，恶寒无汗，身酸楚，稍咳嗽痰白，舌淡红苔白，脉紧。诊断为伤风感冒，辨证为寒束肺卫，治以辛温发汗、解表透邪、宣肺止咳为法。麻黄 12g，紫苏叶 15g，防风 12g，桂枝、葛根、白芷、赤芍、杏仁、桔梗、甘草各 10g，生姜 20g，大枣 3 枚。1 剂，加水 600ml 浸泡 20 分钟，武火煎，沸后 15 分钟取汁 400ml，每服 100ml，每半小时服 1 次，温服，药后喝温开水 100ml。服 1 次后微汗出，服 3 次后大汗出，诸症平伏。

第二节 时行感冒(流行性感冒)

时行感冒是感触疫疠毒邪所致的,发病呈流行性和群体性,初起类似于伤风感冒的一种肺系疫病。

【病因病机】

"时行感冒"病名首见于《类证治裁》。发病与气候骤变相关,一年四季可流行,多见于冬春二季。岁时不和,气候骤变是流行的主要原因。风寒暑湿燥热彪悍则生疫疠毒邪,触之则发病。疫疠毒邪随天地之气从肌腠、口鼻侵淫肺系则肺失宣肃。初起邪在肺卫,卫阳被遏,阳气怫郁,正邪交争,故恶寒发热。气道不利则喷嚏、鼻塞流涕、咽痒咽痛、胸闷胸痛。津液失布则咳而咯痰。经气不利则头身痛、关节酸痛。但受体质及发病季节影响,有寒化热化之别。邪毒直中入里则卫气同病,邪毒入里蕴结化热则气分热盛。热逼津外溢则汗出、灼伤津液则口渴咽干、尿黄。痰热搏结则咳嗽气喘、痰多色黄。侵淫少阳则枢机不利而寒热往来。毒热蕴结肺胃,灼伤阴津则高热、大汗、口渴、气急、咳嗽痰多、胸闷胸痛。肺与大肠相合,胃与大肠相连,毒热移大肠则津伤屎燥,故高热、腹胀、便秘。毒热耗伤营血,引动肝风,逆上炎脑,则唇青发绀、咯血、神昏谵语或昏愦不语、颈项强直、手足抽搐。邪盛伤正,故后期常见气阴亏虚证。

【诊断与病类】

本病即西医流行性感冒,是流感病毒引起的呼吸道传染病,主要通过飞沫、接触传播,具有群体发病特征,多发于冬春季节,表现为发热、恶寒、咳嗽、流涕,症状轻重不一,病原学检查阳性。

【辨治概要】

本病以邪实为主,治以祛邪解毒为主。初起邪在卫分当解毒透邪。入里有气分、营血分之别,气分清热解毒,营血分清营凉血,恢复期益气养阴。毒邪易化火,疫多秽浊,疫多致瘀,故稍佐辟秽化浊、凉血散血。

1. 单纯型及初期证治 单纯型及初期邪在卫分,辨治与伤风感冒基本一致,当解毒泄卫、透邪宣肺。

(1)风寒束卫

【证候特征】恶寒发热,无汗或有汗,头痛身痛,鼻塞流清涕,多喷嚏,咽喉疼痛,咳嗽无痰或少量白色稀薄痰液,苔薄白,脉浮紧。

【治法】辛温解表,解毒透邪。

【方药】无汗用麻黄汤加薄荷、防风草、大青叶、苏叶、牛蒡子、大蒜汁,有汗用桂枝汤加大青叶、防风草、薄荷、牛蒡子、大蒜汁。头身痛加川芎、羌活、白芷祛邪止痛，咳嗽加桔梗、前胡宣肺止咳，痰多加细辛、南五味子、半夏温化痰饮，咽喉不适合桔梗汤解毒利咽，鼻塞流涕加紫苏、白芷、防风芳香通窍，颈项不适加葛根解肌舒筋。本证可用荆防败毒散、荆防达表汤、连翘败毒散（《证治准绳·伤寒》：羌活、独活、连翘、荆芥、防风、柴胡、升麻、桔梗、甘草、川芎、牛蒡子、当归尾、红花、苏木、天花粉）加减，项强用葛根汤或桂枝加葛根汤，咳嗽痰多用小青龙汤，兼气虚用《太平惠民和剂局方》人参败毒散、参苏饮益气解表，兼阴虚用葳蕤汤滋阴解表，兼阳虚用桂枝加附子汤、麻黄附子细辛汤温阳解表，兼血虚用葱白七味饮养血解表。

（2）风热犯卫

【证候特征】发热，汗出，头痛，咳嗽，痰少而黏稠，或咽喉肿痛，口干欲饮，舌红，苔薄黄，脉浮数。

【治法】辛凉解肌，透邪宣肺。

【方药】银翘散合桑菊饮加贯众、防风草、大青叶、射干。夹湿加藿香、佩兰、石菖蒲、青蒿芳香化湿，兼阴虚加沙参、麦冬、南五味子养阴，兼血虚加当归、白芍、生地黄养血和营，咳喘甚加百部、蝉蜕、地龙化痰止咳平喘，咽干咽痛甚加玄参、麦冬、射干、马勃解毒润燥利咽，呕吐加苏叶、生姜降逆和胃止呕。

（3）寒束阳怫

【证候特征】恶寒发热、无汗，身热渐增，咳嗽气喘、头痛，全身酸楚，心烦不寐，眼眶酸痛，口鼻咽干燥不适，大便干结，舌苔淡黄，脉浮或浮数。

【治法】解表透邪，清泄郁热。

【方药】恶寒重用大青龙汤加减，发热重用柴葛解肌汤加减。咽喉痛加贯众、桔梗、射干、薄荷解毒利咽，咳喘重加桔梗、瓜蒌、百部化痰止咳，口咽干燥加天花粉、沙参、麦冬、芦根清热生津。咳嗽气喘、大便干结用《黄帝素问宣明论方》防风通圣散（防风、大黄、芒硝、荆芥、麻黄、栀子、芍药、连翘、甘草、桔梗、川芎、当归、石膏、滑石、薄荷、黄芩、白术、生姜）。兼气虚加人参益气，兼阴虚加沙参、麦冬、玉竹养阴，兼血虚加当归、生地黄、白芍养血。

（4）燥伤肺卫

【证候特征】头痛，鼻塞鼻干，口干，咳嗽少痰，咽喉干燥或咽痛，皮肤干燥。凉燥犯卫则恶寒发热、无汗，苔薄白而干，脉紧，温燥犯卫则发热不恶寒、舌边尖红、苔黄，脉浮数。

【治法】宣肺透邪，润燥化痰。

【方药】凉燥用杏苏散加贯众，温燥用桑杏汤加贯众、连翘。恶寒无汗加荆芥、薄荷、蔓荆子解表透邪。咽喉痛加薄荷、牛蒡子、射干解毒利咽，口咽干燥加天花粉、葛根清热生津润燥，咳嗽甚加蝉蜕、百部止咳，大便干结加瓜蒌仁、紫菀润肠通便，兼阴虚加玉竹、麦冬、玄参养阴，兼气虚加人参、黄芪益气，兼血虚加当归、地黄、玄参、白芍养血。

2. 胃肠型证治　胃肠型主要是湿浊疫毒之邪从口鼻直入中焦导致脾失健运，胃失和降，表里同病。治以透邪化湿为主，辨寒热（暑）论治，分别采用解表化湿、清热化湿。

（1）寒湿困阻

【证候特征】恶寒发热，头身困重，胸膈满闷，恶心呕吐，脘腹胀满、疼痛，腹泻，舌苔白腻，脉濡。

【治法】解表散寒，祛湿和中。

【方药】藿香正气散加防风草、苍术、薄荷。恶寒、头身困重加荆芥、羌活解表透邪，高热加连翘、荆芥、青蒿、大青叶解毒透邪泄热，呕吐加生姜、白豆蔻和胃止呕。兼气虚加人参、黄芪益气，咽喉痛合桔梗汤加连翘解毒利咽，兼阴虚加沙参、玉竹、南五味子、青蒿养阴透邪，兼血虚合四物汤养血，兼阳虚用麻黄附子细辛汤加羌活、藿香、苍术、白术、白芷温阳解表、透邪化湿。

（2）暑湿犯卫

【证候特征】发热，恶寒，无汗或少汗，头痛，四肢酸楚困重疼痛，心烦口渴，胸闷脘痞，泛恶，尿黄或大便泄泻，舌苔薄黄腻，脉濡数。

【治法】解表透邪，清暑化湿。

【方药】恶寒无汗用香薷饮加荆芥、苍术、薄荷、藿香、防风草、清豆卷、佩兰。暑热偏盛用新加香薷饮加黄连、青蒿、薄荷、鲜荷叶、鲜芦根。肢体疼痛加宣木瓜、薏苡仁、防风草化湿通络，咳嗽加杏仁、石菖蒲、桔梗宣肺化痰止咳，胸闷脘痞、泛恶、腹泻加法半夏、陈皮、竹茹和胃降逆、燥湿止泻，尿短赤加淡竹叶、滑石渗利湿热，兼气虚加人参、茯苓益气，兼阴虚加沙参、麦冬养阴。

（3）湿热困阻

【证候特征】头重如裹，身重肢倦，口干口苦，腹痛腹泻，纳呆，恶心呕吐，小便色黄，舌红、苔黄腻，脉滑数。

【治法】清热化湿。

【方药】葛根芩连汤或连朴饮加青蒿、茵陈、薄荷、白芷、藿香、防风草。高热加金银花、连翘清热解毒，胸脘满闷、口不渴加薏苡仁、佩兰、荷叶芳香化湿、醒脾和胃。咳嗽甚加桑叶、桔梗、百部、杏仁宣肺化痰止咳，呕吐加竹茹、姜半夏和胃降逆止呕，四肢烦痛加薏苡仁、宣木瓜、防己、秦艽祛湿通络，腹痛加木香、白芍理气止痛,食滞加神曲、山楂、枳实、槟榔消食导滞。

3. 肺炎型及中毒型证治 肺炎型及中毒型是邪毒入里,有气、营、血之不同,治以清热解毒为主。

(1)卫气同病

【证候特征】突然恶寒、高热、头痛、乏力、全身酸痛、咽痛、鼻塞、流涕、咳嗽、胸痛,舌红苔黄,脉浮数。

【治法】解表清里,宣肺泄热。

【方药】银翘散合麻杏石甘汤加贯众、大青叶、桔梗。口渴甚加天花粉、石斛清热生津,咽喉肿痛加马勃、玄参、射干解毒利咽,咳嗽痰黄加桑白皮、黛蛤散(青黛、蛤壳粉)清肺化痰。兼阴虚加生地黄、沙参、麦冬养阴。

(2)邪郁少阳膜原

【证候特征】恶寒发热阵作,午后热重,头身困重疼痛,头晕,心烦不安,口腻,胸脘痞满,咯痰不爽,舌苔腻或如积粉,脉弦滑。

【治法】透邪清里,辟秽化痰。

【方药】柴胡达原饮加连翘、金银花、青蒿、贯众。恶寒身重加藿香、羌活、薄荷解表透邪,高热加黄连、黄芩、栀子清热解毒,午后高热重用青蒿加薄荷透热,咯痰不爽加浙贝母、姜半夏、石菖蒲、杏仁化痰,便秘加生大黄通腑,腹泻加苍术、白术、薏苡仁祛湿,尿热赤加滑石、淡竹叶、猪苓渗利湿热。

(3)毒热壅肺

【证候特征】高热汗出,咳嗽痰黄,咯痰不爽,口渴喜饮,咽痛目赤,舌质红苔黄或腻,脉滑数。

【治法】清热解毒,宣肺止咳。

【方药】麻杏石甘汤合千金苇茎汤加黄芩、桑白皮、知母、百部、桔梗、鱼腥草。咽喉痛加射干、连翘、薄荷解毒清咽,痰黏稠加浙贝母、竹沥化痰,持续高热加连翘、青蒿、栀子、薄荷清热解毒,口渴加天花粉清热生津,头痛目赤加夏枯草、栀子、赤芍、牡丹皮清利头目。

(4)痰热壅肺

【证候特征】发热,咳喘频繁,咳吐不利,甚则唇青发绀,咯血,咯痰黄稠,胸闷胁痛,口苦咽干,大便秘结,小便黄赤,舌红苔黄,脉滑数。

【治法】清热化痰,宣肺止咳。

【方药】麻杏石甘汤合小陷胸汤加减。高热加连翘、金银花、黄芩、鱼腥草、栀子清热解毒,痰多加浙贝母、竹沥化痰,便秘加大黄通腑,咯血加青黛、白茅根清热止血,唇绀加牡丹皮、赤芍凉血散血。本证可用清金化痰汤。

（5）肺热腑实

【证候特征】高热不退，咳嗽重痰黄，喘促短气，大便干结不通，头身痛，或伴心悸，躁扰不安，舌红苔薄黄或腻，脉弦数。

【治法】宣肺化痰，泄热通腑。

【方药】宣白承气汤加鱼腥草、葶苈子、黄芩、桑白皮。胸痛、咳吐腥臭痰合千金苇茎汤加百部、桔梗清热宣肺、化痰排脓，高热加栀子、知母、水牛角、牛黄清热，咳嗽痰多、胸闷加浙贝母、郁金化痰宽胸，腹胀便秘加枳实、元明粉通腑，高热、汗多、口渴加西洋参、五味子、天花粉、石斛、麦冬益气生津。

（6）热陷营血

【证候特征】高热不退，烦躁不安，神识模糊，时有谵语，严重者昏迷，颈项强直，四肢抽搐，舌红绛、苔黄腻或无苔，脉细数。

【治法】清热解毒，清气凉营。

【方药】白虎汤合清营汤加减，必要时鼻饲或灌肠。项强、抽搐加羚羊角、钩藤清热息风，神识模糊、谵语、苔黄腻加竹沥、石菖蒲、郁金、胆南星芳香化痰开窍，高热烦躁加栀子、贯众清热解毒，便秘加大黄通腑，舌干无苔加天花粉、怀山药、沙参生津养阴。神昏以安宫牛黄丸清热开窍醒神。

（7）厥脱

【证候特征】热退或仍发热，神识昏蒙、淡漠，唇甲紫暗，呼吸急促，喉间痰鸣，四肢厥冷，汗出，面色苍白，尿少，舌红绛或暗淡，脉沉细数欲绝。

【治法】益气固脱，清热解毒。

【方药】静脉滴注生脉注射液；汤剂用生脉散加山茱萸、煅龙骨、煅牡蛎。高热加金银花、连翘、射干清热解毒，喉间痰鸣、呼吸急促加杏仁、葶苈子泻肺化痰、降气平喘，神昏加石菖蒲、郁金、白芷芳香开窍醒神。

4. 恢复期证治　恢复期主要是邪毒未尽、气阴已伤，治以益气养阴为主。

（1）正虚邪恋

【证候特征】身热多汗，心胸烦热，咳嗽少痰，气逆欲呕，口干喜饮，气短神疲，或虚烦不寐，舌红少苔，脉虚数。

【治法】清热生津，益气和胃。

【方药】竹叶石膏汤加减。口舌糜烂加生地黄、玄参、夏枯草、石斛、天花粉清热解毒、养阴生津，消谷善饥、舌红脉数加知母、天花粉清热生津。

（2）气阴两虚

【证候特征】午后低热或不发热，神倦乏力，气短，咳嗽痰少，纳差，舌暗或淡红，苔薄腻，脉弦细。

【治法】益气养阴。

【方药】沙参麦门冬汤加减。低热加青蒿、知母、地骨皮清虚热，神疲气短加人参益气养阴，咳嗽加北五味子、杏仁、炙枇杷叶润肺化痰止咳，纳差加山楂、麦芽、谷芽、怀山药健脾开胃消食。

附刘绪银医案：陈某，女，23岁，2021年1月24日初诊。咳嗽、咽喉痒痛1天，无明显恶寒发热，胸闷气促，一身酸楚，口苦，二便正常。其家人近二日有同类症状。舌淡红，苔白而根部淡黄。诊断为时行感冒，辨证为风寒束卫。治以解表透邪、解毒清咽为法，荆防败毒散加减：荆芥、防风、杏仁、柴胡、前胡、紫苏叶（后下）、羌活、独活、桔梗、薄荷（后下）、连翘、甘草各10g，枳壳、川芎、射干各8g，茯苓15g，生姜3片（约15g），大枣3枚。日1剂，水煎2次，沸后20分钟即取汁，混匀，分2次服，药渣煎水泡足15分钟。2剂而愈，其家人服2剂亦愈。

第三节　喉蛾病（扁桃体炎）

喉蛾病是外感邪毒所致的以喉核红肿疼痛、形似乳头、状如蚕蛾为临床特征的一种肺系病。

【病因病机】

以"蛾"为病名，首见于宋代《太平惠民和剂局方》。《儒门事亲》提出"乳蛾"病名，认为"《内经》之言喉痹，则咽与舌在其间耳。以其病同是火，故不分也。后之医者，各详其状，强立八名，曰单乳蛾、双乳蛾、单闭喉、子舌胀、木舌胀、缠喉风、走马喉闭。热气上行，结薄于喉之两旁，近外肿作，以其形似，是谓乳蛾。一为单，二为双也。其比乳蛾差小者，名闭喉"。后世医家还有"石蛾""阴蛾""死蛾"等名。本病因发于咽喉部，以喉核红肿疼痛、形似乳头、状如蚕蛾为特征，故称喉蛾病为宜。

《素问·太阴阳明论》云："喉主天气，咽主地气。"肺开窍于鼻，喉与鼻相通，鼻喉为气出入之通道。咽上连口鼻，下接食管，食管下连胃，为水谷之通道。毒邪随气与食物从口鼻入侵咽喉，肺胃受之，肺胃热盛，火热结聚于咽喉则发病。《疡科心得集》云："夫风温客热，首先犯肺，化火循经，上逆入络，结聚咽喉，肿如蚕蛾，故名乳蛾。"小儿脏腑柔弱，正气未充，易感外邪发病。邪毒搏结咽喉则咽喉开阖不利，故咽喉不适、肿胀疼痛、吞咽困难、声音嘶哑、语言不清、呼吸不畅。邪毒循经上攻则耳根、颌下痛而有瘰核。邪毒与血搏结日久则血败膜腐，表现为喉核脓点、小疮疡、渗出物。痰瘀互结，深伏不去则有瘢痕、腭弓及喉核周围组织粘连。咽喉不利，肺失宣肃，津液停聚则咳嗽有痰。胃失和降则腹胀、口臭。邪毒损伤气阴，正虚邪恋则病情迁延，复受凉、饮食不洁、吸入浊气，或劳累耗气，正不胜余邪，或吸烟酗酒、嗜食辛辣炙煿而燥热内积上攻，则反复发作。日久不愈，久病入络，脉络瘀滞，痰瘀结聚则喉核肥大、触之坚硬。

【诊断与病类】

本病即西医扁桃体炎。急性发病则咽部剧痛连耳窍，吞咽时加剧，高热、恶寒、头身痛。病久不愈则咽痒干涩、异物感，或咽痛、发热反复发作。检查见喉核红肿，有黄白色脓点，甚则喉核表面脓点融合成片如伪膜，不超出喉核，且易拭去，颌下有臖核。迁延日久可见喉关暗红，喉核肥大或触之石硬，表面凹凸不平，色暗红，上有白星点，挤压喉核，有白色腐物自喉核隐窝口溢出。

【辨治概要】

本病以"清、消、补"为治则，清消以解毒散结、化痰利咽为主，常用桔梗、射干、玄参、牛蒡子、山豆根、半夏、赤芍、牡丹皮。当辨病情新旧缓急，发病急骤多属实证、热证，宜清热解毒、消肿利咽；病程迁延或反复发作多虚实夹杂，宜益气养阴、解毒散结、活血化瘀、祛痰利咽。《疡科心得集》云："夫风温客热，首先犯肺，化火循经上逆入络，结聚咽喉，肿如蚕蛾，故名喉蛾……或生于一偏为单蛾，或生于两偏为双蛾，初起寒热，渐渐胀大，即用疏解散邪，如牛蒡散加黄连、荆防败毒散之类……亦有虚火上炎而发者，以其人肾内水下亏，肾中元阳不藏，上越逆于喉中而结，须用引火归原之法，若桂附八味丸是也。"

1. 急性喉蛾 急性喉蛾是邪毒侵淫，气机郁阻，咽喉不利，治以解毒利咽为主，辨表里寒热论治。服药时先含药3～5分钟，徐徐咽下，药渣煎水含漱5～10分钟。

（1）风热客咽

【证候特征】咽喉干燥灼痛，疼痛逐渐加重，吞咽时疼痛加重，发热，咽痒咳嗽，舌质红苔薄黄，脉浮数。检查见喉核红肿，表面少量黄白色腐物。

【治法】辛凉透邪，解毒利咽。

【方药】银翘散加射干、贯众、浙贝母、山豆根。头痛加白芷、赤芍止痛，咽喉痒加蝉蜕止痒，咳嗽加百部、桑叶、杏仁止咳，高热加栀子、黄芩、蒲公英、大青叶清热解毒，口渴加天花粉、沙参、芦根生津止渴，兼阴虚加石斛、麦冬、玄参、沙参清热养阴。

（2）寒客咽喉

【证候特征】恶寒发热，无汗或有汗，头痛，咽喉肿痛，甚则吞咽困难，苔薄白滑润，脉沉细。检查见扁桃体充血，暗红。

【治法】透邪散寒，解毒利咽。

【方药】荆防败毒散加半夏、射干、薄荷、苏叶。头痛加白芷、蔓荆子散寒止痛，兼气虚加黄芪、人参益气，兼阴虚加玉竹、南沙参养阴。本证可用《白喉全生集》荆防败毒散（防风、柴胡、姜汁炒僵蚕、姜汁炒半夏、桔梗、前胡、独活、荆芥、羌活、金银花、枳壳、粉甘草、生姜）加减。

（3）寒束阳怫

【证候特征】恶寒发热，无汗，头身痛，咽喉疼痛，咳嗽，口渴欲饮，大便秘结，舌质红、苔薄黄，脉浮数。检查见咽喉及喉核红肿，或扁桃体有分泌物。

【治法】表里双解，解毒利咽。

【方药】《黄帝素问宣明论方》防风通圣散（防风、大黄、芒硝、荆芥、麻黄、栀子、芍药、连翘、甘草、桔梗、川芎、当归、石膏、滑石、薄荷、黄芩、白术、生姜）加射干、牛蒡子、山豆根。喉核红肿痛加浙贝母、玄参、牡丹皮凉血散血、消肿止痛，口渴加天花粉、沙参、芦根生津止渴，咳嗽加百部、浙贝母、半夏、蝉蜕化痰止咳。本证可用《医方简义》荆防败毒散（荆芥、防风、薄荷、桔梗、元参、牛蒡子、人中黄、象贝母、射干、黄芩、竹叶、青果）加减。

（4）毒热壅滞

【证候特征】咽部疼痛剧烈连及耳根，吞咽困难，痰涎较多，高热，口渴引饮，咳嗽痰黄稠，口臭，舌红苔黄，脉洪大数。喉核红肿，黄白色脓点，甚者喉核表面腐脓成片，咽峡红肿，颌下瘰核。

【治法】清热解毒，消肿利咽。

【方药】普济消毒饮加山豆根、射干、贯众。瘰核加浙贝母、夏枯草、蒲公英解毒散结，喉核有脓加皂角刺、蒲公英、败酱草、紫花地丁解毒祛腐，咳嗽痰黄稠加瓜蒌、浙贝母、桑白皮、竹沥清热宣肺、化痰止咳，口渴加天花粉、沙参、芦根生津止渴，呕吐加姜半夏、竹茹降逆止呕，便秘加玄明粉、瓜蒌通腑，持续高热加生石膏、天竺黄、栀子清热泻火。本证可用黄连解毒汤合五味消毒饮加减。

2. 慢性喉蛾 慢性喉蛾主要是正虚邪恋，痰瘀互结，治宜扶正祛邪、化痰活血、软坚散结。

（1）阴虚邪恋

【证候特征】咽喉微痒微痛、异物感，午后加重，可伴低热，午后颧红，手足心热，或干咳痰少而黏，大便干，舌质干红少苔，脉细数。喉核肥大或干瘪，表面不平，色潮红或有细白星点，黄白色腐物自隐窝口内溢出。

【治法】滋阴润喉，解毒利咽。

【方药】沙参麦冬汤合桔梗汤加射干、贯众、薄荷、连翘。低热不退加银柴胡、青蒿、地骨皮清热,咽喉痒加薄荷、蝉蜕止痒,喉核肿大合消瘰丸(玄参、浙贝母、生牡蛎)加清半夏化痰散结,喉核有脓加山豆根、金果榄、马勃解毒清咽,咳嗽痰多加瓜蒌、胖大海、浙贝母化痰利咽。复感寒邪加荆芥、羌活解表散寒或用葳蕤汤滋阴解表,复感热邪加连翘、薄荷、牛蒡子清热解毒清咽。

(2)气虚邪滞

【证候特征】 咽干痒不适、异物梗阻感,咳嗽痰白,胸脘痞闷,恶心呕吐,口淡不渴,大便不实,舌淡苔白腻,脉缓弱。喉核肥大淡红或淡暗,白黏脓。

【治法】 健脾和胃,祛湿利咽。

【方药】 六君子汤合桔梗汤加射干、浙贝母、薄荷。湿重加厚朴、枳壳、佩兰、青蒿畅气化湿,喉核肿大加山慈菇、生牡蛎化痰散结。

(3)痰瘀互结

【证候特征】 迁延不愈,咽干涩或痛,痰黏难咯,舌暗有瘀点、苔白腻,脉涩。检查见喉关暗红,喉核肿大质韧、表面不平。

【治法】 活血化瘀,祛痰利咽。

【方药】《医林改错》会厌逐瘀汤(桃仁、红花、生地黄、当归、赤芍、枳壳、桔梗、柴胡、玄参、甘草)合消瘰丸加清半夏、山慈菇、蝉蜕、僵蚕化痰散结。咽喉干涩加麦冬、沙参、天花粉、百合、生地黄养阴生津润喉,痰难咯加苏叶、皂角刺、苇茎、石菖蒲排痰利咽。兼气虚合玉屏风散益气固表,阳虚复感寒邪合麻黄附子细辛汤温阳解表,复感热邪合银翘散清热解毒。

附刘绪银医案: 黄某,男,6岁,2009年3月10日诊。发热、咳嗽、咽痛2天。刻诊:发热(体温37.5℃)、口干口苦、声音嘶哑、咽痒痛,痒则咳嗽甚,咳嗽痰稠黄,咽红、乳蛾肿大有脓点,舌尖红苔薄黄,脉数。辨证为风热外袭,邪壅咽喉,肺失宣肃。处方:金银花5g、连翘5g、桔梗6g、薄荷(后下)5g、苦竹叶4g、生甘草6g、荆芥穗3g、射干4g、浙贝母4g、贯众4g、百部4g、牛蒡子4g、蝉蜕3g,1日1剂,水煎2次,混匀,分2次服,服药时先含药水3～5分钟,徐徐咽下,药渣煎水含漱5～10分钟,3剂而愈。

第四节　肺风咳(急性气管－支气管炎)

肺风咳是邪犯肺系所致的以咳嗽为主的一种常见肺系病。

【病因病机】

《素问》云"肺风之状,多汗恶风,色皏然白,时咳短气,昼日则瘥,暮则甚"(《风论》),"肺咳之状,咳而喘息有音,甚则唾血"(《咳论》)。风为百病之长,致病迅速多变，故将以咳嗽为主的普通肺系外感病称为"肺风咳"。

邪气内舍于肺，肺失宣肃则气上逆为咳，津液停滞则咯痰。肺开窍于鼻，咽喉为其系，故初起见鼻咽症状。肺失宣肃则胸气郁滞，故胸闷胸痛。肺气郁滞，阳气怫郁则发热。邪盛伤正则后期常见正虚。

【诊断与病类】

本病起病急，全身症状较轻。初起干咳或少量痰，随后痰量逐渐增多，咳嗽加剧，偶带血丝。西医急性气管 - 支气管炎与本病相同，两肺可闻及散在干性或湿性啰音，咳嗽后减少或消失。白细胞可正常，胸部 X 线检查肺纹理增粗。

【辨治概要】

治以宣肃肺气、化痰止咳为原则，常用麻黄、杏仁、桔梗、百部、前胡、桑叶、桑白皮、贝母，临证应辨诱因及寒热论治。辨诱因主要立足于发病季节，发于冬季多风寒，发于夏季多暑湿，发于秋季多燥，发于春季多风热。辨寒热从痰色痰质入手，痰白清稀为寒，痰质胶固稠黏色黄为热。

1. 风寒袭肺

【证候特征】咳嗽，痰白，痰清稀，或干咳，鼻塞，流清涕，恶寒发热，可伴肢体酸痛，舌苔白，脉紧。

【治法】辛温散寒，宣肺止咳。

【方药】三拗汤（麻黄、杏仁、甘草）合止嗽散（桔梗、荆芥、紫菀、百部、白前、甘草、陈皮、生姜）加南五味子。痰稠难咯加浙贝母、苏子化痰，干咳无痰加栝楼、贝母润肺止咳，肢体疼痛加川芎、羌活、独活解表止痛。恶寒甚、痰多用小青龙汤加减。

2. 风热犯肺

【证候特征】发热，咳嗽、痰黄或白黏，咯痰不爽，鼻干塞，流浊涕，咽干咽痛，口干渴，舌尖红或舌苔薄黄或薄白干，脉浮数。

【治法】疏风清热，宣肺化痰。

【方药】银翘散合桑菊饮加减。热甚加黄芩清热，渴甚加天花粉清热生津，咽喉痛加玄参、板蓝根、射干解毒清咽，痰难咯加竹沥、浙贝母化痰散结。

3. 温燥犯肺

【证候特征】干咳，痰少或痰黏稠难咯，唇鼻干燥，口干，咽干咽痛，发热，头痛，舌尖红、舌苔薄黄或薄白干，脉浮或浮数。

【治法】清肺润燥，疏风清热。

【方药】桑菊饮合桑杏汤加减。头痛加白芷、藁本透邪止痛，热甚加柴胡、黄芩清热，咽痛加连翘、射干解毒清咽，渴甚加天花粉清热生津止咳。

4. 凉燥犯肺

【证候特征】头痛身热，恶寒无汗，鼻塞流涕，状类风寒，又唇燥咽干，干咳连声，舌苔薄白而干，脉浮弦紧。

【治法】辛开温润，宣肺止咳。

【方药】杏苏散合葱豉汤（葱白、淡豆豉）加减。恶寒、鼻塞流涕加荆芥、防风、羌活解表散寒，头痛加藁本、细辛透邪止痛。

5. 暑湿犯肺

【证候特征】咳嗽痰多，身热，汗出不解，头胀，口渴不多饮，心烦面赤，尿短黄，舌苔薄黄质红，脉濡数。暑重于湿则咳声清高，身热面赤，心烦，舌红苔黄腻，脉数。

【治法】解暑祛湿，宣肺化痰。

【方药】清络饮合桔梗汤加桑叶、杏仁、川贝母、薄荷、青蒿。恶寒加香薷解表散寒，高热加金银花、连翘、鱼腥草清热解毒，痰多加桑白皮、半夏化痰，便秘加大黄、枳实通腑，痰带血丝或衄血加白茅根、侧柏叶、仙鹤草止血。

6. 湿热郁肺

【证候特征】咳嗽，咽痒或不适，胸闷，口干口黏，咽红，不喜多饮，纳差，尿黄，舌红苔黄腻，脉濡滑或滑数。

【治法】清热化湿，宣肺止咳。

【方药】麻杏苡甘汤合桔梗汤加姜半夏、薄荷、连翘、青蒿，痰稠难咯加桑白皮、竹沥、浙贝母宣肺化痰，纳差加荷叶、佩兰、山楂化湿开胃。

7. 寒湿郁肺

【证候特征】恶寒发热，周身酸痛，咳嗽咯痰，胸紧憋气，纳呆，恶心呕吐，大便黏腻不爽。舌质淡胖齿痕或淡红，苔白厚腐腻或白腻，脉濡或滑。

【治法】散寒化湿，宣肺止咳。

【方药】小青龙汤加减。喉中痰鸣加桔梗、杏仁、射干、款冬花、苏子化痰利咽，鼻塞涕多加辛夷、苍耳子化湿通窍，恶心呕吐加苏梗降逆止呕，大便不爽加厚朴、枳实理气宽肠。

8. 痰热壅肺

【证候特征】咳嗽，痰黏色黄或咯痰不爽，发热或口渴，大便秘结，舌质红、舌苔黄或黄腻，脉数或滑数。

【治法】清热化痰，肃肺止咳。

【方药】《医学统旨》清金化痰汤（黄芩、山栀子、知母、桑白皮、瓜蒌仁、贝母、麦门冬、橘红、茯苓、桔梗、甘草）加减。痰多难咯加竹沥润肺化痰，咳嗽甚加百部、杏仁宣肺止咳，高热加连翘、金银花、鱼腥草清热解毒，便秘加大黄、杏仁、桃仁通腑，口渴甚加天花粉清热生津止渴。

9. 痰湿阻肺

【证候特征】咳嗽，痰多白黏或泡沫，口咽黏腻，纳呆或食少，胃脘痞满，舌边齿痕、舌苔白或白腻，脉滑或脉濡或弦滑。

【治法】燥湿健脾，化痰止咳。

【方药】二陈汤合《韩氏医通》三子养亲汤（紫苏子、白芥子、萝卜子）加减。痰多难咯加竹沥、浙贝母、葶苈子、石菖蒲泻肺化痰，口咽黏腻加桔梗、杏仁、浙贝母化痰利咽，纳呆脘痞加厚朴、枳实、山楂、鸡内金消食散滞。

10. 邪遏少阳膜府

【证候特征】咳嗽，痰白或黏而淡黄，咽喉干涩或痒或痛或黏滞感，口干口苦，恶寒发热或不恶寒不发热，二便正常或溏或干结，舌淡红、苔黄，脉弦或数。

【治法】和解少阳，宣肺止咳。

【方药】小柴胡汤合止嗽散加减。恶寒发热加防风、薄荷解表透邪，痰多加浙贝母、杏仁、苏子肃肺化痰，胸闷加瓜蒌、杏仁宣肺宽胸，咽喉干涩痒痛加玄参、麦冬、蝉蜕养阴润咽止痒，便溏加厚朴、佩兰、藿香梗化湿。

11. 肺脾气虚

【证候特征】咳嗽，或咯痰无力，神疲乏力，气短，动则加重，自汗，动则加重，畏风寒或易感冒，舌质淡、苔白，脉沉细或细弱。

【治法】补肺益气，宣肺止咳。

【方药】《永类钤方》补肺汤（人参、黄芪、熟地黄、五味子、紫菀、桑白皮）合玉屏风散。痰多加茯苓、陈皮、法半夏、浙贝母化痰，咳嗽甚加杏仁、百部、枇杷叶、桔梗宣肺化痰止咳，汗出加麻黄根、煅牡蛎敛汗。

12. 气阴两虚

【证候特征】干咳或咳嗽少痰，神疲、乏力或气短，动则加重，自汗或盗汗，手足心热，口干或口渴，舌苔薄少或花剥，脉沉细或细数。

【治法】益气养阴，润肺止咳。

【方药】生脉散合沙参麦冬汤加减。阴虚低热加百合、地骨皮、青蒿、知母、生地黄清虚热、养阴润肺，痰多加浙贝母、款冬花、苏子化痰，邪热未尽加天花粉、淡竹叶、青蒿清泄余热，潮热盗汗加鳖甲、地骨皮、青蒿、知母清虚热，汗多加麻黄根、牡蛎敛汗。本证可用《医学启源》门冬清肺饮（生脉散加黄芩、甘草、紫菀、白芍、当归）、《宣明论方》麦门冬饮（人参、麦冬、五味子、茯神、甘草、生地黄、栝蒌根、煨葛根、知母、竹叶）。

以上是肺风咳常见的基本证候，对于外感咳嗽早期，可以三拗汤合桔梗汤为基本方，随证加减。风寒犯肺加细辛、生姜、南五味子、半夏温肺化痰止咳，风热犯肺去麻黄加金银花、连翘、桑叶、牛蒡子、菊花、竹叶、射干辛凉透热、宣肺止咳，温燥犯肺去麻黄加桑叶、贝母、沙参、芦根、麦冬辛凉透邪、润肺止咳，凉燥犯肺去麻黄加枇杷叶、款冬花、紫菀、苏叶、前胡、贝母、百部温肺润肺止咳，湿邪郁肺加厚朴、薏苡仁、茯苓、生姜、石菖蒲渗湿化湿、开肺止咳，邪热壅盛加石膏、黄芩、桑白皮、知母、贝母、栀子清热宣肺、化痰止咳，邪遏少阳去麻黄加柴胡、黄芩、青蒿、茵陈和解少阳、透邪外出，痰湿壅盛加葶苈子、半夏、陈皮、苏子、贝母、白芥子泻肺肃肺、化痰止咳。

附刘绪银医案：李某，女，45岁，2012年1月8日初诊。元旦节外出受凉后恶寒发热、身酸痛、鼻塞流涕、咽痛咽痒咳嗽、声音嘶哑，服利巴韦林及重感灵、伤风胶囊、小柴胡颗粒等药，症状减轻，但咳嗽未止。刻诊：咽喉干燥作痒，咽痒则咳，咳而不爽，咳声连绵，痰白量少，胸闷，大便稍干结，舌淡红苔白，舌底脉络稍紫黯，脉弦。咽喉稍红，双肺干啰音。诊断为肺风咳嗽，辨证为凉燥客肺，肺失宣肃。治以润燥肃肺、宣肺降逆为法，止嗽散加减：桔梗、炙紫菀、百部、橘红、白前、杏仁、瓜蒌仁、款冬花（包煎）、当归各10g，蝉蜕8g，生姜1片，甘草5g，3剂，日1剂，水煎，分2次温服，药渣煎水泡足10～15分钟。二诊（2012年1月11日）：服1剂后咽痒咳嗽减轻，2剂后咽痒、咳嗽、胸闷明显减轻，3剂后咽痒、咳嗽止。现大便仍干结，舌淡红、苔薄白，舌底脉络稍紫黯，脉弦。处方：沙参、麦冬、玉竹、当归、丹参各15g，杏仁、枳实、桃仁、瓜蒌仁、桔梗各10g。服2剂而大便正常。

欧阳某，男，61岁，2019年2月23日初诊。1周前因受凉后恶寒、咳嗽，在某大学附属医院诊断为感冒，予以中西药（抗病毒、止嗽散、感冒胶囊）治疗，疗效不明显。现稍恶寒，咳嗽痰白，咽喉干涩痒痛，胸闷，口稍干稍苦，大便溏，小便正常。舌淡红、苔黄，脉弦滑。诊断为肺风咳，辨证为风寒郁遏少阳膜府。治以和解少阳、宣肺化痰止咳为法，小柴胡汤合止嗽散加减：百部、党参、茯苓、麦冬各15g，柴胡、法半夏、桔梗、厚朴、杏仁、前胡、瓜蒌、紫菀、陈皮、白术、苏子、赤芍、玄参各10g，黄芩8g，川贝母、甘草各5g，生姜1片，大枣3枚，日1剂，水煎2次，取汁混匀，分两次服，药渣煎水泡足10分钟，3剂而愈。

第五节　肺热病（普通肺炎）

肺热病是外感邪毒引起的以发热、咳嗽痰多色黄、胸痛等为主要表现的普通肺系病。

【病因病机】

《素问·刺热论》云："肺热病者，先淅然厥，起毫毛，恶风寒、舌上黄、身热，热争则喘咳，痛走胸膺背，不得太息，头痛不堪，汗出而寒。"肺热病是外感温热毒邪或寒邪入里蕴结化热所致。初起邪从肌腠口鼻而入犯肺卫，正盛邪实。病势不解则邪毒入里达气分，邪蕴阳怫化热而气分热盛，肺失宣肃则津液输布障碍而生痰饮，痰热搏结则肺气壅闭，表现为发热、咳嗽气喘、痰多黄黏、胸痛，若及时救治则邪去正复。失治误治则邪毒深入，顺传胃肠或逆传心包，热入心营，表现为高热、神昏谵语、舌謇、大便秘结。毒热壅盛，正气溃败，阴阳不能维系则厥脱。恢复期气阴两伤。

【诊断与病类】

本病包括西医各种普通肺炎，起病急，四季发病，以冬春多见，表现为发热或寒战、咳喘咯痰、胸闷胸痛。前驱期较短，有类似伤风感冒症状。检查有肺部浊音，呼吸音低或湿啰音或支气管呼吸音，X 线检查肺部有炎性改变，血检查白细胞总数或中性增多。

【辨治概要】

治当顺肺之性，因势利导，重在宣肃肺气以恢复肺宣发肃降之功能，以清热宣肺、化痰止咳、顾护阴液为原则。前驱期表现出伤风感冒症状按伤风感冒论治，在辨证论治基础上佐以解毒。恢复期正虚或正虚邪恋，以透泄余邪、益气养阴、润肺化痰为主。用药当轻灵活泼，不可辛温太过以免助火化燥伤肺，不可过于苦寒沉降以防碍肺伤胃。呼吸困难予以给氧，必要时配合西医治疗。

1. 寒郁阳怫

【证候特征】恶寒发热，头身疼痛，无汗烦躁，咳嗽，咽喉痛，胸痛，口渴，舌苔薄黄，脉紧或浮紧。

【治法】发汗解表，清宣肺气。

【方药】大青龙汤加减。高热重用石膏加薄荷、青蒿透泄邪热，口渴加天花粉、芦根清热生津，咽喉痛加连翘、薄荷、牛蒡子、桔梗解毒清咽，咳甚加桔梗、百部、前胡宣肺肃肺、化痰止咳。兼湿加苍术、薏苡仁化湿渗湿。

2. 风热犯肺

【证候特征】发热，无汗或少汗，咳嗽痰少，头痛，口微渴。舌边尖红，苔薄白，脉浮数。

【治法】辛凉透邪，清肺化痰。

【方药】银翘散合桑菊饮加减。胸膈闷加藿香、郁金化湿宽胸，渴甚加天花粉清热生津，高热加柴胡、黄芩、栀子清热解毒。兼湿加青蒿、薏苡仁祛湿，发于夏季加青蒿、荷叶、扁豆花解暑。

3. 痰热壅肺

【证候特征】身热汗出，烦渴，咳嗽气粗或痰黄带血，胸闷胸痛，舌红苔黄，脉洪数或滑数。

【治法】清热化痰，止咳平喘。

【方药】麻杏石甘汤合千金苇茎汤加鱼腥草、薏苡仁、浙贝母、天竺黄。咳甚加百部、桑白皮清热宣肺、化痰止咳，高热加柴胡、黄芩、栀子清热解毒，胸闷痛加桔梗、枳壳、郁金、赤芍理气宽胸、通络止痛，痰带血加白茅根、侧柏叶凉血止血，烦渴甚加天花粉、栀子清热除烦、生津止渴。本证可用《济阳纲目》泻肺汤（黄芩、栀子、桑白皮、杏仁、桔梗、枳壳、薄荷、连翘、大黄、甘草）。

4. 肺热腑实

【证候特征】身热，午后为甚，心烦懊恼，口渴多饮，咳嗽痰黄，腹满便秘。舌红，苔黄或灰黑而燥，脉滑数。

【治法】清热宣肺，通腑泄热。

【方药】宣白承气汤合小陷胸汤加减。口渴多饮加天花粉清热生津，痰黏难咯加竹沥、浙贝母润肺化痰，心烦加栀子、淡竹叶清热除烦。

5. 痰热蒙蔽

【证候特征】壮热，烦躁不安，口渴不欲饮，神昏谵语、痉厥或四肢厥冷。舌绛少津、苔黄，脉弦数或沉数。

【治法】清热凉心，豁痰开窍。

【方药】涤痰汤（姜制南星、半夏、枳实、茯苓、橘红、石菖蒲、人参、竹茹、甘草）合清宫汤加郁金，抽搐加钩藤、羚羊角息风止痉，大便秘结加大黄通腑，煎水送服安宫牛黄丸或至宝丹、紫雪丹。持续高热静脉滴注清开灵，神昏静脉滴注醒脑静。

6. 邪陷正脱

【证候特征】呼吸短促，鼻翼煽动，面色苍白，大汗淋漓，甚则汗出如油，四肢厥冷，发绀，烦躁不安，身热骤降。或无身热，面色淡白，神志逐渐模糊。舌质淡紫，脉细数无力，或脉微欲绝。

【治法】益气救阴，回阳固脱。

【方药】静脉滴注生脉注射液或参麦针、参附注射液，汤剂用生脉散加附子、煅龙骨、煅牡蛎、山茱萸、丹参，浓煎频服或鼻饲。

7. 正虚邪恋

【证候特征】身热渐退，干咳痰少而黏，自汗神倦，纳少口干，舌红少苔，脉细或细数。

【治法】益气养阴，清肺化痰。

【方药】竹叶石膏汤合生脉散加减。无热去石膏、竹叶，神疲乏力加黄芪、白术、茯苓健脾益气，自汗加山茱萸、浮小麦、煅牡蛎敛汗，低热不退加青蒿、鳖甲或合用青蒿鳖甲汤清透虚热。本证可用清燥救肺汤加减。

附刘绪银医案：杨某，男，16 岁，学生，1994 年 4 月 8 日初诊。清明淋雨后，初起恶寒、发热、汗出、鼻塞流涕、咳嗽，经某院诊断为感冒，予抗病毒及输液治疗，未见明显好转，继而高热。刻诊：高热 3 天，体温 39.5℃，肌肤灼热潮湿，咳嗽气促、咯黄稠痰、胸闷痛，口渴口苦，大便干结，舌红苔黄腻，脉数。X 线片提示双肺纹理增粗紊乱，中肺段大片阴影。西医诊断为肺炎，辨证为痰热壅肺，治以清肺泄热、化痰止咳，泻肺汤加减：黄芩、栀子各 12g，桑白皮 15g，薄荷、连翘、枳壳各 8g，石菖蒲、杏仁、贝母、桔梗各 10g，天花粉 12g，甘草 3g，2 剂，日 1 剂，水煎，分 3 次服。服 1 剂药后，发热咳嗽减轻。续服 1 剂，热退，稍咳，原方去黄芩、栀子，进 2 剂，渐愈。

第六节 肺疫(传染性肺炎)

肺疫是外感疫疠毒邪引起的以群体聚集性发病和发热、咳嗽咯痰、胸闷气喘为主要特征的一种疫病。

【病因病机】

本病是外感疫疠毒邪引起，发病分即发与伏发，邪盛则即时发病，邪微则伏于膜而过时发。即发则初起卫阳被遏，鼻咽不利，主要以鼻咽、肌腠症状为主的卫分证。邪从口鼻入可直下于胃肠，使胃肠受纳通降失常，表现为腹胀腹泻、恶心呕吐。邪内舍肺则肺失宣肃，津液停滞，表现为胸闷咳喘咯痰、肺络粗乱、肺叶模糊不清而呈玻璃样变。邪蕴痰结气郁则化热，故常持续发热或热势高涨。肺以脉与心相连，下合大肠，肺气郁闭则影响血脉运行和大肠传导，毒热耗伤阴血津液和煎熬诸脏腑则变证丛生，出现逆传心包、热入营血、痰蒙心神、阳明腑实等重证。痰毒瘀壅塞气机则阴阳不相交接而厥逆，邪毒暴伤气阴或病久大耗气阴，则气阴衰竭而成脱证。热盛伤津则肺失润养而焦枯，痰湿塞滞则肺叶不张，故可遗留肺痿咳嗽等症，《诸病源候论》云："肺主气，为五脏上盖。气主皮毛，故易伤于风邪。风邪伤于腑脏，而血气虚弱…大汗之后，或经大下而亡津液，津液竭绝，肺气壅塞，不能宣通诸脏之气，因成肺萎也。其病咳唾而呕逆涎沫，小便数是也。"

【诊断与病类】

本病诊断以群体聚集性发病,表现为发热、呼吸异常、咳嗽痰多为依据。西医流感性肺炎、SARS-CoV-1 肺炎、SARS-CoV-2 肺炎、军团菌肺炎、支原体肺炎等按本病辨治,影像检查见肺模糊或玻璃样变,核酸及抗原抗体检测阳性。

【辨治概要】

治当顺肺之性,重在宣肺开闭以复其宣发肃降之功能,以透邪解毒、宣肺肃肺、化痰止咳为原则。肺为娇脏,喜润恶燥,故不可过于辛温,以免助火化燥伤肺。"治上焦如羽",用药当轻灵活泼,不可过于苦寒沉降,以免碍肺伤胃。肺主气而朝百脉、输布津液,气行则血行,肺气郁滞则血脉不畅而瘀,津液停滞为水,故应稍佐以通络、渗泄水湿。临证应辨表里寒热虚实、轻重缓急,分期辨治,必要时配合西医治疗。

1. 邪伏期证治 邪伏期即潜伏期,治以扶卫御邪、透解邪毒为主,以防过时而发,属治未病范畴。是药三分毒,故应使用药食同源之品。毒邪彪悍,易伤气化热,暗耗气阴,故扶正以益气养阴为主,益气用黄芪、人参、西洋参、党参,养阴用沙参、麦冬,透邪解毒用桑叶、薄荷、苏叶、山银花、连翘、射干、贯众。邪毒从口鼻入则易传胃肠,导致脾胃不和而生秽浊,故佐以健脾开胃、化湿浊,常用薏苡仁、怀山药、茯苓、白术、苍术、厚朴、陈皮、藿香、青蒿。以上各选1~2味,煎加生姜、大枣为使,生姜散上中二焦郁滞、开胃化痰,大枣益气养营血,二药相伍,资化源以和营卫,又和药调味。辨治以辨体质论治为主,气为阳,津血为阴,湿性黏滞而毒常附之,故以辨气虚、阴虚、痰湿体质论治为主。

(1)气虚邪伏

【证候特征】平素容易疲乏,精神不振,出汗,舌淡,脉弱。

【治法】益气助卫,轻透解毒。

【方药】玉屏风散加藿香、桑叶、射干、薄荷、生姜、大枣、薏苡仁,但防风应用防风草(广防风)。神疲乏力加人参益气,汗出加五味子、山茱萸,舌淡胖苔白腻、边有齿痕加茯苓、陈皮、白扁豆、白豆蔻、砂仁健脾开胃化湿,平素怕冷、肢冷加桂枝温通经脉。

(2)阴虚邪伏

【证候特征】平素喜食辛辣炙燥、烟酒,口咽燥干,眼睛干涩,大便干结,皮肤干燥,易生皱纹,舌干少津、苔淡黄,脉细数。

【治法】养阴润肺,轻透解毒。

【方药】沙参麦冬汤加防风草、连翘、薄荷、贯众、生姜、大枣。皮肤干燥加当归、生地黄、紫草养血润燥,咽干涩加玄参、芦根、桔梗解毒生津利咽,眼睛干涩加杭菊花、石斛、枸杞子滋肝养目。

（3）湿盛邪伏

【证候特征】平素喜食肥甘，身重不爽或困倦，口咽黏腻或甜，大便黏滞或便溏，舌体胖大、舌苔厚腻，脉滑。

【治法】健脾化湿，辟秽解毒。

【方药】平胃散加防风草、薏苡仁、连翘、贯众、生姜。舌苔黄腻加马鞭草解毒化湿，头身困倦加藿香芳香化湿，腹胀、大便黏滞加苏梗、枳实下气导滞，腹泻加藿香、厚朴燥湿止泻。

2. 轻型证治 轻型主要是邪毒在卫分或内伏膜原，卫气被遏，肺失宣肃。治以开达膜原、透邪解毒、宣肺止咳为主。

（1）寒湿犯卫

【证候特征】恶寒发热，鼻塞流涕，身酸楚，头痛，咽喉痒或黏腻感，咳嗽痰白，胸闷气促，大便不爽或腹泻，舌苔白或白腻，脉紧。

【治法】解表散寒，透邪解毒。

【方药】《万病回春》荆防败毒散（防风、荆芥、羌活、独活、柴胡、前胡、薄荷、连翘、桔梗、枳壳、川芎、茯苓、金银花、甘草）加减，防风改防风草。恶寒发热俱盛加麻黄解表透邪，痰多加浙贝母、姜半夏、细辛温化痰饮，腹泻加藿香、厚朴燥湿止泻。兼气虚加人参益气。内有郁热则高热、烦躁、苔淡黄或黄白相间，用大青龙汤或桂枝二越婢一汤加连翘、薄荷、青蒿解表清里。湿偏盛则胸膈满闷、脘腹疼痛、恶心呕吐、肠鸣泄泻、舌苔厚白腻，用藿香正气散加减，解表透邪、解毒化湿。本证可用《伤寒蕴要全书》荆防败毒散（独活、前胡、人参、茯苓、川芎、枳壳、桔梗、甘草、荆芥、牛蒡子、薄荷、防风、羌活）加减，防风改防风草。

（2）风热犯卫

【证候特征】发热，咽喉疼痛，咳嗽痰少或痰黄，头痛鼻干，目赤流泪，口渴，舌尖红、苔薄黄，脉浮数。

【治法】辛凉宣肺，透邪解毒。

【方药】银翘散合桑菊饮加防风草、射干、贯众、赤芍、牡丹皮、板蓝根或大青叶。咳甚痰多黄稠加浙贝母、百部、桑白皮宣肺化痰，干咳、咽燥、口渴、便干加沙参、麦冬、玉竹、天花粉清热生津，兼气虚加西洋参益气。

（3）寒湿遏少阳膜原

【证候特征】憎寒发热，口苦咽干，咳嗽痰白，头痛烦躁，胸脘痞满，恶心欲呕，胃痞腹胀，舌淡苔厚白腻，脉弦紧。

【治法】和解少阳,达膜化湿。

【方药】柴胡达原饮加防风草、射干、川芎、赤芍、藿香、石菖蒲。寒盛则憎寒甚、面色苍白,加荆芥、防风解表散寒。湿盛则便溏或腹泻、舌苔白厚如粉,加苍术、薏苡仁燥湿渗湿,兼气虚加党参、白术益气,头痛加白芷、细辛止痛。

(4)湿热遏少阳膜原

【证候特征】憎寒壮热,咽干不爽,咽喉疼痛,口苦,咳嗽,胸闷呕恶,头痛烦躁,舌边红、舌苔腻,脉弦数。

【治法】达膜宣郁,透邪解毒。

【方药】小柴胡汤合达原饮加防风草、射干、牡丹皮、贯众、板蓝根,芍药用赤芍。热偏盛则高热、咳嗽痰黄稠、舌红苔黄腻、脉滑数,加黄连、浙贝母、桔梗、桑白皮、栀子、连翘清热解毒、宣肺化痰。湿偏盛则身热不扬、午后发热,胸脘痞闷、恶心呕恶、便溏不爽,舌苔厚如粉、脉沉迟,加藿香、茵陈、青蒿、薄荷清热化湿。

3. 重型辨治 重型主要是邪毒壅滞,肺气郁闭,痰湿壅盛。治以宣肺肃肺、化痰祛湿为主。

(1)寒湿郁肺

【证候特征】咳嗽气促,痰多稀白,精神不振,胸满脘痞,恶心或呕吐,便溏,舌苔白腻,脉濡或滑。

【治法】温肺散寒,解毒化湿。

【方药】麻杏苡甘汤合平胃散加防风草、桔梗、姜半夏、川芎、藿香、佩兰、射干。兼气虚,神疲乏力、气短懒言、舌淡胖、脉细弱,加人参、茯苓、白术健脾益气化湿。寒湿郁而化热则身热不扬、午后尤甚,舌苔淡黄或黄白相间,脉濡数或滑数,加羌活、青蒿、石菖蒲、薄荷、荆芥解肌透热化湿。

(2)邪热郁肺

【证候特征】发热,咳喘,咯黄稠痰或痰中带血,胸膈满闷,胸胁作痛,甚则呼吸迫促,口渴,大便秘结,舌红苔黄腻,脉滑数。

【治法】清热解毒,泄肺化痰。

【方药】麻杏石甘汤合《痈疽验方》泻白散(桑白皮、地骨皮、甘草、贝母、紫菀、桔梗、当归、瓜蒌仁)或合《万氏家抄方》黄芩知母汤(黄芩、山栀、桑白皮、杏仁、甘草、知母、贝母、桔梗、天花粉)加防风草、射干、贯众、青蒿、薄荷、赤芍、牡丹皮。胸闷痰多加葶苈子或合小陷胸汤泻肺化痰,痰稠难咯加竹沥化痰,痰腥臭加生薏苡仁、桃仁、冬瓜仁化湿排脓,便秘加大黄或合调胃承气汤通腑,神疲、汗出加西洋参益气养阴。

（3）湿热蕴肺

【证候特征】发热或低热、身热不扬、咳嗽痰涎多，头身困重，胸闷，口渴不欲饮，便溏，舌苔厚腻色黄，脉滑。

【治法】清热化湿，宣肺化痰。

【方药】三仁汤合达原饮加防风草，芍药用赤芍。咽喉不利加射干、桔梗解毒清咽，痰黏稠难咯加竹沥、浙贝母润肺化痰，痰多胸闷痛加桔梗、葶苈子、桑白皮或合小陷胸汤泻肺化痰，身热不扬加青蒿、薄荷、藿香芳香化湿、透散郁热。

4. 危证辨治

危证主要是邪毒与痰湿搏结，肺气郁闭，肺络瘀滞，甚或厥脱。辨寒热虚实论治，采用化痰开闭、宣肺肃肺、救逆固脱等法。

（1）痰闭寒厥

【证候特征】咳嗽气喘，喉间痰鸣，呕吐痰涎，神志时昏时醒，胸腹痞胀，便秘，面色苍白或晦暗，嘴唇发绀，四肢逆冷不温，舌暗淡苔浊腻，脉滑。

【治法】宣肺肃肺，化痰开闭。

【方药】神昏以苏合香丸芳香开窍醒神，神清后以葶苈大枣泻肺汤合附子理中丸加苏子、防风草、白芥子、赤芍、地龙、姜半夏化痰湿。

（2）痰热闭肺

【证候特征】发热或高热，咳嗽气喘，吐痰或痰中带血，面红目赤，喉间痰鸣，口渴，谵语昏妄，恶心呕吐，大便不爽或便秘，舌红苔厚黄腻，脉滑数。

【治法】清热解毒，泻肺化痰。

【方药】麻杏石甘汤合小陷胸汤加葶苈子、防风草、泽泻、桔梗、赤芍、牡丹皮。痰黄黏稠加竹沥、浙贝母润肺化痰，便秘加大黄或合调胃承气汤通腑，咽喉不利加射干解毒利咽，痰带血加白茅根、侧柏叶凉血止血，高热加水牛角、牛黄清热，昏谵加石菖蒲、郁金、胆南星和送服安宫牛黄丸清热化痰、开窍醒神。

（3）热燔营血

【证候特征】身热夜甚，喘促，口干而不甚渴饮，心烦不寐，昏谵或昏愦，或肌肤斑疹，或吐血、衄血，或四肢抽搐，舌红绛少苔或无苔，脉细数或浮数无力。

【治法】清热解毒，凉血散血。

【方药】清营汤或清宫汤加防风草、赤芍、牡丹皮。喘促加葶苈子泻肺降逆，高热合白虎汤清热，斑疹、吐衄加白茅根、紫草凉血止血，抽搐加羚羊角、钩藤、地龙息风止痉，昏谵加石菖蒲、郁金和送服安宫牛黄丸清热化痰、开窍醒神。

（4）痰闭热厥

【证候特征】高热，胸中烦热，胸腹灼热，咳喘气促，喉间痰鸣，吐痰，烦躁不安,四肢逆冷,大汗,口渴,便秘,小便短赤,舌红少津少苔,脉数。

【治法】清热解毒,泻肺化痰。

【方药】麻杏石甘汤合白虎汤加射干、石菖蒲、地龙、郁金、葶苈子、桑白皮。口渴烦饮加西洋参、天花粉、芦根清热生津,气喘痰多合三子养亲汤泻肺化痰,便秘加瓜蒌仁、大黄通腑。

(5)气阴衰脱

【证候特征】呼吸困难,气喘或呼吸低微,神昏聩不语、蜷卧,汗多,面色晦暗或苍白,脉细数无力或散大,或身热骤降,烦躁不宁,呼吸浅促,面色苍白,冷汗淋漓,四肢厥冷,脉微细欲绝。

【治法】益气固脱。

【方药】静脉滴注生脉注射液;汤剂用生脉散加煅龙骨、煅牡蛎、山茱萸、附子、石菖蒲、制南星、郁金,鼻饲。

5. 恢复期辨治

恢复期主要是正气亏虚、余邪未尽,治当益气养阴、透泄余邪。

(1)正虚邪恋

【证候特征】低热,干咳少痰,多汗,气逆欲呕,心悸,气短神疲,虚烦不寐,舌红少苔,脉虚数。

【治法】益气养阴,透泄余邪。

【方药】竹叶石膏汤合生脉散加防风草、桑叶、石斛、怀山药。无发热去石膏,多汗加黄芪、浮小麦益气敛汗,虚烦不寐加生酸枣仁、丹参养心安神,低热加青蒿、鳖甲、地骨皮、知母清虚热。

(2)肺脾虚弱

【证候特征】低热或不发热,咳嗽,气短而喘,痰少而稀,纳差食少,腹胀便溏,神疲乏力,声低懒言,面白无华,舌淡苔白滑,脉弱。

【治法】健脾益肺,透化余邪。

【方药】参苓白术散加减。低热加青蒿、薄荷透热,便溏加藿香芳香化湿止泻,干咳加沙参、麦冬、五味子、浙贝母养阴生津、润肺止咳,气喘加杏仁、白果宣肺降逆平喘。

(3)气虚血滞

【证候特征】神疲乏力,胸闷气短,肌肉疼痛,头晕目眩,咽喉干涩或痛,声音嘶哑,舌暗苔白,脉弦。

【治法】益气养阴,活血通络。

【方药】生脉饮合四物汤、瓜蒌薤白汤加鸡血藤、桔梗,人参用西洋参,熟地黄改生地黄。神疲乏力加生黄芪益气，咽喉干涩则加浙贝母、射干、连翘解毒化痰利咽，肌肉疼痛加地龙、豨莶草、路路通通络止痛，头晕目眩加杭菊花、枸杞子、石斛滋阴潜阳。

（4）痰瘀未尽

【证候特征】咳嗽或伴有痰，头痛颈胀，肌肉疼痛，胸闷气促，咽痛声嘶，舌不知味，舌暗苔腻，舌底脉络紫暗，脉弦。

【治法】化痰活血。

【方药】血府逐瘀汤（桃仁、红花、生地、当归、赤芍、川芎、柴胡、枳壳、牛膝、桔梗、甘草）加地龙、僵蚕、蜈蚣、水蛭。头痛加白芷、蔓荆子止痛，胸闷气促合瓜蒌薤白半夏汤祛痰宽胸、通阳散结，咽痛声嘶加浙贝母、射干、麦冬、牛蒡子、薄荷解毒化痰、润喉开闭，肌肉疼痛加豨莶草、路路通通络止痛。

（5）肝肾不足

【证候特征】头晕目眩，五心烦热或低热，头痛，目胀痛，肌肉酸痛，肢体乏力，咽喉干涩或痛，声音嘶哑，舌暗苔少，脉弦细或细数。

【治法】补益肝肾。

【方药】青蒿鳖甲汤合杞菊地黄丸加防风草。头晕加刺蒺藜、藁本、蔓荆子滋阴祛风，头痛加川芎、赤芍通络止痛，目胀疼痛加石斛、决明子滋阴明目，咽痛声嘶合玄麦甘桔汤滋阴利咽，肌肉疼痛加木瓜、豨莶草、路路通强壮筋骨、通络止痛。

（6）少阳虚郁

【证候特征】神疲乏力，胸闷气短，忽冷忽热，心烦，失眠多梦，鼻塞流涕，心悸汗出，口干口苦，咽喉干涩，咳嗽或有痰，纳差乏味，舌暗苔腻，脉弦。

【治法】益气养阴，理气活血。

【方药】小柴胡汤合百合地黄汤加薄荷、丹参，人参用西洋参。神疲乏力加黄芪、当归益气养血活血，胸闷气短加瓜蒌、薤白通阳宽胸，咽喉干涩加麦冬、桔梗养阴利咽，心悸汗出加煅牡蛎、北五味子、浮小麦定悸敛汗，失眠加酸枣仁养心安神，纳差乏味加山楂健脾开胃消食，夹湿加防风草除湿。

附刘绪银医案：李某，女，46岁，旅居新加坡华人，2022年9月4日初诊（微信联系）。新型冠状病毒感染后神疲，忽冷忽热，鼻塞涕黄，咳嗽痰黄，胸闷气短，偶尔耳鸣，咽喉干涩，口干舌燥，纳差乏味。既往高血压病。舌暗红、苔腻，舌底脉络紫暗。辨证为少阳虚郁，治以理气活血、益气养阴为主，方用小柴胡汤合百合地黄汤加减：柴胡10g、西洋参5g（末，冲服）、法半夏10g、生地黄15g、百合15g、瓜蒌壳10g、薤白10g、丹参15g、浮小麦20g、北五味子15g、麦冬 15g、桔梗 10g、薄荷 10g（后下）、生酸枣仁 10g、煅牡蛎 30g（先煎）、当归 10g、带皮生姜 15g、山楂 15g、甘草 5g，5 剂，1 日 1 剂，水煎 2 次，混匀，分 2 次服，药渣煎水泡足 15 分钟。10 月 2 日微信随访，药后而愈。

常某，女，18 岁，旅居新加坡学生，2022 年 9 月 9 日初诊（微信联系）。新型冠状病毒感染后干咳，咽喉疼痛，流涕，舌红苔腻。辨证气阴两伤、邪毒留恋，治以益气养阴、解毒透邪为主，方用生脉饮合玄麦甘桔汤加减：西洋参 5g（末，冲服）、沙参 15g、麦冬 15g、桔梗 10g、杏仁 10g、薄荷 10g（后下）、连翘 1g、甘草 5g，5 剂，1 日 1 剂，水煎 2 次，混匀，分 2 次服。10 月 2 日微信随访，药后而愈。

第七节　风　疹

风疹是外感疫疠毒邪引起的以发热、咳嗽、皮肤红斑丘疹为主要特征的疫病。

【病因病机】

"风疹"病名见于《备急千金要方》，即《素问》之"瘾疹"和《金匮要略》《诸病源候论》之"风瘾"。本病由外感疫疠毒邪所致，四季可发生，多发于冬春。《诸病源候论》云："小儿因汗，解脱裳衣，风入腠理与气血相搏，结聚相连成瘾疹，风气止在腠理浮浅，其势微，故不肿不痛，但成瘾疹瘙痒耳。"邪毒从口鼻肌肤入，首犯肺卫，肺失宣肃，正邪交争，故发热咳嗽。邪毒与气血搏结，蕴于肌腠则皮肤起疹，邪毒随疹外泄后则康复。若邪毒蕴热入营血则高热烦渴，疹密集红艳紫赤。邪毒与气血相搏，阻于少阳则耳后枕部瘰疬痰核。

【诊断与分期】

西医风疹与本病相同，有接触史，初起有类似感冒表现，发热 1～2 天后皮肤出现淡红色斑丘疹，出疹 1～2 天后发热渐退，疹点逐渐隐退。疹退后可有皮屑，无色素沉着。耳后枕部及颈后淋巴结肿大。白细胞总数减少，淋巴细胞相对增多，风疹病毒抗体阳性。

【辨治概要】

治以透邪宣肺、清热解毒为原则。轻证是邪毒犯肺卫，表现为轻微发热，疹色淡红，疹分布均匀，病程 3～4 天，治宜透邪宣肺。重证是毒热深入气营，表现为壮热烦渴、皮疹密集、疹色鲜红或紫暗，出疹持续 5～7 天，治当清热解毒、凉血散血。

1. 寒毒犯肺

【证候特征】恶寒发热，喷嚏流涕，轻微咳嗽，精神倦怠，纳差，腹泻，皮肤瘙痒，皮疹色浅红、分布均匀、稀疏细小，耳后及枕部臖核，舌苔薄白，脉紧。

【治法】解表宣肺，透邪解毒。

【方药】桂枝麻黄各半汤加蝉蜕、薄荷、紫草、贯众、苏叶、升麻，或《医宗金鉴》宣毒发表汤（升麻、葛根、前胡、桔梗、枳壳、荆芥、防风、薄荷叶、木通、连翘、炒牛蒡子、淡竹叶、生甘草、芫荽）加减。咳甚加白薇、百部止咳，纳差加山楂消食，臖核加大青叶、浙贝母解毒散结，呕吐加半夏和胃止呕，腹泻加藿香、苍术燥湿止泻。

2. 热毒犯肺

【证候特征】发热咳嗽，喷嚏流涕，精神倦怠，口咽干，咽痛，目赤，胃纳不佳，皮肤红疹，皮疹瘙痒，耳后枕部臖核，舌质偏红、苔薄黄，脉浮数。

【治法】清热解毒，宣肺透疹。

【方药】银翘散合桑菊饮加蝉蜕、紫草、赤芍、牡丹皮、大青叶、贯众、升麻。臖核加蒲公英、夏枯草、浙贝母清热解毒散结，咽喉肿痛加僵蚕、射干解毒清咽。

3. 湿毒犯肺

【证候特征】恶寒发热，皮肤瘙痒，疹出色红，或遍身云片斑点，抓破后渗水，咳嗽，舌苔白或黄腻，脉浮数。

【治法】解毒化湿，宣肺透疹。

【方药】消风散加大青叶、薏苡仁、薄荷、淡竹叶、紫草、牡丹皮。热偏加金银花、连翘、薄荷清热解毒，湿偏盛加地肤子、车前子、青蒿、茵陈清热利湿，臖核加蒲公英、夏枯草、浙贝母清热解毒散结。

4. 气营两燔

【证候特征】壮热口渴，烦躁哭闹，疹色鲜红或紫暗，疹点较密，甚则融合成片，小便黄少，大便秘结，舌质红，苔黄糙，脉洪数。

【治法】清热解毒，凉营透疹。

【方药】五味消毒饮合《外科正宗》凉血地黄汤（生地黄、山栀子、玄参、黄连、当归、甘草）加桑叶、薄荷、牛蒡子、蝉蜕、紫草、赤芍、牡丹皮。高热加黄芩清热解毒，口渴加天花粉、鲜芦根清热生津，便秘加大黄、芒硝泻火通腑。

第八节 烂喉丹痧（猩红热）

烂喉丹痧是外感疫疠毒邪引起的一种疫病，临床表现以发热、咽喉肿痛或伴腐烂、全身弥漫性红色皮疹为特征。

【病因病机】

"烂喉丹痧"首见于唐大烈《吴医汇讲》，唐氏认为烂喉丹痧与阳毒类似。本病又称烂喉痧、烂喉疫痧、丹痧等。《疡科心得集·辨烂喉丹痧顺逆论》认为"烂喉丹痧者，系天行疫疠之毒，故长幼传染者多，外从口鼻而入内，从肺胃而发。其始起也，脉紧弦数，恶寒头胀，肤红肌热，咽喉结痹肿痛，遍体斑疹隐隐"。《丁甘仁医案·喉痧症治概要》云："此症发于夏秋者少，冬春者多，乃冬不藏精，冬应寒而反温，春寒犹禁，春应温而反冷，经所谓非其时而有其气，酿成疫疠之邪也。邪从口鼻入于肺胃，咽喉为肺胃之门户，暴寒束于外，疫毒郁于内，蒸腾肺胃两经，厥少之火，乘势上亢，于是发为烂喉丹痧也。"

咽喉为肺胃门户，气候寒暖失调则生毒，避之不及则邪毒从肌腠口鼻而入，内犯肺胃则发病。本病初起邪毒先犯肺卫，郁滞口咽、肌腠膜府，卫阳被遏，正邪相争，表现为恶寒发热、头痛、咽喉红肿疼痛。邪蕴阳怫化热，毒热灼伤膜络，与气血搏结，则血败肉腐而咽喉溃烂白腐。毒热蒸腾肌表则肌肤痧疹、色红如丹。毒热煎血伤络则血液妄行，表现为壮热、痧疹密布、融合成片、色泽紫暗或瘀点。毒热耗伤阴津则烦渴、舌光无苔、舌生红刺如杨梅。毒热内陷厥阴，灼伤心神，引动肝风，则神昏谵语、痉厥。毒热流窜关节则关节红肿疼痛。毒热流窜脏腑则气化不利，水道不利则小便不利，水湿外溢肌肤则水肿。后期多肺胃阴伤，表现为皮肤干糙脱屑、食欲不振、口唇干燥。

【诊断与病类】

西医猩红热属本病，潜伏期1～7天，初起发热、咽喉肿痛、喉核肿大，发病12小时后皮肤起沙粒丘疹，皮疹最早见于腋下、腹股沟与颈部，24小时内发遍全身。脸上不见红疹，口周形成环口苍白区。皮肤折叠处皮疹较密，关节折叠处皱痕色素沉着加深。恢复期皮肤脱屑。血白细胞总数及中性粒细胞增高，咽鼻拭子细菌培养可分离出 A 组乙型溶血性链球菌。临床分四期（潜伏期、前驱期、出疹期、恢复期）五型（普通型、轻型、中毒型、脓毒型、外科型或产科型）。

【辨治概要】

治疗以清热解毒、清利咽喉为原则。夏春农《疫喉浅论》云："疫喉痧治法全重乎清也，而始终法程不离乎清透、清化、清凉攻下、清热育阴之旨也。"潜伏期以固护正气、透邪解毒为主，用西洋参、沙参、大青叶、板蓝根、贯众煎水当茶饮。发病后应分期辨证论治。

1. 前驱期辨治 前驱期邪在卫分，治当解肌透邪、解毒利咽。临证有寒热之别，但多数医家忽视卫表寒证。《重订广温热论》云："风痧初起，必须疏达，如荆防败毒散（雷少逸时病论方）、连翘败毒散……总以散字为重。"

（1）寒毒犯肺卫

【证候特征】恶寒发热，无汗，头痛，咽喉肿痛，食欲减退，恶心呕吐，颌下颈部臀核,舌苔薄白,脉紧。

【治法】解表透邪,解毒利咽。

【方药】麻黄升麻汤加半夏、薄荷、桔梗、荆芥穗、防风草、大青叶,咽喉肿痛、乳蛾、臀核加漏芦、浙贝母、皂角刺软坚散结,恶心呕吐加陈皮、苏叶和胃降逆止呕。本证可用《白喉全生集》荆防败毒散(荆芥、防风、柴胡、姜汁炒僵蚕、姜汁炒半夏、桔梗、前胡、独活、羌活、金银花、枳壳、粉甘草、生姜)、《幼科指南》荆防败毒散(防风、荆芥、羌活、独活、柴胡、前胡、薄荷、连翘、桔梗、枳壳、川芎、茯苓、金银花、甘草、生姜)、《青囊全集》荆防败毒散(荆芥、防风、羌活、独活、前胡、柴胡、桔梗、玄参、茯苓、川芎、白芷、甘草节、皂刺、野菊)、《喉科种福》荆防败毒散(荆芥、防风、柴胡、前胡、皂角刺、羌活、独活、川芎、薄荷、生姜、桔梗、枳壳、茯苓、甘草、苏叶)加减。

(2)热毒犯肺卫

【证候特征】发热,口渴,头痛,咳嗽,咽喉肿痛或喉核红肿、上有白腐,皮肤潮红,颌下颈部臀核,舌红苔薄黄,脉浮数。

【治法】辛凉宣透,清热利咽。

【方药】《喉痧症治概要》解肌透痧汤(荆芥穗、净蝉衣、嫩射干、生甘草、粉葛根、牛蒡子、马勃、苦桔梗、前胡、连翘壳、炙僵蚕、淡豆豉、鲜竹茹、紫背浮萍)加升麻、大青叶、金银花、贯众、射干。喉核红肿加漏芦解毒清咽,臀核加夏枯草、浙贝母、漏芦、紫花地丁清热解毒散结,汗出不畅加薄荷、青蒿泄卫透邪。

2. 出疹期辨治 出疹期毒热内入营血,外蕴肌腠。治当清热解毒、凉营散血。

(1)毒遏少阳膜原(轻型)

【证候特征】憎寒发热,头痛,口渴,咽喉红肿痛,喉核肿大,皮疹色红,食欲减退,恶心呕吐,颌下颈部臀核,舌红少津,脉数。

【治法】清热解毒,和解少阳。

【方药】柴葛解肌汤加连翘、牛蒡子、薄荷、贯众、射干、生地黄、紫草。呕吐加苏叶、竹茹止呕,口渴加天花粉清热生津,喉核肿大、臀核加夏枯草、漏芦、浙贝母解毒利咽,热重加大青叶、栀子清热解毒。

(2)热蕴肺胃(普通型)

【证候特征】壮热,咽喉红肿痛、乳蛾,颌下颈部臀核,咳嗽气喘,皮疹色红如丹、压之褪色,舌苔黄糙、舌质红刺,脉数有力。

【治法】清热解毒,宣肺透邪。

【**方药**】银翘散合白虎汤加赤芍、牡丹皮、紫草、贯众、射干、生地黄、浙贝母、桑叶、枇杷叶。乳蛾、瘰核加夏枯草、皂角刺、漏芦、蒲公英解毒散结，咳喘加杏仁、葶苈子、桑白皮清热化痰，口渴加天花粉清热生津，便秘加大黄泻火通腑。本证可用《喉痧症治概要》加减竹叶石膏汤（青竹叶、桑叶皮、金银花、鲜苇茎、熟石膏、光杏仁、连翘壳、白莱菔汁、生甘草、象贝母、冬瓜子）加减。

（3）毒热入营（中毒型）

【**证候特征**】壮热烦渴，头痛面赤，咽喉肿痛糜烂或喉核肿大，颌下颈部瘰核，皮疹密布、色紫暗有瘀点瘀斑，咳嗽气喘，惊搐躁动，神昏谵语，舌质光红而有刺，脉浮数。

【**治法**】清热解毒，凉血散血。

【**方药**】清营汤加石膏、升麻、射干、大青叶、葛根、紫草、牡丹皮、仙鹤草。疹出不透加浮萍、淡豆豉泄卫透邪，喉核肿大、瘰核加马勃、板蓝根、夏枯草、浙贝母、漏芦、皂角刺解毒散结，咳喘加杏仁、葶苈子、桔梗、桑白皮宣肺降逆、止咳平喘，呕吐加竹茹止呕，便秘加生大黄通腑泻火，神昏谵语加石菖蒲、郁金和送服紫雪丹或安宫牛黄丸清心开窍，抽搐加钩藤、地龙、蝉蜕止痉。

（4）毒热弥漫（脓毒型）

【**证候特征**】壮热，头痛，咽喉糜烂有脓性假膜，喉核肿大，皮疹片状、色紫红有瘀点瘀斑，耳颊颌颈疼痛，颌下颈部瘰核，舌红绛少苔，脉数。

【**治法**】清热凉血，泻火解毒。

【**方药**】《东垣试效方》普济消毒饮加赤芍、牡丹皮、射干、生地黄、紫草、仙鹤草、大青叶。高热加生石膏、栀子清热解毒，喉核肿大、瘰核加夏枯草、蒲公英、漏芦、浙贝母、皂角刺解毒散结，咳喘加杏仁、葶苈子、桑白皮宣肺降逆、止咳平喘，便秘加酒大黄泻热通腑。

（5）气阴衰脱

【**证候特征**】气促喘息，烦躁不安，极度焦虑，面色灰白、口唇发绀，四肢厥冷，肌肤湿冷，大汗淋漓，脉微欲绝。

【**治法**】益气救逆，回阳固脱。

【**方药**】急以生脉注射液或参附注射液静脉滴注，汤剂用生脉散加煅龙骨、煅牡蛎、山茱萸，待厥逆纠正后再随证施治。

3. 恢复期辨治　恢复期邪气未尽、气阴耗伤，治以清泄余邪、益气养阴为主。

（1）热伏阴血

【**证候特征**】夜间低热，或手足心热或烦热，疹点不退，口渴欲饮水，牙龈出血，干咳，或肢节疼痛，或倦怠，舌红少苔，脉细数。

【治法】清热凉血，养阴透热。

【方药】青蒿鳖甲汤加紫草、仙鹤草、赤芍、薄荷。低热不退加知母、地骨皮、银柴胡清热，疹不退加升麻、浮萍、葛根泄卫透邪，咽痛加玄参、麦冬、甘草、桔梗清咽润喉，口渴加天花粉、沙参、芦根、石斛清热生津，干咳加沙参、麦冬、桔梗滋阴润肺，牙龈出血加白茅根、侧柏叶、茜草根凉血止血，肢节疼痛加忍冬藤、豨莶草通络止痛。

(2) 气阴不足

【证候特征】疹退脱屑，皮肤干燥，疹面粗糙，身热减轻或潮热盗汗，或咽喉肿痛，口渴欲饮水，干咳，神疲乏力或气短，或食纳不佳，或大便干结，舌红少苔，脉细弱。

【治法】益气养阴，清透余热。

【方药】沙参麦冬汤加紫草、芦根、金银花、青蒿、薄荷、生地黄，咽喉肿痛加玄参、桔梗清利咽喉，潮热盗汗加鳖甲、知母、地骨皮清热，神疲乏力、气短加西洋参益气，食纳不佳加麦芽、谷芽、山楂、鸡内金消食，大便干结加玄参、火麻仁、桃仁润肠通便。

对于本病，可以金银花、射干、夏枯草、野菊花、薄荷各适量，煎水漱口；以玉钥匙散或锡类散吹喉，咽喉肿痛刺络出血。

第九节　疫瘰病(传染性单核细胞增多症)

疫瘰病是外感疫毒引起的以发热、咽肿痛、瘰疬为主要临床表现的疫病。

【病因病机】

本病是外感疫疠毒邪所致，多发于小儿。疫毒从口鼻入结于咽喉，初起肺失宣肃，正邪交争，表现为发热、咽喉肿痛。继而邪蕴阳怫化热，毒热弥漫三焦，三焦气化障碍而生痰湿，痰湿热毒搏结头颈咽喉及皮下，表现为发热、乳蛾、瘰疬。毒热煎熬血液，灼伤脉络，表现为高热、肌肤斑疹、衄血。毒热流窜脏腑则脏腑失调，表现为高热、胁腹胀满疼痛、腹内癥瘕(肝脾肿大)、黄疸、恶心呕逆、肌肤水肿、神昏惊厥、偏瘫失语等。后期气阴不足、精血亏虚。

【诊断与病类】

本病即西医传染性单核细胞增多症，诊断以发热、咽喉肿痛、乳蛾、瘰疬、腹内癥瘕为依据，至少具备发热、咽炎、扁桃体炎、颈部淋巴结肿大、肝大、脾大中的三项以上，血淋巴细胞 >50% 或总数≥5.0×10^9/L，EB 病毒抗原、抗体初期阳性，VCA-IgG 抗体滴度 4 倍以上，EA 抗体一过性升高。

【辨治概要】

治以解毒透邪、化痰散结、凉血散血为主，分期辨证施治。

1. 前驱期辨治 前驱期约 5～15 天，主要是毒邪犯卫，有类似感冒症状，治以解毒透邪为主。

（1）风热犯卫

【证候特征】发热，咳嗽流涕，头痛，口干，咽红疼痛，胸闷，恶心，腹胀，舌尖红、苔白或薄黄，脉浮数。

【治法】辛凉透邪，清热解毒。

【方药】银翘散合桑菊饮加减。身热起伏加白花蛇舌草、大青叶、忍冬藤清热解毒，咽喉痛加射干、贯众解毒清咽，口渴加天花粉清热生津，头痛加赤芍、白芷、川芎通络止痛，胸闷恶心、腹胀加苏梗、藿香梗、竹茹理气和胃。

（2）湿毒遏卫

【证候特征】恶寒发热，身热不扬，咽痛咳嗽，头身困重疼痛，胸闷脘痞，恶心，大便溏，舌苔腻，脉濡缓或滑数。

【治法】芳香透邪，化湿解毒。

【方药】藿朴夏苓汤加射干、贯众、薄荷、连翘、桔梗。恶寒甚加香薷解表化湿，高热加大青叶、金银花、栀子、青蒿清热解毒，咳嗽加浙贝母、百部化痰止咳，头痛加白芷、赤芍止痛，身重肢痛加薏苡仁、秦艽、淡竹叶渗湿通络止痛，胸闷脘痞、恶心加荷叶、佩兰、生姜芳香化湿、和胃降逆。

2. 典型期辨治 典型临床期是邪毒流窜经络脏腑，波及营血，表现为发热、咽峡炎、淋巴结肿大三联症，部分有胁下痞块，治以清热解毒、化痰散结、凉血散血为主。

（1）毒热蕴肺

【证候特征】发热，咽喉红肿疼痛，喉核肿大或脓点，咳嗽气促，瘰疬，舌红苔黄或黄腻，脉浮数或滑数。

【治法】清热宣肺，解毒散结。

【方药】麻杏石甘汤加金银花、连翘、射干、薄荷、桔梗、板蓝根、鱼腥草。咽喉痛、喉核肿大加蒲公英、紫花地丁、马勃解毒清咽，咳嗽痰多加桑白皮、葶苈子泻肺化痰，瘰疬加蒲公英、夏枯草、浙贝母、山慈菇解毒散结。

（2）邪遏膜原

【证候特征】寒热往来，身重疼痛，咽喉疼痛，喉核肿大或脓点，瘰疬，胸闷脘痞，腹胀满，恶心呕逆，舌苔白厚腻浊或黄腻浊或如粉积，脉缓或弦数。

【治法】解毒化浊，疏达膜原。

【方药】柴胡达原饮合三仁汤加连翘、金银花、青蒿、射干、薄荷。喉核肿大加蒲公英、马勃解毒清咽，瘰疬加浙贝母、山慈菇解毒散结，恶心呕逆加竹茹和胃降逆，身重疼痛加秦艽、蚕沙化湿通络止痛。

（3）湿热蕴积

【证候特征】发热，口渴，咽喉肿痛，喉核肿大或脓点，瘰疬，肢体酸困倦怠，胸闷腹胀，胁下痞块，恶心呕逆，或黄疸，舌红苔黄腻，脉滑数。

【治法】清热化湿，解毒散结。

【方药】《医效秘传》甘露消毒丹（滑石、黄芩、茵陈、石菖蒲、川贝母、木通、藿香、连翘、白蔻仁、薄荷、射干）加蒲公英、山慈菇。喉核肿大加山豆根、马勃解毒清咽，瘰疬加生牡蛎、漏芦解毒散结，呕逆加竹茹、生姜和胃降逆，胁下痞块加郁金、赤芍、生牡蛎活血解毒散结，黄疸加茵陈、田基黄利胆退黄。

（4）毒热炽盛

【证候特征】壮热不退，口渴烦躁，面红目赤，咽喉肿痛，喉核红肿糜烂脓点，瘰疬，胁下痞块，口臭便秘，舌红苔黄，脉数有力。

【治法】清热利咽，解毒散结。

【方药】白虎汤合《东垣试效方》普济消毒饮加减。喉核红肿糜烂加蒲公英、漏芦、紫花地丁、败酱草清热解毒，瘰疬加浙贝母、夏枯草、山慈菇解毒化痰散结，胁下痞块加浙贝母、郁金、赤芍、生牡蛎活血散结，便秘加大黄通腑。

（5）气营两燔

【证候特征】壮热烦渴，气促，咽喉红肿疼痛，喉核肿大或溃烂，口臭便秘，面红唇赤或黄疸，皮疹或衄血或尿血，瘰疬，胁下痞块，或谵语神昏、惊厥抽搐，舌红绛苔黄燥，脉洪数。

【治法】清热解毒，凉血散血。

【方药】《疫疹一得》清瘟败毒饮加减，芍药用赤芍。口渴加天花粉、知母、石斛清热生津，喉核肿大或溃烂加马勃、大青叶、败酱草、板蓝根解毒清咽，瘰疬加山慈菇、山豆根解毒散结，皮疹或衄血加紫草、牡丹皮凉血止血，尿血加茜草根、白茅根、小蓟凉血止血，黄疸加茵陈、田基黄利胆退黄，胁下痞块加赤芍、牡丹皮、生牡蛎活血散结，惊厥抽搐加钩藤、地龙止痉。谵语神昏加石菖蒲、郁金、竹沥化痰开窍，急服紫雪丹或安宫牛黄丸。

（6）痰热流注

【证候特征】不规则发热，颈、腋、腹股沟皮下瘰疬而以颈部为著，胁下痞块，舌红苔黄腻，脉滑数。

【治法】清热解毒，化痰散结。

【方药】《医门补要》清肝化痰丸（生地黄、丹皮、海藻、贝母、柴胡、昆布、海带、夏枯草、僵蚕、当归、连翘、栀子）加生牡蛎、山慈菇。热不退加青蒿、薄荷、鳖甲清散郁热，胁下痞块加柴胡、赤芍、郁金、鳖甲疏肝活血散结。

（7）毒蕴肝胆

【证候特征】发热，胸闷胁痛，恶心呕吐，胁下痞块，黄疸，腹胀，大便干结或溏，舌红苔黄腻，脉弦数。

【治法】清热解毒，化瘀利湿。

【方药】龙胆泻肝汤加茵陈、田基黄、赤芍、牡丹皮。高热不退加青蒿、金银花、黄连、板蓝根清热解毒，胸闷胁痛加郁金、川楝子、延胡索理气活血止痛，腹胀、恶心呕吐加佩兰、竹茹、藿香梗理气化湿、和胃降逆，瘰疬、胁下痞块加山慈菇、郁金、生牡蛎、浙贝母活血散结，大便干结加玄参、桃仁润肠，便溏加藿香、厚朴化湿。

（8）水瘀互结

【证候特征】发热，咽喉疼痛，咳嗽，眼睑肌肤浮肿，瘰疬、胁下痞块，尿少、尿血、尿浊，舌红苔黄滑，脉数。

【治法】清热解毒，利水消肿。

【方药】麻黄连轺赤小豆汤合四苓散加减，连轺即田基黄。咽喉痛加金银花、连翘、射干解毒清咽，瘰疬、痞块加生牡蛎、浙贝母、山慈菇、赤芍化痰散结，尿血加白茅根、茜草根、小蓟清利止血，尿浊加土茯苓、萆薢分清别浊。

3. 恢复期辨治　恢复期主要是邪毒渐衰，正气已伤，气阴不足，表现为发热渐退、瘰疬与胁下痞块缩小，治当扶正透邪。

（1）正虚邪恋

【证候特征】发热渐退或低热不退，瘰疬、胁下痞块缩小，神疲、气短乏力，口渴，小便短赤，大便干结，舌质淡或红、苔少或花剥，脉细弱。

【治法】益气养阴，通络化瘀。

【方药】青蒿鳖甲汤加山慈菇、生牡蛎、浙贝母、海浮石。低热不退加薄荷、连翘、银柴胡、地骨皮透泄余热，神疲气短合生脉散益气养阴。

（2）阴虚火旺

【证候特征】低热或午后潮热，夜间盗汗，口渴引饮，食欲不振，瘰疬、胁下痞块，舌暗红、苔薄白，脉细数。

【治法】滋阴降火，化痰散结。

【方药】沙参麦冬汤合《医学心悟》消瘰丸（玄参、浙贝母、生牡蛎）加青蒿、生地黄、百合、知母、地骨皮。盗汗加五味子、浮小麦敛汗，口渴加芦根、石斛清热生津，食欲不振加山楂、鸡内金消食，瘰疬、胁下痞块加鳖甲、郁金、三棱、莪术、山慈菇化痰活血散结。

（3）气血亏虚

【证候特征】瘰疬、胁下痞块，神疲乏力，自汗或盗汗，纳差，舌淡红苔白，脉细弱。

【治法】益气养血，软坚散结。

【方药】《医宗金鉴》香贝养营汤（白术、人参、茯苓、陈皮、熟地黄、川芎、当归、贝母、酒炒香附、酒炒白芍、桔梗、甘草）加减。瘰疬、胁下痞块加牡蛎、山慈菇、重楼解毒散结，汗出加浮小麦、五味子敛汗，纳差加山楂、鸡内金消食。

以上证候是基本证候，但对个体而言，往往证候兼夹，临证应抓住主证，灵活辨治。对于咽喉疼痛、喉核肿大可以锡类散或冰硼散适量，喷吹于咽喉部位。颈、腋、腹股沟部瘰疬以《外科正宗》如意金黄散（天花粉、黄柏、大黄、姜黄、白芷、紫厚朴、陈皮、甘草、苍术、天南星）外敷。

第十二章

心系外感病

心肺以脉相连，邪毒从肌腠和口鼻而入犯肺，极易传心，导致心受邪为病。心主血脉，中医心系疾病主要包括西医心脏疾病和血管疾病。心系外感病除一般外感症状外，主要特征是鼓动失常，气机不畅，血脉郁滞，表现为胸闷胸痛、心悸。血不利则为水，水停聚久则成痰，故常兼痰饮证。治以透泄邪气、调和气血、镇心定悸为主。

第一节　心瘅（病毒性心肌炎）

心瘅是外感毒邪所致的以发热、心悸、胸闷痛、短气为主要表现的心系疾病。

【病因病机】

《灵枢·五变》云："百疾之始期也，必生于风雨寒暑，循毫毛而入腠理，或复还，或留止，或为风肿汗出，或为消瘅。"故为发展中医学术，将邪毒舍于心所致的疾病称为"心瘅"。

本病初起邪毒侵淫肺卫，内舍于心，常见发热、鼻塞、咽痛、咳嗽等卫分症状。湿毒从口咽直入损伤脾胃则腹泻腹胀。邪毒蕴于心，既损心体，又与血搏结，导致心气阴两伤、血脉瘀滞，表现为心悸、胸闷心痛、脉律失常。毒邪壅滞，心神失常则心烦、谵语、神昏。气阴耗竭则四肢厥冷、大汗淋漓、脉微欲厥。恢复期主要是气阴已伤，邪毒未尽，血脉不和。

心主血，血不利则津停为水湿，水湿久聚则成痰。故本病在病理演变过程中，痰湿是重要病理产物。水湿既泛溢肌肤，又内停心肺，壅塞血脉，加重血脉瘀阻，形成恶性循环则病情加重，表现为虚里应手无力、唇青面紫、呼吸困难、喘促不能平卧、肌肤肿胀。

【诊断与病类】

西医病毒性心肌炎按本病论治，初起发热、全身酸痛、咽痛、恶心呕吐、腹泻等，继而心悸、胸闷痛或心痛、呼吸困难、水肿。急性期白细胞增高，血沉增快，C 反应蛋白、血清肌酸磷酸激酶同工酶（CK-MB）、血清肌钙蛋白 T、血清肌钙蛋白 I 增加。咽拭子、粪便可分离出病毒，病毒 RNA、特异性抗体阳性。心电图 ST-T 改变，常见 T 波倒置或降低，ST 段可轻度移位，心律失常。病情重者胸部 X 线检查心影增大，超声心动图左心室增大、室壁运动减低、心脏收缩功能异常、心室充盈异常，放射性核素心肌显像可显示心肌细胞坏死区的部位和范围。

【辨治概要】

治疗以解毒益心化瘀为原则，分前驱期、心损伤期、恢复期和变证论治。

1. 前驱期辨治 前驱期邪在卫分，治以透邪解毒为主，辨寒热湿论治。

（1）寒毒犯卫

【证候特征】发热恶寒，无汗，头身疼痛，骨节酸楚，胸闷痛，心悸气短，舌淡苔薄白，脉迟或迟紧或结代。

【治法】辛温散寒，温通心脉。

【方药】麻黄附子细辛汤合桂枝汤加丹参、川芎。咳嗽咯痰加杏仁、前胡、姜半夏、桔梗宣肺化痰，胸闷痛加瓜蒌、薤白宣通胸阳，头痛加白芷、蔓荆子疏风止痛，身痛加忍冬藤通络止痛。

（2）热毒犯卫

【证候特征】发热，头痛身楚，鼻塞咽痛，或伴咳嗽，心悸气促，胸闷胸痛，舌苔薄黄，脉促或结代。

【治法】辛凉透邪，清热解毒。

【方药】银翘散加丹参、赤芍、苦参。咽喉痛加生地黄、玄参养阴解毒利咽，咳嗽痰黄合桑菊饮，胸闷痛加瓜蒌、薤白、川芎宣痹止痛，口渴甚加天花粉、沙参清热生津，高热加黄芩、栀子清热。

（3）湿毒蕴结

【证候特征】发热，头痛困重，骨节酸楚，胸闷胸痛，心悸气促，恶心呕吐，腹胀腹泻，舌苔腻，脉濡缓或结代。

【治法】芳香透邪，化湿解毒。

【方药】藿香正气散加丹参、土茯苓、苦参、连翘、大青叶。胸闷痛加石菖蒲、瓜蒌、薤白、赤芍、川芎宣痹止痛，咳嗽痰多加杏仁、石菖蒲、百部、前胡化痰止咳。

2. 心损期辨治 心损期主要是邪蕴阳怫化热，耗伤气阴，煎熬血脉，痰浊瘀壅塞于心。治宜清热解毒、活血化痰，佐以护正。

（1）邪郁少阳膜府

【证候特征】发热恶寒，往来寒热，胸闷心悸，倦怠，或咳嗽、呕吐，腹泻或便秘，舌苔黄，脉弦缓或结代。

【治法】和解少阳，透邪解毒。

【方药】小柴胡汤合瓜蒌薤白半夏汤加丹参、苦参、赤芍、川芎。心悸加生龙骨、生牡蛎镇心定悸，呕吐加竹茹止呕，腹泻加厚朴、石菖蒲、藿香梗芳香化湿止泻，咳嗽加杏仁、桔梗宣肺止咳，便秘加大黄通腑。

（2）寒热错杂

【证候特征】发热心悸，胸闷心烦，心下痞闷，恶心呕吐，腹胀腹泻，舌苔黄相间，脉结代。

【治法】辛开苦降，寒温并用。

【方药】半夏泻心汤加丹参、苦参。心烦加栀子、淡竹叶清热除烦，高热加栀子、板蓝根清热解毒，呕吐加竹茹止呕，腹泻加藿香根、厚朴、石菖蒲化湿止泻，痞满加厚朴、枳实理气除满。

（3）热扰胸膈

【证候特征】发热心烦，全身倦怠，心悸气短，口渴，呕吐，腹泻，舌苔黄腻，脉促。

【治法】清热凉膈，透邪解毒。

【方药】栀子豉汤加丹参、苦参、连翘、板蓝根，或《外台秘要》升连栀子豉汤加减。全身倦怠加西洋参、土茯苓益气解毒，呕吐加半夏、竹茹、生姜和胃止呕，腹泻合葛根芩连汤清热止泻，便秘加大黄通腑。

（4）气分热盛

【证候特征】发热汗出，心烦口渴，胸闷痛，心悸气短，咳嗽痰黄，舌苔黄腻，脉促或结代。

【治法】清热解毒，益气生津。

【方药】白虎加人参汤加苦参、丹参。胸闷痛加瓜蒌、薤白、赤芍宣痹止痛，口渴加沙参、麦冬、天花粉、葛根清热生津。咳嗽痰多加瓜蒌、桑白皮、桔梗宣肺化痰止咳，热盛腑实加大黄泄热通腑。

（5）热入营血

【证候特征】高热口渴，胸闷心悸，口唇青紫，谵语或神昏，舌绛少苔，脉促或结代。

【治法】清热解毒，凉血散血。

【方药】清营汤或清宫汤加赤芍、牡丹皮、丹参、苦参、板蓝根。口渴甚加沙参、天花粉、葛根清热生津止渴，高热加黄连、黄芩清热解毒，神昏送服安宫牛黄丸。脘闷腹泻、恶心纳差、舌苔黄腻加黄芩、黄连、石菖蒲清热燥湿。本证可用黄连解毒汤合犀角地黄汤加减。

（6）痰热内结

【证候特征】胸闷心悸，心前区憋痛，口苦口腻或口干便秘，舌红胖、苔腻浊或黄腻，脉滑数或促。

【治法】清热化痰，活血化瘀。

【方药】小陷胸汤加赤芍、石菖蒲、丹参、郁金，或黄连温胆汤（温胆汤加黄连）加丹参、牡丹皮、赤芍、瓜蒌。失眠加淡竹叶、酸枣仁、磁石清热安神，高热加黄芩、栀子、苦参清热解毒，口渴加沙参、石斛、葛根清热生津，咳嗽痰黄加杏仁、桔梗、桑白皮化痰止咳，便秘加大黄通腑，谵语神昏服安宫牛黄丸清热开窍醒神。

（7）痰遏少阳

【证候特征】心悸怔忪，易惊悸，懊侬心烦，头晕失眠，多梦，胸闷脘痞，咽涩口苦，呕恶呃逆，舌红苔白腻，脉滑。

【治法】理气化痰，利胆宁心。

【方药】小柴胡汤合酸枣仁汤、温胆汤加减。高热心烦加黄连、栀子、豆豉清热除烦。失眠加琥珀粉、远志宁心安神，惊悸加珍珠母、生牡蛎、生龙齿重镇定惊，呕吐呃逆加苏叶、枇杷叶、旋覆花降逆止呕，眩晕加天麻、钩藤平肝息风。

3. 恢复期辨治　恢复期主要是邪毒未尽、气阴耗伤、血脉失和，治当透泄余邪、益气养阴、调和气血。

（1）阴虚热恋

【证候特征】胸闷胸痛、心悸、短气乏力，发热，口咽干燥，舌红少津少苔，脉细数或结代。

【治法】清热养阴，养血活血。

【方药】黄连阿胶汤合酸枣仁汤加丹参、苦参。胸闷痛加瓜蒌、薤白、赤芍宣痹化瘀止痛，心悸加生龙骨、生牡蛎镇心定悸，气短加西洋参益气，口咽干燥加麦冬、天花粉、石斛清热生津，脘痞纳差加广藿香、薏苡仁、厚朴醒脾开胃。本证可用《温病条辨》加减复脉汤合酸枣仁汤加减。

（2）气阴两虚

【证候特征】心悸怔忡，胸闷气短，身倦乏力，或五心烦热，自汗盗汗。舌红少津、苔薄，脉细弱或结代。

【治法】益气养阴，宁心安神。

【方药】生脉散加丹参、沙参、苦参。胸闷加瓜蒌、薤白宣通胸阳，心胸隐痛加赤芍、川芎、郁金、降香理气活血止痛，心悸、自汗或盗汗加煅龙骨、煅牡蛎、浮小麦镇心敛汗,五心烦热加地骨皮、白薇、青蒿、鳖甲清虚热。

(3)阴阳两虚

【证候特征】胸闷心悸,气短乏力,头晕,口咽干燥,面色白,肢冷畏寒,便溏,舌淡胖,脉沉细而迟。

【治法】益气滋阴,通阳复脉。

【方药】炙甘草汤加丹参、苦参、酸枣仁、柏子仁、龙齿、磁石。气短乏力重用炙甘草、人参益气。口咽干燥去桂、姜、枣、酒,重用生地黄、麦门冬,酌加知母、黄柏滋阴降火。面色白、肢冷易桂枝为肉桂,加附子温阳。胸闷加瓜蒌、薤白宣通胸阳,心痛加赤芍、川芎活血止痛。本证可用国医大师张学文教授四参安心汤(西洋参或太子参、丹参、玄参、苦参、炙甘草、炒酸枣仁、麦冬、生山楂、桂枝)加减。

(4)正虚血瘀

【证候特征】胸闷胸痛,心悸怔忡,心慌气短,舌黯苔白,脉沉涩或结代。

【治法】益气养心,活血化瘀。

【方药】《医林改错》血府逐瘀汤(桃仁、红花、当归、生地黄、牛膝、川芎、桔梗、赤芍、枳壳、甘草、柴胡)合生脉散加黄芪。胸闷加全瓜蒌、薤白化痰通阳,心悸怔忡加煅龙骨、煅牡蛎镇心定悸,胸痛加全蝎、地龙、水蛭通络止痛,气短汗出加煅龙骨、煅牡蛎、山茱萸、浮小麦敛汗。阳气已虚,四肢不温、脉结代,加制附子、薤白、淫羊藿、鹿衔草温阳散寒。本证可用国医大师张学文教授四参安心汤加减。

(5)心脾两亏

【证候特征】胸闷隐痛,心悸怔忡,心慌气短,自汗,神疲乏力,头晕,面色无华,纳差,舌淡、边有齿痕、苔薄白,脉细或结代。

【治法】健脾益气,养血补心。

【方药】《正体类要》归脾汤(白术、人参、黄芪、当归、甘草、茯苓、远志、酸枣仁、木香、龙眼肉、生姜、大枣)加生山楂、丹参。纳差加炒麦芽、鸡内金,胸痛加赤芍、川芎、三七活血止痛,胸闷加瓜蒌、薤白宣通胸阳。

4. 变证辨治 变证主要是血不利为水,心气衰竭,产生心水和心厥变证。

(1)心水

【证候特征】胸闷气喘,不能平卧,四肢不温,口唇青紫,心悸怔忡,腹胀肢肿,气短自汗,咳嗽气喘,少尿,大便溏或腹泻,舌淡或黯、苔白滑,脉沉细或结代。

【治法】益气强心,活血利水。

【方药】真武汤加丹参、益母草、牛膝、葶苈子、白茅根，或苓桂术甘汤合《重订严氏济生方》参附汤（人参、附子）加丹参、葶苈子。少尿水肿加猪苓、泽泻、牵牛子、沉香行气逐水，咳吐痰涎加瓜蒌、半夏、葶苈子化痰，瘀甚加泽兰、红花化瘀行水，腹胀便溏加厚朴、藿香梗理气燥湿，气短自汗加黄芪、人参、五味子益气固表，水湿化热加苦参、猪苓、泽泻、淡竹叶渗利湿热。

（2）心厥

【证候特征】心悸怔忡，大汗淋漓，精神萎靡，面色苍白，肢体厥冷，脉微欲绝。

【治法】益气养阴，回阳救逆。

【方药】静脉滴注生脉注射液，汤剂用生脉散加附子、煅龙骨、煅牡蛎、山茱萸、丹参。

第二节　心热病（感染性心内膜炎）

心热病是外感温热毒邪所致的以发热、心悸怔忪为主要表现的心系病。

【病因病机】

"心热病"首见于《内经》，《素问》云"心热病者，先不乐，数日乃热，热争则卒心痛，烦闷善呕，头痛，面赤，无汗"（《刺热》），"今夫热病者，皆伤寒之类也……人之伤于寒也，则为病热"（《热论》）。心与肺以脉相连，心开窍于口，口鼻相连，邪毒既可从口鼻入中于心，又可从肌腠皮毛入经肺传于心，导致心热病。

本病初起邪犯卫分，正邪交争，表现为发热恶寒、咽喉不适、头身疼痛、心悸。肺与心以脉相连，邪毒内入，郁遏气机，肺失宣肃，上焦不利，胸阳郁遏，气血郁滞，则发热、胸闷胸痛、心悸怔忪、咳嗽。热伤阴津则口渴，热炽炼津则津液凝聚成痰。邪热内炽，既迫血妄行，又煎熬血液为瘀，故咯血、血尿、便血、肌肤瘀点而触痛。痰瘀搏结，壅塞于心则血脉瘀滞，瘀于头则头痛、失语，瘀于腹则腹胀腹痛、呕吐，瘀于肢体则关节痛、皮肤苍白、偏瘫。气血郁滞则化热，瘀滞愈甚则热甚，热愈甚则血愈瘀。津血相关，血不利则津液停而为水为痰为饮，表现为少尿、肌肤浮肿。恢复期以气阴亏虚、血脉瘀滞为主。若失治误治，或病久不愈则气阴耗竭，阴阳离决，危及生命。

【诊断与病类】

本病以发热、心悸怔忪为主要表现，西医感染性心瓣膜炎或心室壁内膜炎按本病论治。急性心内膜炎主要是感染高毒力细菌，起病突然，伴高热、寒战，全身毒血症症状明显，易掩盖急性感染性心内膜炎的临床症状。亚急性多数起病缓慢,有全身不适、疲倦、低热及体重减轻等,少数以并发症形式起病。发热是最常见症状,热型不规则,热程较长;可闻及心脏杂音;皮肤可见散在小瘀点,指趾屈面有隆起的紫红色小结节(Osler 结节),触痛;脾大、腹痛、血尿、便血、胸痛、咳嗽、咯血、肺部啰音、头痛、呕吐、偏瘫、失语、抽搐甚至昏迷等。血常规检查为进行性贫血、白细胞增多、中性粒细胞升高、血沉增快、C 反应蛋白阳性,血细菌培养阳性,心电图异常,影像检查可见心内膜赘生物。

【辨治概要】 治以清热解毒为主,佐以化痰、活血、护心。

1. 风热犯卫

【证候特征】发热,口渴,无汗或少汗,头痛,胸闷心悸,或咳嗽、咽痛,苔薄舌尖红,脉浮数。

【治法】辛凉解肌,泄卫透邪。

【方药】银翘散加丹参、赤芍、牡丹皮。渴甚加天花粉、葛根清热生津,咽痛加马勃、射干、玄参解毒清咽,咳嗽痰多加贝母、杏仁宣肺化痰止咳,鼻衄痰血去荆芥,豆豉加白茅根、侧柏叶清热凉血,胸闷加瓜蒌、薤白、郁金理气宽胸,心悸加龙齿定悸。兼气虚加西洋参、沙参益气,兼阴虚加麦冬、玉竹养阴。

2. 热郁心肺

【证候特征】发热,胸痛心悸,心胸烦热,咳嗽气促,痰带血丝,口渴,咽痛,头与背痛,或指趾疼痛性结节,舌红苔薄黄,脉数。

【治法】清热宣肺,凉血活血。

【方药】麻杏石甘汤加连翘、蒲公英、赤芍、生地黄、丹参、牡丹皮。咳嗽气促加桔梗、桑白皮清热化痰止咳,口渴加天花粉清热生津,咽痛加薄荷、牛蒡子、桔梗、射干解毒清咽,胸闷加瓜蒌、郁金理气宽胸,痰血加白茅根、侧柏叶清热止血,心悸加生龙骨、生牡蛎定悸,指趾疼痛性结节加地龙、忍冬藤通络止痛。

3. 痰热结胸

【证候特征】发热寒战,胸闷心痛,心悸,咳嗽痰黄,咯血,头晕目眩,不思饮食,腹胀,恶心呕吐,舌红苔黄厚腻,脉滑。

【治法】清热解毒,开肺化痰。

【方药】麻杏石甘汤合小陷胸汤加苇茎、桃仁、赤芍、丹参。胸闷加桔梗、柴胡、瓜蒌、郁金理气宽胸,咳嗽痰黄难咯加桔梗、桑白皮、竹沥、浙贝母化痰,咯血加白茅根、侧柏叶清热止血,口渴加天花粉清热生津,腹胀加厚朴、枳实散滞,呕吐加竹茹止呕。气虚加西洋参、茯苓益气,阴虚加沙参、玉竹、石斛清热养阴。

4. 热灼营血

【证候特征】高热汗出,胸闷胸痛,心悸,气喘气急,咳嗽,咯血,便血、尿血，口干口渴，头痛目赤，皮肤瘀斑，指趾疼痛性结节，烦躁不安或神昏谵语，或痉厥抽搐，舌红绛少苔或苔黄燥，脉数或细数。

【治法】清热解毒，凉血散血。

【方药】清营汤加减。高热加石膏、黄芩、栀子、大青叶、贯众清热解毒，口渴加天花粉清热生津，胸闷痛加瓜蒌皮、郁金、赤芍宽胸止痛，咳喘痰黄加杏仁、桔梗、桑白皮、葶苈子清肺化痰，痰难咯加竹沥、川贝母涤痰，咯血、便血、尿血加白茅根、侧柏叶或合桃核承气汤清热逐瘀止血，头痛目赤加黄芩、夏枯草清利头目，皮肤瘀斑加赤芍、牡丹皮、紫草凉血化斑，指趾疼痛性结节加忍冬藤、地龙通络止痛，神昏谵语送服安宫牛黄丸或至宝丹清心开窍，痉厥抽搐加羚羊角、钩藤、地龙息风止痉。本证可用《温病条辨》清宫汤加减。

5. 正虚邪恋

【证候特征】发热，五心烦热，汗出，胸闷心痛，口干渴，咳嗽，神疲倦怠，心悸怔忡，失眠多梦，便秘或食少便溏，或身痛，或肢体偏瘫，皮肤瘀斑，舌红少津、苔黄燥，脉细弱或细涩。

【治法】益气养阴，养血活血。

【方药】青蒿鳖甲汤合沙参麦冬汤加赤芍、丹参、五味子、人参。胸闷心痛加瓜蒌、郁金、赤芍宽胸止痛，汗出加浮小麦、山茱萸、煅龙骨、煅牡蛎敛汗，心悸怔忪加柏子仁、酸枣仁、龙齿养心定悸，失眠多梦加生酸枣仁、合欢花养心安神，便秘加当归、桃仁、火麻仁润肠通便，食少加山楂、谷芽、麦芽消食健脾，便溏加藿香梗、茯苓化湿，皮肤瘀斑加赤芍、牡丹皮、紫草活血化斑。

6. 阴虚火旺

【证候特征】午后或夜间发热，或手足心热，心烦心悸，两颧发红，盗汗，口燥咽干，伴皮肤瘀点，或口腔溃疡或龋齿反复发作，大便干结，尿少色黄，舌红干苔少，脉细数。

【治法】育阴泄火，活血通络。

【方药】黄连阿胶汤加知母、生地黄、地骨皮、银柴胡。口舌生疮加莲子心、竹叶、灯心、玄参清心火，盗汗加五味子、山茱萸、糯稻根敛汗，口燥咽干加麦冬、天花粉清热滋阴生津，失眠加生酸枣仁、远志、合欢花养心安神，大便干结加玄参、当归、桃仁润肠，尿黄少加白茅根、车前草清热生津利尿。兼气虚加太子参或西洋参益气，兼胃阴虚加石斛、玉竹、荸荠汁益胃养阴，皮肤瘀点加赤芍、牡丹皮、紫草活血化斑。

7. 心脾两虚

【证候特征】发热，心悸，不思饮食，倦怠乏力，面色萎黄，或动则加重，或形体消瘦，或头晕目眩，或失眠多梦，或脘腹胀满，或大便不调，舌质淡，苔薄白，脉虚弱。

【治法】健脾养心，益气安神。

【方药】桂枝甘草龙骨牡蛎汤合《正体类要》归脾汤（白术、人参、黄芪、当归、甘草、茯苓、远志、酸枣仁、木香、龙眼肉、生姜、大枣）加减。失眠多梦加柏子仁、合欢花、茉莉花安神，腹胀加陈皮、厚朴、佛手理气消滞。

8. 胸阳痹阻

【证候特征】心悸心痛，胸闷憋气，咳嗽，倦怠乏力，手足不温，面色苍白或暗，肌肤水肿，舌淡苔白厚腻，脉沉或虚弱。

【治法】温阳益气，活血通络。

【方药】桂枝人参汤合瓜蒌薤白半夏汤加丹参、赤芍、川芎。心悸加炙甘草、龙骨、牡蛎养心定悸，胸痛甚加水蛭活血通络，咳嗽加杏仁、桔梗宣肺化痰止咳，手足不温加附子温阳，倦怠乏力加黄芪益气，肌肤水肿加茯苓、葶苈子、益母草、泽泻、车前仁、附子温阳活血利水。

9. 瘀水互结

【证候特征】心悸气喘，尿少浮肿，面苍白，舌淡暗苔白滑，脉沉无力。

【治法】活血利水，温阳益气。

【方药】真武汤合葶苈大枣泻肺汤加丹参、人参、黄芪。心悸加五味子、酸枣仁、龙骨、牡蛎养心定悸，胸闷加瓜蒌、薤白宣通胸阳，咳嗽痰多加干姜、细辛、五味子温肺化痰止咳，尿少浮肿加车前仁、泽泻利尿消肿，呕吐加吴茱萸、姜半夏温胃化饮止呕。

10. 寒凝血脉

【证候特征】胸痛，痛如针刺、遇寒加重，皮肤斑疹，胸闷心悸，手足不温或畏寒怕冷，或头痛或背痛，或肌肉关节疼痛，或指趾红紫、疼痛性结节，舌质暗淡夹瘀斑，苔薄白，脉沉涩。

【治法】温阳通脉，活血化瘀。

【方药】当归四逆汤合瓜蒌薤白汤加丹参、川芎、水蛭。肌肤斑疹加紫草、仙鹤草、牡丹皮化瘀消斑，头痛加白芷、鹿衔草化瘀止痛，背痛加乌药、片姜黄理气止痛，肌肉关节疼痛加鸡血藤、地龙通络止痛，指趾红紫、疼痛性结节加僵蚕、地龙、三棱、莪术化瘀散结止痛。

11. 厥脱

【证候特征】心悸，气促喘息，烦躁不安，面色灰白，口唇发绀，四肢厥冷，肌肤湿冷，大汗淋漓，脉微欲绝。

【治法】益气救逆，回阳固脱。

【方药】急用生脉注射液或参附注射液静脉滴注，汤剂用生脉散加附子、龙骨、牡蛎、山茱萸。待厥逆纠正后再随证施治。

第十三章

肝系外感病

　　肝居胁下腹内，属木而性条达，主疏泄而畅气机，藏血而调节血液分布，藏魂而主情志。胆附于肝，受肝之余气而藏化为胆汁，主决断，化水谷。肝胆相合，共同维持气机内外出入、上下升降，故肝胆常同时为病。脾胃居腹内而属土，脾主运化而升清，胃主受纳腐熟而降浊，肝胆属木而根植于土，木疏土达，肝随脾升，胆随胃降，肝胆脾胃共同维持气机升降出入。邪毒侵淫肝胆则肝失疏泄、胆失决断，气机郁逆，肝胆脾胃不和，继而气血逆乱、胆汁不循常道，表现为胁痛腹胀、胁下痞块、恶心呕吐、黄疸。治当遵《内经》"从外之内者，治其外"和"木郁达之"及《金匮要略》"见肝之病，知肝传脾，当先实脾"之训，以祛邪解毒、疏肝利胆，佐以健脾和胃为原则。

第一节　胆热病（细菌性胆囊炎）

　　胆热病是湿热毒邪侵袭胆腑所致的以发热、右胁下痛、呕吐为主的胆腑病。

【病因病机】

　　胆属少阳，《素问·热论》有"少阳热病"，《伤寒论》设少阳病篇，《中藏经》提出"胆热"，《备急千金要方》提出"胆实热"。本病主要由湿热毒邪壅滞胆腑所致。气候骤变，冒雨涉水，居处潮湿，饮食不洁，则湿热毒邪侵淫，郁遏胆腑；或饮食不洁，湿浊邪毒随饮食从口入，损伤脾胃，脾胃运化升降失司，湿浊邪毒搏结上犯肝胆，导致肝气郁滞，胆失疏泄，气机不畅，表现为右胁胀满疼痛、脘腹胀满、恶心呕吐。肝胆郁滞则血脉瘀滞、胆汁淤积，胆汁上逆则口苦，浸渍肌肤则面目肌肤发黄。胆汁与湿浊搏结，入血则胶结相助为害，湿浊得热与瘀而益深，热得湿浊、瘀而愈炽，毒热弥漫三焦，或血败肉腐酿脓，或迫血妄行，或上攻于心，导致变证丛生。迁延日久则成胆胀、胆瘅，胆汁湿浊凝结淤积则为石。《灵枢·胀论》云："胆胀者，胁下痛胀，口中苦，善太息。"

【诊断与病类】

西医急性胆囊炎、急性化脓性胆管炎、急性胆石症、慢性胆囊炎急性发作期按本病辨治。临床表现为突发右上腹持续疼痛或阵发性加重，向右肩胛部放射，右上腹压痛、肌紧张、墨菲征阳性，可见黄疸，伴恶心呕吐、发热。白细胞及中性粒细胞增高，血清黄疸指数和胆红素可增高，B超、X线检查有助诊断。

【辨治概要】

胆属于腑，"泻而不藏"，以通降为用，故治以清热利胆为原则。

1. 邪郁少阳

【证候特征】右上腹痛，寒热往来，口苦咽干，心烦喜呕或呕黄苦胆汁，食欲不振，日晡潮热，舌红苔黄，脉弦。

【治法】和解透邪，清利胆腑。

【方药】小柴胡汤合加《太平圣惠方》金铃子散（金铃子、延胡索）加郁金、赤芍。腹胀满痛加酒大黄、厚朴理气逐瘀止痛，口渴甚加天花粉、石斛生津止渴，呕吐不止加竹茹降逆止呕，胁下痞块加生牡蛎、鳖甲软坚散结，黄疸加田基黄、茵陈利胆退黄，高热加栀子清热，食欲不振加山楂、鸡内金消食。

2. 热郁少阳

【证候特征】发热，右胁腹胀痛或窜痛，或黄疸，口苦而渴，心烦，干呕，纳差，舌苔薄黄，脉弦数或沉涩。

【治法】清热利胆。

【方药】黄芩汤合金铃子散加减。高热加栀子、蒲公英清热解毒，呕吐加姜半夏、竹茹和胃降逆止呕，胁腹胀加柴胡、郁金理气，口渴甚加天花粉清热生津，黄疸加茵陈、田基黄利胆退黄，纳差加山楂、鸡内金消食。

3. 湿热蕴结

【证候特征】发热恶寒或但热不寒，右胁隐痛或痛引肩背，头重如蒙，身酸楚困重，或黄疸，口苦口渴，胸闷纳呆，恶心呕吐，小便黄赤，大便黏滞。舌苔黄腻，脉弦滑。

【治法】清热利湿，疏肝利胆。

【方药】蒿芩清胆汤或龙胆泻肝汤合金铃子散加减。呕吐加黄连、苏叶清热止呕，胸闷纳呆加藿香、薏苡仁、白豆蔻化湿浊，小便不利加通草、猪苓利尿，热甚加虎杖清热解毒。发热恶寒、头重如蒙、身重则合三仁汤化湿。

4. 热结腑实

【证候特征】寒热往来、多潮热，汗出而热不衰，右腹拘急胀痛，心下痞硬或痞满而微烦，呕不止，口苦尿赤，便结或协热下利，舌苔黄，脉弦数有力。

【治法】泻热利胆，导滞通腑。

【方药】大柴胡汤合金铃子散加减。黄疸加茵陈、栀子、田基黄清热利湿退黄，心下痞硬、便秘加芒硝软坚散结，胆结石加金钱草、海金沙、郁金、鸡内金化石。本证可用《伤寒瘟疫条辨》增损大柴胡汤（柴胡、薄荷、陈皮、黄芩、黄连、黄柏、栀子、白芍、枳实、大黄、广姜黄、白僵蚕、蝉蜕）加减。

5. 瘀热互结

【证候特征】发热，右上腹剧痛拒按，或黄疸，恶心呕吐，腹胀纳呆，皮肤瘀斑，舌质紫暗或瘀点，脉弦涩。

【治法】清热解毒，活血止痛。

【方药】栀子柏皮汤合《医宗金鉴》凉血地黄汤（生地黄、黄连、当归、甘草、生栀子、玄参、黄芩）、金铃子散加大黄、蒲黄。呕吐加半夏、竹茹和胃降逆止呕，腹胀加柴胡、郁金理气除满，黄疸加茵陈、田基黄利胆退黄。

6. 热毒蕴结

【证候特征】壮热寒战，胁痛掣引肩臂，口苦咽干，口渴喜冷饮或饮入欲吐、黄疸色鲜，尿黄赤，大便燥结，舌质红苔黄厚，脉弦数或滑数。

【治法】清热解毒，利胆导滞。

【方药】大柴胡汤合黄连解毒汤加茵陈、田基黄。大便燥结加芒硝散结通腑泄热，胁痛合金铃子散加郁金理气活血止痛，胁腹痞硬合用大陷胸汤加生牡蛎、浙贝母泄热散结。本证可用甘露消毒丹加减。

7. 邪毒内陷

【证候特征】高热，表情淡漠或神昏谵语，皮肤瘀斑，鼻衄齿衄，满腹板硬，气息不匀，呼吸急促，舌红绛，脉细数。

【治法】清热解毒，开窍救逆。

【方药】茵陈蒿汤合清营汤加减。高热加黄连、石膏清热解毒。表情淡漠、神昏谵语加石菖蒲、郁金开窍醒神，急服安宫牛黄丸清热开窍。皮肤瘀斑加赤芍、牡丹皮、紫草凉血化瘀消斑，鼻衄齿衄加白茅根、三七粉、侧柏叶止血。满腹板硬加厚朴、芒硝、生牡蛎软坚散结、通腑泄热。

8. 厥脱

【证候特征】表情淡漠或神昏谵语，气息不匀，气促汗出，四肢厥冷，脉微欲绝。

【治法】益气固脱。

【方药】静脉滴注生脉注或参附注射液，汤剂用大黄附子汤合生脉散加煅龙骨、煅牡蛎、山茱萸。

9. 阴虚邪恋

【证候特征】右胁隐痛,低热,汗出或盗汗,口干咽燥,脘腹胀满,心烦,大便干结或黏滞,舌红少苔或苔黄腻,脉弦细。

【治法】养阴透邪,疏肝利胆。

【方药】《续名医类案》一贯煎(北沙参、麦冬、当归、生地黄、枸杞子、川楝子)加减。便秘加瓜蒌仁润肠通便,低热盗汗加银柴胡、青蒿、知母、地骨皮清热,口干咽燥加石斛、天花粉生津润燥,胁胀痛、按之硬加鳖甲、赤芍、生牡蛎软坚散结止痛。

此外,剧烈疼痛可针刺阳陵泉、足三里、期门、曲池、合谷,强刺激。邪毒内陷刺人中、曲池、合谷,强刺激。脱证取人中、百会,强刺激或灸法。高热肌内注射柴胡注射液,静脉滴注双黄连注射液。保守治疗无效者,手术治疗。

附刘绪银医案:某男,40 岁,1993 年 5 月 21 日初诊。受凉后恶寒发热、咳嗽、胁腹胀满疼痛 3 日,经某院诊断为肺部感染,予抗生素输液治疗,无明显改善。刻诊:恶寒发热,寒热往来,头痛,一身酸楚,咳嗽痰多色黄,神疲乏力,咽干咽痛,口苦口渴,恶心呕吐黄苦汁,胁腹胀满疼痛,心烦,大便干结。既往慢性胆囊炎病史,目赤,舌红苔黄腻,脉弦数。体温 38.5℃,咽峡充血,扁桃体稍红肿,右胁下疼痛拒按。诊断为胆热(慢性胆囊炎急性发作),大柴胡汤化裁:柴胡 12g、黄芩 10g、法半夏 10g、枳实 10g、生姜 1 片(半拇指大)、茵陈 10g、白芍 12g、生大黄 6g(后下)、大枣 3 枚。3 剂,日 1 剂,水煎 2 次,取汁 400ml,分 3 次服。服 1 剂后腹泻 6 次而胁腹胀满疼痛消失,恶寒发热减轻,余症明显减轻,便大黄同煎,3 剂后诸症平伏。

第二节　肝疫(病毒性肝炎)

肝疫是外感湿热秽浊疫疠毒邪所致的以食欲减退、上腹部不适、胁痛、黄疸为主要表现的疫病。

【病因病机】

肝疫因面目肌肤及尿黄,古称"黄疸""疫黄""黄瘅""瘟黄""急黄"。《素问·六元正纪大论》云:"溽暑湿热相薄,争于左之上,民病黄瘅"。《千金翼方》曰:"凡遇时行热病,多必内瘀著黄。"《沈氏尊生书》云:"有天行疫疠,以致发黄者,俗谓之瘟黄,杀人最急。"肝疫是外感湿热秽浊疫疠毒邪所致,四季可发。田间收割、下河捕捞,肌肤损伤则邪从肌肤入;饮食不洁,邪随饮食从口入;房帷不慎,邪从二阴入,导致发病。正盛邪微则过时发病,病情轻浅。正弱邪重则即时发病，病情较重。

病位在肝，但与脾胃胆密切相关。邪毒随饮食入则内阻中焦，导致脾胃运化腐熟、升降失常，则脘腹胀满、纳呆呕恶。邪毒蕴结肝胆则肝失疏泄，胆失决断，气机郁滞，胆汁不循常道，故胁痛、身目与尿俱黄。邪毒弥漫三焦，内陷营血，损伤脉络则吐血、咯血、衄血、便血、尿血、肌肤斑疹；逆传心包，蒙蔽清窍则谵语、昏愦不语；下注肾与膀胱则小便不利。

正旺邪微则邪气内伏而日损肝脾，过时发病。肝损则疏泄失常，肝气郁逆犯脾。脾损则脾失健运，湿浊内生，阻滞中焦。湿浊中阻，久而不去，浸淫血分或久病入络则血脉瘀阻。脾损则生化不足，气血亏虚则正虚邪恋而病势缠绵，经久难愈。久之则湿瘀胶结不解则表现为胁下癥瘕、皮下瘀斑、肢体血缕、红掌、肌肤甲错，舌紫暗、瘀点等。肝脾受损，气阴耗伤，久则及肾而肾虚，病难自复。邪毒瘀血交结，聚于肝内，故致病情持续发展、迁延不愈。

【诊断与病类】

本病即西医病毒性肝炎，常有饮食不洁、同类病人接触史，临床以目黄、身黄、尿黄为主，目黄为必具症状，伴脘腹胀满、纳呆呕恶、胁痛、肢体困重等。胆红素、血清转氨酶及影像学、免疫学、肝炎特异性抗原抗体检查有助诊断。

【辨治概要】

本病发病有急缓，急性以实为主，慢性虚实夹杂。治以解毒化湿、理气活血、扶正为主，解毒化湿用贯众、虎杖、白花蛇舌草、板蓝根、大青叶、三叶青、田基黄、重楼、岗梅、栀子、薏苡仁、茵陈等。扶正主要是实脾滋肾，实脾用茯苓、白术、黄芪、党参、怀山药、陈皮、砂仁、麦芽、山楂；滋肾用沙参、麦冬、枸杞、女贞子、黄精、五味子、龟板、鳖甲、巴戟天。理气活血用柴胡、陈皮、郁金、川楝子、香附、佛手、延胡索、丹参、赤芍、当归、桃仁、红花、茜草。临证应分急性型、慢性迁延型、重症型辨证论治。

1. 急性型辨治　急性肝疫是正不胜邪，湿热毒邪壅盛，即时发病，表现为发热、面目全身发黄、尿黄、胸满腹胀等，治以清热解毒、利湿退黄为主。

（1）湿热兼表

【证候特征】黄疸初起，白睛微黄，尿黄，脘腹满闷，不思饮食，伴恶寒发热、头身重痛、乏力，舌苔黄腻，脉浮弦或弦数。

【治法】清热解毒，解表化湿。

【方药】麻黄连翘赤小豆汤合《医效秘传》甘露消毒丹加减，连翘为田基黄。恶寒轻则麻黄、薄荷用量轻，以轻宣透表。目黄则茵陈、连翘用量宜大。热重加金银花、栀子、板蓝根清热解毒，加郁金、丹参疏肝活血。

（2）邪结少阳

【证候特征】身目发黄鲜明，右胁剧痛且放射至肩背，壮热或寒热往来，伴口苦咽干、恶心呕吐、纳呆，便秘尿黄，舌红苔黄而干，脉弦滑数。

【治法】清热解毒，利胆退黄。

【方药】大柴胡汤加田基黄、茵陈、大青叶、丹参。壮热加蒲公英、虎杖、白花蛇舌草清热解毒，脘腹胀满加厚朴、枳实理气散滞，纳呆加山楂、鸡内金消食，呃逆恶心加竹茹降逆止呕。

（3）邪蕴肝郁

【证候特征】胁痛呈走窜痛，或面目发黄，胸闷腹胀，恶心呕吐，嗳气，纳呆，肠鸣腹泻，舌淡红苔白，脉弦。

【治法】解毒化湿，疏肝理气。

【方药】《医学统旨》柴胡疏肝散（陈皮、柴胡、川芎、香附、枳壳、芍药、甘草）加茵陈、田基黄、白花蛇舌草、郁金、丹参。呕吐加旋覆花、生姜和胃降逆，肠鸣腹泻加土茯苓、白术健脾化湿，腹胀加厚朴、大腹皮、陈皮理气散滞。烦热、口苦口渴、舌红苔黄加牡丹皮、赤芍、栀子、黄芩、龙胆草清肝。

（4）毒瘀搏结

【证候特征】神疲乏力，纳差呕恶，口干不欲饮，小便黄赤，大便秘结，或鼻齿衄血，皮肤瘀斑，或身目发黄，胁下痞块，或发热，舌质绛红，舌下络脉增粗延长，脉弦数。

【治法】通络去瘀，活血解毒。

【方药】《医效秘传》甘露消毒丹加田基黄、土茯苓、白花蛇舌草。毒热盛加大黄、虎杖、贯众、板蓝根或合黄连解毒汤清热解毒，胁下痞块加丹参、赤芍、鳖甲活血散结，鼻齿衄血加白茅根、三七、牡丹皮凉血止血，恶心呕吐、厌油腻加竹茹、厚朴、山楂、佩兰和胃消食、降逆止呕。

（5）肝胆湿热

【证候特征】身热，面目、周身黄如橘色，胁肋灼痛胀痛，或胁下有痞块按之疼痛，皮肤瘙痒，胸闷，烦躁不安，口渴口苦，纳差，恶心呕吐，腹胀，大便或闭或溏。舌红、苔黄腻，脉弦数或弦滑。

【治法】清热解毒，利湿退黄。

【方药】龙胆泻肝汤加茵陈、田基黄、土茯苓。胁下痞块加赤芍、鳖甲、生牡蛎、茜草活血化瘀散结，呕逆加竹茹、生姜和胃止呕，腹胀加厚朴、大腹皮理气，便秘加大黄通腑，皮肤瘙痒加苦参利湿止痒，纳差加山楂、鸡内金消食，吐衄加茜草、地榆止血。

（6）寒湿中阻

【证候特征】纳呆呕恶，腹胀喜温，口淡不渴，神疲乏力，头身困重，大便溏薄，或身目发黄，舌淡或胖、苔白滑，脉濡缓。

【治法】化湿解毒，理气和中。

【方药】《丹溪心法》胃苓汤（苍术、陈皮、姜制厚朴、蜜炙甘草、泽泻、猪苓、赤茯苓、白术、肉桂、生姜、大枣）加茵陈、佩兰、田基黄。纳呆加山楂、砂仁、鸡内金健脾和胃消食，头身困重加藿香、薏苡仁、白芷芳香化湿，大便溏加藿香、白豆蔻化湿，呕恶加苏叶芳香开胃、理气止呕，口苦咽干去肉桂。

2. 急性型恢复期及慢性迁延型辨治　急性型恢复期和慢性迁延型是湿热毒邪深伏血分，肝郁脾虚，气血郁滞，日久肝肾亏虚、气血虚弱，虚实夹杂。当辨标本轻重缓急，标急重以清热解毒利湿治标为主，本急重以疏肝健脾、益气养血治本为主。

（1）寒湿阻遏

【证候特征】身目俱黄，黄色晦暗不泽或如烟熏，右胁疼痛，痞满食少，神疲畏寒。腹胀便溏，口淡不渴，舌淡苔白腻，脉濡缓或沉迟。

【治法】温中化湿，健脾利胆。

【方药】茵陈术附汤加田基黄。胁下痞块加柴胡、丹参、泽兰、鳖甲、生牡蛎疏肝化瘀散结，腹胀加厚朴、木香、大腹皮理气散滞，便溏加厚朴、藿香梗燥湿，身倦乏力加党参、黄芪益气。

（2）湿热内阻

【证候特征】目及肌肤发黄、色泽鲜明，右胁疼痛，发热，口苦，恶心呕吐，脘腹胀满，尿黄，舌苔腻。湿重于热则身热不扬、头重如裹、嗜卧乏力、纳呆、恶心呕吐，胸腹胀满，大便溏，舌苔白腻，脉濡缓。热重于湿则高热、口渴欲饮、心烦闷、汗出、大便秘结，尿黄如酱油、短少，舌红苔黄腻，脉滑数。

【治法】清热解毒，利湿退黄。

【方药】《杏苑生春》茵陈四苓汤（茵陈、泽泻、白术、茯苓、枳实、猪苓、山栀仁）加板蓝根、田基黄、土茯苓。热重于湿加连翘、黄芩清热解毒，身热不扬加青蒿、薄荷透散郁热，呕吐加竹茹、生姜和胃止呕，脘闷腹胀、纳呆厌油加苏梗、佩兰、厚朴、山楂芳香化湿、健脾和胃，皮肤痒加蝉蜕、苦参利湿止痒。本证可用茵陈五苓散、茵陈蒿汤加减。

（3）脾虚湿阻

【证候特征】神疲乏力，肢体困倦，胁下隐痛，饮食减少，大便溏薄，面色萎黄。舌质淡，苔腻，脉缓软。

【治法】健脾益气，解毒化湿。

【方药】参苓白术散加茵陈、田基黄。神疲乏力加黄芪益气，腹胀加木香、砂仁理气，便溏加厚朴、藿香梗、苍术燥湿，纳少加山楂、鸡内金、谷芽、麦芽健脾和胃消食。本证可用六君子汤、香砂六君子、香砂养胃丸加减。

（4）肝郁脾虚

【证候特征】胁肋胀满或疼痛，或面目身黄，时喜太息，烦躁易怒，失眠多梦，脘痞腹胀，嗳气纳呆，恶心呕吐，大便溏薄。舌苔薄白或白腻，脉弦。

【治法】疏肝解郁，健脾补虚。

【方药】《医宗金鉴》柴芍六君子汤（人参、白术、茯苓、陈皮、姜半夏、炙甘草、柴胡、炒白芍、钓藤钩、生姜、大枣）加土茯苓、茵陈、田基黄。胁痛合金铃子散理气活血止痛，血虚加熟地黄、当归养血，烦躁易怒加牡丹皮、龙胆草、栀子清肝，失眠多梦加酸枣仁、合欢花安神，脘痞腹胀加厚朴、枳壳、大腹皮理气除满，纳呆加山楂、鸡内金健脾和胃消食，呕吐加生姜、竹茹和胃止呕。本证可用《太平惠民和剂局方》逍遥散（柴胡、当归、白茯苓、白芍药、白术、甘草、生姜、薄荷）加减。

（5）肝肾阴亏

【证候特征】胁痛，或面目身黄，形体消瘦，腰膝酸软，眩晕耳鸣，双目干涩、视物模糊，失眠多梦，口干唇燥，牙宣鼻衄时作，大便干结，手足心热，面红潮热。舌红少苔或有裂纹、花剥，脉细数。

【治法】滋阴养血，补益肝肾。

【方药】一贯煎加茵陈、田基黄。腰膝酸软加木瓜、怀牛膝壮筋骨，眩晕耳鸣加天麻、杭菊花平肝潜阳，目干涩加石斛、杭菊花养肝明目，口干唇燥加石斛、天花粉生津润燥，大便干结加火麻仁、柏子仁润肠通便，牙宣鼻衄加仙鹤草、白茅根、茜草根、地榆炭止血，失眠多梦加酸枣仁、柏子仁、合欢花养心安神，午后低热加地骨皮、鳖甲清虚热。本证可用杞菊地黄丸加减。

（6）肝郁血瘀

【证候特征】身目黄、色晦暗，面唇晦滞，胁下积块，胁肋胀痛或刺痛，手掌色红，颈臂见蛛丝赤缕，鼻衄齿衄，胸脘胀闷，嗳气恶心。舌质黯红，脉细涩。

【治法】活血化瘀，软坚散结。

【方药】《金匮要略》鳖甲煎丸加茵陈、田基黄。鼻衄齿衄加茜草根、三七止血，呕吐加竹茹降逆止呕，大便干结加柏子仁、火麻仁润肠通便。本证可用《医林改错》膈下逐瘀汤（五灵脂、当归、川芎、桃仁、丹皮、赤芍、乌药、延胡索、甘草、香附、红花、枳壳）加减。

（7）肝脾两虚

【证候特征】面目及肌肤发黄，黄色较淡，面色不华，睑白唇淡，心悸气短，倦怠乏力，头晕目眩，舌淡苔白，脉细弱。

【治法】补养气血，健脾退黄。

【方药】黄芪建中汤加人参、土茯苓、茵陈、田基黄、五味子。头晕目眩加枸杞子、女贞子养阴补血，失眠加酸枣仁养心安神，纳差加山楂、谷芽、麦芽健脾消食。

（8）肝脾肾阳虚

【证候特征】面目肌肤色黄晦暗或如烟熏，胁痛或胁下痞块，畏寒喜暖，面色无华，神疲乏力，形寒肢冷，少腹冷痛，腰膝酸软，纳差脘痞，腹胀便溏，或下肢浮肿，舌质暗淡、边有齿痕、苔白滑，脉沉细无力。

【治法】温阳益气，解毒化湿。

【方药】茵陈四逆汤或茵陈术附汤加田基黄、淫羊藿、人参、炙黄芪、五味子、枸杞子、女贞子。呕吐加姜竹茹、生姜和胃降逆，纳差加山楂、谷芽、麦芽健脾消食，腹胀便溏加厚朴、藿香梗理气燥湿，浮肿加茯苓、猪苓、泽泻渗湿，腰膝酸软加杜仲、锁阳、桑寄生、怀牛膝、木瓜补肾壮骨，胁下痞块加鳖甲、生牡蛎、赤芍活血化瘀散结。

（9）气郁痰阻

【证候特征】黄疸，胁腹胀满隐痛，头眩心悸，心烦懊恼，失眠多梦，恶心呕吐，纳差厌油腻，舌苔白腻，脉弦滑。

【治法】理气化痰，和胃降逆。

【方药】小柴胡汤合温胆汤加茵陈、田基黄。胁腹胀满、呕吐加苏梗、苏叶理气降逆，纳差厌油加山楂、神曲、佩兰醒脾和胃消食，失眠加合欢花、酸枣仁安神。

3. 危证辨治　危证主要是湿热毒盛，弥漫三焦，深入血分，内陷心包，蒙蔽清窍。治以清热利湿、解毒凉血为主。

（1）邪漫三焦

【证候特征】身目深黄色鲜明，身热胁痛，胁下痞块，腹部膨隆，尿黄短，头昏沉，肢体困重，恶心呕吐，厌食厌油腻，大便秘结或黏滞，舌红绛、苔黄糙或黄腻垢浊，脉滑数或洪大。

【治法】清热利湿，解毒退黄。

【方药】茵陈蒿汤合三仁汤加土茯苓、田基黄、白花蛇舌草。身目深黄色鲜明加蒲公英、金银花、连翘清热解毒。高热加黄芩、黄连、连翘清热解毒，胁下痞块加生牡蛎、赤芍、鳖甲活血化瘀、软坚散结，腹膨隆加茯苓、大腹皮、赤芍、牡丹皮、猪苓活血利水，呕吐加竹茹降逆止呕，厌食厌油加山楂、鸡内金、佩兰芳香醒脾、和胃消食。

（2）湿毒蒙蔽

【证候特征】高热，烦躁，汗出，黄疸加深，神志时清时昧，或喉中痰鸣，手足蠕动或抽搐，腹部胀满，两胁痞痛，便溏尿黄。舌红、苔黄白浊腻，脉滑数。

【治法】清热化浊，解毒利湿。

【方药】《温病全书》菖蒲郁金汤（石菖蒲、栀子、鲜竹叶、牡丹皮、郁金、连翘、灯心、木通、竹沥、玉枢丹）加茵陈、田基黄、土茯苓、白花蛇舌草。高热加金银花、水牛角清热解毒，呕吐加生姜、竹茹和胃止呕，腹胀加厚朴、枳实理气，手足蠕动或抽搐加地龙、僵蚕、钩藤止痉，喉中痰鸣加天竺黄、贝母化痰。本证可用甘露消毒丹合茵陈蒿汤加减。

（3）热毒炽盛

【证候特征】身热，黄疸急起，面目一身尽黄，黄色如金，迅速加深；高热烦渴，呕吐频作，胁痛，脘腹胀满，疼痛拒按，大便秘结，神昏谵语，尿黄短，或衄血或便血。舌红、苔黄糙，脉洪大或弦数。

【治法】清热解毒，泻火退黄。

【方药】茵陈蒿汤合黄连解毒汤加田基黄、板蓝根、土茯苓。壮热烦躁加石膏、连翘、水牛角清热解毒，呕吐加竹茹、竹沥和胃止呕，脘腹胀满加厚朴、枳实理气，腹痛拒按、大便秘结加芒硝、厚朴、枳实通腑，尿黄短加泽泻、车前子、茯苓、猪苓、淡竹叶清热利尿，衄血便血加生地黄、赤芍、牡丹皮凉血止血，神昏谵语加石菖蒲、郁金开窍。本证可用清瘟败毒饮合茵陈蒿汤加减。

（4）毒热内陷

【证候特征】起病急骤，黄疸迅速加深，身目深黄色，胁痛，脘腹胀满，疼痛拒按，壮热烦渴，呕吐频作，尿少便结，烦躁不安，或神昏谵语，或抽搐，皮下紫斑，鼻衄，齿衄，吐血，咯血，或便下如柏油，或尿血。舌质红绛，少苔或无苔，脉弦细而数。本证亦可用清营汤加减。

【治法】清热解毒，凉血开窍。

【方药】《外台秘要》犀角地黄汤合茵陈蒿汤加田基黄、虎杖、土茯苓、板蓝根，犀角用水牛角代，芍药用赤芍。高热烦躁加连翘、黄连、竹叶清热除烦、解毒利湿。腹胀硬痛、大便秘结加厚朴、枳实、芒硝通腑，呕吐加竹茹降逆止呕，神昏谵语加石菖蒲、郁金芳香开窍，抽搐加地龙、僵蚕、钩藤止痉，尿短少或尿闭不通加白茅根、木通、淡竹叶、车前子、泽泻清热利尿，皮下紫斑加紫草、玄参凉血化斑，鼻衄、齿衄、吐血、咯血加三七、白茅根、茜草根、侧柏叶凉血止血，便下如柏油、尿血加地榆、大蓟、小蓟凉血止血。本证可用黄连解毒汤合犀角地黄汤加减。

第十四章

脾胃系外感病

脾胃同居中焦,胃主受纳和腐熟水谷,脾主运化而输布精微,脾主升清,胃主降浊,一纳一化,一升一降,共同完成水谷消化、吸收、输布及生化气血。大、小肠为腑,以通降为顺,小肠司受盛、化物和泌别清浊,大肠则传导化物,二者又赖脾的运化升清和胃的降浊,故有大、小肠属胃之说。《灵枢·本输》云:"大肠小肠,皆属于胃,是足阳明也。"外邪伤脾胃,脾胃不和,胃受纳腐熟、降浊失常,脾运化升清转输失常,气机郁滞,清气不升,浊气不降,表现为脘腹胀满疼痛、恶心呕吐、腹泻。治以祛湿化浊、健脾和胃、理气消滞为主。

第一节　胃肠风(感染性胃肠炎)

胃肠风是外感邪毒所致的以恶心呕吐、腹痛腹泻、发热为主要表现的杂病。

【病因病机】

《素问·风论》云:"胃风之状,颈多汗,恶风,食饮不下,膈塞不通,腹善满,失衣则䐜胀,食寒则泄,诊形瘦而腹大。"《伤寒论》云:"阳明中风,口苦咽干,腹满微喘,发热恶寒,脉浮而紧;若下之,则腹满、小便难也。"风为百病之长,故将外感邪毒所致的以恶心呕吐、腹痛腹泻、发热为主的病称为"胃肠风"。

本病一年四季可发,夏秋季节多发。露宿当风或饮食生冷不洁则邪毒侵淫脾胃,导致脾胃不和,腐熟运化升降失常,清气不升,浊气不降,表现为恶心呕吐、腹痛腹泻。邪蕴气郁,正邪交争则发热。《素问·生气通天论》云:"因于露风,乃生寒热,是以春伤于风,邪气留连,乃为洞泄。"《素问·举痛论》曰:"寒气客于小肠,小肠不得成聚,故后泄腹痛矣。"浊气内积,蕴而酿毒化热,壅滞胃肠膜络,膜络受损则下利出血。腹泻严重则导致气随津失,阳随气衰,演变成脱证。正虚邪恋则迁延成慢性胃肠风。

【诊断与病类】

胃肠风是夏秋常见病,以胃痞胀、纳差、恶心呕吐、腹痛腹泻为主要症状,少数病例恶寒发热、头痛,吐泻严重每天可达数十次。西医学感染性胃肠炎、食物中毒及部分慢性胃肠炎按本病辨证论治。

【辨治概要】

脾主湿,湿胜则泻,故本病治以运脾化湿、祛邪化浊、消导和中为原则,辨寒热虚实兼夹论治。

1. 急性胃肠风辨治 急性胃肠风主要是湿邪壅滞中焦,脾胃运化腐熟障碍、升降失司,肠道分清泌浊、传导失调。治以祛邪化湿、消导和中为主,辨寒热论治。

(1)寒湿侵淫

【证候特征】突然发生,起病较急,呕吐食物,吐出有力,或腹胀腹痛,肠鸣泄泻,恶寒发热,鼻塞,头身疼痛,胸脘满闷,不思饮食,舌苔白,脉濡缓。

【治法】解表化湿,和胃降逆。

【方药】藿香正气散加减。脘腹胀痛加木香、乌药理气止痛,呕吐加竹茹、生姜和胃降逆。表寒偏重,证见寒热无汗,加荆芥、防风、羌活解表散寒。湿邪偏重,证见头身困重、身痛、腰痛、苔厚腻,加羌活、独活、苍术芳香化湿。兼食滞则胸闷腹胀嗳腐,加鸡内金、神曲、莱菔子消积化滞。兼秽浊则呕吐酸腐、大便秽臭,加生姜、石菖蒲、木香、蚕沙、砂仁芳香辟秽、行气化湿,或吞服玉枢丹辟秽止呕。发于夏季,因贪凉饮冷所致,加香薷、扁豆花、荷叶解暑化湿,或用《天平惠民和剂局方》香薷汤(炒白扁豆、茯神、姜厚朴、香薷、甘草)加减。本证可用平胃散加减。

(2)湿热侵淫

【证候特征】起病急骤,吐泻并作,脘腹疼痛,吐下急迫或泻而不爽,其气臭秽,肛门灼热,烦热口渴,小便短,舌红苔黄腻,脉滑数或濡数。

【治法】清热利湿。

【方药】葛根芩连汤加减。呕吐加生姜、竹茹、半夏、陈皮和胃降逆,腹泻加厚朴、秦皮、薏苡仁清热化湿止泻,口渴加芦根、天花粉清热生津,高热加柴胡、栀子、黄连、连翘、青蒿、薄荷清热,夹食滞加神曲、麦芽、山楂消食化滞。病发于夏季盛暑,加藿香、香薷、扁豆花、荷叶解暑化湿。

(3)暑湿侵淫

【证候特征】夏季贪凉饮冷后猝然吐泻交作,腹痛,呕吐物酸腐,泻下黄色水样便或带黏液,气味臭秽,烦热口渴,胸脘痞闷,或伴发热头重、肢体酸楚,小便短赤。舌红苔黄腻,脉濡数或滑数。

【治法】解暑清热,利湿止泻。

【方药】新加香薷饮合《伤寒直格》鸡苏散（滑石、薄荷、甘草）加减。呕吐加生姜、半夏、竹茹、陈皮和胃降逆，脘腹痞满、腹胀痛加陈皮、苏梗理气，腹泻甚加秦皮、薏苡仁清热化湿，腹痛肠鸣加白芍、木香、大腹皮、陈皮理气缓急。卫分证较重，证见头身痛、身热汗出、身困重酸楚，加葛根、薄荷、柴胡、黄芩、青蒿解肌泄卫、清热透邪。暑热重，证见高热烦躁、口渴咽干、舌苔黄腻，加黄连、葛根、黄芩清热化湿。夹食滞而呕吐酸腐、大便臭，加神曲、麦芽、山楂、枳实消食导滞。

（4）浊毒内阻

【证候特征】饮食生冷不洁食物后突然呕吐腹泻，先吐后泻，呕吐物有酸腐气味，泻下酸腐，泻后痛减，伴完谷不化，脘腹痞满，不思饮食，舌苔黄浊或厚腻，脉滑。

【治法】消食导滞，健脾和胃。

【方药】《金匮要略》枳术汤（枳实、白术）合《丹溪心法》保和丸（山楂、神曲、半夏、茯苓、陈皮、连翘、莱菔子）加香附、厚朴、苍术。呕吐加苏梗、生姜、砂仁和胃降逆，便秘加大黄、厚朴、鸡内金消食导滞。食浊蕴积化热，证见腹痛泄泻或便秘、口渴口苦、烦躁、尿黄赤、舌苔黄腻、脉沉实，加黄连、大黄、黄芩清热泄浊。本证可用《内外伤辨惑论》枳实导滞丸（大黄、麸炒枳实、神曲、茯苓、黄芩、黄连、白术、泽泻）加减。

（5）邪盛亡阴

【证候特征】吐泻频繁，发热口渴，烦躁不安，甚则神昏，皮肤干燥，眼眶凹陷，唇干齿燥，尿短色浓，舌红绛而干枯，脉细数无力。

【治法】益气养阴，救阴存津。

【方药】静脉滴注参麦注射液，汤剂用生脉散加沙参、石斛、芦根、白茅根、葛根，代茶饮，日饮数次。呕恶加生姜、法半夏、竹茹和胃降逆止呕。神昏急服紫雪丹清热开窍。本证可用沙参麦冬汤合生脉散加减。

（6）阴竭阳脱

【证候特征】吐泻无度，口干咽燥，目眶凹陷，神昏呼吸急促，四肢厥冷，舌红或淡暗，脉微细欲绝。

【治法】益气救阴，回阳固脱。

【方药】静脉滴注参附注射液或参麦注射液，汤剂用生脉散加附子、煅龙骨、煅牡蛎、山茱萸，呕恶不止加法半夏、竹茹、粳米生津养胃、降逆止呕。

2. 慢性胃肠风辨治 慢性胃肠风主要是正虚邪恋，虚实夹杂。治当扶正祛邪并举，扶正以健脾和胃、益气养阴为主，祛邪以化湿降浊为主。

（1）中虚湿滞

【证候特征】脘腹痞闷，喜揉按，食后腹胀、嗳气，厌油腻，恶心呕吐，大便溏薄，神疲乏力，舌质胖淡、舌苔薄腻，脉细弱。

【治法】健脾化湿。

【方药】《万病回春》香砂六君子汤（香附、砂仁、人参、白术、茯苓、半夏、陈皮、木香、白豆蔻、厚朴、益智仁、甘草、生姜、大枣）。神疲乏力加黄芪益气，腹胀便溏加炒扁豆、薏苡仁、莲子肉、藿香梗健脾化湿；食后腹胀、嗳气加枳实、山楂、神曲、苏梗下气消食，厌油腻加山楂、鸡内金、荷叶、藿香梗芳香醒脾、和胃消食，恶心泛吐清水加苏梗、草豆蔻温胃化饮、降逆止呕，寒气盛加高良姜温中散寒。本证可用理中丸、《杂病源流犀烛》香砂养胃丸（木香、砂仁、白术、茯苓、陈皮、半夏、香附、枳实、豆蔻、厚朴、藿香、甘草）、《集验良方》香砂养胃丸（人参、木香、砂仁、醋制香附、土炒白术、炙甘草、白茯苓、白蔻仁、陈皮、干姜、官桂、厚朴、苍术）加减。

（2）湿热中阻

【证候特征】脘腹灼热胀痛，口苦口臭，脘腹痞胀，渴不欲饮，纳呆，大便不爽，尿黄，舌质红、边尖深红，苔黄厚或腻，脉滑或濡数。

【治法】清热化湿，和中醒脾。

【方药】三仁汤合《霍乱论》连朴饮（厚朴、川连、石菖蒲、半夏、香豉、栀子、芦根）加减。脘腹灼热加蒲公英、紫花地丁清热解毒，胃痛合金铃子散理气活血止痛，大便不爽加大黄、枳实下气导滞，恶心呕吐加竹茹、生姜、佩兰、苏梗化湿和胃、降逆止呕；纳呆加鸡内金、山楂、神曲健脾消食。本证可用藿朴夏苓汤、《六因条辨》黄连温胆汤（黄连、半夏、陈皮、茯苓、枳实、苍术、厚朴、佩兰、黄芩、滑石）加减。

（3）中虚气滞

【证候特征】脘腹痞满或胀痛，食欲不振，食后腹胀，嗳气频发，泛酸，便时溏时结，面色萎黄，神疲乏力，舌体胖、质淡红、苔薄白，脉沉缓或沉细。

【治法】健脾和胃，理气导滞。

【方药】《太平惠民和剂局方》四君子汤（人参、白术、茯苓、甘草）合《伤寒论》四逆散加减。痛甚加郁金、蒲黄、佛手、延胡索理气活血止痛，食欲不振、食后腹胀加山楂、鸡内金、神曲健脾消食，脘腹痞满、嗳气频繁加厚朴、苏梗、香附、苏梗、乌药理气除满，泛酸加瓦楞子、乌贼骨、吴茱萸制酸，大便稀溏加桂枝、炮姜、厚朴、薏苡仁、石菖蒲温中化湿，大便秘结以枳实易枳壳加莱菔子、槟榔、肉苁蓉、当归润肠导滞，偏寒者加肉桂、乌药温中散寒。本证可用柴胡疏肝散合四君子汤，或香砂六君子汤加减。

(4) 阴虚胃热

【证候特征】脘腹隐痛或灼热痛，食后脘腹痞胀，胃中嘈杂，食少干呕，烦热，口干舌燥，大便干燥，舌红少津或裂纹、无苔或剥苔，脉细数或弦细。

【治法】甘寒养阴，开郁泄热。

【方药】《续名医类案》一贯煎合芍药甘草汤加减。脘腹热痛加蒲公英、紫花地丁清热解毒，脘腹痞胀加厚朴、香橼皮、苏梗理气散滞，口干舌燥加天花粉、石斛清热生津，大便干结加玄参、火麻仁、瓜蒌仁、紫菀润燥通便，食少加谷芽、麦芽、山楂消食。本证可用沙参麦冬汤合益胃汤加减。

(5) 寒热错杂

【证候特征】脘腹痞胀、灼热感，或脘腹痛，喜温喜按，泛酸，恶心呕吐，口苦，不思饮食，肠鸣便溏，舌苔黄腻，脉濡数或滑数。

【治法】平调寒热，消痞散结。

【方药】半夏泻心汤加减。脘腹痞胀加厚朴、绿萼梅、香橼皮、陈皮理气除痞，脘腹灼热加蒲公英清热解毒，脘腹痛合金铃子散理气活血止痛，泛酸加瓦楞子、乌贼骨制酸，呕吐加生姜、竹茹降逆止呕，不思饮食加山楂、鸡内金健脾消食，肠鸣便溏加藿香梗、厚朴、苍术燥湿。本证可用生姜泻心汤、小柴胡汤加减。

(6) 腑络瘀滞

【证候特征】病久不愈，脘腹痛有定处、不喜按或拒按，大便色黑，舌暗红或紫暗、瘀点，舌底脉络紫暗迂曲，舌苔白腻或黄腻，脉弦涩。

【治法】活血化瘀，行气止痛。

【方药】《太平惠民和剂局方》失笑散（五灵脂、蒲黄）合《时方歌括》丹参饮（丹参、檀香、砂仁）加减。疼痛加延胡索、郁金、莪术、三七活血止痛，黑便加血余炭、阿胶、三七、地榆养血止血。偏热而脘腹灼痛、口干、大便秘结、舌苔黄、脉数加大黄、川楝子泄热；偏寒而脘腹冷痛、手足不温、苔白腻、脉沉细涩，加肉桂、乌药温中散寒；兼气虚而神疲乏力、脉细涩，加黄芪、党参益气；兼阴虚而口干、大便干、舌干少津、脉细数，加生地黄、白芍、百合、乌梅酸甘养阴。本证可用桃核承气汤加减。

附刘绪银医案：某男，8岁，2019年12月7日初诊。昨夜饮冷牛奶后腹胀、呕吐、脘痛、腹泻、咳嗽，服藿香正气胶囊，未减轻。刻诊：舌白滑，脉沉紧。辨证为寒湿困阻中焦，治以温中散寒、行气化湿为法，平胃散加减：苍术6g、川朴5g、陈皮6g、茯苓8g、藿香梗4g、甘草3g、生姜1片(3g)、大枣2枚。2剂，日1剂，水煎2次，混匀，分2次服，药渣温敷胃脘。次日，其母来电告知，诸症状消失，问可否服完 2 剂，嘱可以服。

某女，48 岁，2019 年 4 月 13 日初诊。1 天前食生冷后腹痛腹泻、畏冷发热、咽喉肿痛，自服清热解毒类胶囊未好转。既往有胆石症病史，未愈。刻诊：胃脘不适，发热，咽喉肿痛，腹冷痛，腹胀腹泻。舌淡红、苔腻淡黄，舌底脉络紫暗，脉弦。诊断：胃肠风，胆结石。辨证：寒热错杂，脾胃失和，痰湿内阻，胆气郁滞。治宜辛开苦降，健脾和胃，化痰祛湿，佐以利胆。生姜泻心汤合小柴胡汤加减：生姜 2 片（约 20g），白芍、党参、茯苓、白术、法半夏、白豆蔻、郁金、山楂、鸡内金、佩兰、射干各 10g，柴胡 9g，淡竹叶、黄连、厚朴、藿香梗各 8g，黄芩 6g，茵陈、薏苡仁各 15g，三七粉 4g（冲服），甘草 5g，大枣 3 枚。7 剂，日 1 剂，水煎分 2 次服，药渣煎水泡足 10 分钟。2019 年 4 月 20 日复诊：痛泻已止，多梦，大便稍干结，牙稍痛，舌淡红苔黄腻，脉弦。原方去藿香梗、厚朴、佩兰，加乌梅 15g，1 日 1 剂，水煎分 2 次服，药渣煎水泡足 10 分钟，7 剂而愈。

某男，54 岁，2019 年 8 月 16 日诊。2 天前夜晚因天气炎热而开冷空调，晨起腹泻，自服感冒药效果不明显。刻诊：低热，微恶寒，无汗，咽喉痒、隐痛，恶心呕吐，脘腹胀满隐痛，大便日 3~5 次，稀如水。既往慢性咽喉炎、慢性肠炎病史。舌淡、苔白厚腻，脉紧。辨证为外感风寒，湿滞脾胃。治以解表化湿、理气和中为法，藿香正气散加减：藿香（后下）、薄荷（后下）15g，厚朴、白芷、苍术、白术、姜半夏、桔梗、甘草、陈皮各 10g，茯苓 15g，紫苏梗 8g，生姜 3 片。3 剂，水煎服，每日 1 剂。1 剂后症状减轻，汗出热退，恶寒减轻，便溏而日 2 次。3 剂后诸症消失。

第二节　痢　疾

痢疾是外感湿热秽浊疫疠毒邪所致的以腹痛腹泻、里急后重、脓血便为主的疫病。

【病因病机】

"痢疾"古称"肠澼""滞下""下利"，《素问》云"食饮不节，起居不时者……阴受之则入五脏……下为飧泄，久为肠澼"（《太阴阳明论》），"火淫所胜……民病注泄赤白"（《至真要大论》）。《金匮要略》将本病与泄泻合称为"下利"，《诸病源候论》载"赤白痢""血痢""脓血痢""热痢"，《备急千金要方》称"滞下"，《严氏济生方》正式提出"痢疾"。《丹溪心法》认为"时疫作痢，一方一家之内，上下传染相似"，病因以"湿热为本"。

本病一年四季均可发病，多发于夏秋之交。夏秋之交暑、湿、热交蒸，侵袭人体，或饮食馊腐生冷不洁食物，秽浊湿毒从口入而蕴于肠腑，腐败气血，从而发病。《景岳全书·痢疾》云："痢疾之病，多病于夏秋之交，古法相传，皆谓炎暑大行，相火司令，酷热之毒蓄积为痢。"《医碥·痢》曰："不论何脏腑之湿热，皆得入肠胃，以胃为中土，主容受而传之肠也。"肠以通为用，传导糟粕，又主津液进一步吸收。湿热秽浊疫疠毒邪积滞于肠则肠腑气机阻滞，津液再吸收障碍，传导失常，故腹痛、大便失常。湿蒸热郁，气血凝滞腐败，肠间脂膜血络受损则下痢脓血。气机郁滞而欲大便则里急，便不爽则后重。因湿分湿热、寒湿，体质有阴阳偏颇，邪毒侵淫可从体质而化，故痢疾有寒热之分。热伤阴，寒伤阳，下痢脓血必耗伤正气，寒湿痢日久伤阳，或过用寒凉药物，或阳虚之体再感寒湿之邪，则为虚寒痢。湿热痢日久伤阴，或素体阴虚再感湿热之邪，则为阴虚痢。体质素虚，或治疗不彻底，或收涩过早，导致正虚邪恋，虚实互见，寒热错杂，使病情迁延难愈，则为时发时止的休息痢。若导致胃失和降而不能进食则为噤口痢。湿热秽浊疫疠毒邪弥漫三焦则累及心、肝，病情迁延及肾。《景岳全书·痢疾》云："凡里急后重者，病在广肠最下之处，而其病本则不在广肠而在脾肾。"

本病可散在发生，也可流行传染，无论男女老幼，对本病"多相染易"。儿童和老年患者常因急骤发病、高热惊厥、厥脱昏迷导致死亡。

【诊断与病类】

本病即西医痢疾，诊断以腹痛腹泻、里急后重、赤白脓血便为依据。轻者腹痛、里急后重不明显，大便每日 10 次以下，易误诊为泄泻。重者腹痛、里急后重均甚，下痢频繁，或下痢前有高热、神疲、面青、肢冷。多数发病较急，急性发病以发热伴呕吐开始，继而阵发性腹痛腹泻、里急后重、下痢赤白黏冻或脓血，病程 2 周左右。缓慢发病则发热不甚或无发热、呕吐，病程较长，多数迁延难愈，病程可达数月数年之久。检查见大便有红细胞、脓细胞、巨噬细胞或阿米巴滋养体、阿米巴包囊，痢疾杆菌或阿米巴培养阳性；影像检查可帮助诊断。

【辨治概要】

治疗以祛邪导滞、调气和血、顾护胃气为原则。祛邪导滞以恢复肠腑传导之职，调气和血以促进损伤之脂膜血络修复。实证初期、湿热痢、疫毒痢方药中苦寒之品较多，长时间使用则损伤胃气。因此，应注意顾护胃气。临证应辨寒热虚实，热痢清之，寒痢温之，初则通之，久痢补通，寒热交错则清温并用，虚实夹杂则通涩兼施。赤多重用血药，白多重用气药。

1. 湿热痢

【证候特征】腹痛阵阵，痛而拒按，便后腹痛暂缓，痢下赤白脓血，黏稠如胶冻，腥臭，肛门灼热，小便短赤，舌苔黄腻，脉滑数。

【治法】清热化湿，调气行血。

【方药】《素问病机气宜保命集》芍药汤（芍药、槟榔、大黄、黄芩、黄连、当归、官桂、甘草、木香）加马齿苋、秦皮，芍药用赤芍。兼表证加荆芥、防风解表散邪，兼食滞加莱菔子、山楂、神曲消食导滞。热重于湿则痢下赤多白少、肛门灼热、口渴喜冷饮，去温燥之桂，加白头翁、黄柏、牡丹皮、葛根清热凉血。湿重于热则痢下白多赤少、舌苔白腻，去苦寒之黄芩，加茯苓、苍术、厚朴、陈皮运脾燥湿。痢下鲜红加地榆、牡丹皮、仙鹤草、侧柏叶凉血止血，湿热伤阴加怀山药、乌梅、木瓜酸甘养阴。本证可用葛根黄芩黄连汤、白头翁汤和《圣济总录》香连丸（木香、黄连、甘草、肉豆蔻）加减。

2. 寒湿痢

【证候特征】腹痛拘急，痢下赤白黏冻，白多赤少，或纯为白冻，里急后重，脘胀腹满，头身困重，舌苔白腻，脉濡缓。

【治法】温中燥湿，调气和血。

【方药】《古今医统大全》不换金正气散（陈皮、苍术、厚朴、甘草、草果、半夏、藿香叶、生姜、大枣）。夹食滞加山楂、神曲、枳实、木香、槟榔消食导滞。兼表寒加荆芥、苏叶解表散邪，或用《传信适用方》仓廪汤（人参、茯苓、甘草、前胡、川芎、羌活、独活、桔梗、柴胡、枳壳、陈仓米、生姜、薄荷）加减。湿重则白痢如胶冻，用《丹溪心法》胃苓汤（苍术、陈皮、厚朴、茯苓、猪苓、泽泻、官桂、白术、甘草、生姜、大枣）加减。

3. 疫毒痢

【证候特征】发病急骤，腹痛剧烈，里急后重频繁，痢下鲜紫脓血，呕吐频繁，寒战壮热，头痛烦躁，精神极其萎靡，甚至四肢厥冷，神志昏蒙，或神昏不清，惊厥抽搐，瞳仁大小不等，舌质红绛，苔黄腻或燥，脉滑数或微细欲绝。

【治法】清热凉血，解毒清肠。

【方药】白头翁汤加赤芍、牡丹皮、苦参、穿心莲、贯众。高热加黄芩、金银花、连翘清热解毒，里急后重加木香、槟榔理气导滞，脓血多加地榆凉血和血，夹食滞加焦山楂、神曲、槟榔消食导滞，痉厥抽搐加羚羊角、钩藤、石决明、全蝎、蜈蚣镇痉，神昏服神犀丹或紫雪丹开窍。兼表证加葛根、连翘、金银花解肌透邪。便秘合大承气汤通腑。热深而厥，面苍白，四肢厥冷而冷汗出，唇指紫暗，尿少，脉细欲绝，静脉滴注生脉注射液益气固脱。本证可用黄连解毒汤加减。

4. 虚寒痢

【证候特征】久痢缠绵不已，痢下赤白清稀或白色黏冻，无腥臭，甚则滑脱不禁，腹部隐痛，喜按喜温，肛门坠胀，或虚坐努责，便后更甚，食少神疲，形寒畏冷，四肢不温，腰膝酸软，舌淡苔薄白，脉沉细而弱。

【治法】温补脾肾，收涩固脱。

【方药】桃花汤合《太平惠民和剂局方》真人养脏汤（人参、当归、白术、肉豆蔻、肉桂、甘草、白芍药、木香、诃子、罂粟壳）加减。手足不温加附子、破故纸温补肾阳，肛门下坠加黄芪、升麻益气举陷。兼食滞去肉豆蔻、诃子、罂粟壳，加焦山楂、神曲、莱菔子消食导滞；下痢不爽减收涩之品，滑脱不禁加芡实、莲子、龙骨、牡蛎收敛固脱。本证可用理中丸、黄土汤和《医学六要》归脾丸（党参、白术、炙黄芪、炙甘草、当归、茯苓、远志、酸枣仁、龙眼肉、木香、大枣、生姜汤）加减。

5. 阴虚痢

【证候特征】痢下赤白脓血或纯下鲜血黏稠，脐腹灼痛，虚坐努责，食少，心烦口干，舌质红绛少苔，或舌红乏津，脉细数。

【治法】养阴清肠，和血止痢。

【方药】黄连阿胶汤加减，芍药用赤芍。赤多或鲜血加牡丹皮、地榆止血，烦热口苦、肛门灼热加黄柏、苦参清下焦湿热，虚坐努责加当归、白芍、熟地黄、炙甘草、陈皮养阴调营，舌红乏津、口渴加乌梅、木瓜、怀山药、麦冬、莲子肉酸甘养阴。本证可用《万氏女科》黄连阿胶汤（黄连、阿胶、木香、干姜、人参、白术、茯苓、炙草、乌梅、生姜、大枣）或《镐京直指》黄连阿胶汤（川连、生地、炙甘草、炒地榆、阿胶珠、炒黄芩、当归、生白芍）加减。

6. 休息痢

【证候特征】下痢时发时止，日久难愈，常因饮食不当、感受外邪或劳累而诱发。发作时腹痛、里急后重、大便赤白黏冻，休止时腹胀食少、倦怠怯冷，舌质淡苔腻，脉濡软或虚数。

【治法】温中清肠，调气化滞。

【方药】《证治要诀类方》连理汤（理中丸加茯苓、黄连）。赤多白少加白头翁、秦皮、黄柏清湿热，白多赤少加苍术、厚朴、草果温中化湿，大便量多果酱色加鸦胆子仁杀虫。遇寒即发，下痢白冻、倦怠、舌淡苔白、脉沉，用《备急千金要方》温脾汤（附子、大黄、芒硝、当归、干姜、人参、甘草）加减。久痢伤阴，阴虚邪恋，痢下赤白或下黏稠鲜血、虚坐努责、量少难出、午后低热、口干心烦、舌红绛或光红，可用《备急千金要方》驻车丸（黄连、干姜、当归、阿胶）加减。

7. 噤口痢

【证候特征】下痢而不能进食，或下痢呕恶不能食，胸闷，呕恶不食，口气秽臭，舌苔黄腻，脉滑数。

【治法】泄热和胃，苦辛通降。

【方药】《医学心悟》开噤散（黄连、人参、石菖蒲、石莲子、丹参、陈皮、冬瓜子、陈仓米、茯苓、荷叶蒂）。赤多白少加白头翁、秦皮、黄柏清热解毒、凉血止痢，里急后重加木香、槟榔理气化滞。属于虚证者，下痢频频、呕恶不食或食入即吐、神疲乏力、舌淡苔白、脉弱无力，治宜健脾和胃，用香砂六君子汤加减。下痢无度、饮食不进、肢冷脉微，急用独参汤或参附汤益气固脱。

第三节 霍 乱

霍乱是外感湿浊疫疠毒邪所致的以腹泻、呕吐为主要表现的胃肠道疫病。

【病因病机】

霍乱又称"触恶"，病名最早见于《内经》。《素问·六元正纪大论》云："土郁之发……故民病心腹胀，肠鸣而为数后，甚则心痛胁膜、呕吐霍乱……太阴所至为中满霍乱吐下。"本病因发病急骤，上吐下泻，突然腹痛不可忍，其病凶险、挥霍缭乱于顷刻间而得名。

《杂病源流犀烛》曰："外感六气，或伤饮食，或中邪恶、污秽气及毒气。"霍乱由外感湿秽恶浊疫疠毒邪所致，多发于夏秋。贪凉露宿，感受暑湿秽浊疫疠毒邪，或饮食不洁，误进腐馊变质物则湿秽随饮食而入，邪遏中焦，损伤脾胃则升降失司，清浊相干，乱于肠胃则上吐下泻。古代居住分散，霍乱流行仅局限较小区域。近代随着城市化进程加速，人口大量聚集，河道水源污染，积污饮浊成为霍乱传播的主要原因。特别旱灾之年，水源枯涸，少量未干枯的水源被人群集中饮用，水源遭遇污染则霍乱迅速流行。王孟英《随息居重订霍乱论》云"江浙一带地势坦夷，支河万派，而居民饮食濯秽，共用一水""凡霍乱盛行，多在夏热亢旱酷暑之年，则其证必剧……迨一朝卒发，渐至阖户沿村，风行似疫"。

外感毒邪和饮食不慎常相互为因。《症因脉治》云："饮食过饱，损伤中气，不能运化，膏粱浓味，肠胃凝泣，清气不升，浊气不降，又值风暑湿喝之邪外袭，则挥霍撩乱。"饮食失调损伤脾胃，运化失司，则秽浊毒邪乘虚而入。寒热湿秽疫疠毒邪伤脾胃则中气不健，易导致中阳素亏，或重感寒湿，或畏热贪凉，过食生冷瓜果，则从寒化而为寒霍乱；素体阳盛，或湿热内蕴，或长途冒暑远行，复感时令热邪，及过食辛辣醇酒厚味等食物，湿热自内而生，则从热化而成为热霍乱。秽浊毒邪郁阻中焦，升降之气室塞，上下不通则欲吐不得吐、欲泻不得泻、腹中绞痛、脘闷难忍，称为干霍乱，俗称"绞肠痧"。

【诊断与病类】

诊断以起病急骤、猝然发作、上吐下泻为依据,西医霍乱、副霍乱、沙门氏菌感染、食物中毒等按本病辨证论治,大便细菌培养可明确诊断。

【辨治概要】

急性期治以辟秽化浊、宣通气机为原则,辨寒热阴阳与干湿及轻重论治。恢复期主要是邪气未尽、气血阴阳亏虚,治当扶正泄邪。

1. 寒霍乱辨治　寒霍乱多因饮食生冷不洁,外感寒湿秽浊毒邪所致,表现为下利清谷臭秽、呕吐澄澈,治当辛香温通为主。轻者是寒湿郁遏中阳为主,治宜辛香芳化;重危者是中阳已伤、阴盛阳衰,治宜温里回阳。

(1)轻证

【证候特征】暴起呕吐下利,初起下稀粪,继则下利清稀或如米泔水、臭秽,腹痛或不痛,胸膈痞闷,四肢清冷,拘急转筋,舌苔白腻,脉象濡弱。

【治法】散寒燥湿,芳香化浊。

【方药】藿香正气散加减。兼表寒加香薷解表化湿,脘腹胀加木香、槟榔行气散滞,转筋加木瓜、白芍、吴茱萸温经散寒、舒筋缓急,腹痛加丁香、高良姜、香附温中理气止痛,肢冷加桂枝、干姜、姜黄温通经脉。本证可用《太平惠民和剂局方》六和汤(缩砂仁、半夏、杏仁、人参、甘草、赤茯苓、藿香叶、白扁豆、木瓜、香薷、厚朴)或《传信适用方》仓廪汤加减。

(2)重证

【证候特征】吐泻不止,吐泻如米泔汁,面色苍白,眼眶凹陷,指腹皱瘪,手足厥冷,头面出汗,筋脉挛急,舌质淡,苔白,脉沉微细。

【治法】温里回阳,辟秽化湿。

【方药】附子理中丸加石菖蒲、郁金、吴茱萸、厚朴、苍术。面苍白加当归、川芎养血活血,眼眶凹陷加沙参、麦冬、五味子生津液,手足厥冷加桂枝、当归温通活血,筋脉挛急加木瓜、白芍舒筋缓急。

(3)危证

【证候】吐泻不止,面色苍白,眼眶凹陷,大汗淋漓,四肢厥冷,声音嘶哑,尿少或无尿,拘急转筋,脉细欲绝。

【治法】回阳救逆,调和阴阳。

【方药】通脉四逆加猪胆汁汤加吴茱萸、厚朴、苍术。面苍白加人参、丹参、当归、片姜黄益气补虚、养血活血,大汗淋漓加生脉散加煅龙骨、煅牡蛎、山茱萸益气养阴敛汗,声嘶哑加桔梗、杏仁宣肺利咽,尿少或无尿合五苓散温阳化气利尿,转筋加木瓜、白芍舒筋缓急。

2. 热霍乱辨治　热霍乱是外感暑湿秽浊疫疠毒邪，多发于夏秋，表现为发热、下利秽臭、呕吐酸腐、尿赤，当清热解毒、辟秽化湿。轻者是湿热秽浊遏阻中焦脾胃，治当清热化湿、解毒辟秽；重危者是毒热壅盛，耗伤气阴，当清热解毒、益气养阴、固脱救逆。

（1）轻证

【证候特征】突发吐泻，发热口渴，头痛，心烦脘痞，吐泻物腐臭难闻，腹中绞痛，尿黄赤短少，四肢酸楚，筋脉拘挛，舌红苔黄腻，脉濡数。

【治法】清热化湿，辟秽泄浊。

【方药】《随息居重订霍乱论》燃照汤（滑石、豆豉、焦山栀、酒黄芩、省头草、制厚朴、制半夏、白蔻仁）加减，省头草即佩兰。转筋腹痛加木瓜、白芍舒筋缓急，尿黄赤短少加白茅根、车前子、泽泻清热利尿。本证可用《随息居重订霍乱论》蚕矢汤（晚蚕沙、陈木瓜、薏苡仁、大豆黄卷、黄连、制半夏、黄芩、通草、吴茱萸、焦栀子）加减。

（2）重证

【证候特征】发热，口渴喜饮，气短神疲，汗出，腹痛，手足厥冷，拘急转筋，唇面手甲皆青，呕吐酸秽，泻下臭恶，尿短赤，舌红少苔，脉沉伏。

【治法】清热辟秽，益气生津。

【方药】竹叶石膏汤加减。高热加知母、黄连清热，口渴加沙参、石斛、天花粉、葛根清热生津，腹痛、拘急转筋加木瓜、白芍、赤芍舒筋缓急止痛，手足厥冷、唇面手甲皆青加赤芍、牡丹皮、木瓜活血通络，呕吐加竹茹降逆止呕，尿黄赤短少加白茅根、车前子、泽泻清热利尿。

（3）危证

【证候特征】发热，转筋吐下，肢厥，汗多，口渴，腹痛，面黑目陷，尿少或无尿，舌红绛少苔，脉沉伏。

【治法】清热解毒，活血辟秽。

【方药】《霍乱论》解毒活血汤（金银花、连翘、丝瓜络、淡紫菜、石菖蒲、吴茱萸水炒川连、蚕沙、地丁、益母草、生苡仁、生绿豆、生藕汁或白茅根汁）加减。高热加栀子、黄芩、水牛角清热解毒，转筋加木瓜、白芍、赤芍舒筋缓急，腹痛加赤芍、郁金、厚朴、柴胡、白芍理气活血止痛，口渴加沙参、麦冬、生地黄、天花粉、葛根清热生津，面黑目陷加生地黄、赤芍、牡丹皮、玄参、当归、石斛凉血活血养血，尿少无尿加白茅根、茯苓、泽泻清热生津利尿。神昏谵语加郁金、白芷开窍，急服安宫牛黄丸开窍醒神。本证可用黄连解毒汤加减。

3. 干霍乱辨治　干霍乱属危重证，主要是秽毒壅盛、气机壅滞、腑气不通，治当解毒辟秽、宣通壅滞为主。

（1）重证

【证候特征】起病急骤，卒然腹中绞痛，欲吐不吐，欲泄不泻，烦躁闷乱，面色青，头汗出，四肢厥冷，拘急转筋，舌苔厚浊，脉沉伏。

【治法】利气宣滞，解毒泄浊。

【方药】《苏沈良方》厚朴汤（高良姜、厚朴、朴硝、大黄、槟榔、枳壳）加山慈菇、五倍子。腹痛加香附、小茴香、细辛、赤芍温中理气、活血止痛，烦躁闷乱加瓜蒌、桔梗、杏仁、柴胡、淡豆豉、郁金宣通郁滞，面青加赤芍、桃仁、丹参、川芎活血通络，四肢厥冷加吴茱萸、木瓜、附子、干姜、当归温经活血，拘急转筋加木瓜、白芍、赤芍舒筋缓急。本证可用大黄附子汤或三物备急丸加减。

（2）危证

【证候特征】腹中绞痛，吐泻不出，面色青惨，大汗淋漓，表情淡漠，四肢厥冷，拘急转筋，舌暗苔浊，脉微欲绝。

【治法】回阳救逆，解毒辟秽。

【方药】《备急千金要方》温脾汤（大黄、附子、当归、干姜、人参、甘草）加减。腹胀满加厚朴、木香行气除满，腹冷痛加肉桂、吴茱萸、香附、郁金温中行气止痛，面青加赤芍、桃仁、丹参活血通络，转筋加木瓜、白芍、赤芍舒筋缓急，大汗淋漓合生脉散加山茱萸、煅龙骨、煅牡蛎益气敛汗。邪盛用盐汤探吐或石菖蒲末搐鼻取嚏、辟秽开窍，或针刺十宣、委中出血或刮痧引邪外出；或用吴茱萸、青盐研末，炒热熨脐温通阳气。本证可用四逆汤合生脉散加减。

4. 恢复期辨治 霍乱因吐泻导致津液外耗，常致气随津脱，血随津亏，恢复期常见气血阴阳亏虚、余邪未尽之证，治以益气养阴为主，兼顾清泄余邪。

（1）气阴两虚

【证候特征】形体消瘦，神疲倦怠，胃纳不佳，精神不爽，午后微热，舌质偏红，苔薄黄糙，脉细。

【治法】益气养阴。

【方药】《温热经纬》清暑益气汤（西洋参、石斛、麦冬、黄连、竹叶、荷梗、知母、甘草、粳米、西瓜翠衣）加减。热重加生石膏清泄邪热，小便不利加茯苓、泽泻淡渗利尿，纳差加焦山楂、神曲、谷芽、麦芽健脾和胃消食。本证可用益胃汤、沙参麦冬汤、参苓白术散加减。

（2）中阳不振

【证候特征】恶心欲呕，大便溏泄，食少不化，四肢清冷，神疲怠倦，头晕，唇淡，舌胖嫩、苔厚浊，脉虚大。

【治法】温中健脾，和胃渗湿。

【方药】《外台秘要》引《广济方》理中丸（人参、白术、甘草、干姜、高良姜、桂心）加减。恶心加姜半夏和胃降逆，便溏加厚朴、藿香梗芳香化湿，食少不化加山楂、麦芽、谷芽消食，手足不温加附子温中散寒，神疲头晕加黄芪益气升清。本证可用香砂六君子汤加减。

此外，剧烈吐泻应口服姜盐汤、米汤、五汁饮等，严重吐泻静脉滴注参麦注射液和补充体液，转筋针刺承山、阳陵泉、曲池、天枢。

第四节 胃肠湿疫

胃肠湿疫是外感湿热疫疠毒邪所致的以胃肠为病变中心的，表现以发热、头身困重、腹痞胀、肌肤斑疹或白痦为主的疫病。

【病因病机】

本病属传统湿温，是外感湿热疫疠毒邪所致。夏末秋初气候炎热，雨湿较多，热蒸湿腾，湿热蕴结则易滋生疫疠毒邪，故多发于夏末秋初。夏末秋初若贪凉露宿、淋雨涉污、饮食不洁则湿热疫疠毒邪从肌肤和口鼻而入，导致发病。脾胃属土而应夏季，湿热疫疠易犯脾胃。《湿热病篇》云："湿热之邪从表伤者十之一二，由口鼻入者十之八九。阳明为水谷之海，太阴为湿土之脏，故多阳明、太阴受病。膜原者，外通肌肉，内近胃腑，即三焦之门户，实一身之半表半里也。邪由上受，直趋中道，故病多归膜原。"初起邪遏卫分与膜府，表现为恶寒少汗、身热不扬、头重如裹、身重肢倦。邪经口鼻直中于内，郁遏三焦，困阻脾胃则三焦气化失司，脾胃不和，清阳不升，浊阴不降，表现为脘腹痞块、恶心呕吐、便溏腹泻。邪毒与湿浊搏结，流窜三焦，外蕴肌肤，上壅神窍，内入营血，下流肠道，则表现为神昏、斑疹、白痦、便血。本病因湿与热、浊胶合难解，故大多病程较长。后期因湿遏伤阳，热耗阴液，常见阴阳耗伤的病理变化。

【诊断与病类】

本病包括西医学伤寒、副伤寒、沙门菌属感染、肠道病毒感染等，血液分析和血、骨髓、粪便培养有助确诊。

【辨治概要】

治疗贵在祛湿解毒，辨湿与热之偏重，分期论治。

1. 初期辨治 初期主要是邪遏卫分与膜原，治以泄卫透邪、宣化湿热为主。

（1）湿遏卫分

【证候特征】恶寒少汗，身热不扬，午后热甚，头痛头重如裹，身重肢倦，肌肉烦疼,胸闷不饥,面色垢腻,恶心呕吐,口不渴或渴不欲饮,大便溏而不爽,苔白滑或白腻,脉濡缓。

【治法】解表透邪,化湿和中。

【方药】藿朴夏苓汤加减。恶寒重加香薷解表化湿,头痛重如裹加羌活、薄荷、荷叶、石菖蒲、白芷芳香化湿、通窍止痛,身重肢倦、肌肉烦疼加石菖蒲、薄荷、川牛膝、木瓜祛湿通络,便溏滞加苍术、枳实燥湿导滞,呕吐加苏叶、竹茹止呕。本证可用藿香正气散、《传信适用方》仓廪汤加减。

(2)毒遏卫分

【证候特征】恶寒身热、汗出热不退,头痛,身酸痛,咽喉痛,咳嗽,口苦,口渴引饮而不欲多饮,胸闷泛恶,或不思饮食,四肢倦怠,心烦,溲赤或浑浊,大便秘或溏而不爽,舌边尖红、苔黄腻,脉浮或濡数。

【治法】清热解毒,透邪化湿。

【方药】《湿温时疫治疗法》枳桔栀豉汤(生枳壳、焦山栀、苏薄荷、苦桔梗、淡豆豉、青连翘、青子芩、西茵陈、贯众、鲜竹叶、生甘草)加减。恶寒加荆芥、防风草解表,身热加金银花、薄荷、荷叶泄卫透热,咽喉痛加薄荷、射干解毒清咽,咳嗽加桔梗、百部化痰止咳,胸闷泛恶加佩兰、竹茹芳香化湿、和胃降逆,四肢倦怠、身重头蒙加薄荷、荷叶、石菖蒲芳香化湿,便秘加瓜蒌、杏仁宣气通腑,便溏加苍术燥湿,尿赤浑浊加土茯苓、泽泻、萆薢解毒利尿。本证可用新加香薷饮、银翘散加减。

(3)邪遏膜原

【证候特征】恶寒发热,寒热往来,身酸痛,手足沉重,呕逆,脘腹胀满,大便秘结或溏而不爽,舌苔白厚腻浊或如积粉,脉缓。

【治法】疏达膜原,透邪化湿。

【方药】柴胡达原饮加减。恶寒甚加荆芥、防风草解表散寒,热甚加金银花、连翘、知母清热解毒,呕逆加竹茹、姜半夏和胃降逆,身痛、手足沉重加羌活、石菖蒲、薄荷芳香化湿、通络止痛,脘腹胀满、便秘加瓜蒌、杏仁、大黄宣气通腑,便溏不爽加苍术、苏梗燥湿导滞。本证可用《时病论》宣透膜原法(厚朴、槟榔、草果、黄芩、甘草、藿香、半夏)或《湿热病篇》第八条方(柴胡、厚朴、槟榔、草果、藿香、苍术、半夏、干菖蒲、六一散)加减。

2. 极期辨治 极期主要是邪毒蕴阻中焦,脾胃运化输布障碍,升降失司,湿浊弥漫三焦。治以分消为主,辨寒热轻重论治。

(1)邪阻中焦,湿重于热

【证候特征】身热不扬,脘闷腹胀,口不渴或渴不引饮,恶心呕吐,大便不爽或溏泄，或身痛，苔白腻，脉濡缓。

【治法】芳香化浊，清热利湿。

【方药】《温病条辨》三加减正气散。身热不扬加荆芥、薄荷透邪散热，恶心呕吐加姜竹茹、佩兰醒脾和胃、降逆止呕，大便不爽加枳实、槟榔导滞，便溏加苍术燥湿，身痛加羌活、郁金止痛。

（2）邪阻中焦，热重于湿

【证候特征】壮热，汗出或少汗或无汗，头目痛，或肢体抽搐，心烦口渴，渴喜冷饮，脘腹痞满，恶心呕吐，纳呆，大便秘结，尿短赤，舌红苔黄而干，脉滑数或洪数。

【治法】清热化湿。

【方药】白虎加苍术汤加减。高热加金银花、连翘、黄连清热解毒，无汗或少汗加青蒿、薄荷、石菖蒲泄卫透热化湿，头目痛加栀子、夏枯草清利头目，抽搐加钩藤、地龙息风止痉，口渴加葛根、天花粉、芦根清热生津，脘腹痞满加厚朴、枳实下气消滞，呕吐加竹茹降逆止呕，纳呆加山楂、莱菔子消食，便秘加大黄通腑，尿短赤加通草、淡竹叶清热利尿。

（3）邪阻中焦，湿热并重

【证候特征】潮热或身热稽留，有汗不解，口渴而不引饮，腹痛痞满，恶心呕吐，心烦，纳呆，或咳嗽，或肌肤白㾦，或神情呆滞，重听或耳闭失聪，舌红苔黄腻，大便溏而不爽，尿黄短或短赤，脉濡或滑数。

【治法】苦辛通降，清热化湿。

【方药】杏仁滑石汤合《霍乱论》连朴饮加减。高热加金银花、连翘、青蒿清热解毒，恶心呕吐加藿香梗、姜竹茹降逆，心烦加栀子、淡豆豉清心除烦，咳嗽加桔梗、桑白皮、百部宣肺化痰止咳，肌肤白㾦加薏苡仁、淡竹叶、土茯苓、苦参清热渗湿，神情呆滞加石菖蒲、郁金、天竺黄、竹沥芳香化浊、开窍醒神，耳闭重听加石菖蒲、郁金、苍耳子芳香通窍，便溏不爽加木香、白豆蔻、苍术燥湿理气，尿短赤加淡竹叶、车前草渗湿利尿。

（4）湿热蕴阻少阳

【证候特征】寒热往来如疟，热重寒轻，热势弛张，咽痛，耳鸣重听，胸胁胀疼，胁腹痞满，心烦，口苦口渴，恶心吐酸苦水或呕黄涎，甚则干呕呃逆，大便溏泄不爽，小便不利或黄短，舌红苔黄腻，脉弦滑数。

【治法】清清利湿，利胆降逆。

【方药】蒿芩清胆汤加减。热势弛张加柴胡、薄荷、茵陈、连翘、葛根清热解毒利湿，咽痛加贯众、薄荷解毒清咽，胸胁胀疼加柴胡、苏梗理气止痛，胁腹痞满加厚朴、柴胡理气除满，呕吐加黄连、苏叶清热止呕，耳鸣重听加石菖蒲、郁金、苍耳子、通草清热利湿、芳香通窍，便溏滞加藿香梗、厚朴、薏苡仁、白豆蔻燥湿化浊，小便不利加车前子、泽泻、淡竹叶、通草利小便。

（5）湿热浸淫内外

【证候特征】发热，手足烦热，肌肤白痦、斑疹，恶心呕吐或不思饮食，腹胀腹泻，全身酸痛、关节肿痛，口渴或饮水不解渴，或水入即吐，或头痛，或咳嗽，舌红、苔黄腻，脉数或滑或滑数。

【治法】清热解毒，透邪化湿。

【方药】葛根芩连汤合半夏泻心汤加减。高热加金银花、连翘、栀子清热解毒，呕吐甚加苏叶、姜竹茹和胃降逆止呕，不思饮食加山楂、佩兰、鸡内金醒脾和胃消食，腹胀腹泻加藿香梗、石菖蒲、厚朴理气燥湿，白痦加薏苡仁、淡竹叶、土茯苓皮清热解毒渗湿，斑疹加紫草、牡丹皮、土茯苓解毒凉血化斑，关节肿痛加薏苡仁、茯苓皮、生姜皮、木防己宣通经隧，咳嗽加桔梗、百部宣肺化痰止咳。

（6）湿热弥漫三焦

【证候特征】身热不退，面红目赤，头痛，重听或耳聋，口苦咽干或咽痛，或神情淡漠，口渴不多饮，咳嗽胸闷，脘腹痞满，恶心呕吐，或肌肤白痦、斑疹，或关节肿痛，大便溏而不爽，或下利脓血，小便短涩，舌红苔黄腻，脉濡数或滑数。

【治法】清热解毒化湿。

【方药】三石汤加薏苡仁、土茯苓。高热加连翘、栀子、黄芩、薄荷清热解毒，面红目赤头痛加薄荷、龙胆草、白芷清利头目，重听耳聋加石菖蒲、郁金、白芷清热利湿、芳香通窍，咽痛加桔梗、薄荷清利咽喉，神情淡漠加石菖蒲、郁金芳香开窍醒神，咳嗽加桔梗、百部、瓜蒌、桑白皮清热化痰、宣肺止咳，脘腹痞满加厚朴、枳实、藿香梗理气，白痦加淡竹叶、苦参清热渗湿，斑疹加紫草、牡丹皮解毒凉血化斑，关节肿痛加茯苓皮、生姜皮、木防己宣通经隧、淡渗利湿，呕吐加藿香梗、姜半夏、姜竹茹和胃化湿、降逆止呕，便溏不爽加藿香梗、厚朴理气化浊，下利脓血加秦皮、白头翁清热利湿、凉血止利。

（7）肠胃热结

【证候特征】身热，脘腹烦热，腹胀腹痛、大便秘结，口咽干燥，恶心呕吐，或不思饮食，或手足汗出，或面色红赤，舌质红、苔黄腻或厚，脉滑或沉数。

【治法】清热泻腑，荡涤热结。

【方药】大承气汤加减。高热加栀子、连翘清热解毒，口咽干燥加玄参、生地黄、天花粉清热生津，呕吐加姜竹茹降逆止呕，不思饮食加山楂、莱菔子消食。

（8）湿热熏蒸肝胆

【证候特征】高热，黄疸，烦渴，咽喉疼痛，胸胁痞胀，脘腹胀满，神疲倦怠，恶心呕吐，纳呆、厌油腻，大便秘结或溏而不爽，肛门灼热，尿短黄赤，舌红苔黄浊腻，脉滑数。

【治法】清热解毒，利湿退黄。

【方药】茵陈五苓散合甘露消毒丹加田基黄。咽喉痛加贯众、射干解毒清咽，便秘加大黄通腑，壮热烦渴加石膏、板蓝根、麦冬清热解毒、生津止渴，胸胁痞胀加柴胡、郁金、丹参理气活血，脘腹胀满加厚朴、苏梗、槟榔、大腹皮理气消滞，呕吐加姜半夏、姜竹茹和胃降逆止呕，纳呆厌油加山楂、鸡内金、佩兰醒脾和胃消食，便溏滞加秦皮、厚朴、积实、白头翁下气利湿。

（9）毒损肠道

【证候特征】身热，下利脓血或便血暗红或大便稀溏棕褐，腹胀腹痛，胸脘烦热，口干渴，喘而汗出，恶心呕吐，纳呆，舌红苔黄厚腻秽浊，脉濡数或滑数。

【治法】清热解毒，利湿止利。

【方药】葛根芩连汤合白头翁汤加减。高热加连翘、栀子清热泻火解毒，下利脓血加苦参、败酱草清热利湿，便血暗红或便溏棕褐加生地黄、牡丹皮、玄参、侧柏叶、地榆凉血止血，腹痛加白芍、郁金柔肝止痛，大便不爽加木香、槟榔行气消滞，呕吐加佩兰、姜竹茹、姜半夏和胃降逆止呕，纳呆加山楂消食，喘加杏仁、瓜蒌宣肺平喘，口渴加天花粉清热生津。

（10）肠胃瘀热

【证候特征】身热，口渴，烦躁谵语，恶心呕吐，纳呆，腹胀便秘，腹痛如针刺或夜间痛甚，舌紫暗或有瘀点，舌底脉络迂曲紫暗，苔黄或厚浊，脉滑或涩。

【治法】清热解毒，通腑活血。

【方药】桃核承气汤加减。高热加栀子、黄芩、黄连清热泻火，腹胀痛加郁金、积实、木香、赤芍、三七理气活血止痛，呕吐加佩兰、姜法半夏、姜竹茹和胃降逆，纳呆加山楂、鸡内金消食，谵语加石菖蒲、郁金和急服至宝丹清心开窍。

（11）湿浊上蒙下阻

【证候特征】神识如蒙，头胀呕逆，口渴不多饮，少腹硬满，大便不通，小便不通，舌暗苔垢腻秽浊，脉濡。

【治法】利湿化浊，通利二便。

【方药】《温病条辨》茯苓皮汤（茯苓皮、生薏仁、猪苓、大腹皮、白通草、淡竹叶）合宣清导浊汤（猪苓、茯苓、寒水石、晚蚕沙、皂荚子）加石菖蒲、郁金。呕逆加姜竹茹、姜半夏和胃化浊、降逆止呕，头胀加车前子、川牛膝导湿浊下行，便秘加大黄通腑，小便不通加泽泻、车前子、泽泻、白茅根利尿。神识如蒙服苏合香丸芳香辟秽、化浊开窍，发热服安宫牛黄丸清热开窍。

（12）浊热蒙蔽心包

【证候特征】身热不退，或胸腹灼热，朝轻暮重，胸闷，脘腹胀满，呕逆，纳呆，烦躁不安，神昏谵语或似清似昧，或时清时昧，或颈项强直，或筋脉挛急、手足抽搐，或四肢厥冷，舌苔腻，脉濡滑而数。

【治法】清热化湿，豁痰开蔽。

【方药】《温病全书》菖蒲郁金汤（石菖蒲、栀子、鲜竹叶、牡丹皮、郁金、连翘、灯心草、木通、竹沥、玉枢丹）加减。胸闷加瓜蒌、桔梗宣肺化湿，脘腹胀满加厚朴、白豆蔻、藿香梗畅中化湿，颈项强直、抽搐加葛根、天花粉、地龙、钩藤、蜈蚣生津舒筋、息风止痉，高热烦躁加水牛角、天竺黄、龙胆草、莲子心清热化痰，身热肢冷加黄芩、黄连、葛根、柴胡清热解毒，神昏谵语、苔白腻服苏合香丸芳香化浊、开窍醒神，身热、苔黄腻服至宝丹清热化浊、开窍醒神。

（13）热入营血

【证候特征】身灼热，心烦躁动，腹胀痛，肠鸣，甚或神昏谵语，口咽干燥，肌肤斑疹，或上下出血，或便下鲜血，舌红苔黄干燥，或舌绛无苔，脉弦细数。

【治法】清营解毒，凉血止血。

【方药】犀角地黄汤合黄连解毒汤加减。高热躁动加竹叶、莲子心清心火，口咽干燥加天花粉、麦冬、玄参清热生津，出血加白茅根、侧柏炭、小蓟、茜草根止血，斑疹加紫草解毒凉血化斑，神昏谵语加石菖蒲、郁金送服安宫牛黄丸清热开窍。本证可用清营汤、清宫汤加减。

（14）气血脱失

【证候特征】上下出血量多不止，面色苍白，汗出肢冷，舌暗淡，脉细弱。

【治法】益气固脱。

【方药】静脉滴注参麦注射液或参附注射液，汤剂用黄土汤合生脉散加煅龙骨、煅牡蛎、山茱萸或四逆加人参汤加地榆炭、侧柏炭、山茱萸。

3. 后期辨治　后期主要是正虚邪恋，若饮食不当或劳累或外感，极易复发，治以扶正为主，兼清余邪。

（1）寒湿留恋

【证候特征】脘腹胀满，大便不爽或溏泄，神疲倦怠，食少无味，舌苔白腻或滑，脉濡缓。

【治法】燥湿行气，健脾和胃。

【方药】《温病条辨》五加减正气散加减。脘腹胀满甚积实、木香理气消滞，大便不爽加枳实、木香、莱菔子导滞，便溏泄加白术、佩兰、白豆蔻芳香化湿，食少无味加山楂消食。

（2）湿胜阳微

【证候特征】身冷出汗，脘腹痞闷，腹胀肠鸣，腹泻或便溏，口渴不欲饮或喜热饮，食少无味，恶心欲呕或呕吐，神疲短气，心悸，舌苔白腻或白滑，脉沉细。

【治法】温中健脾，和胃化湿。

【方药】苓桂术甘汤合干姜附子汤或理中丸加减。脘腹痞闷、肠鸣加厚朴、枳实、生姜行气化湿，腹泻加藿香梗、苍术、厚朴燥湿止泻，神疲短气加黄芪、党参健脾益气，食少无味加山楂、谷芽、麦芽消食，呕吐加生姜、姜半夏止呕。

（3）湿热内伏

【证候特征】脘腹痞闷，恶心欲呕或呕吐，心烦，纳呆，口渴饮冷，肢体困重，大便溏臭不爽，尿短赤，舌苔黄腻。

【治法】辛开苦降，清热化湿。

【方药】《霍乱论》连朴饮加减。脘腹痞闷合枳术丸行气消痞，呕吐加生姜、苏叶和胃降逆，纳呆加山楂、谷芽健脾消食，肢体困重加薏苡仁、淡竹叶、木防己淡渗利湿，便溏臭不爽加枳实、藿香梗、佩兰、茵陈清热化湿、行气导滞，尿短赤加滑石、淡竹叶清热利湿。本证可用三仁汤、藿香左金汤加减。

（4）气阴两伤，余邪留恋

【证候特征】低热，汗出，胸腹痞闷，心胸烦热，口干喜饮，恶心欲呕，纳呆，腹胀便溏，神疲气短，倦怠体乏力，舌红少苔，脉虚数。

【治法】益气养阴，清透余邪。

【方药】竹叶石膏汤加减。低热加青蒿、薄荷透余热，胸腹痞闷合枳术丸健脾化湿、行气消痞，恶心呕吐加苏叶、姜竹茹和胃降逆止呕，神疲短气、汗出不止加西洋参、生黄芪、五味子益气固表，纳呆加谷芽、神曲、山楂消食，腹胀便溏加陈皮、薏苡仁、厚朴行气化湿。若胃阴不足，胃火上逆，口舌糜烂，加石斛、天花粉清热养阴生津；胃火炽盛，消谷善饥、舌红脉数，加知母、天花粉清热生津。本证可用沙参麦冬汤加减。

（5）余热伏阴

【证候特征】低热，午后身热，夜热早凉，热退无汗，心烦失眠，形体消瘦，口渴，舌红少苔，脉细数。

【治法】养阴透热。

【方药】青蒿鳖甲汤加减。心烦不安加栀子、淡豆豉、淡竹叶清心除烦，失眠加生酸枣仁、夜交藤、丹参养心安神，口渴加天花粉、沙参清热生津，手足蠕动抽搐加龟板、生牡蛎、白芍酸甘化阴、柔肝息风。

（6）脾肾亏虚，气血虚弱

【证候特征】腹胀痛或腹泻，耳鸣或听力下降，纳呆，食则腹胀，倦怠嗜卧，腰酸腿软，面色萎黄，或气短懒言，或头晕目眩，口淡不渴，舌质淡、苔薄白，脉虚弱。

【治法】温补脾肾，益气补血。

【方药】《温病条辨》双补汤（人参、山药、茯苓、莲子、芡实、补骨脂、肉苁蓉、山萸肉、五味子、巴戟天、菟丝子、覆盆子）合当归补血汤（黄芪、当归）。腹胀痛加木香、乌药、砂仁理气止痛，腹泻加白术、苍术、肉豆蔻健脾化湿，耳鸣听力下降加磁石、蝉蜕滋肾通窍，纳呆、食则腹胀加山楂、谷芽、麦芽、砂仁、枳实消食理气，腰酸腿软加杜仲、桑寄生、木瓜益肝肾、壮筋骨。

（7）湿热未净

【证候特征】身热已退，脘腹胀满，便溏，知饥不食，舌苔薄腻，脉濡。

【治法】轻清芳化，涤除余邪。

【方药】《湿温时疫治疗法》薛氏五叶芦根汤（藿香叶、薄荷叶、鲜荷叶、枇杷叶、佩兰叶、芦根、冬瓜仁）加减。腹胀满加厚朴、苏梗、陈皮理气消滞，便溏加苍术、白术、薏苡仁健脾化湿，纳差加山楂、谷芽、麦芽消食。

第十五章

肾系外感病

肾居腰部，主水，合膀胱，开窍于二阴，故肾系外感病表现为腰痛、小便失常、水肿，治疗以泻实为主。

第一节　肾疫斑病（流行性出血热）

肾疫斑病是外感疫疠毒邪所致的以发热、出血、肌肤瘀斑、尿量异常为主的疫病。

【病因病机】

《素问·五脏生成》云："心之合脉也，其荣色也，其主肾也。"《温热经纬》云："脉者，源于肾而主于心。"肾主水，故将以发热、斑疹、尿量异常为主要表现的疫病定义为肾疫斑病，本病多发于冬春季节。肾开窍于二阴，肾经过咽喉，疫疠毒邪从肌肤、口鼻或二阴入，首犯卫分，损伤浅表阳络，正邪交争，临床表现为恶寒发热、腰痛、头痛、目眶痛、口干、颜面潮红、两目微赤。疫疠毒邪极易入里蕴结化热，故卫分阶段短暂，初起常卫气同病，表现为高热、口渴、汗出气粗、尿短赤、大便秘结。肾藏精、主水，肾司开合，毒热损肾则肾开阖无权，阖多开少则尿少或尿闭，开多阖少则尿多而浑浊、尿血。尿少、尿闭则尿浊留滞体内，既蕴结酿毒，又与毒热搏结，弥漫三焦则诸脏腑受损。浊毒热上犯心肺则胸满闷、心悸怔忡、气喘痰盛；中伤脾胃则腹胀满、恶心呕吐、大便秘结。浊毒热犯脑则头痛头胀、谵语或神昏。毒热燔灼营血则皮肤斑疹、鼻血、呕血、便血、咯血。热盛伤阴耗血动风则抽搐。营阴耗散，气随液伤，加之瘀血内阻，可导致阴阳不相交接而厥脱，表现为手足厥冷、脐腹灼热、恶热口渴、烦躁不安、神情恍惚，或恶呕、便秘、尿黄，或汗出而热不退，或肢厥，汗出气凉，蜷卧不渴，气微神疲，面色苍白，口唇发绀，脉微欲绝。热盛多尿则阴津劫夺，气随津伤，故后期气阴两亏。

【诊断与病类】

本病即西医流行性出血热，发病急，临床以发热、头痛、腰痛、眼眶痛、脸红颈红、上胸部发红、眼结膜充血、酒醉貌及口腔黏膜、肌肤斑点瘀斑、尿量改变为主要特征。尿检查有尿蛋白、红细胞、管型或膜状物。血检查尿素氮及肌酐增高，血钾异常，血钠及氯降低，二氧化碳结合力下降，凝血酶原和部分凝血活酶时间延长，纤维蛋白原降低。特异性抗原、抗体检查有助诊断。本病潜伏期2～3周，分发热期、低血压休克期、少尿期、多尿期、恢复期。

【辨治概要】

治以清热解毒、护肾阴、存津液、保胃气为原则，分期辨治。既要遵循温病卫气营血辨治原则，又不可拘于"到气才可清气""入营才可凉血"，应重视截断扭转，及时凉血散血、急下存阴。

1. 发热期辨治 发热期一般4～5天，主要是邪毒郁遏，正邪交争，气机怫郁，热蒸血腾，表现为发热、三痛（头痛、腰痛、眼眶痛）、三红（脸红、颈红、上胸部发红及眼结膜充血）、酒醉貌及口腔、肌肤斑点瘀斑，治当透散郁热、凉血安络。

（1）寒郁卫分

【证候特征】恶寒发热，无汗，头痛，眼眶痛，身体骨节烦痛，鼻干燥，舌苔白或淡黄，脉紧。

【治法】解毒散寒，泄卫透邪。

【方药】荆防败毒散加薄荷、赤芍、大青叶、牡丹皮、连翘、土茯苓。咳嗽甚加百部、杏仁宣肺化痰止咳。本证可用《时氏处方》荆防达表汤加减。

（2）湿毒郁遏卫分

【证候特征】恶寒发热，无汗或少汗，头痛，眼眶痛，腰痛，身体骨节烦痛，头昏沉重，鼻塞，胸闷，恶心呕吐，不思饮食，舌苔白腻，脉浮。

【治法】解毒化湿，泄卫透邪。

【方药】藿香正气散加薄荷、牡丹皮、大青叶、赤芍、土茯苓。恶寒无汗加荆芥、防风解表散寒，高热加连翘、贯众清热解毒，咳嗽甚加百部、杏仁、前胡清肺止咳，头、眼眶痛加白芍、藁本、夏枯草、蔓荆子清利头目、止痛。本证可用羌活胜湿汤加减。

（3）卫气同病

【证候特征】发热较高，恶寒，无汗或汗出而热不退，头痛，眼眶痛，身体骨节烦痛，面红气粗，颊红如酒醉状，口渴欲饮，食欲不振，恶心呕吐，腹痛腹泻或便秘，重者嗜睡、烦躁不安，舌红或边尖红、苔黄，脉浮数或洪数。

【治则】清热解毒，泄卫透邪。

【方药】银翘散合白虎汤去豆豉加生地黄、牡丹皮、大青叶、玄参。咽喉痛加射干、贯众解毒清咽，咳嗽加百部、前胡清肺止咳，头痛加赤芍、川芎、白芷活血止痛，面红目赤加黄芩、夏枯草清利头目，呕吐加竹茹、佩兰化湿和胃止呕，腹泻加厚朴、藿香梗化湿止泻，皮肤黏膜疹点加紫草、白茅根凉血化斑，鼻衄加栀子、白茅根凉血止血。本证可用国医大师张学文教授清解汤（板蓝根、石膏、连翘、玄参、丹皮、丹参、知母、竹叶、白茅根）加减。

（4）寒湿郁遏少阳膜原

【证候特征】发热恶寒，热势起伏或寒热往来，头痛，眼眶痛，一身骨节疼痛，头昏目眩，口苦咽干，咽喉红痛，心烦口渴，胸闷，恶心呕吐，鼻衄，面红目赤或眼睑浮肿，上腭、咽、腋下、胸部红点，舌苔白或黄白相间，脉浮弦数。

【治法】和解少阳，疏达膜原。

【方药】柴胡桂枝汤合三仁汤加藿香、大青叶、赤芍、牡丹皮、夏枯草。三痛症加白芷、白芍缓急止痛，胸闷加瓜蒌、桔梗宣肺宽胸，咽喉痛加射干、薄荷解毒清咽，呕吐加苏叶、佩兰、姜竹茹化湿和胃止呕，三红症及鼻衄、上腭、咽部红点加生地黄、紫草、白茅根清热解毒、凉血止血。

（5）湿热遏伏少阳膜府

【证候特征】憎寒壮热，午后热盛，汗出，心烦胸闷，身重肢倦，面红目赤，咽喉红肿疼痛，皮肤斑疹，口渴不多饮，恶心呕吐，不思饮食，腹胀，大便溏臭秽，尿短赤，舌红苔腻，脉濡数。

【治法】疏达膜原，清热利湿。

【方药】达原饮合翘荷汤加青蒿、牡丹皮，芍药用赤芍。胸闷咳嗽加瓜蒌皮、杏仁宣肺宽胸止咳。咽喉痛加大青叶、牛蒡子、射干解毒清咽，面红目赤加夏枯草、菊花清利头目，斑疹加生地黄、紫草、白茅根凉血化斑，呕吐加苏叶、佩兰、竹茹化湿和胃止呕。热盛加黄连、茵陈清热利湿。本证可用柴胡达原饮、甘露消毒丹加减。

（6）热结少阳

【证候特征】潮热，心烦口苦，口渴咽干，目眩，不思饮食，脸、颈和上胸部发红，腹痛，大便秘结，舌红苔黄，脉弦数。

【治法】和解少阳，解毒凉血。

【方药】大柴胡汤合凉血地黄汤（黄芩、柴胡、山栀子、生地黄、玄参、川芎、甘草）加减。心烦加莲子心、淡竹叶清心除烦，口渴咽干加石斛、天花粉清热生津，呕吐加竹茹止呕，三红症加大青叶、白茅根、紫草清热凉血，目黄加茵陈、田基黄利胆退黄。

（7）寒郁化热

【证候特征】恶寒渐轻，身热增盛，无汗头痛，目赤鼻干，心烦不眠，口渴，咽干耳聋，头痛、眼眶痛、一身骨节疼痛，脸、颈和上胸部发红，舌苔薄黄，脉浮微洪。

【治法】泄卫透邪，清热解毒。

【方药】柴葛解肌汤加薄荷、青蒿、赤芍、牡丹皮。口渴加天花粉、知母、石斛清热生津，头痛目赤加夏枯草、野菊花清利头目，咽喉肿痛加牛蒡子、射干解毒清咽，三痛症加赤芍、川芎、忍冬藤通络止痛，热重烦躁加金银花、连翘、栀子清热解毒，三红症加玄参、生地黄、白茅根、紫草清热凉血。

（8）气分热盛

【证候特征】壮热烦渴，烦躁不安，汗出气粗，口渴，三红症，面红如醉，腹满腹痛，舌红苔黄，脉洪大或滑数。

【治法】清热解毒。

【方药】白虎汤合凉血地黄汤加大青叶、连翘、赤芍、牡丹皮。腹满痛加枳实、厚朴理气降浊，口渴加天花粉、石斛、白茅根清热生津，烦躁加莲子心、淡竹叶清心除烦，三红症加白茅根、紫草清热凉血。

（9）气营（血）两燔

【证候特征】壮热不恶寒，口渴唇焦，头痛、腰痛、眼眶痛，目赤羞明、视力模糊，食欲不振、恶心呕吐、腹痛便秘；颜面、颈部、前胸皮肤充血潮红，皮肤斑疹以两腋下明显，鼻衄、咯血，面呈酒醉貌，舌红苔黄，脉洪数。

【治法】清热解毒，凉血散血。

【方药】《疫疹一得》清瘟败毒饮加减。三红症、斑疹加大青叶、紫草、牡丹皮、白茅根清热凉血，目赤羞明加夏枯草、野菊花清肝明目，鼻衄、咯血加地榆、茜草根、大小蓟、白茅根、紫草凉血止血，便秘加生大黄泄热通腑，口渴加天花粉清热生津，胸膈满闷加枳壳、桔梗、瓜蒌宣肺理气宽胸，尿血便血加侧柏炭、槐花、白茅根、小蓟、大蓟凉血止血。本证可用国医大师张学文教授清热解毒汤（板蓝根、金银花、生石膏、知母、丹参、白茅根、生大黄、党参、甘草）或解毒化瘀汤（水牛角、生地黄、丹参、赤芍、丹皮、桃仁、黄连、黄芩、大青叶、板蓝根、山栀子、大黄、连翘、升麻、白茅根、白僵蚕、蝉蜕）加减。

2. 低血压期辨治 一般发生于第3～7日，主要是热毒壅滞气机，气阴耗伤，阴阳交接不畅，产生厥逆闭脱。治当开闭、救逆、固脱，佐以活血。

（1）寒郁厥逆

【证候特征】恶寒发热，寒重热轻，或寒战不已、发热阵作而不高，头痛、腰痛、一身骨节痛，无汗或头汗，口不渴或渴喜热饮，面唇灰青，或大便清稀或下利清谷，四肢逆冷，舌淡红、苔白，脉沉细或浮无根或沉微。

【治法】温阳散寒，通脉救逆。

【方药】干姜附子汤合当归四逆汤加减。汗出、下利、肢冷用通脉四逆加猪胆汁汤加人参，呕吐加生姜、苏叶和胃止呕，咽痛加薄荷、桔梗利咽。

（2）气机郁阻

【证候特征】体温下降或时降时升，精神萎靡，头昏乏力，四肢逆冷，面色苍白或面唇灰青，舌淡暗苔白或腻，脉细弱。

【治法】理气散滞，通脉救逆。

【方药】四逆散加人参、丹参、郁金。咳嗽加五味子、干姜温肺止咳，心悸加桂枝、炙甘草、五味子温阳养心定悸，小便不利加茯苓、猪苓利尿，腹痛加附子、乌药散寒止痛，泄利加厚朴、薤白、苍术、藿香梗通阳燥湿，腹胀加香附、厚朴、陈皮理气散滞，发热加薄荷、栀子清透散热。

（3）热厥血瘀

【证候特征】发热，烦躁不安，手足逆冷，胸腹灼热，面赤，斑疹衄血，渴欲饮冷，便秘尿赤，神昏谵语，舌红绛或有斑点，苔黄腻，脉沉数。

【治法】清热解毒，宣郁化瘀。

【方药】白虎汤合凉血地黄汤加减。烦躁加栀子、莲子心、竹叶清心除烦，斑疹加赤芍、牡丹皮、紫草凉血化斑，衄血加白茅根、侧柏叶、茜草根、地榆清热止血，便秘加大黄通腑，口渴加天花粉、麦冬、沙参清热生津，神昏加石菖蒲、郁金送服安宫牛黄丸。本证可用国医大师张学文教授解毒升压汤（山栀子、生石膏、大黄、枳实、丹皮、丹参、玄参、黄精、桂枝）加减。

（4）寒厥血瘀

【证候特征】形寒肢厥，神疲气微，蜷卧不渴，面白唇青，斑疹青紫，或神昏谵语，舌暗淡苔白，脉微细欲绝或沉伏。

【治法】回阳救逆，活血化瘀。

【方药】四逆加人参汤合当归四逆汤加减。大汗加北五味子、浮小麦、煅牡蛎、煅龙骨敛汗，斑疹加赤芍、紫草、牡丹皮化瘀消斑，昏谵服苏合香丸开窍醒神。

（5）气阴欲脱

【证候特征】身热骤降或未降，烦躁不安，精神萎靡，头昏乏力，面色苍白或萎黄，肢冷汗出，唇舌干燥，渴饮或不欲饮，舌暗红干，脉细弱或细数。

【治法】益气养阴，固脱救逆。

【方药】静脉滴注参麦注射液或参附注射液。汤剂用生脉散加山茱萸、煅龙骨、煅牡蛎，四肢逆冷加桂枝、当归温经养血，唇舌干燥加玉竹、黄精、沙参益气生津，烦躁不安加丹参、酸枣仁养心安神。

（6）阳气欲脱

【证候特征】四肢厥冷，怯寒或寒战，气怯息促，神情呆钝甚或神昏，蜷卧似睡或躁扰不宁，唇青舌暗，爪甲暗，渴喜极热饮而不多，心悸，咳喘，呕吐，腹痛，下利，时出冷汗，舌暗淡胖嫩、苔白或黑而滑润，脉沉微细欲绝或无根。

【治法】回阳救逆。

【方药】静脉滴注参附注射液，汤剂用通脉四逆汤合生脉散加煅龙骨、煅牡蛎、山茱萸。唇青舌暗合四物汤活血养血，气怯汗出加黄芪、白术益气固表，咳喘气促加黄芪、苏子益肺降气，呕吐加苏梗、姜半夏止呕，腹痛加青皮、佛手、郁金理气散滞，下利加厚朴、苍术、肉豆蔻燥湿健脾。

（7）毒热内闭

【证候特征】高热烦渴，面红目赤，神昏谵语，躁动如狂，斑疹吐衄，舌红绛、苔黄燥或焦黑，脉伏或沉数。

【治法】清热解毒，开窍醒神。

【方药】急服安宫牛黄丸，静脉滴注清开灵注射液或醒脑静注射液。汤剂用清营汤或清宫汤加石菖蒲、郁金，便秘加大黄通腑，吐衄加侧柏叶、茜草根、地榆、三七粉止血，斑疹加紫草、牡丹皮凉血消斑，躁动如狂加生龙骨、生牡蛎镇静。

（8）湿毒内闭

【证候特征】神识如蒙，面目浮肿，肢肿，喉间痰鸣，胸满气促，腹胀腹痛，口臭，恶心呕吐，大便黑溏不爽或便秘，小便短赤，舌苔厚腻，脉沉滑。

【治法】宣畅三焦，化湿开窍。

【方药】菖蒲郁金汤（石菖蒲、炒栀子、鲜竹叶、牡丹皮、郁金、连翘、灯心草、木通、淡竹沥、紫金片）加减，送服紫金片（玉枢丹）或苏合香丸。胸闷腹胀加土茯苓、厚朴、陈皮、六一散、白豆蔻仁、佩兰理气化湿，胸腹灼热、肢厥冷合黄连解毒汤清热解毒。

（9）瘀热内闭

【证候特征】面、唇、爪甲青紫，腹痛如刺，大便黑如淤泥难下，神昏谵语；妇女常见经水适来适断，少腹硬痛，入夜谵语如狂；舌黯紫，舌下脉络紫暗粗大迂曲，舌苔黄腻或燥或焦黑，脉滑大或沉实或细数。

【治法】逐瘀泻热，开窍醒神。

【方药】桃核承气汤合下瘀血汤加石菖蒲、郁金。妇人再合四物汤养血活血，腹痛加乌药、三七理气活血止痛，吐血衄血加侧柏叶、茜草根、牡丹皮凉血止血。神昏谵语急服安宫牛黄丸、至宝丹开窍醒神。

3. 少尿期辨治　一般发生于第5～7天，主要是邪毒壅滞，气化不利，阴津耗伤。临床表现为尿少，24小时尿量少于400ml。治以祛邪解毒、救阴利尿为主。

（1）热结阴亏

【证候特征】发热、午后热盛，尿少尿闭，唇焦齿枯，皮肤干燥，烦渴欲饮，头痛，咳嗽气促，呃逆呕吐，腹痛便秘，烦躁不安，神识恍惚，或谵语、幻觉，惊厥抽搐、鼻衄、咯血呕血、便血尿血，皮肤、黏膜出血点增多，舌干少津、脉细数。

【治法】通腑泄热，养阴生津。

【方药】增液承气汤合凉血地黄汤加减。心烦加莲子心、淡竹叶清热除烦，吐血衄血加侧柏叶、茜草根止血，便血加地榆止血，尿血加小蓟止血，瘀斑加泽兰、益母草、紫草化瘀散斑，呕恶加姜竹茹、姜半夏和胃降逆止呕，神识恍惚、谵语加石菖蒲、郁金或急服安宫牛黄丸化浊开窍，高热、惊厥抽搐加钩藤、羚羊角粉清热息风止痉。本证可用《温病条辨》冬地三黄汤加减。

（2）湿热弥漫

【证候特征】身热不扬，腰酸，尿涩量少，或尿中带血、尿中夹膜，甚至尿闭不通，面目肢体浮肿，颈静脉怒张；湿热上犯则头痛、神疲嗜睡、烦躁不安；湿热中阻则呃逆呕恶、腹胀、便溏黑或便秘；上凌心肺则胸闷、心悸怔忡、咳嗽喘息、胁下痞块、昏迷抽搐；舌胖大、苔黄腻，脉滑数或细数。

【治法】清热利湿。

【方药】八正散合三仁汤加减。昏迷加石菖蒲、郁金和急服玉枢丹芳香化浊开窍，抽搐加钩藤、地龙息风止痉。湿热中阻加陈皮、大腹皮、竹茹、土茯苓和中化湿，便溏黑加玄参、赤芍、槐花、地榆、茜草凉血化瘀、清肠止血，便秘加大黄通腑。咳嗽痰多加桔梗、瓜蒌、葶苈子宣肺降气、化痰止咳，胁下痞块加赤芍、牡丹皮、生牡蛎、鳖甲活血散结。

（3）阳虚水停

【证候特征】形寒嗜卧，腰膝无力，四肢逆冷，尿少或滴沥不畅，肌肤水肿，呃逆呕恶，腹胀，胸闷心悸怔忡，咳嗽喘息，舌淡而胖、苔白腻，脉沉无力。

【治法】温肾利水。

【方药】济生肾气丸加益母草、泽兰、白茅根。呕吐加姜竹茹、姜半夏、干姜和胃止呕，腹胀加枳实、厚朴、陈皮理气宽中，胸闷心悸怔忡、咳嗽喘息加杏仁、桔梗、瓜蒌、葶苈子、苏子宣肺降气、化痰利湿。

（4）寒实内结

【证候特征】腹硬满疼痛拒按，小便不利，大便不通，面色晦暗，口不渴，舌苔白滑，脉沉缓。

【治法】温阳散寒，泻下通腑。

【方药】三物白散合五苓散加减，泻下即止，不下再服。形寒肢冷加附子、细辛、当归温阳散寒通脉，神疲乏力加人参、黄芪益气。咳嗽痰多、胸闷气促加杏仁、葶苈子泻肺化痰。

（5）肾络瘀阻

【证候特征】尿少或尿闭，腰腹刺痛，皮肤瘀斑，大便黑如淤泥难下，舌暗红有瘀斑、苔腐腻，脉涩滞。

【治法】化瘀解毒，疏通肾络。

【方药】桃核承气汤合抵当汤加赤芍、枳实。腰腹痛加乌药、三七理气活血止痛，皮肤瘀斑加生地黄、仙鹤草、茜草化瘀消斑。

（6）瘀水互结

【证候特征】尿少或尿闭，口渴多饮，面唇晦暗，肌肤衄血斑疹，肌肤浮肿，舌紫暗或瘀斑瘀点，苔厚滑腻，脉涩。

【治法】破瘀活血，化气利水。

【方药】桃核承气汤合五苓散加川牛膝、泽兰、白茅根。衄血斑疹加赤芍、牡丹皮、紫草、侧柏叶凉血散血，尿血加茜草根、小蓟凉血止血。

（7）湿热结聚

【证候特征】尿少色赤、排出不畅，或尿闭不通，少腹胀满，身热或低热，口渴心烦，腰痛不利，舌红少津、苔黄燥，脉细数。

【治法】清热解毒，淡渗利尿。

【方药】《温病条辨》导赤承气汤（赤芍、细生地、生大黄、黄连、黄柏、芒硝）合五苓散去桂枝加川牛膝、泽兰、滑石、通草。口渴加天花粉、玄参清热养阴，腰痛加乌药、三七理气活血止痛，尿血加大蓟、小蓟清热凉血。湿热伤阴，低热或午后热，用猪苓汤加减。

（8）肝肾阴亏

【证候特征】精神萎靡，腰酸痛，小便短少或无尿，口干咽燥，心烦不眠，舌赤枯萎，脉细数无力。

【治法】滋阴利水。

【方药】六味地黄汤加白茅根、川牛膝、泽兰。腰酸痛加桑寄生、杜仲、芡实补肾壮腰，精神萎靡加西洋参、阿胶益气养血，口咽干燥加麦冬、北沙参、石斛清热生津，心烦失眠加生酸枣仁、丹参、柏子仁养心安神，肌肤斑疹加赤芍、牡丹皮、侧柏叶、紫草凉血散血消斑。低热、手足心热、尿短赤加知母、淡竹叶、黄柏清下焦热。本证可用《景岳全书》左归饮、左归丸加减。

（9）肾阳衰败

【证候特征】小便不通或点滴而下、排出无力，面色白，身冷、腰膝酸软，舌淡苔白，脉沉迟微弱。

【治法】温补肾阳。

【方药】济生肾气丸加黄芪、党参、肉苁蓉、泽兰、益母草。腰膝酸软加杜仲、桑寄生强壮筋骨，肌肤斑疹加赤芍、桃仁、红花、当归、紫草活血消斑。

（10）瘀热搏结

【证候特征】肌肤大片瘀斑，或官窍衄血（鼻衄、咯血、吐血、尿血、便血），舌红绛、苔少无津，脉数。

【治法】凉血散血。

【方药】凉血地黄汤加紫草、白茅根、茜草根、泽兰、侧柏叶、小蓟、仙鹤草。喜忘如狂加大黄、黄芩清热逐瘀，神昏谵语加石菖蒲、郁金和服安宫牛黄丸开窍醒神。

（11）水凌心肺

【证候特征】尿少或尿闭，胸闷喘促，心悸怔忪，烦躁不安，腹胀便秘，舌胖边有齿痕、苔厚腻，脉滑数或弦数。

【治法】逐水利尿，泻肺平喘。

【方药】葶苈大枣泻肺汤合五苓散加白茅根、车前子、泽兰、川牛膝。胸闷喘促加杏仁、桔梗、苏子、瓜蒌宣肺平喘，痰多加浙贝母、苏子降气化痰，烦躁不安加淡竹叶清心除烦，咯血加白茅根、牡丹皮、旱莲草、侧柏叶止血，腹胀便秘合小承气汤或调胃承气汤通腑。

（12）邪陷厥阴

【证候特征】尿少尿闭，神昏谵语，惊厥抽搐，头痛呕吐，舌红绛、苔黄燥，脉弦细数。

【治法】清热息风，解毒利尿。

【方药】羚角钩藤汤合茯苓皮汤加白茅根、车前子。神昏谵语加石菖蒲、郁金和服安宫牛黄丸开窍醒神，惊厥抽搐加地龙、僵蚕、蜈蚣息风止痉，头痛呕吐加石菖蒲、郁金、竹茹、苏叶芳香通络、降逆止呕，斑疹加赤芍、牡丹皮、紫草凉血活血消斑。

（13）湿浊中阻

【证候特征】尿黄少或尿闭，心烦懊侬，脘痞腹胀，恶心呕吐、食入即呕，渴不欲饮，大便溏或便秘，舌淡红苔厚腻，脉滑或濡。

【治法】辟秽化浊，渗湿利尿。

【方药】《简要济众方》平胃散合五苓散加减，即《丹溪心法》胃苓汤加减。尿闭加白茅根利尿，发热心烦去官桂加栀子、淡竹叶清热除烦，脘痞腹胀加枳实下气，呕吐加砂仁、苏叶、竹茹、佩兰醒脾和胃、降逆止呕，大便秘结加大黄通腑。本证可用《外科正宗》除湿胃苓汤（防风、苍术、白术、赤茯苓、陈皮、厚朴、猪苓、山栀、木通、泽泻、滑石、甘草、薄桂、灯心草）、《济阳纲目》香砂平胃散（香附、陈皮、麸炒枳实、山楂、炒麦芽、砂仁、木香、干姜、槟榔、炙甘草、青皮、生姜）加减。

4. 多尿期辨治　多见于第 10～12 天，主要是肾失封藏、水湿下注，表现为尿量增多，可达每日 3 000～6 000ml，尿比重降低。治当益肾化湿为主。

（1）肾气不固

【证候特征】尿频量多，甚或遗尿，倦怠乏力，食少，腰膝酸软，口干欲饮，头晕耳鸣，舌淡、苔白，脉弱。

【治法】补益肾气，固脬止遗。

【方药】《金匮要略》肾气丸加煅龙骨、煅牡蛎、覆盆子、金樱子、山茱萸。肢冷加干姜温通经脉，咳喘痰多加干姜、细辛、姜半夏温肺化痰，夜尿多加巴戟天、益智仁、芡实温阳固肾，腰膝酸软加杜仲、桑寄生、续断、肉苁蓉益肾壮骨，倦怠加黄芪、党参、肉苁蓉、北五味子益气填精，口渴加玉竹、天花粉生津。

（2）肺胃热炽

【证候特征】小便频多，烦渴，干咳少痰，口干舌燥，舌红苔黄，脉滑数。

【治法】清泻肺胃，生津润燥。

【方药】竹叶石膏汤合栀子豉汤加菟丝子、怀山药、益智仁、桑螵蛸、芡实。口舌干燥加石斛、天花粉清热生津，舌红脉数加知母、天花粉清热生津，气分热盛加知母、黄连清热。

（3）阴虚热恋

【证候特征】尿频量多、色黄灼热，口渴多饮，午后潮热，手足心热，夜寐不安，舌红少津，脉细数。

【治法】滋阴清热。

【方药】《成方便读》参麦地黄汤（北沙参、熟地黄、麦冬、牡丹皮、山药、山茱萸、茯苓、泽泻）或知柏地黄丸加减。肌肤斑疹加赤芍、桃仁、旱莲草、紫草凉血散血消斑，口渴多饮加天花粉、石斛清热生津，午后潮热加青蒿、鳖甲清虚热，夜寐不安加栀子、竹叶、生酸枣仁清心安神。本证可用青蒿鳖甲汤加减。

（4）阳虚湿盛

【证候特征】尿多清长，身困纳呆，神疲乏力，面色苍白，舌淡胖有齿痕、苔白腻，脉滑。

【治法】温阳化气，健脾化湿。

【方药】理中丸合五苓散加黄芪、山茱萸、金樱子、煅龙骨、煅牡蛎。身困纳呆加藿香梗、山楂、佩兰、白豆蔻芳香化湿、醒脾消食，腰酸痛加熟地黄、淫羊藿、锁阳、杜仲、桑寄生温肾填精、强壮筋骨，头昏耳鸣加枸杞子、菊花、磁石滋肾。

5. 恢复期辨治　恢复期主要是余邪未尽，气阴耗伤，脾肾虚弱，治当透邪泄余邪，益气养阴，健脾益肾。

（1）余邪未清

【证候特征】低热，午后潮热，斑疹减少，手足心热，盗汗，心烦少寐，小便频多，尿赤，烦渴引饮，舌红苔黄，脉细数。

【治法】清泄余热，益气养阴。

【方药】沙参麦冬汤加减。发热加淡竹叶、芦根、青蒿、薄荷、金银花清透余热，午后潮热、盗汗加鳖甲、青蒿、地骨皮清虚热，少寐加生酸枣仁、丹参、柏子仁养心安神，斑疹加赤芍、玄参、生地黄、牡丹皮、紫草凉血化斑，尿血加白茅根、茜草根、小蓟止血。本证可用国医大师张学文教授养阴汤（竹茹、连翘、白茅根、生地黄、沙参、麦冬、玉竹、山药、五味子、山楂、补骨脂、牡蛎、生甘草）加减。

（2）肾水亏虚

【证候特征】小便短涩，头晕耳鸣，两目干涩，腰酸膝软，手足心热，潮热、盗汗，咽干口燥，舌红少苔，脉细数。

【治法】滋补肾阴。

【方药】六味地黄丸加减。潮热、盗汗加地骨皮、知母清虚热，心烦失眠加黄连、乌梅、生酸枣仁清心安神，头晕耳鸣加枸杞、杭菊花、何首乌滋阴潜阳，尿短涩加旱莲草、白茅根滋肾养阴、生津利尿，食少纳呆加党参、谷芽、麦芽、白扁豆、山楂健脾消食，口咽干燥加玉竹、黄精、麦冬滋肾养阴。

（3）胃阴未复

【证候特征】低热不退，少气多汗，心胸烦闷，干咳欲呕，纳呆食少，口干欲饮，舌红少苔，脉细数。

【治法】清热生津，和胃降逆。

【方药】竹叶石膏汤加减。胸闷、干咳加芦根、瓜蒌、杏仁、贝母化痰润肺止咳，口干加玉竹、天花粉生津止渴，低热不退加白薇、青蒿、知母、地骨皮清虚热，汗多加北五味子敛阴止汗，纳呆食少加麦芽、白扁豆、鸡内金、山楂消食，大便干结加玄参、当归、瓜蒌仁润肠。本证可用益胃汤（沙参、麦冬、冰糖、细生地黄、玉竹）加减。

（4）脾肺气虚

【证候特征】纳呆便溏或腹泻，身困乏力，短气懒言，面部浮肿，胸脘痞闷，舌淡苔白腻，脉缓无力。

【治法】补脾益肺。

【方药】参苓白术散加减。腹胀脘痞加枳实、厚朴理气消痞，短气、懒言加黄芪健脾益气，浮肿明显加大腹皮、泽泻、猪苓利水消肿。

本病应积极采取中西医协助治疗，常规使用抗生素、激素，维持体液及电解质、酸碱平衡。

第二节 淋病（尿路感染）

淋病是外感毒邪所致的以腹痛、腰痛、小便频急、淋漓隐痛为主要症状的疾病。

【病因病机】

《素问·六元正纪大论》载"淋闷"，《金匮要略》载"淋秘"。肾经过咽喉，肾合膀胱而开窍于二阴，女性尿道短而直，故发生率远高于男性。本病急性发作可归属"肾热病"范畴。《素问·刺热》云："肾热病者，先腰痛胻酸，苦渴数饮身热。热争则项痛而强，胻寒且酸，足下热，不欲言。其逆则项痛。"《诸病源候论》曰"伤寒病……若其人先苦嗌干，内热连足胫，腹满大便难，小便赤黄，腰脊痛者，此肾热也""肾热，其气则涩，故令水道不利"。居处潮湿，或冒受寒冷、淋雨，以致湿浊毒邪侵淫，从咽喉下注而内舍肾与膀胱；或外阴和性事不结，邪毒从二阴循尿道上犯于肾与膀胱，蕴而化热；或饮食不洁，秽浊毒邪侵淫肾与膀胱；或肝胆脾胃湿热下注肾与膀胱；或外感诱生内邪，流窜肾与膀胱，从而发病。湿浊邪毒蕴热，壅滞下焦，肾与膀胱气化失常，开阖失序，故小便频急、淋漓隐痛，湿热毒邪损伤血脉则尿血。肾封藏失职，或久病肾气亏虚，下元不固，不能制约脂液，脂液下泄，精浊不分则尿浊或成膏淋。后期因热伤阴津，湿遏阳气，可由实转虚，虚实夹杂，迁延不愈则成慢性病。《诸病源候论》云："三焦有热，气搏于肾，流入于胞而成淋也。其状小便赤涩。亦有宿病淋，今得热而发者，其热甚则变尿血；亦有小便后如似小豆羹汁状者，蓄作有时也。"湿浊壅滞气机，或素体肝气郁滞而为气淋。湿热伤正，损伤脾胃，或素体虚弱，老年体衰，中气不足，气虚下陷者，亦成气淋。湿热日久，热郁伤阴，湿遏阳气和肾精外溢，可由实转虚，虚实夹杂，成为劳淋。

【诊断与病类】

诊断以尿频尿急、尿痛淋漓、腹腰疼痛为依据，西医尿路感染按本病辨证论治，根据临床症状结合实验室检查可确诊。尿常规检查：清洁中段尿离心沉渣中白细胞＞10/HP，红细胞阳性，肾盂肾炎有蛋白尿、白细胞管型尿及晨尿的比重和渗透压减低。尿培养细菌学检查阳性，B超检查、静脉肾盂造影加断层摄片、排泄性膀胱尿路造影、肾核素造影、CT扫描等有助诊断。

【辨治概要】

治以清热利湿为原则，分急性与慢性辨治，古有忌汗忌补之说。《金匮要略》云："淋家不可发汗。"《丹溪心法》云："最不可用补气之药，气得补而愈胀，血得补而愈涩，热得补而愈盛。"淋证主要是湿热熏蒸、邪正相搏，发汗解表自非所宜。淋证多膀胱有热，阴液常不足，亦易化热，辛散发表易劫伤营阴。但外感诱发或淋家新感外邪而兼表证，仍可辛凉泄卫透邪。淋证忌补是指实热之证而言，慢性者中气下陷、肾虚下元不固当健脾益气、补肾固涩。

1. 急性感染辨治　急性感染主要是湿热蕴结下焦，肾与膀胱气化失常，治以清热利湿通淋为主。

（1）邪遏膜府

【证候特征】恶寒发热，尿频尿急尿痛，少腹拘急，腰胁疼痛，口苦，恶心呕吐，舌淡红苔白或黄白相间，脉弦数。

【治法】和解少阳，疏达膜府。

【方药】小柴胡汤合五苓散加白茅根、川牛膝、滑石、淡竹叶，茯苓改土茯苓。恶寒加荆芥、薄荷、防风草解表透邪，高热去桂加黄连、金银花、连翘清热解毒。腰腹痛加乌药、沉香行气止痛，尿血加小蓟、大蓟凉血止血。本证可用蒿芩清胆汤加减。

（2）膀胱湿热

【证候特征】尿频尿急尿痛，少腹拘急，口渴，便秘，舌苔黄腻，脉滑数。

【治法】清利膀胱。

【方药】八正散加灯心草、土茯苓。便秘重用生大黄加枳实通腑，口渴甚加生地黄、知母、白茅根养阴清热，腰腹痛加乌药、沉香行气止痛，尿血加小蓟、生地黄、白茅根凉血止血，高热加茵陈、青蒿、黄芩、金银花、连翘清热解毒。本证可用《太平惠民和剂局方》五淋散（赤茯苓、当归、生甘草、赤芍、山栀子仁）加减。

（3）湿热郁阻

【证候特征】尿短涩不畅或混浊，少腹拘急疼痛，面红目赤，口苦，恶心呕吐，大便干结，脉弦滑数。

【治法】清利肝胆。

【方药】《医方集解》龙胆泻肝汤加土茯苓。尿涩浊加石韦、萆薢、滑石、冬葵子利尿通淋、分清别浊，少腹痛、腰痛加川楝子、沉香、乌药行气止痛，呕吐加苏叶、姜竹茹止呕，便秘加大黄通腑，高热加茵陈、青蒿、黄芩、知母、生石膏清热泻火，尿血加小蓟、白茅根凉血止血。本证可用导赤散加减。

（4）湿热瘀血内结

【证候特征】尿频尿急、短涩不畅，尿痛尿血，少腹拘急疼痛，腰刺痛，舌暗苔黄腻，脉弦数或弦。

【治法】清热利湿，化瘀通淋。

【方药】《金匮要略》当归贝母苦参丸（当归、贝母、苦参）合《太平圣惠方》冬葵子散（冬葵子、滑石、赤茯苓、木通、白茅根、石韦、黄芩、川朴硝）加减。血尿加小蓟、三七、赤芍凉血化瘀止血，少腹痛、腰刺痛加乌药、川楝子、沉香、延胡索理气止痛，大便秘结可用桃核承气汤加减。

2. 急性感染恢复期及慢性感染辨治　急性感染恢复期及慢性感染主要是邪气留恋，气化无力或固摄无权，虚实夹杂，本虚标实。治当标本同治，扶正祛邪，以益肾固腑、利湿通淋为主。

（1）阴虚湿热

【证候特征】腰酸痛，排尿不畅，尿热尿痛，头晕耳鸣，口干，低热或手足心热，盗汗，舌红少苔，脉细数。

【治法】滋阴通淋。

【方药】知柏地黄汤加减，茯苓改土茯苓。头晕耳鸣加杭菊花、白芍柔肝平肝，尿血加旱莲草、阿胶、小蓟养阴止血，尿涩加瞿麦、白茅根、萹蓄利尿，腰酸痛加木瓜、杜仲、牛膝益肝肾、壮筋骨。低热盗汗加地骨皮、白薇、鳖甲、青蒿清透热。本证可用《罗氏会约医镜》加味知柏地黄汤（熟地黄、山萸肉、怀山药、茯苓、当归、白芍、丹皮、麦冬、知母、黄柏、泽泻、五味子）加减。

（2）脾肾亏虚

【证候特征】病程缠绵，神疲乏力，腰膝酸软，食欲不振，头晕，尿频、余沥不尽、时发时止，少腹坠胀，遇劳则发，舌淡苔薄白，脉沉细或细弱。

【治法】补益脾肾利湿。

【方药】《备急千金要方》无比薯蓣丸（怀山药、肉苁蓉、五味子、菟丝子、杜仲、牛膝、泽泻、干地黄、山茱萸、茯苓、巴戟天、赤石脂）加减，茯苓改土茯苓。尿频、余沥不尽加薏苡仁、白扁豆健脾化湿利湿，尿血加阿胶、仙鹤草、小蓟、旱莲草、三七止血，少腹坠胀、小便点滴加黄芪、柴胡、升麻或合补中益气汤益气升陷，面色少华、畏寒怯冷、四肢欠温加附子、肉桂、鹿角或合右归丸温补肾阳，腰膝酸软加杜仲、木瓜、桑寄生强壮筋骨。本证可用《圣济总录》山芋丸（山芋、石斛、牛膝、鹿茸、白茯苓、五味子、续断、巴戟天、山茱萸、人参、桂、熟干地黄、泽泻、杜仲、蛇床子、远志、菟丝子、天雄、覆盆子、肉苁蓉，一方为山芋、韭子、菟丝子、附子、白龙骨、山茱萸、五味子、牡丹皮、白茯苓、石斛、牛膝、桂、熟干地黄、肉苁蓉）加减。

（3）气滞血瘀

【证候特征】排尿不畅，小腹拘急疼痛，尿痛尿血，舌暗红有瘀斑，脉弦或弦细。

【治法】理气化瘀。

【方药】桂枝茯苓丸合五苓散加减，茯苓改土茯苓。小腹拘急疼痛加牛膝、沉香、乌药、延胡索、郁金理气止痛，排尿不畅加石韦、泽兰、滑石、冬葵子、王不留行化瘀通淋，尿血加三七、藕节、白茅根、茜草根化瘀止血。

（4）肾虚血瘀

【证候特征】小便不利，肌肤水肿，腰膝酸软，困乏无力，面色晦暗，腹胀满，舌暗，脉沉涩。

【治法】益肾化瘀，利水消肿。

【方药】济生肾气丸加泽兰、益母草，茯苓改土茯苓。阴虚去桂、附加阿胶、女贞子滋阴，困乏无力加黄芪益气，腹胀满加大腹皮、槟榔行气利水，阳虚加淫羊藿、锁阳温阳化气。本证可用国医大师张学文教授益肾化瘀利水汤（猪苓、茯苓、白术、泽泻、桂枝、川牛膝、桑寄生、丹参、山楂、益母草、白茅根）加减。

第十六章

脑 外 感 病

《内经》已认识到"脑为髓之海，其输上在于其盖，下在风府""头者，精明之府，头倾视深，精神将夺也""髓海有余，则轻劲多力，自过其度。髓海不足……胫酸……懈怠安卧"；邪"入于脑则脑转，脑转则目系急，目系急则目眩以转矣"。但受当时的哲学影响，认为心主神明，强调五脏皆藏神，致使中医对脑及其外感病的认识没有深入。

《素问·太阴阳明论》云："伤于风者，上先受之。"风性轻扬开泄，脑居人体最高之阳位，故易为风所犯。风者为百病之长，常挟他邪侵淫犯脑，产生外感脑病。脑为气之街，全身诸经络皆上汇于脑，又元神之府而为"觉元"，喜静谧而恶动摇，故邪毒侵淫于脑则元神失职和感觉言语失司，表现为失眠、头痛、多梦、健忘、神志不宁，运动、听觉、言语障碍，甚至谵妄、昏迷、肢体抽搐或瘫痪。治以祛邪通络、开窍醒神、息风镇静为主。

第一节 风 头 痛

风头痛是调摄不慎，外感邪气引起的以头痛为主要表现的外感杂病。

【病因病机】

《素问·风论》云："新沐中风则为首风……故风者，百病之长也，至其变化，乃为他病也，无常方，然致有风气也……首风之状，头面多汗，恶风，当先风一日则病甚，头痛不可以出内，至其风日则病少愈。"《圣济总录》将外感一般邪气所致的以头痛为主的病称为头风痛。《杂病源流犀烛·身形病源流》云："有风邪但攻于上焦，而邪气上熏，令人日夜头痛不止者，亦为脑风。"《素问·太阴阳明论》云："伤于风者，上先受之。"《医方集解》云："高巅之上，唯风可到。"风为百病之长，常帅寒热燥湿之邪致病。脑为诸经脉所汇之处，若起居不慎，当风受邪，外邪上犯于头，郁遏脑络则发为头痛。《医碥·头痛》云："六淫外邪，惟风寒湿三者最能郁遏阳气，火暑燥三者皆属热，受其热则汗泄，非有风寒湿袭之，不为患也。然热甚亦气壅脉满，而为痛矣。"

【诊断与病类】

诊断主要依据是气化变化，受凉淋雨史，发病较急，病势较剧，头痛多表现掣痛、跳痛、胀痛、重痛、痛无休止。

【辨治概要】

治以祛邪通络止痛为主，所谓"通则不痛"，视邪气性质分别采用祛风、散寒、化湿、清热等法。

1. 风寒束头

【证候特征】起病较急，头痛有紧束感，痛连项背，恶风畏寒，喜裹头，口不渴，苔薄白，脉紧。

【治法】辛温散寒，通络止痛。

【方药】《奇效良方》川芎茶调散（川芎、荆芥穗、细辛、白芷、甘草、羌活、防风、薄荷、茶清）加藁本，防风改防风草。鼻塞流清涕加苍耳、辛夷通窍，项背强痛加葛根解肌舒筋，呕恶加苏叶、姜半夏和胃降逆，咳嗽加半夏、生姜、桔梗、杏仁散寒宣肺止咳，内有郁热加石膏辛凉泄热。寒犯厥阴则颠顶痛、干呕吐涎、四肢厥冷，苔白、脉弦，用吴茱萸汤加姜半夏、藁本、川芎。本证可用荆防败毒散加减。阳虚感寒则头痛畏寒、面白、四肢不温、舌淡、脉沉细，用麻黄附子细辛汤加减。

2. 风热犯头

【证候特征】起病急，头胀痛，甚则头痛如裂，发热，口渴欲饮，咽痛咳嗽，面红目赤，便秘溲黄，舌边尖红苔薄黄，脉浮数。

【治法】辛凉透热，通络止痛。

【方药】《医宗金鉴》芎芷石膏汤（川芎、白芷、石膏、藁本、羌活、菊花）加蔓荆子、赤芍、薄荷。面目红赤、流泪加夏枯草、木贼清肝经热，鼻塞流浊涕加苍耳子、辛夷通窍，口渴、舌红少津加知母、石斛、天花粉清热生津，咳嗽加桔梗、杏仁、百部宣肺止咳，咽痛加连翘、牛蒡子清利咽喉，便秘加大黄通腑，口舌生疮加黄连、淡竹叶、莲子心、生甘草清心经热，高热加黄芩、栀子、金银花、连翘清热。本证可用银翘散加减。

3. 风湿蒙头

【证候特征】头沉重痛，头如裹，肢体困重，胸闷纳呆，小便不利，大便或溏，苔白腻，脉濡。

【治法】祛风胜湿，通络止痛。

【方药】羌活胜湿汤加石菖蒲、薄荷、白芷，防风改防风草。疼痛甚加全蝎、僵蚕、蜈蚣通络止痛，颈项酸胀痛加葛根解肌舒筋，胸闷纳呆、便溏加苍术、厚朴、陈皮燥湿宽中，恶心呕吐加生姜、藿香、苏叶化浊降逆，内有寒湿加白豆蔻、厚朴、苍术燥湿，内有湿热加茯苓、茵陈、淡竹叶或合六一散清利湿热。

4. 暑湿犯头

【证候特征】头痛如裹，肢体困重，身热，汗出不畅，口渴，胸闷，小便赤短，舌红苔黄腻，脉滑数。

【治法】清暑化湿，通络止痛。

【方药】新加香薷饮加薄荷、荷叶、白芷、青蒿、防风草。肢体困重加木瓜、薏苡仁宣化通络，胸闷加瓜蒌、桔梗宣肺理气，脘痞加苏叶、陈皮理气和胃，口渴加西瓜皮、天花粉、芦根清热生津，尿短赤加淡竹叶或合六一散清热利尿。本证可用《罗氏会约医镜》黄连香薷饮（黄连、香薷、厚朴、扁豆、茯苓、甘草）加减。

5. 邪遏少阳

【证候特征】头痛发于两侧，恶寒发热或往来寒热，胁痛，口苦，舌苔薄黄，脉弦者。

【治法】和解少阳，通络止痛。

【方药】小柴胡汤加川芎、丹参、赤芍、白芷、薄荷、蔓荆子。寒甚加紫苏叶、桂枝、干姜、细辛散寒，热甚加栀子、茵陈、黄连清热，胁痛加佛手、郁金、川楝子理气止痛。

6. 湿热毒犯头

【证候特征】头痛，目痛，身热，口渴，大便秘结，小便赤涩，舌红苔黄腻浊，脉滑数。

【治法】清热解毒，解毒散郁。

【方药】《审视瑶函》清震汤（升麻、赤芍药、甘草、荆芥穗、葛根、苏薄荷、黄芩、青荷叶、苍术）加白芷、金银花、连翘、蔓荆子。高热加黄连、石膏清热解毒，目痛加夏枯草清肝经热，口渴加芦根、天花粉、石斛清热生津，便秘加大黄通腑泄热，小便赤涩加淡竹叶或合六一散清热利尿。

7. 火热灼头

【证候特征】头痛如劈，高热口渴，面红目赤，大便秘结，甚至抽搐，唇焦舌干，脉数。

【治法】清热解毒。

【方药】清瘟败毒饮加薄荷、白芷、蔓荆子。口渴甚加芦根、天花粉清热生津，便秘加生大黄通腑泄热，胸闷心烦加瓜蒌清热宣肺、化痰宽胸。

上述各证均可在方药中加入引经药，太阳头痛加羌活、防风，阳明头痛加白芷、葛根，少阳头痛加川芎、柴胡，太阴头痛加苍术，少阴头痛加细辛，厥阴头痛加吴茱萸、藁本。对于风头痛，我们以赤芍、川芎、白芷、细辛、薄荷、蔓荆子为基本方，随证加减治之。风寒头痛加荆芥、防风草、羌活、藁本辛温透邪散寒，风热头痛加金银花、连翘、栀子、石膏辛凉透邪清热，风湿头痛加羌活、独活、青蒿、荷叶芳香化湿，火热头痛加黄芩、栀子、黄连、金银花、连翘、石膏清泄火热，疼痛甚加全蝎、蜈蚣、地龙、僵蚕通络止痛。

附刘绪银医案：马某，男，34 岁，2019 年 10 月 26 日初诊。头痛 2 天，加重 1 天。诉 2 天前受凉后出现头痛，发于左侧。昨日稍发热，今晨洗澡后出现全头疼痛如针刺，伴颈胀，口干不苦，无发热，偶有畏寒，大小便正常，夜寐欠佳，舌暗红、苔白稍腻、边有齿痕，脉沉弦。诊断为脑风痛，辨证为风寒湿犯头、脉络不通，治以散寒祛湿、通络止痛，羌活胜湿汤加减：羌活、独活、藁本、荆芥、防风、白芷、薄荷（后下）、赤芍、川芎、葛根、当归、白芍、石菖蒲、郁金、桑枝、地龙各 10g，蔓荆子 15g，全蝎、细辛各 3g，川牛膝 12g，甘草 5g。日 1 剂，水煎 2 次，混匀，分 2 次服，药渣煎水泡足 15 分钟，3 剂而愈。

第二节 脑 瘟

脑瘟是外感疫疠毒邪所致的以发热头痛、意识障碍、惊厥抽搐为主要表现的疫病。

【病因病机】

中医无"脑瘟"病名，但《素问·刺热》有"热病始于头首"之说。《伤寒类证活人书》云："脉尺寸俱浮，头疼身热，常自汗出、体重，其息必喘，四肢不收，嘿嘿但欲眠，此名风温也。"故为发展中医学术，提出"脑瘟"。

本病起病急骤、传变迅速、死亡率和致残率高。小儿体质娇嫩，难耐邪气，故易多发。脑位处最高，风性轻扬，热性炎上，风热疫疠毒邪犯脑则发为脑瘟。邪微正盛可邪毒内伏而过时发病，邪毒壅盛则即时发病或暴发。即发则初起邪在卫分，表现为恶寒发热、头痛项强。邪热灼伤血脉，炼津为痰，痰瘀毒热互结，闭阻脑窍，以气分、营分、血分证为主，表现为高热、谵语或昏迷、斑疹、惊厥。脑络壅滞，痰瘀热搏结，引动肝风则生风动痉，表现为颈项强直、手足抽搐、肢体运动障碍。邪毒骤损气血则厥脱，表现为神昏、息微、脉微欲竭、四肢厥冷。脑瘟常累及诸脏腑，表现心悸、呼吸喘促、便秘、呕吐。恢复期虚实夹杂，髓海不足，痰瘀痹阻脉络，多肢体痿废、智力与言语障碍，留有后遗症。

【诊断与病类】

临床以发热、头痛、呕吐、项强、意识障碍、抽搐为特征。西医流行性乙型脑炎、流行性脑髓膜炎、森林脑炎（蜱传脑炎）、肠道病毒性脑膜炎与脑炎、淋巴细胞脉络丛脑膜炎、肺炎球菌脑膜炎、流感杆菌脑膜炎、肠道革兰氏阴性菌脑膜炎、葡萄球菌脑膜炎等按本病辨治，实验室检查有助诊断。

【辨治概要】

治当祛邪清络、清热解毒、救阴护脑，应分期辨证论治。初起透邪解毒、清络止痛，极期清热解毒、化痰降浊、开窍醒神、息风止痉，恢复期补益脑髓、通经活络，后遗症以扶正益髓、开窍启智、益气活血、通络起痿为法。

1. 初期及轻型辨治 初起及轻型主要是邪遏脑络，卫气同病，治以透邪解毒、清络止痛为主。

（1）风寒遏卫

【证候特征】恶寒发热，头痛脑涨，鼻塞流涕，恶心呕吐，全身肌肉关节疼痛，倦怠思睡，颈项强直，舌苔白，脉紧。

【治法】解表散寒，透邪清络。

【方药】葛根汤加蔓荆子、藁本、川芎、白芷、细辛、薄荷、大青叶、贯众。高热加荆芥、青蒿透邪解毒，呕吐加半夏、竹茹和胃降逆止呕，头痛甚加全蝎通络止痛，咽痛痰黏加桔梗化痰利咽，全身肌肉关节痛加忍冬藤、羌活、独活散寒通络止痛，项强抽搐重用葛根加地龙、钩藤、僵蚕解肌舒筋止痉，倦怠思睡加石菖蒲、郁金芳香通窍醒神。

（2）风热犯卫

【证候特征】发热头痛，倦怠思睡，咽痛咳嗽，颈项强直，恶心呕吐，舌红苔黄，脉浮数。

【治法】辛凉泄热，透邪通络。

【方药】银翘散加葛根、板蓝根、贯众、蔓荆子、白芷。高热加黄芩、栀子、石膏清热解毒，头痛加赤芍、川芎通络止痛，呕吐加竹茹、半夏和胃降逆止呕，项强重用葛根加地龙、钩藤、白芍解肌舒筋止痉，倦怠思睡加石菖蒲、郁金芳香通窍醒神，咳嗽甚合桑菊饮清热宣肺止咳，咽痛加射干解毒清咽。

（3）暑湿遏卫

【证候特征】发热，头痛鼻塞，嗜睡，咽痛咳嗽，胸闷呕恶，腹胀腹泻或便溏，身重疼痛，颈项强直，舌苔白腻或黄腻，脉滑数。

【治法】清暑利湿，解毒化浊。

【方药】三仁汤加薄荷、白芷、青蒿、大青叶、扁豆花。高热加石膏、黄连、金银花、连翘、贯众清热解毒，头痛嗜睡加石菖蒲、郁金、佩兰芳香化湿、通窍醒神，咽痛加桔梗、牛蒡子解毒利咽，咳嗽加桔梗、桑叶宣肺止咳，胸闷呕恶加苏叶、佩兰、姜竹茹和胃止呕，腹泻加藿香、草果化湿止泻，项强加葛根、地龙、白芍、僵蚕舒筋缓急，高热加石膏或合麻杏苡甘汤、麻杏石甘汤、白虎加术汤清热化湿。

（4）邪遏少阳膜原

【证候特征】寒热往来，头痛，心烦懊侬，胸膈痞满，恶心呕吐，周身不适，颈项强直或惊厥，口干口苦，舌红苔腻，脉濡数或滑数。

【治法】清泄少阳，疏达膜原。

【方药】柴胡达原饮加白芷、薄荷、大青叶、青蒿、葛根。高热加金银花、连翘、蒲公英、栀子、石膏清热解毒，头痛甚加石菖蒲、郁金、赤芍、川芎芳香通络止痛，胸膈痞满、呕恶加苏叶、佩兰、陈皮、姜竹茹理气和胃止呕，口渴加天花粉生津，惊厥加僵蚕、地龙、钩藤止痉。

2. 极期与暴发型、危证辨治　极期与暴发型、危证主要是邪毒壅盛、热入营血、生风动血、内闭外脱，治以清热解毒、凉血息风、开窍醒神、救阴护脑为主。

（1）卫气同病

【证候特征】壮热汗出，头痛烦躁，面红目赤，烦渴引饮，颈项强直或惊厥，气促，舌红苔黄燥，脉洪数有力。

【治法】清热解毒，清气泄热。

【方药】白虎汤合银翘散加贯众、赤芍、大青叶、白芷、夏枯草、栀子、葛根。口渴甚加天花粉清热生津，颈项强直重用葛根，加白芍、钩藤、地龙舒筋缓急，惊厥加地龙、僵蚕、蜈蚣、钩藤、生龙骨、生牡蛎息风镇痉。夹湿则胸闷脘痞、腹泻便溏、恶心呕吐则合六一散加苍术、扁豆花，或合三仁汤清热化湿。

（2）卫营同病

【证候特征】寒战高热，头痛剧烈，恶心呕吐，全身酸痛，颈项强直或惊厥抽搐，口燥唇干，皮肤斑疹斑点，烦躁不安或嗜睡，舌红苔黄燥，脉弦数或滑数。

【治法】清热解毒，泄卫两营。

【方药】银翘散合清营汤加赤芍、白芷、川芎、石膏、葛根。斑疹加紫草凉血化斑，嗜睡、神昏谵语加石菖蒲、郁金芳香开窍醒神，呕吐频剧加竹茹、竹沥汁止呕，口渴甚加天花粉清热生津，颈项强直重用葛根，加地龙、白芍舒筋缓急，惊厥抽搐加钩藤、蜈蚣、生龙骨、生牡蛎镇痉。

（3）气营两燔

【证候特征】高热战栗，头痛，面红目赤，气粗，口渴唇干，心烦呕吐，汗出，肌肤瘀点或瘀斑，颈项强直，肢体抽搐或瘫痪，大便秘结，舌红苔黄燥，脉洪数或洪大。

【治法】清热解毒，清气凉营。

【方药】清瘟败毒饮加大青叶、贯众、栀子、夏枯草、薄荷、白芷。口渴甚加葛根、天花粉、麦冬、沙参清热生津，呕吐加紫苏叶、竹沥、竹茹、车前子和胃降逆止呕，肌肤斑疹加紫草化斑，颈项强直加葛根、白芍舒筋，抽搐加钩藤、蜈蚣、菊花止痉，便秘加大黄通腑。谵语、神昏、四肢抽搐或痉挛、角弓反张，用羚角钩藤汤加味，送服安宫牛黄丸。神昏、皮肤瘀点瘀斑，用清宫汤加减。本证应配合静脉滴注清开灵注射液，可用普济消毒饮加减。

（4）热灼心脑

【证候特征】高热头痛，呼吸急促，喉间痰鸣，呕吐，颈项强直、惊厥、肢体抽搐，言语障碍，吞咽困难，谵妄或神昏，四肢尤其是上肢痿软瘫痪，舌红绛苔黄燥，脉滑数或弦数。

【治法】清热解毒，开窍醒神。

【方药】黄连解毒汤合清宫汤加石菖蒲、郁金、胆南星、竹沥、钩藤、葛根。高热不退加羚羊角清热，呼吸急促加葶苈子、桑白皮、瓜蒌、桔梗泻肺化痰，喉间痰鸣加葶苈子、桔梗、杏仁、白芥子泻肺化痰利咽，呕吐加紫苏叶、半夏、车前子降逆止呕，颈项强直加白芍、地龙舒筋缓急，惊厥抽搐加地龙、僵蚕、生牡蛎、生龙骨镇惊止痉，谵妄神昏急服至宝丹或安宫牛黄丸。

（5）热结腑闭

【证候特征】潮热头痛，大便秘结，腹满硬痛，呕吐，颈项强直或惊厥，时有谵语或神昏，口咽干燥，舌红苔黄燥或芒刺，脉实有力。

【治法】泄热通腑。

【方药】大承气汤加大青叶、青蒿、薄荷。呕吐加姜竹茹、半夏降逆止呕，项强惊厥加地龙、钩藤、生龙骨、生牡蛎镇惊止痉，口咽干燥加玄参、生地黄、天花粉清热生津，谵语神昏加石菖蒲、郁金开窍醒神，急服安宫牛黄丸清热开窍。

（6）热陷营血

【证候特征】高热稽留不退，头痛加重，呕吐，颈项强直，肌肤片状斑疹或鼻衄吐血，大便秘结或便血，神昏谵语，反复惊厥抽搐，舌红绛少苔，脉细数。

【治法】解毒凉血，开窍息风。

【方药】犀角地黄汤合羚羊钩藤汤加大青叶、青蒿、薄荷。高热合白虎汤或黄连解毒汤。口渴加玄参、麦冬、天花粉清热生津，肌肤斑疹加玄参、紫草凉血化斑，鼻衄吐血加白茅根、侧柏叶凉血止血，便秘加大黄通腑，便血加侧柏叶、小蓟、地榆、槐花清肠止血，惊厥抽搐加地龙、僵蚕、全蝎、生龙骨、生牡蛎镇惊止痉，谵语神昏加石菖蒲、郁金送服紫雪丹或安宫牛黄丸清热开窍醒神。

（7）痰浊闭窍

【证候特征】嗜睡或昏睡，咳嗽，喉中痰鸣，口角流涎，头痛头晕，颈项强直，胸闷呕恶，四肢困重或抽搐或痉挛，舌苔厚腻浊，脉滑或滑数弦数。

【治法】化痰降浊，开窍醒神。

【方药】《奇效良方》涤痰汤（茯苓、人参、甘草、橘红、胆南星、半夏、竹茹、枳实、石菖蒲）加郁金、白芷、桔梗、葶苈子。呕恶加紫苏叶、竹沥降逆止呕，项强抽搐加地龙、僵蚕、钩藤、蜈蚣止痉，四肢困重加薏苡仁、淡竹叶、生姜皮淡渗利湿。发热加连翘、金银花、板蓝根清泄邪热。不发热而神昏急服苏合香丸化痰开窍，发热神昏及服安宫牛黄丸或至宝丹清热化痰开窍。

（8）瘀热水结

【证候特征】发热，头涨痛，颈项强直、惊厥抽搐，或谵语神昏，呼吸不规则，喷射状呕吐，瞳仁固定或扩大，喉间痰鸣，二便潴留，舌红苔黄，脉细缓或濡数。

【治法】清热化瘀，利水降浊。

【方药】《医林改错》解毒活血汤合茯苓皮汤加车前子、白茅根、川牛膝、泽泻。高热合白虎汤或黄连解毒汤清热解毒，脑涨痛加夏枯草、野菊花、白芷、蔓荆子清肝热，便秘加大黄通腑，呕吐加姜竹茹降逆止呕，呼吸不规则加桑白皮、葶苈子泻肺化痰，项强惊厥抽搐加钩藤、地龙、僵蚕、蜈蚣止痉，谵语神昏加石菖蒲、郁金、胆南星开窍醒神，急服安宫牛黄丸或至宝丹化痰开窍。

（9）热深厥脱

【证候特征】高热神昏，四肢抽搐或痉挛，颈项强直，角弓反张，身出冷汗，呼吸微弱，脉微欲绝或脉细数。

【治法】清热解毒，开窍固脱。

【方药】静脉滴注清开灵注射液、参麦注射液，汤剂用白虎汤合生脉散加煅龙骨、煅牡蛎、山茱萸清热养阴固脱，急服安宫牛黄丸。

（10）气血暴脱

【证候特征】高热骤退，四肢厥冷，汗出，面青唇绀，皮肤瘀点或瘀斑，肢端青紫，呼吸微弱，脉微细数或欲绝。

【治法】益气固脱，回阳救逆。

【方药】静脉滴注参附注射液或参麦注射液，汤剂用四逆汤合生脉散加煅龙骨、煅牡蛎、山茱萸、生地黄回阳救逆、益气养血。

3. 恢复期与后遗症辨治 恢复期与后遗症主要是余邪未尽、气阴两伤、痰瘀阻络、髓海失充、筋脉失养，治以清泄余邪、益气养阴、补益精髓、化痰通络为主。

（1）正虚热恋

【证候特征】低热或五心烦热、汗出，口干，夜寐不宁，神疲懒言，虚烦不宁，偶有惊惕，胸闷纳差，大便干结或便秘，舌红少津、少苔或无苔，脉细弱或细数。

【治法】益气养阴，清泄余邪。

【方药】青蒿鳖甲汤合沙参麦冬汤加减。惊惕加生龙骨、生牡蛎、珍珠母镇惊，汗多加煅龙骨、煅牡蛎、浮小麦、山茱萸敛汗，神疲懒言加人参、五味子益气，夜寐不宁加酸枣仁、柏子仁、百合、五味子、丹参养心安神，纳差加山楂、厚朴、谷芽理气消食，便秘加全瓜蒌、当归、火麻仁润肠通便。本证可用加减复脉汤合沙参麦冬汤加减。

（2）阴虚动风

【证候特征】肢体强直，手足拘挛，瘫痪或震颤，抽搐时作，五心烦热，自汗，或伴低热，心悸，舌红少苔，脉弦细数。

【治法】滋养肝肾，养血息风。

【方药】大定风珠加鸡血藤、钩藤、僵蚕、地龙、蜈蚣、木瓜、牛膝。低热、五心烦热加地骨皮、青蒿清虚热，自汗加人参、浮小麦、山茱萸敛汗，心悸加茯神、人参、小麦、生牡蛎养心镇悸。

（3）痰瘀阻络

【证候特征】神情呆钝，神识异常，或失语，或默默无语，甚至痴呆，肢体麻痹或手足拘挛，或肢体瘫痪，吞咽困难，喉间痰鸣，口角流涎，神疲气短，舌淡或紫暗，脉细涩。

【治法】益气活血，化痰通络。

【方药】《严氏济生方》涤痰汤（茯苓、人参、甘草、橘红、胆南星、半夏、竹茹、枳实、石菖蒲、生姜、大枣）合《医林改错》补阳还五汤（黄芪、当归尾、赤芍、地龙、川芎、红花、桃仁）加水蛭。神情呆钝、失语、痴呆加郁金、远志、益智仁开窍益智，肢体麻痹拘挛、瘫痪加蜈蚣、僵蚕、木瓜、千年健、续断通络止痉起痿，吞咽困难、痰鸣、流涎加桔梗、僵蚕、郁金化痰利咽喉，低热加青蒿、地骨皮、鳖甲、白薇清虚热。本证可用温胆汤或导痰汤加减。

（4）阴虚髓亏

【证候特征】五心烦热，头晕耳鸣，腰膝酸软或肢体痿弱，手足麻痹或颤动，智力减退，口干舌燥，皮肤干燥，大便干结，弄舌吐舌，舌绛少津，脉细弱。

【治法】滋阴填髓。

【方药】三甲复脉汤加青蒿、薄荷、地骨皮。头晕耳鸣加天麻、枸杞子、杭菊花、磁石滋补肝肾，腰膝酸软、肢体痿弱加杜仲、木瓜、牛膝、续断、鸡血藤补肝肾、壮筋骨，手足麻痹或颤动、弄舌吐舌加地龙、僵蚕、蜈蚣息风止痉，智力减退加石菖蒲、益智仁、远志开窍益智，口干舌燥、皮肤干燥加石斛、沙参、天花粉生津润燥，便秘加玄参、当归、全瓜蒌润肠通便。

（5）阳虚髓寒

【证候特征】头昏头晕，神疲乏力，身困嗜睡，表情淡漠，面苍白，心悸，腰膝酸软或肢体痿弱，畏寒怕冷，四肢厥逆，舌淡、苔白或白腻，脉沉细。

【治法】益气温阳，益精填髓。

【方药】右归丸加人参、黄芪。身困嗜睡、表情淡漠加石菖蒲、郁金、益智仁、远志开窍，心悸加炙甘草、五味子养心定悸，腰膝酸软、肢体痿弱加桑寄生、木瓜、鸡血藤强壮筋骨，四肢厥逆加附子、干姜、鹿含草温通经脉。

本病高热用双黄连粉静脉滴注，高热神昏用清开灵、醒脑静注射液静脉滴注，脱证用生脉注射液静脉滴注。神昏、抽搐针刺大椎、哑门、人中、合谷。上肢瘫痪针刺臂臑、曲池透少海，合谷透劳宫、养老，下肢瘫痪针刺环跳、阳陵泉透阴陵泉、悬钟透三阴交。面瘫针刺翳风、地仓、颊车、合谷，失语针刺大椎、哑门，头皮针刺运动区、语言区。

第十七章

其他外感病

第一节　痄腮(流行性腮腺炎)

痄腮是外感邪毒所致的以发热、耳下腮部肿痛为主要表现的疫病。

【病因病机】

"痄腮"病名首见于金代《疮疡经验全书》，又称"鸬鹚瘟""蛤蟆瘟""大头天行"等。《疡科心得集》云："夫鸬鹚瘟者，因一时风温偶袭少阳，脉络失和。生于耳下，或发于左，或发于右，或左右齐发。初起形如鸡卵，色白濡肿，状若有脓，按不引指，但酸不痛，微寒微热，重者或憎寒壮热，口干舌腻。"

本病一年四季可发生，多发于冬春季节。少儿脏腑娇嫩，肌腠不密，不耐寒热，故易发。《外科正宗》云："痄腮乃风热湿痰所生，有冬温后天时不正，感发传染者，多两腮肿痛，初发寒热。"在温暖多风的春季及应寒反温的冬季，容易形成风热疫疠毒邪，并随风传播，调摄失当则风热疫疠毒邪从口鼻肌肤而入，郁遏肌腠、少阳膜府导致气血津液淤滞为瘀为痰，邪毒与痰瘀搏结耳下腮部则腮部红肿疼痛。初起邪在卫分，正邪交争，表现为恶寒发热、腮肿痛。继而邪毒蕴结、气郁化热生火，毒热壅滞灼伤经脉，表现为高热不退、烦躁头痛、张口咀嚼困难。热毒灼伤营津，煎熬血脉，内陷肝脑则高热不退、抽风、神昏谵语。少阳与阳明、厥阴相通，火热流窜阳明、厥阴则睾丸肿痛或上腹、少腹疼痛、恶心呕吐。《冷庐医话》云："痄腮之症……初起恶寒发热，脉沉数，耳前后肿痛，隐隐有红色，肿痛将退，睾丸忽胀。亦有误用发散药，体虚不任大表，邪因内陷，传入厥阴脉络，睾丸肿痛，而耳后全消者。盖耳后乃少阳胆经部位，肝胆相为表里，少阳感受风热，邪移于肝经也。"

【诊断与病类】

本病即西医流行性腮腺炎，发病前2~3周有流行性腮腺炎接触史，初起可发热，1~2天后腮部漫肿、皮色不红、压痛。口腔内颊黏膜腮腺管口红肿，腮肿4~5天开始消退，病程1~2周，并发睾丸炎、卵巢炎、胰腺炎、脑膜炎。白细胞总数正常或降低，淋巴细胞相对增多，尿、血淀粉酶增多，唾液、尿、血、脑脊液中可分离出病毒。

【辨治概要】

治以清热解毒、软坚散结为主,分常证与变证论治。邪在卫分以解肌解毒透邪为主,热毒壅盛以清热解毒为主,软坚散结以活血化痰、宣通去壅为主。

1. 常证辨治 常证主要是邪毒郁遏少阳、肌腠,与气血搏结,表现为发热、腮肿坚硬、胀痛拒按。治以清热透邪、解毒散结为主。

(1)寒毒犯卫

【证候特征】恶寒发热,腮部肿痛,头身痛,咽痛咳嗽,舌淡红苔白,脉紧。

【治法】解表透邪,解毒散结。

【方药】《温疫论》荆防败毒散(荆芥、防风、柴胡、独活、前胡、人参、茯苓、川芎、枳壳、桔梗、甘草、牛蒡子、薄荷、羌活)加清半夏、浙贝母、山慈菇。高热加黄芩、栀子、连翘、金银花清热解毒。本证可用《白喉全生集》荆防败毒散(荆芥、防风、柴胡、姜汁炒僵蚕、姜汁炒半夏、桔梗、前胡、独活、羌活、金银花、枳壳、粉甘草、生姜)、《医方简义》荆防败毒散(荆芥、防风、薄荷、桔梗、玄参、炒牛蒡子、人中黄、象贝母、射干、炒黄芩、竹叶、青果)加减。

(2)风热犯卫

【证候特征】发热,腮部漫肿疼痛,头痛,咽痛咳嗽,纳少,舌红、苔薄白或淡黄,脉浮数。

【治法】清热透邪,散结消肿。

【方药】银翘散加夏枯草、山慈菇、浙贝母、大青叶、贯众。口咽肿痛加马勃、玄参、射干解毒清咽,呕吐加竹茹清热和胃。

(3)邪遏少阳

【证候特征】初起憎寒发热,寒热往来,继而身热增盛,高热,腮部红肿坚硬、触之痛甚,咀嚼不便,头痛肢楚,面红目赤,咽喉红肿痛,心烦不安,口渴口苦,纳少呕吐,舌红苔薄黄,脉浮数。

【治法】清热透邪,解毒散结。

【方药】《外科正宗》柴胡葛根汤(柴胡、天花粉、干葛、黄芩、桔梗、连翘、牛蒡子、石膏、甘草、升麻)加薄荷、板蓝根、贯众、清半夏、山慈菇、浙贝母、生牡蛎。头痛肢楚加赤芍、川芎、忍冬藤通络,高热加金银花、栀子、夏枯草清热解毒,咀嚼不便加僵蚕、地龙、石菖蒲通络,咽喉红肿痛加射干、桔梗解毒清咽,呕吐加竹茹和胃止呕。

(4)热毒壅盛

【证候特征】高热不退,腮部肿胀疼痛、坚硬拒按,张口与咀嚼困难,烦躁不安,咽部红肿,口渴引饮,头痛呕吐,大便秘结,食欲不振,尿少黄赤,舌红苔黄,脉滑数。

【治法】清热解毒,软坚散结。

【方药】普济消毒饮加夏枯草、山慈菇、浙贝母、生牡蛎。高热加生石膏、知母清热泻火,便秘加大黄、芒硝通腑,头痛加赤芍、白芷、川芎通络止痛,口渴甚加天花粉生津止渴,呕吐加竹茹和胃止呕。本证可用黄连解毒汤合《伤寒瘟疫条辨》升降散(酒炒白僵蚕、全蝉蜕、姜黄、生川大黄、黄酒)加减。

(5)湿热毒蕴

【证候特征】高热,腮部红肿热痛,胸闷腹胀,头痛肢酸,恶心呕吐,口干烦渴,大便稀溏,舌红苔厚腻,脉滑数。

【治法】清热化湿,解毒散结。

【方药】甘露消毒丹加重楼、板蓝根、山慈菇。高热合黄连解毒汤清热解毒,胸闷腹胀加厚朴、藿香梗理气化湿,头痛肢酸加赤芍、川芎、白芷、薏苡仁渗湿通络,呕吐加竹茹、姜半夏和胃止呕,烦渴加天花粉、沙参、石斛生津,大便稀溏加藿香、厚朴、白芷燥湿。本证可用三仁汤加减。

2. 变证辨治 变证主要是火热毒邪壅盛,灼伤脑神,煎熬营血,引动肝风,流窜睾腹,治当分别采用清热凉血、解毒散结、息风开窍等法。

(1)毒热壅闭

【证候特征】高热,谵语或神昏,嗜睡,项强抽搐,腮部肿痛、坚硬拒按,咽喉红肿疼痛,头痛,呕吐,舌红苔黄,脉洪数。

【治法】清热解毒,开窍止痉。

【方药】《喉痧症治概要》凉营清气汤(犀角尖、鲜石斛、黑山栀、牡丹皮、鲜生地、薄荷叶、川雅连、京赤芍、京玄参、生石膏、生甘草、连翘壳、鲜竹叶、鲜白茅根、鲜芦根、金汁)加山慈菇、浙贝母、僵蚕、射干、生牡蛎。头痛加川芎、白芷止痛,呕吐加竹茹和胃止呕。高热不退加金银花、板蓝根、夏枯草、黄芩清热解毒,或静脉滴注清开灵注射液或双黄连注射液;抽搐加钩藤、地龙止痉,嗜睡神昏加石菖蒲、郁金、白芷开窍醒神,昏迷急服紫雪丹或至宝丹清热开窍。

(2)毒窜睾腹

【证候特征】腮部肿胀渐消,一侧或两侧睾丸肿胀疼痛,或伴少腹疼痛,痛甚者拒按,舌红苔黄,脉数。

【治法】清肝泻火,活血止痛。

【方药】龙胆泻肝汤加青皮、浙贝母、生牡蛎、山慈菇、乌药、莪术,少腹痛、腹胀加川楝子、枳壳、木香理气通腑,大便秘结加大黄、枳实通腑。

此外，本病可用青黛散、紫金锭、如意金黄散，以醋或水调敷腮部；或鲜蒲公英、鲜马齿苋、鲜仙人掌（去刺），捣烂外敷患处，1 日 2 次。针刺取翳风、颊车、合谷，发热加曲池、大椎，睾丸胀痛加血海、三阴交，泻法，强刺激，每日 1 次。

附刘绪银医案：刘某，男，3 岁，1994 年 5 月诊。右面颊红肿疼痛 1 天，发热（体温 37.8℃），咽喉疼痛，目赤面红，口渴口苦，大便干结，尿黄，右耳下触及肿块，颈部痰核，舌尖红、苔黄，脉数。诊断为痄腮，辨证为风热外袭、壅滞面颊脉络。治以辛凉透邪、清热凉血、解毒散结为法，内治以普济消毒饮合凉血地黄汤加减：金银花、连翘、牛蒡子、大青叶、升麻、柴胡、陈皮、玄参、生地黄、天花粉、赤芍、牡丹皮、浙贝母、夏枯草各 5g，生牡蛎 10g（先煎），黄芩、黄连、桔梗、马勃各 4g，薄荷 6g（后下），甘草 3g，外治以如意金黄散加青黛、冰片外敷患部，经治 2 天，热退，肿痛缓，内治以原方去黄连、黄芩、柴胡、陈皮、桔梗、升麻，外治仍以如意金黄散加青黛、冰片外敷，续治 2 天而愈。

第二节　疱疹病

疱疹病是外感风热湿浊疫疠毒邪所致的以皮肤丘疹、水疱、结痂为主的疫病。

【病因病机】

对于疱疹类病，中医依病位及形态有不同称谓。《诸病源候论》载"甑带疮"："甑带疮者绕腰生……状如甑带，因以为名。"《小儿药证直诀》载"水疱"："其疱出有五名，肝为水疱，以泪出如水，其色青小。肺为脓疱，如涕稠浊，色白而大。心为斑，心主血，色赤而小，次于水疱。脾为疹，小次斑疮，其主裹血，故赤色黄浅也。"《证治准绳》认为"绕腰生疮，累累如珠……曰是名火带疮，亦名缠腰火丹。"《小儿卫生总微论方》载"水痘"："其疮皮薄如水疱，破即易干者，谓之水痘。"《外科正宗》载"黄水疮"："黄水疮于头面耳项忽生黄泡，破流脂水，顷刻沿开，多生痛痒。"据不完全统计，疱疹类病病名有十几种，为执繁就简，发展中医学术，故提出"疱疹病"病名。

本病是外感风热湿浊疫疠毒邪所致。初起邪毒从口鼻肌肤而入，郁遏卫表膜络，正邪交争，膜络瘀滞，肺失宣肃，表现为发热恶寒、头痛、四肢酸痛、鼻塞流涕、咽痛咳嗽、皮肤疹点。肺失宣肃则津液停聚为水湿，邪毒从口鼻直下脾胃则脾胃升降失司而湿浊内蕴。邪蕴阳怫则化热，毒热与湿浊搏结蕴蒸肌表则为疱疹。邪毒轻则疱疹稀疏、点粒分明、症状轻浅。邪毒重则内犯气营，表现为壮热口渴、疱疹稠密色紫红、全身疱疹累累如串珠或皮破流脓水。热毒内陷肝脑则神昏、抽搐，湿浊毒热壅于肺则咳嗽气喘、鼻扇。

【诊断与病类】

本病一年四季可发生，冬春多发，大多数有同类病接触史。临床表现为皮肤斑丘疹出现后很快变为疱疹，疱疹呈椭圆形、大小不一、内含水液，疱壁薄易破，常伴瘙痒，继则结成痂盖脱落。本病包括传统中医热疮、蛇串疮、天疱疮、缠腰火丹、黄水疮等，西医水痘与带状疱疹、幼儿急疹按本病论治。实验室检查血白细胞总数正常或轻度异常，血清补体结合试验阳性。新鲜疱疹基底物检查核内包涵体，电镜下观察病毒颗粒，有助诊断。

【辨治概要】

治以清热解毒利湿为原则，辨病期及轻重论治。轻证以肺卫受邪为主，疱疹形小稀疏、色红润、疱内浆液清亮，伴轻度发热、咳嗽、流涕，治以清热解毒、透邪利湿为主。重证以毒热湿浊搏结、热入气营为主，疱疹形大稠密、色赤紫、疱浆较混，伴高热烦躁等，可产生浊毒壅滞闭肺、蒙蔽神明、煽动内风等变证，治以清热凉营、解毒渗湿为主，变证当开肺化痰、镇痉开窍。

1. 前驱期辨治 前驱期主要是邪在卫分，肺气失宣，脾胃失和，湿浊内蕴，治以泄卫透邪、解毒利湿为主。

（1）风热犯卫

【证候特征】发热轻微，头痛，全身酸楚，鼻塞流涕，喷嚏，咽喉疼痛，咳嗽，皮疹点粒稀疏、疹色红润，舌淡红或边尖红、苔薄白或薄黄，脉浮数。

【治法】清热透邪，解毒利湿。

【方药】银翘散加加射干、大青叶、桑叶、贯众、菊花、防风草。疹色红加赤芍、牡丹皮、紫草活血凉血，皮疹瘙痒加蝉蜕、地肤子、白鲜皮、苦参止痒。咯痰加杏仁、桑白皮、浙贝母宣肺化痰，头痛加蔓荆子、白芷透邪止痛。

（2）湿热犯卫

【证候特征】身热不扬，午后热盛，恶寒或不恶寒，无汗或少汗，皮疹稀疏浅红，头重如裹，身重酸困，四肢倦怠，胸闷脘痞，恶心呕吐，口不渴，苔白腻，脉濡数或滑数。

【治法】透邪渗湿，清热解毒。

【方药】薏苡竹叶散加薄荷、青蒿、茵陈、大青叶、防风草。恶寒无汗加藿香、荆芥解表散寒，疹色红加赤芍、牡丹皮、紫草活血凉血，皮疹瘙痒加蝉蜕、地肤子、苦参止痒，胸闷脘痞加厚朴、陈皮理气消滞，恶心呕吐加姜竹茹止呕。本证可用三仁汤或消风散加减。

（3）寒毒遏卫

【证候特征】恶寒发热，头身疼痛，鼻塞流涕，喷嚏，咽痛咳嗽，皮肤瘙痒，皮疹稀疏浅红,舌苔白或淡黄,脉浮紧。

【治法】解表透邪,解毒利湿。

【方药】《万病回春》荆防败毒散(防风、荆芥、羌活、独活、柴胡、前胡、薄荷、连翘、桔梗、枳壳、川芎、茯苓、金银花、甘草、生姜)加减,防风改防风草,茯苓改土茯苓。皮肤痒加苦参、蝉蜕止痒,皮疹加紫草、淡竹叶解毒渗湿。

2. 出疹期辨治　出疹期主要是毒热湿搏结,壅滞气营,熏蒸肌肤,治以清热解毒利湿为主。

(1)肺胃热盛

【证候特征】疱疹多发于颜面口唇鼻侧,疱成小水疱或脓疱,灼热刺痒,周身不适,心烦口渴,大便干或秘结,小便黄,舌红苔黄腻,脉浮滑数。

【治法】清热解毒,透邪化湿。

【方药】《症因脉治》清肺饮(石膏、桔梗、山栀子、知母、连翘、川黄连、甘草、麦冬、杏仁、枇杷叶)加土茯苓、薏苡仁、淡竹叶、茵陈、青蒿、紫草。脓疱加紫花地丁、蒲公英清热解毒,灼热刺痛加赤芍、牡丹皮、忍冬藤凉血活血止痛,瘙痒加蝉蜕、苦参、薄荷止痒,口渴加天花粉清热生津,便秘加大黄通腑。本证可用《外科正宗》辛夷清肺饮(辛夷、黄芩、山栀子、麦门冬、百合、石膏、知母、甘草、枇杷叶、升麻)加减。

(2)肝胆湿热

【证候特征】疱疹多发于腰腹及阴部、灼热刺痛,周围红晕,疱内水液浑浊或脓疱,疱色红,疱壁紧张,疱易破溃糜烂,发热,头痛目赤,大便干或秘结,小便黄赤,舌质红、苔黄腻,脉滑数。

【治法】清热利湿,凉血解毒。

【方药】龙胆泻肝汤加土茯苓、夏枯草、茵陈、紫草、苦参、赤芍、牡丹皮、玄参。发于面部加淡竹叶、野菊花清利头面,发于胸背加桑白皮清宣肺气,发于腹腰加虎杖清热解毒利湿,发于少腹及阴部加萆薢、滑石清热渗湿。疱大多液加滑石、薏苡仁、淡竹叶渗湿,脓疱加板蓝根、蒲公英、金银花、连翘解毒渗湿,高热加石膏、黄连、连翘、板蓝根清热解毒,疼痛加川楝子、延胡索活血止痛,大便秘结加生大黄通腑。

(3)心脾积热

【证候特征】疱疹反复新起,疼痛,疮壁松弛,疱内水液较多或疱破流水,肌肤瘙痒,口糜舌烂,心烦不眠,胃纳呆滞,腹胀便溏,恶心呕吐,舌尖红、苔黄腻,脉濡数。

【治法】清心泻脾。

【方药】《医宗金鉴》清脾除湿饮（赤茯苓、苍术、黄芩、生地黄、麦冬、栀子、泽泻、甘草、连翘、茵陈蒿、枳壳、元明粉、竹叶、灯心草）加紫草、薏苡仁，赤茯苓改土茯苓。肌肤瘙痒加蝉蜕、薄荷、苦参止痒，疱内水液多或疱破流水加车前子、滑石、薏苡仁渗湿，痛甚加郁金、赤芍、丹参活血止痛，热重加板蓝根、金银花、虎杖清热解毒利湿，便溏加厚朴、白芷燥湿，呕吐加竹茹、生姜和胃止呕。本证可用《外科正宗》除湿胃苓汤（防风、苍术、白术、赤茯苓、陈皮、厚朴、猪苓、山栀子、木通、泽泻、滑石、甘草、薄桂、灯心草）加减。

（4）湿热蕴结

【证候特征】发热，午后热甚，脓疱密集、色黄、周围红晕，或糜烂鲜红、流水，疼痛，烦躁不安，口干，大便干或秘结，尿黄，舌红苔黄腻，脉滑数。

【治法】清热解毒利湿。

【方药】《外科全生集》清暑汤（连翘、天花粉、赤芍、金银花、甘草、滑石、车前、泽泻）加土茯苓、青蒿、茵陈、紫草、薄荷、淡竹叶。高热烦躁加黄连、山栀子清热除烦，痛甚加赤芍、川楝子、延胡索活血止痛，疱疹糜烂流水加薏苡仁、苦参解毒渗湿，大便秘结加生大黄通腑。

（5）毒热炽盛

【证候特征】高热，疱疹稠密，根盘红晕显著，疹色紫赤或紫暗，疱浆混浊，烦躁不安，唇燥口渴欲饮，面红目赤，口舌生疮肿痛，大便干结或便秘，小便黄赤。舌红、苔黄糙而干，脉数。

【治法】清热渗湿，凉血解毒。

【方药】《痘疹传心录》清胃解毒汤（当归、黄连、生地黄、天花粉、连翘、升麻、丹皮、赤芍）加紫草、玄参、山栀子、木通、土茯苓、淡竹叶。高热加薄荷、栀子、黄芩清热解毒透邪，疱浆混浊量多加薏苡仁、苦参解毒渗湿，口渴加麦冬、天花粉、芦根养阴生津，刺痛合金铃子散止痛，口舌生疮加蒲公英、紫花地丁清热解毒，便秘加生大黄、全瓜蒌通腑。本证可用黄连解毒汤合薏苡竹叶汤加紫草、土茯苓。

3. 变证辨治　变证主要是邪毒内陷，壅滞闭肺、蒙蔽神明、煽动内风，治以清热解毒、开肺化痰、凉血散血、镇痉开窍。

（1）毒热闭肺

【证候特征】高热，全身多发脓疱，脓疱密集，疱疹干扁塌陷，咳嗽痰多、气喘、喉间痰鸣、鼻煽、口唇发绀，大便干结，尿短赤，舌红或红绛、苔黄腻，脉疾数或弦数。

【治法】清热解毒，开肺化痰。

【方药】麻杏石甘汤合桑白皮汤（桑白皮、半夏、苏子、杏仁、贝母、山栀、黄芩、黄连、生姜）加紫草、赤芍、牡丹皮、生地黄、射干、厚朴。高热加连翘、金银花、薄荷、青蒿清热解毒透邪，脓疱加土茯苓、薏苡仁、皂角刺、淡竹叶、紫草解毒凉血渗湿，喉间痰鸣、鼻煽加桔梗、瓜蒌、葶苈子泻肺化痰，便秘加瓜蒌仁、大黄通腑。本证可用麻杏石甘汤合《医效秘传》甘露消毒丹加减。

（2）热迫营血

【证候特征】身热夜甚，心烦躁动，疱内出血，疱疹糜烂，疹色紫暗或紫黑，肌肤瘀斑，舌红绛、苔少或苔黄腻，脉数。

【治法】清热解毒，凉血散血。

【方药】化斑汤加赤芍、生地黄、牡丹皮、板蓝根或大青叶、紫花地丁、紫草。疱疹糜烂流水加土茯苓、薏苡仁、淡竹叶渗湿解毒。本证可用《幼科七种大全》化斑汤（元参、升麻、丹皮、赤芍、炒栀子、生地、贯众、木通、甘草）、《镐京直指》化斑汤（犀角、玄参、鲜生地黄、大青叶、石膏、知母、金银花、人中黄、黄连）加减。

（3）毒热入营

【证候特征】壮热，烦躁不安，躁动，胸膈痞满，神志模糊甚则昏迷抽搐，疱疹色紫暗或紫黑，口渴，大便干结或便秘，舌红绛、苔黄糙或少苔，脉数。

【治法】泻火解毒，凉血开窍。

【方药】急服紫雪丹或安宫牛黄丸，汤剂用菖蒲郁金汤（石菖蒲、炒栀子、鲜竹叶、牡丹皮、郁金、连翘、灯心、木通、淡竹沥、紫金片）加减。高热加黄连、土茯苓、黄芩清热解毒，疱疹塌陷加大青叶、升麻解毒透疹，便秘加生大黄通腑，抽搐加钩藤、地龙、蜈蚣止痉，口渴加天花粉、芦根清热生津，胸膈痞满加瓜蒌、枳壳清热下气。本证可用清营汤、清宫汤、清瘟败毒饮加减。

4. 恢复期辨治　恢复期主要是邪毒未尽、气阴已伤、脉络瘀滞，表现为疱疹逐步消退、疼痛减轻，部分病人遗留后遗症。治以益气养阴、清泄余邪、活血通络为主。

（1）阴虚邪恋

【证候特征】病情反复发作，午后微热，口干唇燥，大便干结或便秘，疱疹肌肤疼痛，舌干红或光绛、苔薄黄或少苔，脉细数。

【治法】养阴透邪，清热解毒。

【方药】竹叶石膏汤或沙参麦冬汤加大青叶、紫草、薏苡仁、青蒿、薄荷。口干唇燥、舌光绛加天花粉、石斛、玄参、生地黄养阴生津，便秘加大黄通腑，疼痛加赤芍、牡丹皮、川楝子、延胡索活血止痛。

（2）脾虚湿蕴

【证候特征】疱疹颜色淡白或淡黄，疱壁松弛，糜烂面淡红，疼痛略轻，食少腹胀，大便时溏，舌淡、苔白或白腻，脉濡缓或滑。

【治法】健脾渗湿。

【方药】参苓白术散加淡竹叶、土茯苓、紫草。疼痛加白芍、赤芍、延胡索缓急止痛，腹胀加厚朴、陈皮、槟榔理气消滞，食少食滞不化加山楂、鸡内金、神曲消食。本证可用《丹溪心法》胃苓汤（甘草、茯苓、苍术、陈皮、白术、官桂、泽泻、猪苓、厚朴、生姜、大枣）加减。

（3）气滞血瘀

【证候特征】皮疹消退后局部疼痛不止，夜寐不安，或口干，或大便干结，舌黯苔白，脉弦。

【治法】理气活血，通络止痛。

【方药】桃红四物汤（桃仁、红花、当归、熟地、川芎、白芍）加延胡索、川楝子、路路通、蜈蚣、乌梢蛇、全蝎，熟地黄改生地黄，白芍改赤芍。夜寐不安加酸枣仁、柏子仁宁心安神，口干加沙参、麦冬、天花粉生津，大便干结加瓜蒌仁、杏仁、郁李仁润肠，年老体虚加黄芪、党参益气。

此外，本病应配合外治，以苦参、浮萍、大黄、薄荷、青蒿、土茯苓、紫草、茵陈、马齿苋、薄荷煎水外洗外涂，1 日 2 次；以麻油调青黛外敷，1 日 1 次。用三棱针或消毒针头挑破水疱，使疱液流出。

附刘绪银医案：夏某，女，80 岁，2021 年 4 月 18 日微信联系。腰腹红色水疱，疼痛难忍 3 天，口苦，舌红苔黄腻。诊断为疱疹病，辨证为湿热壅滞。治以清热凉血、利湿解毒，龙胆泻肝汤合凉血地黄汤加减：柴胡、黄芩、栀子、车前草、泽泻、赤芍、牡丹皮、虎杖各 10g，土茯苓、生地黄各 20g，大青叶、茵陈、紫草各 15g，生薏苡仁 30g，生甘草 5g。1 日 1 剂，水煎 2 次，混匀，分 2 次服，药渣煎水外涂患部。经治 6 天，疼痛缓解，水疱减轻、结痂、色暗红，舌红苔黄腻，原方去虎杖、车前草、泽泻，续治 5 天，疱疹基本消失，仍隐痛、口干，舌红苔黄，改益气养阴、活血止痛法，药用沙参、麦冬、生地黄、紫草各 15g，百合 20g，白芍 12g，赤芍、郁金各 10g，川楝子 8g，甘草 5g，1 日 1 剂，水煎 2 次，混匀，分 2 次服，3 剂而愈。

第三节　湿热疫疹

湿热疫疹是外感湿热疫疠毒邪所致的以寒战壮热、全身肌肉关节疼痛、肌肤斑疹及出血为主要表现的疫病。

【病因病机】

本病多发于气候炎热潮湿的南方沿海地区,多发于暑秋季节。南方地区地势低洼潮湿,暑秋季节气候炎热多雨湿,极易酿生毒厉之邪和滋生蚊虫,湿热毒厉之邪寄附于蚊虫,蚊虫叮咬则湿热毒厉之邪从皮毛腠理侵淫机体致病。

本病初起,正能胜邪或邪微则内伏而过时发,邪毒盛则即时发病。邪毒犯卫分肌腠和膜原,正邪交争,脉络郁滞,则表现为憎寒壮热、头痛、全身关节肌肉疼痛。湿热毒邪阻遏中焦则脾胃升降失司,运化障碍,表现为腹胀痞满、恶心欲呕、腹泻或便秘。湿热毒邪充斥三焦,耗伤营津,熬血为瘀,迫血妄行,毒瘀交结,则表现为壮热汗出、面红目赤、口苦口干、小便黄短、肌肤出疹或衄血、便血等。热毒灼伤心脑或湿浊瘀血壅塞心脑则元神失明、心神昏妄,表现为谵语神昏。营阴耗伤,热盛生风则抽搐惊厥。毒热耗伤元气津液,或出血过多而气随血失则发生厥脱,表现面色苍白、汗出气短。毒热流窜,脉络瘀滞,气阴津液耗伤,则诸脏腑受累,产生系列并发症。后期主要是气阴津液不足。

【诊断与病类】

本病起病急骤,以发热、全身肌肉关节疼痛、肌肤斑疹及出血为主要表现,具有群集性发病特点。西医登革热、斑疹伤寒按本病论治。实验室检查血白细胞、淋巴细胞、血小板异常,病毒及核酸、抗体检测有助诊断。

【辨治概要】

治以清热解毒、凉血透疹为主,分期辨证论治。

1. 初期辨治 初期主要是邪毒犯卫分,表现出类似流行性感冒症状,皮疹稀少或不出疹、皮下瘰疬,治以透邪解毒、通络止痛为主。

(1)风热伤络

【证候特征】发热,头痛,咳嗽,肌肤瘙痒红疹,肌肉骨节疼痛,瘰疬,舌尖红、苔薄白或微黄,脉浮数。

【治法】辛凉泄卫,透邪解毒。

【方药】银翘散去豆豉加细生地丹皮大青叶倍元参方加紫草、射干、贯众、防风草。瘙痒加蝉蜕、苦参、白蒺藜止痒,咳嗽加桑叶、桑白皮、杏仁宣肺止咳,口渴加葛根、天花粉、麦冬生津止渴,关节痛加秦艽、忍冬藤通络止痛,项肿咽痛加马勃、山豆根清热解毒,瘰疬加蒲公英、浙贝母、山慈菇解毒散结。本证可用普济消毒饮加减。

(2)湿热伤络

【证候特征】发热,无汗或少汗,头身重痛,肌肉关节疼痛,四肢倦怠,胸脘痞满,口渴不欲饮,肌肤红疹,瘰疬,舌边尖红、苔黄腻,脉滑数。

【治法】清热解毒，化湿透邪。

【方药】新加香薷饮合《成方便读》四妙散（苍术、黄柏、牛膝、薏苡仁）加紫草、淡竹叶、土茯苓、薄荷、青蒿。头痛加白芷、赤芍、川芎通络止痛，肌肉关节疼痛加秦艽、忍冬藤祛湿通络止痛，高热去香薷加石膏、栀子泄热，瘰疬加蒲公英、山慈菇、浙贝母解毒散结，胸脘痞满加藿香梗、苏梗、桔梗理气。

（3）热毒犯卫

【证候特征】憎寒或恶寒，发热，头身微汗出，头重头痛，肌肉骨节疼痛，或肌肤疹点隐约，或头颈皮肤潮红，目赤多泪。舌尖边红、苔黄，脉浮滑数。

【治法】清热解毒，解肌透疹。

【方药】柴葛解肌汤加紫草、薄荷、连翘、金银花、青蒿。发热咽痛加射干清热解毒，疹点显露加赤芍、牡丹皮凉血散疹，目赤多泪加夏枯草、菊花清利头目。肢体困重、脘痞胸闷、苔白厚腻加藿香、佩兰、苍术芳香化湿。

（4）寒毒遏卫

【证候特征】恶寒甚，重裘不温，发热无汗，头痛如劈，面赤睛痛，咽喉疼痛，肌肤疹点显露色红，项强拘急，全身酸楚如被杖，骨节疼痛，腰脊如折，心烦微渴，舌苔白或黄欠润，脉浮数。

【治法】解表散寒，透邪化湿。

【方药】《仙拈集》败毒散（防风、荆芥、羌活、前胡、升麻、干葛、赤芍、桔梗、川芎、白芷、牛蒡子、甘草）加薄荷、苏叶、紫草，防风改防风草。高热加连翘、青蒿清热解毒，肌肤疹点加生地黄、蝉蜕、玄参凉血透疹，身楚骨节疼痛加忍冬藤、薏苡仁通络止痛。

（5）邪遏膜原

【证候特征】畏寒或寒战，发热，头痛而重或如裹如蒙，肢体沉重酸痛，继而但热不寒，面红目赤，肌肤红疹，胸脘痞闷，呃逆或呕吐，秽气重，腹满胀痛，腹泻或便秘，小便短赤，舌不绛不燥、苔白厚滑或白底罩黄或白如积粉，脉濡数。

【治法】疏达膜原，解毒辟秽。

【方药】达原饮加连翘、金银花、柴胡、大青叶、青蒿、薄荷、紫草。肌肤红疹加赤芍、牡丹皮凉血消疹，高热加黄芩、栀子清热解毒，呕吐加姜竹茹、生姜、苏叶化湿和胃、降逆止呕，便秘加大黄通腑，尿短赤加滑石、通草淡渗利湿。

2. 中期辨治 中期主要是邪毒犯络，流窜三焦，表现为发热皮疹、鼻衄肌衄、全身瘰疬等，治以清热解毒为主。

（1）邪阻中焦

【证候特征】壮热烦渴，汗多，面红目赤，肌肤红疹或瘰疬，恶心呕吐，脘痞腹胀,身重身痛,尿短赤,舌红苔腻,脉洪数。

【治法】清热解毒,透邪化湿。

【方药】白虎加苍术汤加土茯苓、薏苡仁、玄参、淡竹叶、紫草。烦渴加芦根、葛根清热生津,肌肤红疹加赤芍、牡丹皮、生地黄、升麻、葛根解毒凉血透疹,瘰疬加生牡蛎、浙贝母、蒲公英解毒散结,脘痞腹胀加厚朴、大腹皮、苏梗、藿香梗理气消滞,呕吐加竹茹、苏叶化湿和胃、降逆止呕,身重痛加忍冬藤、木瓜化湿通络止痛。

（2）阳明热炽

【证候特征】壮热,日晡热甚,口渴引饮,烦躁不安,腹满便秘,斑疹红赤或紫黑,舌红苔黄燥或干裂,脉洪大有力。

【治法】清热解毒,凉血化斑。

【方药】化斑汤加紫草、大青叶、生地黄、赤芍、牡丹皮。高热不退加连翘、青蒿、栀子清热解毒,口渴加天花粉、麦冬养阴生津,腹满便秘加大黄、芒硝通腑或用凉膈散。

（3）湿热弥漫三焦

【证候特征】汗出不畅,壮热,头痛如刺,项强身痛,骨节疼痛,面红目赤,心烦口渴,脘痞腹胀,大便溏,尿短赤,或四肢发疹,或瘰疬,肛热或咽痛衄血,舌红苔黄腻,脉洪数。

【治法】清暑利湿,宣通三焦。

【方药】三石汤加土茯苓、薏苡仁、淡竹叶、薄荷、青蒿、茵陈、大青叶。高热不退加金银花、连翘、栀子清热解毒,头痛加白芷、白蒺藜、赤芍、川芎通络止痛,项强加葛根舒筋,骨节疼痛加忍冬藤、木瓜、蚕沙化湿通络止痛,脘痞腹胀、便溏加藿香梗、厚朴理气化湿,咽痛加射干清利咽喉,肌肤红疹、衄血加牡丹皮、赤芍、紫草、小蓟、白茅根凉血止血,口渴加天花粉、葛根清热生津,瘰疬加浙贝母、山慈菇、蒲公英解毒散结。本证可用甘露消毒丹加减。

（4）邪犯肝胆

【证候特征】寒热往来,或热退复热,头痛,心烦懊侬,口苦口干,呕逆,胁脘痞满,腹胀,或肌肤疹点显露,胁下痞块,瘰疬,纳呆口苦,黄疸,肢体倦怠疼痛,腰痛,大便秘结,尿短赤或肉眼血尿,舌红、舌苔厚黄腻或白腻如积粉,脉弦或滑数。

【治法】清热利湿,疏利气机。

【方药】《医宗金鉴》柴胡温胆汤（柴胡、陈皮、姜制半夏、茯苓、生甘草、竹茹、麸炒枳实、生姜）合蒿芩清胆汤加减,茯苓改土茯苓。高热或热退复热加栀子、青蒿、淡豆豉、薄荷、板蓝根清散郁热,头痛加白芷、藁本止痛,胁脘痞满、腹胀加郁金、陈皮、大腹皮、厚朴理气消滞，呕逆加苏叶止呕，肌肤红疹加升麻、紫草、牡丹皮、赤芍、大青叶解毒凉血透疹，胁下痞块、瘰疬加浙贝母、鳖甲、山慈菇、生牡蛎、醋莪术软坚散结，黄疸加茵陈、田基黄利胆退黄，肢体倦怠疼痛加薏苡仁、木瓜、蚕沙、忍冬藤渗湿通络止痛。

3. 危证辨治 危证主要是邪毒内窜营血、毒陷心脑、正气暴脱，表现为肌肤斑疹、出血、神志改变、惊厥抽搐、四肢厥逆等，治当分别采用清热解毒、凉血散血、开窍醒神、息风止痉、固脱救逆等法。

（1）热入营血

【证候特征】壮热汗多，汗出而热不退，口渴，头痛如劈，骨节烦疼，疹点稠密，紫赤成片，腹胀痞满，或胁下痞块，瘰疬，黄疸，或衄血、便血、尿血、咯血，舌质红绛，苔黄燥，脉滑数或弦数。

【治法】清热解毒，凉血散血。

【方药】清瘟败毒饮加减。头痛加白芷、川芎通络止痛，汗出而热不退加青蒿、薄荷清散郁热，疹重加紫草、升麻、葛根解毒透疹，腹胀痞满加厚朴、柴胡理气消痞，胁下痞块、瘰疬加浙贝母、鳖甲、山慈菇解毒散结，黄疸加茵陈、田基黄利胆退黄，便秘加大黄通腑，出血加茜草根、侧柏叶、白茅根、仙鹤草止血。

（2）毒陷心脑

【证候特征】高热如燎，头痛如刺如灼，身重疼痛，烦躁不安，鼻鼾嗜睡，恶心呕吐，腹胀便秘，神昏谵语，颈项强直，手足抽搐，呕吐频作，疹色紫暗或瘀点，舌红绛少苔，脉沉弦数。

【治法】清心开窍，息风镇痉。

【方药】清营汤加减。高热不退加羚羊角、栀子、薄荷清泄邪热，颈项强直、手足抽搐加葛根、地龙、钩藤、僵蚕舒筋缓急止痉。斑疹、出血加紫草、仙鹤草、赤芍、牡丹皮凉血散血，呕吐加苏叶、竹茹降逆止呕。腹胀便秘加生大黄、枳实下气通腑。神昏谵语汤剂加石菖蒲、郁金开窍和急服紫雪丹或安宫牛黄丸开窍醒神。本证可用《温病全书》菖蒲郁金汤加减。

（3）正气暴脱

【证候特征】身热骤降，烦躁不安或神志昏妄，面色苍白，气短息微，大汗淋漓，四肢冷湿，肌肤斑疹或衄血、便血、尿血、咯血，舌淡暗，脉微欲绝。

【治法】益气固脱，回阳救逆。

【方药】静脉滴注生脉注射液或参附注射液，汤剂用生脉散合四逆汤加山茱萸、煅龙骨、煅牡蛎。

4. 恢复期辨治 恢复期主要是余邪未尽、气阴已伤，表现为低热、神疲乏力等,治当透泄余邪、益气养阴。

（1）余热未尽

【证候特征】身热,颧红,多汗,头项尤甚,心胸烦热,气逆欲呕,脘痞纳呆或腹胀,口干喜饮,气短神疲或虚烦不寐,斑疹渐退或隐约可见,舌红苔少或苔薄而干,脉细弱略数。

【治法】清热生津,益气和胃。

【方药】竹叶石膏汤加青蒿、知母、地骨皮、白薇。汗多加北五味子、浮小麦敛汗,呕恶加竹茹、生姜和胃降逆止呕,脘痞纳呆、腹胀加藿香梗、佩兰、山楂、谷芽健脾和胃,斑疹加紫草、生地黄、牡丹皮、赤芍凉血化斑,口渴加天花粉、石斛生津,不寐加酸枣仁、柏子仁、丹参清心安神。本证可用沙参麦冬汤加减。

（2）湿热未尽

【证候特征】低热,头目昏沉,肢体微痛,斑疹渐退,口苦口腻,渴不喜饮,脘痞纳呆,知饥不食,腹胀便溏,尿热,舌苔黄白相间或黄腻浊,脉濡数。

【治法】清热化湿,疏达三焦。

【方药】《湿热病篇》五叶芦根汤（藿香叶、薄荷叶、鲜荷叶、冬瓜子、佩兰叶、枇杷叶、芦根）加扁豆花、淡竹叶、青蒿。低热加知母、地骨皮、白薇清泄余热,头目昏沉加石菖蒲、白蒺藜芳香化湿,肢痛加薏苡仁、木瓜渗湿通络,斑疹加紫草、牡丹皮、赤芍凉血化斑,脘痞纳呆、知饥不食加砂仁、谷芽健脾和胃,腹胀便溏加厚朴、白芷燥湿。

（3）气津耗伤

【证候特征】热退或午后低热,颧红,神疲,口干少气,饥不欲食,斑疹渐隐或脱皮屑、瘙痒,大便干结,小便黄短,舌红少苔,脉细数。

【治法】益气生津。

【方药】生脉散加玄参、生地黄、沙参、天花粉。午后低热、颧红加银柴胡、白薇、地骨皮、旱莲草清虚热,斑疹加牡丹皮、赤芍、旱莲草凉血化斑,大便干结加当归、桃仁、瓜蒌仁润肠,脱皮屑、瘙痒加蝉蜕、紫草凉血止痒。

此外,本病流行期以青蒿、板蓝根、白花蛇舌草适量,煎水当茶饮;高热静脉滴注双黄连、清开灵,出血内服云南白药。

第四节　稻田瘟（钩端螺旋体病）

稻田瘟是因外感湿热疫疠毒邪所致,多发于夏秋水稻种收季节,临床表现以高热肌痛、黄疸、出血为主的疫病。

【病因病机】

本病属"湿温""暑温"范畴,多发于夏秋季节从事田间作业及捕鱼、防洪、排涝等活动的人,故称"稻田瘟",因常表现为黄疸而称"打谷黄"。

在农村地区,动物粪尿是主要肥料,粪尿带有多种致病物质。夏秋季节气候炎热蒸腾,暑热湿秽浊相合,汗出而腠理玄府开泄则暑湿秽浊邪毒从皮肤肌腠而入。初起腠理膜络失和,正邪交争,表现为发热恶寒、头痛、全身困重酸痛、目赤、腿疼、肌肤疹点、皮下瘰疬、鼻衄等。继而邪毒蕴结化热生火,弥漫三焦,熏蒸脏腑,灼伤营津,煎熬血脉,迫血妄行,表现咯血、呕吐、黄疸、尿血、少尿或尿闭。毒热湿秽犯脑则表现为颈项强直、头痛、烦躁不安、惊厥抽搐或偏瘫等。后期主要是正虚邪恋、脉络瘀滞,表现为低热或再次发热、肢体瘫痪。

【诊断与病类】

本病依据发病季节、接触史、临床症状即可初步诊断,西医钩端螺旋体病按本病辨治。血白细胞总数和中性粒细胞数正常或轻度升高;多数有轻度蛋白尿,白细胞、红细胞或管型出现,第1～2周内持续上升,第3周逐渐下降,可持续1个月;血清转氨酶可升高,肌酸磷酸激酶可增高;病原体分离和血清学试验等阳性。

【辨治概要】

治疗以清热、解毒、利湿、护阴为原则,应分期辨证论治。

1. 早期辨治 本期为起病1～3天内,主要是邪毒郁遏肌腠,肌腠膜络失和,正邪交争,卫阳怫郁,表现为畏寒发热,全身困重疼痛,目赤,腓肠肌压痛,皮疹,鼻衄,皮下瘰疬。治当泄卫清热、解毒利湿。

(1)湿重于热

【证候特征】发热,身热不扬,午后加重,恶寒,头困重胀痛,目胀红赤,身困肢节酸楚疼痛,腓肠肌疼痛、压痛,皮下瘰疬,无汗或微汗不畅,咽喉疼痛,胸闷脘痞,纳呆,口不渴或渴不欲饮,恶心呕吐,大便溏,尿浊,舌淡红、苔腻黄白相间,脉濡或滑数。

【治法】泄卫透热,解毒利湿。

【方药】《暑病证治要略》卫分宣湿饮(香薷、青蒿、滑石、茯苓、通草、杏仁、荷叶、冬瓜皮、竹叶)加减。恶寒甚加藿香、荆芥、防风草解表散寒,高热加金银花、连翘、大青叶清热解毒,头重痛加白芷、蔓荆子止痛,全身酸痛加秦艽、竹叶、薏苡仁渗湿通络止痛,腓肠肌疼痛加木瓜、蚕沙祛湿通络止痛,瘰疬加浙贝母、山慈菇、夏枯草解毒散结,咽喉痛加薄荷、连翘、桔梗解毒清咽,胸闷脘痞加苏梗、藿香梗、厚朴理气消痞,恶心呕吐加姜竹茹、生姜、姜半夏和胃止呕,便溏加厚朴、白芷化湿，尿浊加土茯苓、萆薢化浊。本证可用《时病论》清凉涤暑法（青蒿、连翘、扁豆、西瓜翠衣、滑石、甘草、茯苓、通草）加减。

（2）热重于湿

【证候特征】发热，不恶寒或微恶寒，头痛，汗出，面红目赤，咽痛咳嗽，或乳蛾肿大，或痰带血丝，全身酸痛，腓肠肌痛，瘰疬压痛，心烦，口渴引饮，或恶心呕吐，或大便艰难，或热结旁流，或腹泻，尿黄，舌红苔黄或黄白相间，脉滑数或洪大数。

【治法】泄卫透邪，清热解毒。

【方药】银翘散合甘露消毒丹加减。高热烦躁去藿香加黄芩、石膏、知母清热解毒，头痛加白芷止痛，面红目赤加赤芍、牡丹皮、夏枯草清利头目，瘰疬、喉核肿大加山慈菇、射干、浙贝母解毒散结，全身酸痛加秦艽、忍冬藤祛湿通络止痛，腓肠肌痛加木瓜、蚕沙、川牛膝祛湿通络止痛，痰血加侧柏叶、白茅根凉血止血，口渴加天花粉清热生津，恶心呕吐加竹茹、生姜和胃止呕，大便艰难或热结旁流加大黄、芒硝通腑，腹泻加薏苡仁、白豆蔻、厚朴化湿止泻。

（3）湿热滞络

【证候特征】发热，头困重痛，倦怠嗜卧，全身酸楚，肢体重痛，腓肠肌痛、压痛，面红目赤，鼻衄，肌肤疹点，瘰疬，胸脘痞闷，舌淡红苔白滑，脉滑。

【治法】清热渗湿，通络止痛。

【方药】薏苡竹叶散加青蒿、薄荷、忍冬藤。高热加金银花、黄芩清热解毒，腓肠肌痛加川牛膝、秦艽、木瓜通络止痛，面红目赤加夏枯草、蔓荆子清利头目，鼻衄加白茅根、侧柏叶凉血止血，肌肤疹点加赤芍、牡丹皮、紫草、生地黄、升麻凉血透疹，瘰疬加山慈菇、射干、夏枯草、浙贝母解毒散结，胸脘痞闷加瓜蒌、藿香梗、厚朴理气化湿消痞。本证可用三仁汤加减。

（4）湿热俱盛

【证候特征】身热不扬，头身重痛，腓肠肌痛、压痛，肌肤疹点，瘰疬、压痛，目唇红赤，面垢，胸痞呕恶，渴不多饮，大便热而溏或便秘，尿黄浊，舌红苔黄腻，脉滑数。

【治法】清热解毒，利湿化浊。

【方药】连朴饮加青蒿、薄荷、连翘。头身重痛加薏苡仁、竹叶、秦艽、白芷、忍冬藤渗湿通络止痛，腓肠肌疼痛加秦艽、木瓜、蚕沙、川牛膝渗湿通络止痛，肌肤疹点加赤芍、牡丹皮、紫草凉血消疹，瘰疬加夏枯草、山慈菇、浙贝母解毒散结，目唇红赤加夏枯草、龙胆草、赤芍、牡丹皮清利头目，面垢加茵陈、佩兰、石菖蒲辟秽化湿，胸痞呕恶加法半夏、姜竹茹、枳实、陈皮理气止呕，大便溏加薏苡仁、白豆蔻仁化湿,便秘加大黄通腑。

2. 中期辨治 本期为起病后第3～10天,主要是邪毒蕴结化热,与湿浊毒搏结,弥漫三焦,熏蒸诸脏腑,流窜经脉,耗伤营津,煎熬血脉,迫血妄行,或灼伤脑髓、蒙蔽清窍、壅塞脑络。表现为肌肤斑疹,咳嗽咯血,呕吐吐血,黄疸,尿血、少尿或尿闭,神志异常,抽搐,肢体瘫痪。治以清热解毒、凉血散血、护脑救阴为主。

(1)热伤肺络

【证候特征】发热,汗出,咳嗽气急,烦躁喘促,痰带血或咯血,目赤或黄染,身困重酸楚、疼痛,口渴喜饮,尿短赤,舌红苔黄或黄腻,脉数或滑数。

【治法】清热解毒,宣肺宁络。

【方药】麻杏苡甘汤合清络饮加赤芍、牡丹皮、白茅根。高热加鱼腥草、黄芩、连翘、栀子清热解毒,咯痰多加桑白皮、浙贝母、桔梗清肺化痰,痰血或咯血加侧柏叶、茜草根、白及、三七粉凉血止血,目赤或黄加茵陈、龙胆草清利肝胆,口渴加天花粉、石斛清热生津。

(2)热炽胸膈

【证候特征】壮热汗出,面红目赤或目黄,唇焦咽燥,咽喉疼痛或乳蛾肿大,懊侬心烦,口渴,齿衄鼻衄,咳嗽气急,痰带血丝或咯血,肌肤斑疹,大便干结或便秘,尿短赤,舌红苔黄或黄腻,脉数或滑数。

【治法】清热宣郁,解毒凉血。

【方药】余氏清心凉膈散(连翘、甘草、黄芩、薄荷、栀子、桔梗、石膏、竹叶、生白蜜)加生地黄、赤芍、牡丹皮、侧柏叶、白茅根。目黄加茵陈、田基黄清热利湿退黄,口渴加天花粉、石斛清热生津,咽痛、喉核肿大加射干、牛蒡子解毒利咽,咯血加茜草根、三七粉化瘀止血,斑疹加紫草、升麻解毒化斑,便秘加大黄、芒硝通腑。

(3)热炽肺胃

【证候特征】壮热汗出,烦渴引饮,面红目赤或目黄,咳嗽气促,口咽干燥,齿衄鼻衄,或咯血呕血,肌肤斑疹,便秘,尿黄少,舌红苔黄,脉洪数有力。

【治法】清热解毒。

【方药】白虎汤合黄连解毒汤加生地黄、赤芍、牡丹皮、侧柏叶、白茅根。高热静脉滴注清开灵注射液,目黄加茵陈、田基黄清热利湿退黄,咳嗽气促加桑白皮、杏仁、瓜蒌清热宣肺,烦渴咽燥加天花粉、沙参、石斛清热生津,咯血呕血加茜草根、白及、三七粉止血,肌肤斑疹加玄参、紫草凉血消斑,便秘加大黄通腑,尿黄少加淡竹叶利尿。本证可用白虎汤合千金苇茎汤加减。

（4）湿热弥漫三焦

【证候特征】高热，面红目赤或目黄，头痛，烦躁不安，胸闷脘痞，或咳嗽痰多，恶心呕吐，大便溏臭或稀水，全身困重酸楚，腰痛疼痛，尿短赤或尿少、尿闭，或肌肤斑疹，或齿衄鼻衄，或咯血，或尿血，舌红苔黄腻，脉滑数。

【治法】清热利湿，宣通三焦。

【方药】三石汤加石菖蒲、土茯苓、薏苡仁、淡竹叶。头痛加白芷、郁李仁、赤芍、川芎止痛，目黄加茵陈、田基黄清热利湿退黄，胸闷心烦加栀子、郁金清心除烦，咯痰多加浙贝母、桑白皮清热化痰，呕吐加竹茹、生姜、姜半夏和胃止呕，便溏加厚朴、白芷燥湿，身困腰痛加木瓜、蚕沙祛湿通络，尿少尿闭加茯苓皮、冬瓜皮、车前仁、泽泻渗湿利尿，出血加赤芍、牡丹皮、茜草根、白茅根、侧柏叶、三七粉止血。本证可用三仁汤加减。

（5）毒损肝胆

【证候特征】高热，面目肌肤黄，尿黄短少，恶心呕吐，全身酸楚疼痛，小腿痛甚，或鼻衄齿衄，或便血，或尿血，或肌肤斑疹，大便干结，或神昏谵语，舌红或绛、苔黄腻，脉弦数。

【治法】清热解毒，凉血退黄。

【方药】《备急千金要方》犀角汤（犀角、羚羊角、前胡、栀子、黄芩、射干、大黄、升麻、豆豉）合犀角地黄汤加茵陈、田基黄。高热静脉滴注清开灵注射液，全身酸痛加薏苡仁、忍冬藤渗湿通络，恶心呕吐加竹茹、石菖蒲、生姜化湿和胃止呕，小腿痛加木瓜、川牛膝、秦艽通络止痛，尿短少加土茯苓、白茅根、芦苇根生津利尿，出血加茜草根、三七粉化瘀止血，肌肤斑疹加紫草凉血化斑。神昏谵语服紫雪丹、安宫牛黄丸之类，汤剂加石菖蒲、郁金开窍。本证可用清瘟败毒饮合茵陈蒿汤加减。

（6）毒瘀互结

【证候特征】烦热躁动，咯血或衄血，吐血，便血，肌肤瘀点或瘀斑、色紫黑，或伴抽搐、神昏谵语，黄疸，舌紫绛、苔黄焦燥，脉弦细数。

【治法】清热解毒，凉血散血。

【方药】《温热经纬》引叶天士神犀丹（石菖蒲、黄芩、生地黄、忍冬藤、金银花、连翘、板蓝根、淡豆豉、玄参、天花粉、紫草、水牛角、香豆豉、金汁）合犀角地黄汤加茵陈。高热加石膏、知母清热，黄疸加茵陈、田基黄清热利湿退黄，咯血衄血吐血加茜草根、侧柏叶、藕节、白及、三七粉化瘀止血，尿血加小蓟、白茅根利尿止血，抽搐加钩藤、羚羊角止痉。神昏谵语急服安宫牛黄丸，汤剂加石菖蒲、郁金开窍。

（7）湿热蕴肾

【证候特征】尿赤涩少浑浊，或尿闭，或血尿，少腹胀满，或肌肤水肿，腰腹刺痛，恶心呕吐，大便秘结，唇焦齿槁，咽痛咽燥，烦渴欲饮或口干不欲饮，或肌肤瘀斑，或头痛神昏，舌红、苔黄腻或黑燥，脉涩。

【治法】清热解毒，通腑利湿。

【方药】桃核承气汤合八正散或合《小儿药证直诀》导赤散（木通、生地黄、生甘草梢、竹叶）加赤芍、牡丹皮、牛膝。高热加金银花、连翘清热解毒，尿血加小蓟、白茅根利尿止血，恶心呕吐、神昏加石菖蒲、郁金、姜竹茹、生姜化痰开窍、和胃止呕，唇焦齿槁、烦渴加知母、玄参、石斛、芦根清热生津，肌肤瘀斑加玄参、紫草凉血消斑。神昏急服安宫牛黄丸或至宝丹开窍醒神。

（8）毒热灼脑

【证候特征】高热，头痛如劈，颈项强直，四肢抽搐，烦躁不安，或喉间痰鸣，或口角白沫，或神昏谵语，或肌肤瘀斑，或肢体瘫痪，舌红绛、苔黄少或无苔，脉弦细数。

【治法】清热解毒，开窍息风。

【方药】静脉滴注清开灵注射液，汤剂用清营汤或清宫汤合羚角钩藤汤加减。头痛如劈加白芷、赤芍、川芎、白茅根、泽泻、川牛膝通络止痛、引热下行，项强抽搐加天竺黄、僵蚕、地龙、蜈蚣化痰止痉，喉间痰鸣、口角白沫加天竺黄、竹沥、石菖蒲、胆南星化痰，肌肤瘀斑加赤芍、牡丹皮、茜草根、紫草清热凉血、化瘀消斑，肢体瘫痪加僵蚕、地龙、赤芍、牡丹皮、川牛膝化痰通络。神昏谵语急服安宫牛黄丸或紫雪丹开窍醒神。

（9）浊蒙清窍

【证候特征】身热，朝轻暮重，头痛，神识昏蒙，时或谵语，喉间痰鸣，呕吐，面垢，或目黄，或肢体抽搐，或肢体瘫痪，舌暗红、苔黄腻，脉滑数或濡数。

【治法】清热利湿，化浊开窍。

【方药】《温病全书》菖蒲郁金汤（石菖蒲、炒栀子、鲜竹叶、牡丹皮、郁金、连翘、灯心草、木通、淡竹沥、紫金片）加减，以麝香代紫金片。头痛加白芷止痛，神识昏蒙急服苏合香丸或至宝丹芳香开窍，喉间痰鸣加竹沥、竹茹、浙贝母化痰，呕吐加竹茹、生姜、佩兰和胃止呕，面垢目黄加佩兰、茵陈利湿化浊退黄，抽搐加钩藤、地龙、僵蚕止痉，瘫痪加地龙、水蛭、赤芍、僵蚕活血通络。

（10）肾阴枯涸

【证候特征】少尿或无尿，恶心呕吐，目干涩，便秘，口渴，神昏谵语，撮空理线，手足蠕动或抽搐，唇红干，舌干或紫暗、少苔或无苔，脉细数无力。

【治法】滋阴补肾，生津增液。

【方药】大定风珠加西洋参、沙参、旱莲草。呕吐加竹茹和胃止呕，目干涩加石斛、杭菊花、枸杞子滋阴养目，口渴加天花粉、石斛生津，便秘加杏仁、瓜蒌仁、当归或合麻仁丸通腑，神昏谵语加石菖蒲、郁金开窍醒神，手足蠕动、抽搐加钩藤、蜈蚣息风止痉。本证可用三甲复脉汤加减。

（11）气阴衰脱

【证候特征】面色苍白，心悸怔忡，虚里应手无力，喘息欲脱，汗出肢冷，或大便溏，或小便不利，脉结代或欲绝。

【治法】益气养阴，固脱救逆。

【方药】静脉滴注生脉注射液或参附注射液，汤剂用四逆汤合生脉散加山茱萸、煅龙骨、煅牡蛎，小便不利加茯苓、泽泻、猪苓利尿。

3. 恢复期和后遗症辨治 本期起病第7～10天以后，主要是邪气未尽，气阴亏虚，脉络瘀滞。表现为低热或再次发热、目赤、智力障碍、神疲嗜睡、言语謇涩、颜面麻木、肢体抽搐或偏瘫、癫痫，治当清泄余邪、益气养阴、化痰通络。

（1）气阴两虚

【证候特征】食欲不振，胃脘痞满，食后尤甚，心烦不舒，或恶心呕吐，口干咽燥，目涩，神疲乏力，汗出，头晕肢乏，低热或手足心热，小便淡黄，大便溏或干结，舌红少苔，边有齿印，脉细数。

【治法】益气养阴。

【方药】参苓白术散（人参、怀山药、姜汁炒白扁豆、莲肉、米泔浸炒白术、炒桔梗、砂仁、炒薏仁、去皮白茯苓、炙甘草、大枣）合益胃汤加减，人参用西洋参。食欲不振、食后腹胀加陈皮、神曲、山楂理气消食，心烦加百合、合欢花养阴除烦，呕吐加竹茹、生姜和胃止呕，口咽干燥、目涩加天花粉、石斛生津，神疲汗多加黄芪、北五味子、浮小麦、山茱萸益气敛汗，低热或手足心热加青蒿、薄荷透热，大便干结加火麻仁、瓜蒌仁润燥。

（2）邪恋热复

【证候特征】低热或再次发热，头痛，目赤肿痛，咳嗽少痰或痰中带血，胸闷气短，或腹胀纳差，或汗出，口干，舌红苔白或黄腻，脉细数。

【治法】清泄余邪，益气养阴。

【方药】沙参麦冬汤合清络饮加减。再次发热加连翘、薄荷、青蒿解毒透热，头痛、目赤肿痛加薄荷、夏枯草、菊花清利头目，咳嗽加杏仁、桔梗宣肺止咳，痰血加侧柏叶、茜草根止血，胸闷加瓜蒌、桔梗宣肺理气，腹胀加厚朴、枳实理气消滞，纳差加麦芽、山楂、鸡内金消食，苔黄腻加薏苡仁、淡竹叶渗湿。本证可用竹叶石膏汤加减。

（3）邪伏阴分

【证候特征】夜热早凉，热退无汗，口渴欲饮，咽干燥，咳嗽，形瘦，手足蠕动，或手足抽搐，舌红苔少，脉沉细略数。

【治法】滋阴透邪。

【方药】青蒿鳖甲汤加薄荷。口渴咽干加天花粉、石斛、芦根清热生津，咳嗽加桑叶、沙参、麦冬、浙贝母润肺止咳，手足蠕动加牡蛎、龟板、白芍、地龙养阴柔肝息风，手足抽搐加全蝎、地龙、蜈蚣止痉。本证可用三甲复脉汤加减。

（4）痰瘀阻络

【证候特征】颜面麻木，肢体瘫痪，言语謇涩或失语，或智力障碍，或痴呆，或傻笑，或手足蠕动，或手足抽搐，神疲乏力，面色萎黄，舌淡暗苔腻，脉沉细或细数。

【治法】化痰通络，活血养血。

【方药】《医林改错》补阳还五汤（黄芪、当归尾、赤芍、地龙、川芎、红花、桃仁）合《奇效良方》涤痰汤加全蝎、僵蚕、水蛭。言语謇涩加郁金、石菖蒲开窍通络，智力障碍、痴呆加黄精、益智仁益智，手足蠕动、抽搐加龟板、蜈蚣、白芍、牡蛎柔肝息风。同时配合头皮针、体针等治疗。

跋

　　与中医外感病治疗发展史伴行的是误治史。张仲景"宗族素多,向余二百,建安纪年以来,犹未十稔,其死亡者,三分有二,伤寒十居其七",有些是被误治而死的,而且不能排除感受寒邪误用寒凉的可能。《伤寒论》问世以后,执《伤寒论》方以治百病者众,用麻桂治疗感受热邪的可能性不可排除,因而就有了元明间王安道"温病不得混称伤寒"的呼吁。从金刘完素认为"六气皆从火化"以后,用寒凉治疗外感病成为潮流,外感病滥用寒凉的风气一直延续到民国以至现在。感受寒邪被误治成为必然,最典型的例子就是刘完素自己感受寒邪用寒凉药物治疗无效,后被张元素用温热药治愈。近来,"火神派""经方派"尊奉者日众,部分从业者笃信麻桂姜附包治百病,并似渐成"时尚",此过犹不及也,用热药治疗热邪所伤,误治怎能幸免?

　　外感病误治的根源在于中医外感病的理论不规范,概念错误且互相矛盾,导致学中医的人不能建立完整清晰的外感病的辨治思路,学中医就陷入所谓伤寒与温病的矛盾之中不能自拔。所以,中医急需建立规范的外感病学。

　　对于撰写外感病学专著,我存心已久,可惜有心无力,至今未能完成,可谓心急如焚。在我为外感病学焦虑的时候,幸遇湖南的刘绪银教授,我们一见如故,刘教授将其即将出版的新著《外感病辨治纲要——寒温合一论》授我,嘱我提出修改意见。我则喜出望外,因为我想要的外感病学,刘教授已经写好了。我希望大家能早日读到刘教授的新著,建立完整规范的外感病的概念,避免误治,故为之跋。

肖相如

2023 年 1 月 9 日于北京中医药大学

主要参考书目

古籍：《黄帝内经素问》《灵枢经》《神农本草经》《肘后备急方》《诸病源候论》《备急千金要方》《千金翼方》《外台秘要》《太平惠民和剂局方》《类证活人书》《注解伤寒论》《素问玄机原病式》《丹溪心法》《伤寒来苏集》《温疫论》《温热论》《湿热论》《温病条辨》《时病论》《医林改错》《温热经纬》《伤寒瘟疫条辨》《疫疹一得》

现代图书：《伤寒论版本大全》（李顺保）、《路志正医林集腋》《中医内科急症》《路志正医学丛书》（路志正）、《刘完素医学全书》（宋乃光）、《古医书研究》《李今庸医案医论精华》《中国百年百名中医临床家丛书·李今庸》（李今庸）、《伤寒论类方辨证》（刘炳凡）、《张学文医学求索集》（王景洪、李军、张宏伟）、《张学文中医世家经验辑要》（张宏伟、刘东霞）、《中医证候鉴别诊断学》（姚乃礼）、《寒温统一论》《万氏热病学》（万友生）、《特异性方证》《肖相如伤寒论讲义》（肖相如）、《外感病初期辨治体系重构》（肖相如、董正平、石玥、李佩）、《中医外感热病学》（吴银根、沈庆法）、《黄帝内经研究大成》（王洪图）、《中医药学高级参考丛书·伤寒论》（熊曼琪）、《中医药学高级参考丛书·温病学》（彭胜权）、《中医药学高级参考丛书·金匮要略》（陈纪藩）、《实用中医内科学》（方药中、邓铁涛、李克光）、《现代中医内科学》（何绍奇）、《实用内科学》（陈灏珠、林果为、王吉耀）、《温病大家郭可明治疗乙脑实录》（郭纪生）、《我是铁杆中医》（彭坚）、《国医大师张学文临床经验传承集》（刘绪银、张宏伟）、《〈肘后救卒方〉新解》（刘绪银）、《中医奇腑奇经系统临证新论》（刘绪银、苏凤哲）